全国中医药行业高等教育"十四五"规划教材

全国高等中医药院校规划教材（第十一版）

中医治未病学概论

（供中医养生学、中医学、针灸推拿学、中医康复学、

护理学等专业用）

主　编　陈涤平

U0364295

中国中医药出版社
·北京·

图书在版编目（CIP）数据

中医治未病学概论 / 陈涤平主编 . —北京：
中国中医药出版社，2021.6（2023.8重印）
全国中医药行业高等教育"十四五"规划教材
ISBN 978-7-5132-6883-7

Ⅰ . ①中… Ⅱ . ①陈… Ⅲ . ①中医学—预防医学—中
医学院—教材 Ⅳ . ① R211

中国版本图书馆 CIP 数据核字（2021）第 053477 号

融合出版数字化资源服务说明

全国中医药行业高等教育"十四五"规划教材为融合教材，各教材相关数字化资源（电子教材、PPT 课件、
视频、复习思考题等）在全国中医药行业教育云平台"医开讲"发布。

资源访问说明

扫描右方二维码下载"医开讲 APP"或到"医开讲网站"（网址：www.e-lesson.cn）注
册登录，输入封底"序列号"进行账号绑定后即可访问相关数字化资源（注意：序列号
只可绑定一个账号，为避免不必要的损失，请您刮开序列号立即进行账号绑定激活）。

资源下载说明

本书有配套 PPT 课件，供教师下载使用，请到"医开讲网站"（网址：www.e-lesson.cn）认证教师身份后，
搜索书名进入具体图书页面实现下载。

中国中医药出版社出版

北京经济技术开发区科创十三街 31 号院二区 8 号楼
邮政编码 100176
传真 010-64405721
山东华立印务有限公司印刷
各地新华书店经销

开本 889×1194 1/16 印张 21.25 字数 558 千字
2021 年 6 月第 1 版 2023 年 8 月第 3 次印刷
书号 ISBN 978-7-5132-6883-7

定价 78.00 元
网址 www.cptcm.com

服 务 热 线 010-64405720 微信服务号 zgzyycbs
购 书 热 线 010-89535836 微商城网址 https://kdt.im/LIdUGr
维 权 打 假 010-64405753 天猫旗舰店网址 https://zgzyycbs.tmall.com

如有印装质量问题请与本社出版部联系（010-64405510）

全国中医药行业高等教育"十四五"规划教材
全国高等中医药院校规划教材（第十一版）

《中医治未病学概论》
编 委 会

前 言

为全面贯彻《中共中央 国务院关于促进中医药传承创新发展的意见》和全国中医药大会精神，落实《国务院办公厅关于加快医学教育创新发展的指导意见》《教育部 国家卫生健康委 国家中医药管理局关于深化医教协同进一步推动中医药教育改革与高质量发展的实施意见》，紧密对接新医科建设对中医药教育改革的新要求和中医药传承创新发展对人才培养的新需求，国家中医药管理局教材办公室（以下简称"教材办"）、中国中医药出版社在国家中医药管理局领导下，在教育部高等学校中医学类、中药学类、中西医结合类专业教学指导委员会及全国中医药行业高等教育规划教材专家指导委员会指导下，对全国中医药行业高等教育"十三五"规划教材进行综合评价，研究制定《全国中医药行业高等教育"十四五"规划教材建设方案》，并全面组织实施。鉴于全国中医药行业主管部门主持编写的全国高等中医药院校规划教材目前已出版十版，为体现其系统性和传承性，本套教材称为第十一版。

本套教材建设，坚持问题导向、目标导向、需求导向，结合"十三五"规划教材综合评价中发现的问题和收集的意见建议，对教材建设知识体系、结构安排等进行系统整体优化，进一步加强顶层设计和组织管理，坚持立德树人根本任务，力求构建适应中医药教育教学改革需求的教材体系，更好地服务院校人才培养和学科专业建设，促进中医药教育创新发展。

本套教材建设过程中，教材办聘请中医学、中药学、针灸推拿学三个专业的权威专家组成编审专家组，参与主编确定，提出指导意见，审查编写质量。特别是对核心示范教材建设加强了组织管理，成立了专门评价专家组，全程指导教材建设，确保教材质量。

本套教材具有以下特点：

1.坚持立德树人，融入课程思政内容

将党的二十大精神进教材，把立德树人贯穿教材建设全过程、各方面，体现课程思政建设新要求，发挥中医药文化育人优势，促进中医药人文教育与专业教育有机融合，指导学生树立正确世界观、人生观、价值观，帮助学生立大志、明大德、成大才、担大任，坚定信念信心，努力成为堪当民族复兴重任的时代新人。

2.优化知识结构，强化中医思维培养

在"十三五"规划教材知识架构基础上，进一步整合优化学科知识结构体系，减少不同学科教材间相同知识内容交叉重复，增强教材知识结构的系统性、完整性。强化中医思维培养，突出中医思维在教材编写中的主导作用，注重中医经典内容编写，在《内经》《伤寒论》等经典课程中更加突出重点，同时更加强化经典与临床的融合，增强中医经典的临床运用，帮助学生筑牢中医经典基础，逐步形成中医思维。

3.突出"三基五性"，注重内容严谨准确

坚持"以本为本"，更加突出教材的"三基五性"，即基本知识、基本理论、基本技能，思想性、科学性、先进性、启发性、适用性。注重名词术语统一，概念准确，表述科学严谨，知识点结合完备，内容精炼完整。教材编写综合考虑学科的分化、交叉，既充分体现不同学科自身特点，又注意各学科之间的有机衔接；注重理论与临床实践结合，与医师规范化培训、医师资格考试接轨。

4.强化精品意识，建设行业示范教材

遴选行业权威专家，吸纳一线优秀教师，组建经验丰富、专业精湛、治学严谨、作风扎实的高水平编写团队，将精品意识和质量意识贯穿教材建设始终，严格编审把关，确保教材编写质量。特别是对32门核心示范教材建设，更加强调知识体系架构建设，紧密结合国家精品课程、一流学科、一流专业建设，提高编写标准和要求，着力推出一批高质量的核心示范教材。

5.加强数字化建设，丰富拓展教材内容

为适应新型出版业态，充分借助现代信息技术，在纸质教材基础上，强化数字化教材开发建设，对全国中医药行业教育云平台"医开讲"进行了升级改造，融入了更多更实用的数字化教学素材，如精品视频、复习思考题、AR/VR等，对纸质教材内容进行拓展和延伸，更好地服务教师线上教学和学生线下自主学习，满足中医药教育教学需要。

本套教材的建设，凝聚了全国中医药行业高等教育工作者的集体智慧，体现了中医药行业齐心协力、求真务实、精益求精的工作作风，谨此向有关单位和个人致以衷心的感谢！

尽管所有组织者与编写者竭尽心智，精益求精，本套教材仍有进一步提升空间，敬请广大师生提出宝贵意见和建议，以便不断修订完善。

国家中医药管理局教材办公室

中国中医药出版社有限公司

2023 年 6 月

编写说明

两千多年前的中医经典著作《黄帝内经》中就提出："是故圣人不治已病治未病，不治已乱治未乱，此之谓也。夫病已成而后药之，乱已成而后治之，譬犹渴而穿井，斗而铸锥，不亦晚乎！""上工治未病。"这些经典内容就是提示人们对疾病要立足于预防，而非待到生病之后才去治疗。高明的医生（上工）是指导和帮助人们预防疾病，防患于未然。这就是中医治未病思想，这也高度体现了"预防为主""防重于治"的先进医学理念，体现了中医学对疾病防治的高度智慧。中医治未病思想是中医学的核心思想之一，也是中医学的特色和优势之一，几千年来一直指导着人们防治疾病的实践，并在实践中得到不断的检验和充实发展，历久弥新，是中华民族的医学瑰宝。

随着社会经济的发展和大健康时代的到来，卫生健康服务模式也从以疾病治疗为中心向以人民健康为中心转变。未来医学的发展方向也必将从"疾病医学"向"健康医学"转变，人民群众对中医治未病服务的需求也日益旺盛。2008 年国家中医药管理局启动中医治未病健康工程，随后多年来国家中医药管理局陆续出台了《"治未病"健康工程实施方案（2008—2010）》《关于积极发展中医预防保健服务的实施意见》等一系列文件，对开展中医治未病健康工程提出了明确要求，要求二级以上中医医院普遍设置治未病科室。2016 年，国务院发布了《中医药发展战略规划纲要（2016—2030 年）》明确提出："加快中医养生保健服务体系建设，实施中医治未病健康工程，加强中医医院治未病科室建设，为群众提供中医健康咨询评估、干预调理、随访管理等治未病服务。"2019 年《中共中央 国务院关于促进中医药传承创新发展的意见》明确要求："强化中医药在疾病预防中的作用。结合实施健康中国行动，促进中医治未病健康工程升级。"党和政府的高度重视，有力地推动了中医治未病事业的发展。中医治未病将成为未来医学的蓝海，将需要大量的高水平、高素质的中医治未病专业人才。

中医治未病学是研究中医治未病的理论、方法、技术及其实际应用的一门古老而新兴的学科，是中医学的重要组成部分。本次编写的《中医治未病学概论》是"全国中医药行业高等教育'十四五'规划教材"之一，是在国家中医药管理局统一规划和指导下，为适应我国中医药行业高等教育发展需要和中医养生学本科新专业建设要求，在人才培养中普及中医治未病思想，提升中医治未病知识水平而编写的。中医治未病学蕴含和涉及的知识内容十分丰富庞多，卷帙浩繁，散布于古今多种中医典籍之中，编者对其进行梳理归纳，并吸收了部分近年来中医治未病学的学术进展和公认观点，进行整理研究融合，最终形成了本教材。为体现新时代教育"立德树人"的根本任务，教材中还融入了课程思政内容。

为了便于学生学习和掌握，《中医治未病学概论》从构建中医治未病学主要知识体系的全貌上进行概要论述。全书分为七章，主要介绍中医治未病的内涵、中医治未病学的概念与学科定位及特点，中医治未病学的源流与发展趋势，中医治未病学与相关学科的关系，中医治未病学的理论基础，中医治未病的方法与技术，中医治未病的应用，常见病的中医治未病等内容。本教材是中医养生学专业主干必修课程系列教材之一，也是中医学、针灸推拿学、中医康复学、中西医临床医学、护理学、健康管理与服务等专业的重要课程；同时，也可供中医治未病学爱好者学习使用。

本教材由全国20余所高等医学院校及附属医院的中医治未病及相关专业的专家共同编写，具体编写分工如下：前言、第一章绪论由陈涤平、郑培永编写；第二章中医治未病学的源流与发展趋势由夏丽娜、梁润英编写；第三章中医治未病学与相关学科的关系由章德林、师建平编写；第四章中医治未病学的理论基础由师建梅、蒋筱、王济、张明泉、骆文斌、黄刚编写；第五章中医治未病的方法与技术由秦竹、安耀荣、王彩霞、赵焰编写；第六章中医治未病的应用由吕晓东、隋华、刘宏艳、王蕾、骆文斌编写；第七章常见病的中医治未病由谈博、骆文斌、欧江琴、张文风、江琼、杨君军、张建伟编写。全书由陈涤平完成编写大纲的制定和统稿、审定工作。骆文斌、张浩文协助主编为全书的统审、编务做了不少工作。

为进一步适应新时期中医药教育转型和中医药人才培养的需要，推动信息技术与教育教学的深度融合，此次全国中医药行业高等教育"十四五"规划教材除纸质教材外，还配套有融合出版数字化资源。《中医治未病学概论》融合出版数字化工作由谈博协助主编负责，教材编委会全体成员共同参与完成。

编写全国中医药行业高等教育"十四五"规划教材《中医治未病学概论》是一项重要而艰巨的任务，编委会全体同仁倾注了大量心血，付出了辛勤的汗水，殚精竭虑，数修其稿，但由于编者水平所限，疏漏和讹误可能仍在所难免，请各高校师生和各位同道及读者提出宝贵意见，以便再版时进一步修订完善。

《中医治未病学概论》编委会

2023 年 6 月

目　录

第一章　绪论 ┄┄┄┄┄┄┄┄┄┄ 1

第一节　"未病"的范畴 1
一、无病状态 2
二、欲病状态 2
三、已病未变状态 3
四、瘥后未固状态 4

第二节　中医治未病的内涵 4
一、无病养生，重在预防 4
二、欲病治萌，防微杜渐 5
三、已病早治，防其传变 6
四、瘥后调摄，防其复发 6

第三节　中医治未病学的概念与学科定位及
　　　　特点 7
一、中医治未病学的概念 7
二、中医治未病学的学科定位 8
三、中医治未病学的学科特点 8

第四节　中医治未病学学科建设的目的和意义 10
一、中医治未病学学科建设的目的 10
二、中医治未病学学科建设的意义 11

第五节　中医治未病学的学习要求与方法 13
一、中医治未病学的学习要求 13
二、中医治未病学的学习方法 15

**第二章　中医治未病学的源流与
　　　　发展趋势** ┄┄┄┄┄┄ 17

第一节　中医治未病学的源流 17
一、远古至先秦（春秋战国）时期 17
二、秦汉时期 19
三、魏晋时期（三国两晋南北朝） 20

四、隋唐时期 21
五、宋金元时期 22
六、明清至现代 24

第二节　中医治未病学的特点与优势 25
一、中医治未病学的特点 25
二、中医治未病学的优势 27

第三节　中医治未病学的发展趋势 28
一、中医治未病学代表未来的医学方向 28
二、中医治未病学将融入主流医学和健康
　　服务体系 29
三、中医治未病学将与现代科技及多学科
　　融合 29
四、中医治未病学将逐步走向标准化、
　　规范化、信息化 30
五、中医治未病产品应用广泛且产业前景
　　广阔 31
六、中医治未病健康工程正全面实施 32

**第三章　中医治未病学与相关学科
　　　　的关系** ┄┄┄┄┄┄┄┄ 35

第一节　中医治未病学与中医养生学的关系 35
一、中医治未病学和中医养生学的联系 35
二、中医治未病学和中医养生学的区别 36

第二节　中医治未病学与中医临床相关学科
　　　　的关系 37
一、中医治未病学与中医临床相关学科
　　的联系 37
二、中医治未病学与中医临床相关学科
　　的区别 37

第三节 中医治未病学与中医康复学的关系 39
　　一、中医治未病学与中医康复学的联系 39
　　二、中医治未病学与中医康复学的区别 39
第四节 中医治未病学与预防医学的关系 40
　　一、中医治未病学与预防医学的联系 41
　　二、中医治未病学与预防医学的区别 41
第五节 中医治未病学与老年医学的关系 42
　　一、中医治未病学和老年医学的联系 42
　　二、中医治未病学与老年医学的区别 43
第六节 中医治未病学与健康管理学的关系 43
　　一、中医治未病学与健康管理学的联系 44
　　二、中医治未病学与健康管理学的区别 44
第七节 中医治未病学与其他学科的关系 45
　　一、中医治未病学与心理学的关系 45
　　二、中医治未病学与公共卫生学的关系 46
　　三、中医治未病学与护理学的关系 46
　　四、中医治未病学与营养学的关系 47
　　五、中医治未病学与全科医学的关系 47
　　六、中医治未病学与循证医学的关系 47

第四章 中医治未病学的理论基础 …… 50
第一节 阴阳学说 50
　　一、阴阳的基本概念 50
　　二、阴阳学说的基本内容 51
　　三、阴阳学说在中医治未病中的应用 52
第二节 五行学说 54
　　一、五行的基本概念 54
　　二、五行学说的基本内容 55
　　三、五行学说在中医治未病中的应用 56
第三节 运气学说 58
　　一、运气学说的基本概念 58
　　二、运气学说的基本内容 59
　　三、运气学说在中医治未病中的应用 64
第四节 藏象学说 66
　　一、藏象及脏腑的基本概念 66
　　二、藏象学说的主要特点 66
　　三、藏象学说的基本内容 67
　　四、藏象学说在中医治未病中的应用 73
第五节 经络学说 75

　　一、经络的概念和基本内容 75
　　二、经络的生理功能 77
　　三、经络学说在中医治未病中的应用 78
第六节 精气血津液神理论 79
　　一、精气血津液神的基本内容 79
　　二、精气血津液神的相互关系 82
　　三、精气血津液神理论在治未病中的应用 84
第七节 体质学说 86
　　一、体质的概念和形成 86
　　二、体质的分类 88
　　三、体质学说在中医治未病中的应用 93
第八节 发病理论 95
　　一、病因 95
　　二、病机 99
　　三、发病理论在中医治未病中的应用 100
第九节 防治理论 102
　　一、无病养生 102
　　二、欲病治萌 105
　　三、既病防变 107
　　四、瘥后防复 109
　　五、辨证调治 109
　　六、辨病调治 112

第五章 中医治未病的方法与技术 …… 114
第一节 中医治未病的方法与技术特点 114
　　一、丰富多样 114
　　二、实用安全 115
　　三、综合运用 115
　　四、使用广泛 115
第二节 情志调治 115
　　一、调治方法 116
　　二、适用人群 116
　　三、注意事项 117
第三节 起居调治 117
　　一、调治方法 117
　　二、适宜人群 118
　　三、注意事项 118
第四节 饮食调治 118
　　一、调治方法 118

二、适宜人群　120
三、注意事项　120
第五节　药物调治　120
一、调治方法　120
二、适宜人群　130
三、注意事项　130
第六节　针灸调治　131
一、针刺调治　131
二、艾灸调治　132
三、针灸调治常用穴位　133
第七节　推拿调治　138
一、调治方法　138
二、适宜人群　139
三、注意事项　140
第八节　动功调治　140
一、调治方法　140
二、适宜人群　143
三、注意事项　143
第九节　静功调治　143
一、调治方法　143
二、适宜人群　145
三、注意事项　145
第十节　雅趣调治　146
一、调治方法　146
二、适宜人群　148
三、注意事项　148
第十一节　熏浴调治　148
一、调治方法　148
二、适宜人群　150
三、注意事项　150
第十二节　其他调治　151
一、刮痧　151
二、拔罐　152
三、砭石　153
四、穴位贴敷　154
五、药枕　155
六、温泉浴　155
七、足疗　156

第六章　中医治未病的应用 ……………… 158
第一节　不同时令的中医治未病　158
一、按昼夜变化调治　159
二、按月相变化调治　160
三、按节气变化调治　162
四、按运气变化调治　166
第二节　不同地区人群的治未病　169
一、沿海地区人群的调治　169
二、湿地地区人群的调治　171
三、高原地区人群的调治　172
四、丘陵地区人群的调治　174
五、平原地区人群的调治　174
六、沙漠地区人群的调治　175
七、森林地区人群的调治　176
八、不同国家人群的调治　177
第三节　不同类别人群的中医治未病　177
一、不同年龄人群的调治　177
二、不同性别人群的调治　181
三、不同职业人群的调治　182
四、不同体质人群的调治　183
第四节　人体不同部位的治未病　187
一、头面颈项部位的调治　187
二、胸背腰腹部位的调治　193
三、四肢皮毛部位的调治　194
四、脏腑部位的调治　195
第五节　中医治未病的应用对象与实施路径　199
一、中医治未病的应用对象　199
二、中医治未病的实施路径　200

第七章　常见病的中医治未病 ……………… 206
第一节　原发性高血压　206
一、病因病机　206
二、临床表现　208
三、易发对象预测　208
四、中医治未病调治　209
第二节　冠状动脉粥样硬化性心脏病　211
一、病因病机　211
二、临床表现　212

三、易发对象预测 213
四、中医治未病调治 214
第三节 高脂血症 216
一、病因病机 216
二、临床表现 216
三、易发对象预测 217
四、中医治未病调治 218
第四节 糖尿病 220
一、病因病机 220
二、临床表现 221
三、易发对象预测 222
四、中医治未病调治 223
第五节 痛 风 225
一、病因病机 225
二、临床表现 226
三、易发对象预测 226
四、中医治未病调治 227
第六节 慢性阻塞性肺疾病 229
一、病因病机 229
二、临床表现 230
三、易发对象预测 231
四、中医治未病调治 231
第七节 支气管哮喘 233
一、病因病机 233
二、临床表现 234
三、易发对象预测 235
四、中医治未病调治 235
第八节 反复呼吸道感染 237
一、病因病机 237
二、临床表现 238
三、易发对象预测 238
四、中医治未病调治 239
第九节 过敏性鼻炎 240
一、病因病机 240
二、临床表现 241
三、易发对象预测 241
四、中医治未病调治 242
第十节 慢性胃炎 243

一、病因病机 243
二、临床表现 243
三、易发对象预测 244
四、中医治未病调治 246
第十一节 功能性便秘 247
一、病因病机 247
二、临床表现 248
三、易发对象预测 248
四、中医治未病调治 250
第十二节 肠易激综合征 252
一、病因病机 252
二、临床表现 253
三、易发对象预测 254
四、中医治未病调治 255
第十三节 小儿腹泻 257
一、病因病机 257
二、临床表现 257
三、易发对象预测 258
四、中医治未病调治 259
第十四节 非酒精性脂肪性肝病 261
一、病因病机 261
二、临床表现 261
三、易发对象预测 262
四、中医治未病调治 263
第十五节 抑郁症 264
一、病因病机 265
二、临床表现 265
三、易发对象预测 266
四、中医治未病调治 267
第十六节 恶性肿瘤 269
一、病因病机 269
二、临床表现 270
三、易发对象预测 271
四、中医治未病调治 273
第十七节 类风湿关节炎 276
一、病因病机 276
二、临床表现 277
三、易发对象预测 277

四、中医治未病调治　278
第十八节　骨质疏松症　281
　一、病因病机　281
　二、临床表现　281
　三、易发对象预测　282
　四、中医治未病调治　282
第十九节　颈椎病　283
　一、病因病机　283
　二、临床表现　284
　三、易发对象预测　284
　四、中医治未病调治　285
第二十节　前列腺增生症　288
　一、病因病机　288
　二、临床表现　289
　三、易发对象预测　289
　四、中医治未病调治　291
第二十一节　多囊卵巢综合征　293
　一、病因病机　293
　二、临床表现　293
　三、易发对象预测　294
　四、中医治未病调治　295
第二十二节　乳腺增生症　297
　一、病因病机　297
　二、临床表现　298

三、易发对象预测　298
四、中医治未病调治　299
第二十三节　围绝经期综合征　301
　一、病因病机　301
　二、临床表现　302
　三、易发对象预测　302
　四、中医治未病调治　303
第二十四节　白内障　306
　一、病因病机　306
　二、临床表现　306
　三、易发对象预测　306
　四、中医治未病调治　307
第二十五节　荨麻疹　309
　一、病因病机　309
　二、临床表现　309
　三、易发对象预测　310
　四、中医治未病调治　311
第二十六节　痔疮　313
　一、病因病机　313
　二、临床表现　313
　三、易发对象预测　314
　四、中医治未病调治　314

主要参考书目 …………………… 317

第一章
绪 论

扫一扫，查阅本章数字资源，含PPT、音视频、图片等

学习目的

通过本章的学习，明确"未病"的范畴、中医治未病的内涵、中医治未病学的概念与学科定位及特点，知晓中医治未病学学科建设的目的和意义，以及中医治未病学的学习要求与方法等，为本教材后面章节的学习提供基础性指导。

学习要点

掌握："未病"的范畴；中医治未病的内涵。

熟悉：中医治未病学的概念、学科定位及特点。

了解：中医治未病学学科建设的目的和意义；中医治未病学的学习要求与方法等。

"治未病"是早在《黄帝内经》中就提出来的防治疾病的策略，是迄今为止我国卫生界所遵守的"预防为主"工作方针的最早的学术思想源头。中医治未病理论与实践历经几千年不断发展并逐渐趋于完善。中医治未病作为中医学的核心理念，渗透着中华民族先辈们对未病调治的高度智慧，是中华民族的瑰宝，为人类防控疾病、维护生命健康提供了有效的理论依据和方法技术及路径，并对未来人类医学模式有着深远和重要的影响。

第一节 "未病"的范畴

对于"未"的释义，《小尔雅·广诂》云："未，无也。""没有""无"也是大家对"未"字通常的理解。《说文解字》说："未，味也。六月，滋味也。五行，木老于未。象木重枝叶也。凡未之属皆从未。"对于"病"的释义，《说文解字》说："病，疾加也。从疒丙声。"从原字义来说，"未病"即"没有病"，或"没有重疾""不病"，或"不是重疾"。

通过研究出土的战国文献中的否定副词"未"，有学者认为"未"通常可以译为"还不""还没""还没有"，不能直译为"没有""不"。其具有时间性，表示动态否定，是对过去以至现在表示否定，而对将来表示愿望或可能，其强调动作行为的可变性。也就是说，"未病"就是现在还没有发病，还没有传变、恶化，或者复发，但将来可能或者很快就会发病、传变、恶化，或者复发。"未病"，就个人身体而言，就是指未来可能发生的疾病。

"未病"一词由来已久，几乎都是伴随"治未病"而出现。"治未病"可追溯到殷商时代避祸防患的观念，因其影响到医学界，被引申发展成为"治未病"的思想。"未病"一词最早见于《素问·四气调神论》："是故圣人不治已病治未病，不治已乱治未乱，此之谓也。夫病已成而后

药之，乱已成而后治之，譬犹渴而穿井，斗而铸锥，不亦晚乎！"《黄帝内经》中出现"未病"一词的还有两篇。《素问·刺热》："病虽未发，见赤色者刺之，名曰治未病。"《灵枢·逆顺》曰："上工刺其未生者也；其次，刺其未盛者也……上工治未病，不治已病，此之谓也。"《黄帝内经》中除上述三段明确提出"未病"的概念外，还有一些隐含未病内容的篇章。如《灵枢·贼风》提出的"故邪"概念，用以指代体内客舍久留的风寒暑湿等邪气，此时正气不能彻底地驱邪外出，但尚能控制邪气，故"留而未发"之邪未即发病，不表现出明显的症状。《素问·刺法论》中"以法刺之，预可平疴"所云之"疴"指代将要发生的疾病，小金丹方"服十粒，无疫干也"中的"疫"亦指代未病。历代医家对未病的论述多以《黄帝内经》理论为基础并逐渐发展完善。

"未病"所表现的状态即为"未病状态"。随着人类认知水平的不断提高，根据中医理论，结合现代健康、疾病概念，目前对"未病"状态及其内涵的认识主要有以下四种状态：

一、无病状态

无病状态是指机体没有任何疾病的健康状态，或者处于轻度的功能失调但自我的感觉和理化检查基本正常的状态。《素问·平人气象论》说："平人者，不病也。""平人"即现今之健康人、无病者。《丹溪心法·不治已病治未病》云："与其救疗于有疾之后，不若摄养于无疾之先。盖疾成而后药者，徒劳而已。是故已病而不治，所以为医家之法；未病而先治，所以明摄生之理。夫如是则思患而预防之者，何患之有哉？"其中所言"未病"即无病。无病状态下，人体脏腑经络气血津液神等功能正常，人与自然界和谐统一，形体与神志相谐统一。《素问·生气通天论》说："阴平阳秘，精神乃治。""阴平阳秘"即阴阳处于动态的平衡之中，则精足神全，生命活动正常。世界卫生组织（WHO）指出："健康乃是一种在身体上、心理上和社会上的完满状态，而不仅仅是没有疾病和虚弱的状态。而是指一个人生理上、心理上和社会上的完好状态。"人体主要脏器无疾病，身体形态发育良好，体形均匀，人体各系统具有良好的生理功能，有较强的身体活动能力和劳动能力，这是对健康最基本的要求；健康状态还包括对疾病的抵抗能力较强，能够适应环境变化、各种生理刺激及致病因素对身体的作用。传统的健康观是"无病即健康"，现代人的健康观是整体健康。WHO提出"健康不仅是躯体没有疾病，还要具备心理健康、社会适应良好和有道德"。因此，现代人的健康内容包括：躯体健康、心理健康、心灵健康、社会健康、智力健康、道德健康、环境健康等整体健康的无病状态，即典型的无病状态。无病状态主要指健康状态，同时还包括机体有轻度功能失调但自我的感觉和理化指标基本正常的状态。

二、欲病状态

欲病状态，指疾病将要发生而尚未发生之前的状态。欲病状态下，疾病虽未形成，但欲病状态有向疾病发展的趋势。欲，《辞海》作想要、需要、将要等解释。《史记·扁鹊仓公列传》："扁鹊过齐，齐桓侯客之，入朝见，曰：'君有疾在腠理，不治将深。'桓侯曰：'寡人无疾。'"这是对欲病最早、最典型的描述。日常生活中，脏腑功能失调、气机紊乱（郁结）、阴阳失衡，或冒风沐雨后，或过劳过热后，虽无明显不适感觉，或仅感到小有苦处，不如平常，医学检查又无实质性改变，均属于欲病。"欲病"一词最早见于孙思邈《备急千金要方》"上医医未病之病，中医医欲病之病，下医医已病之病"，并指出"凡人有少苦似不如平常，即须早道。若隐忍不治，冀望自瘥，须臾之间，以成痼疾"。说明欲病就是指即将患病，有可能患病，但无明显的临床表现。西医学认为，疾病是致病因素对人体的损害和人体对抗这些损害的防御代偿能力之间的斗争。由内外致病因素侵犯人体所产生的病理信息，都有一个逐渐发展的量变过程。当病理信息尚处于早期的萌芽阶段，在微观上机体已受到损害，但从宏观上还未表露病症端倪，或仅出现少数先兆症状和体征，此时的人体便处于代偿调节期的欲病状态。如果继续发展下去，一旦功能严重失调或出现器质性改变，超出人的代偿能力，疾病就会发生。先兆表现多是疾病发生之前的序幕，欲病状态虽缺乏疾病的典型临床表现，但体内的病机已经启动，出现了阴阳的偏盛偏衰。欲病状态，因没有典型的临床表现，故仍属未病范畴。

此外，许多反复发作性的疾病（如支气管哮喘、肺心病、癫痫、疟疾等）在发作之前的缓解期或休止期可全无症状，与常人无异，但由于体内病邪仍存，病根（如痰、饮、积、瘀、虫、毒等）未除，而脏腑经络气血的功能未恢复，故仍处在病势将发的欲病状态。在一定病因（如外感、饮食、情志、过劳等）作用下，这类疾病可随时再次发作。《临证指南医案》指出："若夫哮症，亦由初感外邪，失于表散，邪伏于里，留于肺俞，故频发频止，淹缠岁月。"《症因脉治》说："外感休息痢之症：暴发热痢而起，后乃久久不愈，或暂好一月半月，旋复发作，缠绵不愈，积滞不除，此外感休息痢症也。"这类疾病在缓解期或休止期可以不表现出明显症状，但频发频止。因病邪性质、病情缓急、体质因素等而异，疾病轻者可数月甚至逾年一发，重者数日甚至数时一发。此外，有些疾病（如破伤风、狂犬病、流行性腮腺炎、病毒性肝炎等）的发病有一定的潜伏期。潜伏期是指病原体侵入人体至最早出现临床症状的这段时间。在潜伏期内，机体的临床表现通常比较隐匿，甚至完全没有任何症状。潜伏期长短可不同，有的疾病短至几小时，有的则长达数年。潜伏期的形成，多因当时感邪较轻，或邪毒所中部位浅表，正气处于内敛时期，正邪难以交争，邪气得以伏藏。不论是疾病处于缓解期或休止期，还是潜伏期，就临床表现而言，仍属未病范畴。

三、已病未变状态

已病未变状态是指人体某一部位出现了明显病变，但病邪尚局限在该病位而未发生传变的状态。一般认为，"传"是指病情循着一定的趋向发展，"变"是指病情在某些特殊条件下发生性质的转变。传变，则是指脏腑组织病变的转移变化。传变是疾病本身发展过程中固有的某阶段性的表现，也是人体脏腑经络相互关系紊乱依次递传的表现。人是一个有机整体，机体的表里上下、脏腑组织之间，有经络气血相互沟通联络，脏腑之间有五行相生相克的关系，在生理上相互联系，在病理状态下相互影响，因而某一部位或某一脏腑的病变，可以向其他部位或其他脏腑传变，引起疾病的发展变化。这种疾病传变的理论，不仅关系到临床辨证论治，而且对疾病的早期治疗、控制疾病的发展、推测疾病的预后等，都有重要的指导意义。疾病传变包括病位传变和病性转化。病位传变的形式多种多样，但不外经络传变和脏腑传变两端。如就外感和内伤而言，一般说来，外感疾病的传变是六经传变、卫气营血传变和三焦传变；内伤杂病的传变则为经络之间传变、经络脏腑之间传变，以及脏腑之间生克制化传变等。当然，这不是绝对的，无论哪种传变，都是以脏腑经络功能失常为其基本病理变化。病性的转化，则有寒热转化和虚实转化两端。《金匮要略》所言"见肝之病，知肝传脾"为疾病传变的典型例子。疾病传变虽有一定规律，但由于影响疾病传变的因素很多，所以疾病的传变也是错综复杂的。疾病的传变主要与体质因素、病邪的性质、地域、气候、生活状况、情志因素、治疗当否等有密切关系。在已患疾病尚未传变状态下，人体某一部位的明显病变属于"已病"范畴，而即将传变所至的病位或即将演变所致的病证仍属于未病范畴。

四、瘥后未固状态

瘥后未固状态即指疾病初愈，某些症状虽然已经消失，但因为处于康复阶段，余邪未净除，正气未稳固，疾病仍有复发可能的状态。瘥后，人体状态具有以下特点：其一，疾病初愈，病邪已去大半，余邪未尽除，甚或潜伏于体内。因为尚有余邪，便为疾病复发提供了必要的条件和可能，因此，余邪未尽是疾病复发的首要因素，也是人体瘥后可能出现的状态。其二，病后脏腑气血不足，荣卫正气未固，脾胃之气未和。因为疾病导致正气受损，疾病初愈时正气尚未完全恢复充足稳固，抵御病邪的能力较弱，易被邪气侵袭而发病，所以，正虚未固是疾病复发中必不可少的因素，也是瘥后容易出现的状态。人体瘥后，如治疗养护不彻底或受房事、劳累、饮食、情绪、药物等因素影响，容易导致旧病复发或易新感病邪，滋生其他疾病。瘥后虽然是疾病尚未完全康复，正气未固的一个阶段，但其临床症状已经基本消失，故仍属未病范畴。

根据中医学理论，"未病状态"可以分为广义和狭义两个层面：广义的"未病状态"包括无病状态、欲病状态、已病未变状态、瘥后未固状态；狭义的"未病状态"主要指欲病状态。无病状态就是健康状态，即中医学所说的"阴平阳秘"状态。欲病状态是"已病"的前状态，是人体阴阳、脏腑生理功能轻度失调的状态，类似于"亚健康"等状态。亚健康是指人体处于健康和疾病之间的一种状态。处于亚健康状态者，不能达到健康的标准，表现为一定时间内的活力降低，功能和适应能力减退，但不符合西医学有关疾病的临床或亚临床诊断标准。"已病"即疾病状态。疾病是机体在一定的条件下，受病因损害作用后，因自稳调节紊乱而发生的异常生命活动过程，并引发一系列代谢、功能、结构的变化，表现为症状、体征和行为的异常。疾病的名称，可以是令患者不适的症状、体征（如胸闷、水肿），或是对一组证候群的概括（如痢疾、消渴）。中医学认为疾病是由某种致病因素导致机体阴阳气血盛衰变化，从而机体出现寒热虚实的改变，导致疾病的发生。健康是指一个人在身体、精神和社会等方面都处于良好的状态。若但从阴阳而言之，健康即阴阳平衡下的阴阳调和状态，已病即阴阳失衡下的阴阳不和状态，而未病（欲病状态）即阴阳趋于失衡下的阴阳欠于调和状态。对"未病状态"的辨识评估是中医治未病的重要环节。

第二节　中医治未病的内涵

"治未病"属中医学特有的概念，是中医学的核心理念之一。《说文解字》说："治，水。出东莱曲城阳丘山，南入海。从水台声。"段玉裁注："……盖由借治为理。"显然，"治"的本义是治理水，但后多泛指治理、管理。故从"治"的字义来说，"治未病"即治理、管理未病之谓。治未病思想源出《易经》"有备无患"思想："水在火上，既济。君子以思患而豫防之。"随着时代的变迁，人们思想的发展进步，这些观念逐渐影响到医学界。《黄帝内经》《难经》奠基了中医"治未病"理论，中医治未病即是在中医理论指导下治理、管理未病。

根据中医历代医籍的论述，中医治未病的内涵大体包括以下四方面：

一、无病养生，重在预防

无病养生，重在预防，即治其未生，指通过各种养生调摄活动，提高人体正气，避免邪气入侵，使身心处于最佳状态。养生，即保养人的生命的意思。养生是人类为了自身良好的生存与发展，有意识地根据人体生长衰老不可逆的量、质变化规律，所进行的一切物质和精神的养护活动，以此达到保养生命、延年益寿的目的。养生的核心思想体现了中医学"不治已病治未病"的预防保健思想理念。《丹溪心法·不治已病治未病》云："与其救疗于有疾之后，不若摄养于无疾之先。盖疾成而后药者，徒劳而已。是故已病而不治，所以为医家之法；未病而先治，所以明摄生之理。夫如是则思患而预防之者，何患之有哉？"其中所言"未病而先治"即无病养生。无病养生，不但能延年益寿，还能预防生病。

影响健康的因素包括外因和内因两类，外因包括环境因素、工作压力、人际关系、家庭或社会负担等，内因包括自身抗病能力、健康意识、不良生活方式、感情挫折等。针对健康人群，运用治未病理论，采取各种措施，做好预防工作，可以增强体质，提高机体抗病能力，防止病邪侵袭，预防疾病的发生。《黄帝内经》开篇即把养生防病作为主导思想，言"上古之人，其知道者，法于阴阳，和于术数，食饮有节，起居有常，不妄作劳，故能形与神俱，而尽终其天年，度百岁乃去"，指导人们掌握自然规律，顺应天地阴阳法则，采用适当的养生方法，有节制、有规律地安排生活起居和饮食，做到形神统一、形神结合，才能长寿。健身气功五禽戏、八段锦，以及吐纳、导引、太极拳等都是我国古代留传下来的具有中国特色的养生保健方法，至今沿用不衰。唐代医家孙思邈也认为人能否延年益寿与养生有着密切的关系，创造了一整套养生延年的功法。所以，要健康长寿，关键是把养生知识贯彻到日常生活中，持之以恒。无病养生的方法与技术及措施十分丰富，不局限于中医特色手段，且具有很强的通适性。例如：从增强人体正气即增强机体的抗病能力入手，顺应自然的衣着、饮食调配，起居有常，动静适宜，遵循四时变化规律，并注意避免来自内外环境的不良刺激，提高心理调适能力；加强形体锻炼，采用太极拳、易筋经、八段锦及健身类的武术等，使人体肌肉筋骨强健，脏腑功能旺盛，并可借形动以济神静，从而使身心健康，预防疾病的发生；用针灸、推拿、按摩、药膳、药物调理，扶助正气，达到保健和防病之目的；夏日防暑，秋日防燥，冬日防寒，防止环境、水源和食物的污染，勤洗手，房间常开窗透风，以及在传染病流行时不到人群密集、人流量大的地方去，防止病邪侵害；采取主动或被动免疫，事先服食某些药物或注射疫苗，提高机体的免疫能力；定期进行健康体检，适时监测身心健康状态，并根据体检结果对身心进行保养。

二、欲病治萌，防微杜渐

欲病治萌，防微杜渐，即治其未成，指在疾病尚处于萌芽状态（欲病状态）时，或在疾病发作之前的缓解期或休止期，积极干预调治，以杜绝疾病生成。《素问·八正神明论》曰："上工救其萌芽。"指疾病未形成，但已有某些先兆、萌芽，此时进行调理治疗是高明医生的上乘技术。《金匮要略·奔豚气病脉证治》载："发汗后，脐下悸者，欲作奔豚，茯苓桂枝甘草大枣汤主之。"记载了欲作奔豚的治疗方案，体现了欲病治萌的治未病思想。治其未成，就是有疾病发生倾向或征兆，或在疾病萌芽时期症状较少且又较轻的阶段，或在疾病发作之前的缓解期或休止期全无症状之时，采取调治手段，尽量祛邪于萌芽阶段，就能防止疾病的发生。

欲病治萌的关键就是要重视和捕捉先兆征象辨识欲病，于"脉动症变只几希"时，明察秋毫，从微知著，切不可过分拘泥于证候悉具，"但见一症便是"或"以方测证"，遏其发展之路，使之愈于疾病未成之际。清代医家王清任对中风先兆进行了仔细观察，在其所著《医林改错》一书中，记录了34种中风先兆的表现。所以及时诊治先兆症，尤可避免许多危重病症的发生，具有重要的意义。欲病状态已经有发病的倾向，身体功能的偏颇已经开始，对人体造成的损伤非常轻微，此时针对欲病状态的调治、干预手段比较简单，疗程较短，能有效杜绝疾病的形成。例如，哮喘患者在某些诱发因素作用下，表现特殊的先兆症状，比如出现胸闷、鼻咽发痒、咳嗽、流鼻涕不适等不适症状。若能在患者出现先兆症状之时及时用药，则能更好地控制哮喘急性发作。

　　有些疾病在发作之前的缓解期或休止期，此时也可全无症状，与常人无异，但体内病邪仍存，病根未除，故亦处在病势将发之状态。由于此时邪气积累到一定时间，接近发病，即将发病，但尚未发病，处于发病前期，在发病前积极调治，可使人所受创伤最小。临床上对于一些间歇性发作或有缓解期的疾病，以及有潜伏期的疾病，要抓住最佳治疗时机进行适时调治。《素问·刺疟论》："凡治疟，先发如食顷，乃可以治，过之则失时也……先其发时如食顷而刺之，一刺则衰，二刺则知，三刺则已。"记载了针刺预防疟疾发作的方法。由于此时邪气已衰，正气来复，若先其发时而治，用药攻伐邪气，扶助正气，自可使正盛邪退，疾病向愈或减少复发。明代杨继洲《针灸大成》曰："但未中风时，一两月前，或三四个月前，不时足胫上发酸重麻，良久方解，此将中风之候也。便宜急灸三里、绝骨四处，各三壮……如春交夏时，夏交秋时，俱宜灸，常令二足有灸疮为妙。"指出在未中风前，针灸穴位来扶助人体的正气，可以预防中风，以及减轻中风后的损害。及时发现潜藏在体内伏而未发的病理因素，把握治疗时机，对防止疾病发作非常重要。

三、已病早治，防其传变

　　已病早治，防其传变，即治其未变，指事先预知疾病可能累及的其他脏腑，及早对这些部位进行固护，防生他疾。已病早治指已经发病要及时治疗，防其传变指疾病的发展都有顺逆传变的规律，要正确预测到疾病的发展，才能够及时阻断疾病的加重或转变。疾病已经存在，要及早治疗，防其由浅入深，或发生传变。

　　在疾病初期，一般病位较浅，病情较轻，对正气的损害也不甚严重，故早期治疗可达到易治的目的。《素问·阴阳应象大论》曰："见微得过，用之不殆。"《难经·七十七难》解释"治未病"时说："所谓治未病者，见肝之病，则知肝当传之与脾，故先实其脾气，无令得受肝之邪，故曰治未病焉。"根据五行相克规律，肝属木，脾属土，肝木乘克脾土，故临床上治疗肝病，常需配合健脾和胃之法，使脾气旺盛而不受邪，以防止肝病传脾，阻止疾病的进展。《金匮要略》曰："适中经络，未流传脏腑，即医治之。四肢才觉重滞，即导引、吐纳、针灸、膏摩，勿令九窍闭塞。"这是对已病早治最好的注释。清代医家叶天士针对温热之邪容易伤津耗液的特点，提出对于肾水素虚的温热病患者，为防止病邪乘虚深入下焦，应酌情使用补益肾阴药，并提出了"务必先安未受邪之地"的防治原则。这些都是强调了已病防变的思想。所以了解疾病发病趋势，"先安未受邪之地"，有助于防止疾病进一步传变恶化。例如：糖尿病患者及早治疗，可以有效预防大血管、微血管受损，以及心、脑、肾、周围神经、眼睛、足的病变等糖尿病并发症。高脂血症患者及早控制血脂，可以大大减少冠心病和中风的发病风险。已病早治、防其传变体现了传统中医治未病的理念，在指导临床防治疾病过程中可以明显减少并发症的发生和降低死亡率。

四、瘥后调摄，防其复发

　　瘥后调摄，防其复发，即瘥后防复，指在疾病向愈或康复后对身体加以调养，提高身体素质，防止疾病复发。《素问·刺热论》云："病热少愈，食肉则复，多食则遗，此其禁也。"一直以来，中医治病讲究"三分治，七分养"，病后的调理对身体的康复很重要，切不可麻痹大意。

　　在《伤寒论·辨阴阳易差后劳复病脉证并治》中详细阐述了阴阳易、劳复、食复等，提示疾病愈后，房事、劳累、饮食等调摄防复的重要性。阴阳易，即指因房事染易邪毒而致的病证。伤寒或温疫等病初愈，余邪未尽，更犯房事之禁，可将邪毒传于对方而致病。劳复，是指因劳累过度而疾病复发。病愈后，应使心身安静，以养气血，若劳动过度或激烈运动，均会使体内精气血损伤，导致脏腑功能失常而疾病复发。还有若房事过劳，易致脏腑功能损伤，其中与肾关系密切，病初愈后在机体精气尚未旺盛的状态下，因房事而肾的精气更加损伤，不仅导致肾虚，而且还会影响其他脏腑功能，或导致抵御外邪的能力低下，引起疾病复发。食复，即指大病治愈后，常有脾胃虚弱，若饮食不节，影响脾胃的消化和吸收，使疾病再次复发。此外，情志失调，不仅易于发生疾病，而且是疾病复发的重要原因。俞根初在《重订通俗伤寒论·伤寒复证》中阐述了伤寒怒复："伤寒瘥后，因事触怒，相火暴发，因而余热复作。"怒则气上，使气血奔迫，难以节制，触动余热而复发。在临床上，迁延难愈的疾病，尤其慢性病患者的精神易处于疲惫状态，因精神刺激而更易复发。因此舒畅情志、调整心态是防止疾病复发的重要措施之一。药物复，即指疾病治愈后，因药物调理不当而复发，可有两种情况：一为误服药物引起，二为不及时用药物调摄引起。疾病初愈后，余邪未清，正气尚虚，机体抵抗力下降，容易复感邪气，而致复发或发生新病。

"瘥后防复"以扶助正气，强身健体，防止疾病复发为指导思想。瘥后防复的原则就是防止死灰复燃，杜绝病根。如果余邪未尽而复发者，应该以祛邪为主；或者根据正邪之强弱，二者兼顾之。如在外感热邪治愈后，因劳累过度等，容易引起旧病复发，出现虚烦、发热、嗜睡等，应该采取防治措施，清除病邪，消除诱因，以防止病情的进一步发展。如急性痢疾，常因治疗不彻底，以致经常反复发作；临床时，应注意清除余邪，即在身热、腹痛、里急后重等症状消失后，根据病情，继续服用一个时期的清热利湿之剂，以防复发。疾病瘥后要积极调理，适当干预。可针对体质偏颇进行调理，以期阴平阳秘，体质接近平和；还可应用各种现代检查手段评估，如果有轻度偏颇，可应用各种中医治未病的方法、技术和措施进行调治。

治未病与治已病都是与疾病作斗争，以调整机体的阴阳平衡，恢复或保持健康为目的。但治未病偏重于运用较为柔和的方法进行调治，解决疾病的萌芽状态；治已病则运用较为强烈的方法进行治疗，针对已明确发生的疾病。中医学对于治已病已经有了较为成熟的理论体系，但治未病的理论体系仍有待于进一步发掘、完善。治未病要求为医者不但要学会治疗疾病，而且要学会指导人们防病，还要学会注意阻断病变发生的趋势，并在病变未产生之前就能采取有效的措施，只有这样才能掌握应对疾病的主动权，"消未起之患，治未病之疾，医之于无事之前"，达到"治病十全"的"上工之术"。故治未病乃是一种高超的医疗行为，非高明之医者而不能为也。

第三节　中医治未病学的概念与学科定位及特点

中医治未病的理论和实践对于中华民族的繁衍昌盛和健康事业作出了不可磨灭的贡献。近年来，随着时代和社会的进步，中医治未病的价值日益凸显。中医治未病学作为一门独立的学科，在新的形势下更具有重要的现实意义和社会意义。

一、中医治未病学的概念

中医治未病学是在中医学理论指导下，根据人体生命活动变化规律，研究中医治未病的理论知识、方法与技术及其实际应用，以阻断发病趋势，防止疾病发生、发展等理论和应用的一门学科。它是中医学学科体系最具特色的重要组成部分。

二、中医治未病学的学科定位

中医治未病学属于自然科学的范畴，同时具有浓厚的社会科学的特点，亦受到了中国古代哲学思想的影响，是一门以自然科学为主体、多学科知识相交融的医学科学。治未病是中医学的科学健康观，是中医学奉献给人类的健康医学模式，是医学发展的一种至高境界。中医治未病，主要针对亚健康人群、病前状态人群、部分慢病缓解期或康复阶段的人群，以及老年人群等。中医治未病的某些方法与技术、措施、手段也适合健康人群。就各类人群健康状况的占比而言，其中亚健康人群约占75%，疾病人群约占20%，健康人群约占5%。因此，亚健康人群是中医治未病的主要服务对象。

我国政府历来高度重视中医治未病工作。国家中医药管理局于2007年启动中医治未病健康工程，探索构建中医特色预防保健服务体系。2008年，国家中医药管理局办公室印发《"治未病"健康工程实施方案（2008—2010年）》（国中医药办发〔2008〕37号）；2009年，国家中医药管理局印发《关于积极发展中医预防保健服务的实施意见》（国中医药发〔2009〕20号）；2012年，国家中医药管理局将中医治未病学确定作为"十二五"中医药重点学科进行选点建设，标志着中医治未病学成为一门独立的学科；2013年，国务院印发《关于促进健康服务业发展的若干意见》（国发〔2013〕40号）。从2008年到2013年，国家中医药管理局已先后确定了4批173所中医预防保健服务试点单位，初步形成了中医特色明显、服务规范、技术适宜的治未病健康服务体系框架，服务能力和水平不断提升，基本满足人民群众多层次、多样化、日益增长的预防保健服务需求。2014年，国家中医药管理局发布《中医医院"治未病"科建设与管理指南（修订版）》，明确要求二级以上中医医院均成立治未病科，开展治未病服务。2015年，国务院办公厅印发《中医药健康服务发展规划（2015—2020年）》（国办发〔2015〕32号），提出"将中医药优势与健康管理结合，以慢性病管理为重点，以治未病理念为核心，探索融健康文化、健康管理、健康保险为一体的中医健康保障模式"。2016年，国务院发布《中医药发展战略规划纲要（2016—2030年）》（国发〔2016〕15号），强调发挥中医药"在治未病中的主导作用……"，"实施中医治未病健康工程，加强中医医院治未病科建设，为群众提供中医健康咨询评估、干预调理、随访管理等治未病服务……"因此，加强中医治未病理论和实践研究，符合社会发展和民众健康的需求，符合医学发展和中医药自身发展的需要，符合当今医学模式的转变。近年来，高等中医药院校积极围绕"大健康"理念加强内涵建设，弘扬中医药特色和优势，不断提升办学水平，协调发展办学规模、结构、质量和效益，先后创办了中医养生学、中医康复学等中医特色新专业，开设了中医治未病学、中医养生学等新课程，多所大学的附属医院开设了中医治未病中心，为人民群众开展治未病服务，这些举措都有力地促进了中医治未病的人才培养和学科建设，推动了中医治未病事业的发展。中医治未病学以中医药为主体，不局限于内科、外科、妇科、儿科等分科，进一步深化丰富中医学的内涵、拓展中医学的外延，着眼于国家政策导向和未来市场需要，开拓视野，建设适应"大健康"时代发展的中医治未病服务体系，是中医药事业发展的重要任务。

三、中医治未病学的学科特点

中国是一个有着5000多年文明历史的文明古国，积淀了丰富的哲学和人文思想，在这样的背景和土壤中产生和形成起来的中医治未病思想，自然与数千年的中国传统文化水乳交融；同时，中医治未病这一学科又隶属于中医学范畴，中医学的基本理论对其学术起着根本性的指导作用和决定作用；再者，中医学是从无数的临床实践经验中总结出来的一门实用性极强的学科，而其中的中医治未病方法和技术更是历代医者和劳动人民智慧的结晶，它是在不断整理实践、总结经验、归纳演绎、推演理论，并在实践中检验，如此不断周而复始，发展创新。以上三方面，决定了这门学科的基本特点如下：

（一）整体和动态统一

中医治未病理论根植于中医学基础理论，而作为中医学基本特点的整体观念和辨证论治观念，使得中医治未病理论具有整体动态的特征。整体观是指从事物全局来考虑问题的观念。整体观，首先是指宇宙自然界本身是一个整体，人及其他的生命、生物都是其中的一部分。如果这个整体或某一部分受到损坏，那么其他方面也将受到影响，整体则因之破坏。中医治未病学以"天人相应""形神合一"为其学术核心，从整体出发，其所有的认识论、方法论和技术手段都紧密围绕这一核心内容展开。比如，强调人与周围环境的协调，强调人的生命活动与自然环境、社会环境的协调是治未病的根本所在；强调身与心的整体协调统一，以阴阳五行学说、经络学说、藏象学说等结合生命发展规律为指导，来阐述预防疾病的内在规律，把精、气、神称为人之三宝，是治未病的重点所在。以动态变化为出发点，中医治未病以"权衡以平""审因施治"为中心。中医治未病强调生命的历程是一个不断动态发展和变化的过程，健康是一种阴阳相对动态稳定平衡的生命状态，天、地对人体健康的影响非常重要而且情况也复杂多变。

（二）和谐与有度统一

和谐是指双方对立事物之间在一定的条件下，具体、动态、相对、辩证的统一，它是不同事物之间相同相成、相反相成、相辅相成、合作互助、互利互惠、互促互补、共同发展的关系。这也是辩证唯物主义和谐观的基本观点。有度是指有节制、有规范。无论在理论上还是在实践方法上，中医治未病学都强调不偏不倚、周到中正、以和为贵。譬如，于衣、食、住、行各方面落实无病养生，把摄生落实于日常生活各方面之中，强调各方面整体和谐：人与人之间、人与社会之间、人与自然之间都要和谐。各方面和谐有度，而不过犹不及，才能确保体内阴阳平衡、气血平调，守其中正、冲和有度，方可健康长寿。饮食要克制，静养休息要适度，形劳、房劳、神劳都不可过度，七情不可过极等，都具体体现了这一特点。晋代养生家葛洪还提出"养生以不伤为本"的观点，不伤的关键就是遵循自然及生命历程的变化规律，注意适度，注意调和。

（三）广博与实用统一

中医治未病学在长期的实践中，认识到生命活动是复杂的，作用于人体健康的因素在不断变化，人体的功能状态也随之在不断变化。因此，防治疾病、维护健康不是一朝一夕、一功一法、一方一药、一个范式所能实现的，而应该要针对人体的各方面，采取多种调治方法，持之以恒地进行调制干预。同时，要以个体和周围环境的具体情况为着眼点，根据各方面的实际状态，采取有针对性的多种调治方法综合调治，才能达到目的。历代医家都主张因人、因时、因地三因制宜，综合考虑防治疾病。例如，根据年龄的不同分阶段调治，药物调治与非药物调治结合，内调与外调相结合等，都显示了综合广博的特点。在强调综合调治的同时，中医治未病学非常注重各种调治方法的实用性，这种实用性包括效用性和可操作性。特别是可操作性，是人们能持之以恒的重要特征。例如，中医治未病学从方法上强调治未病贵在生活化，强调从人们日常生活衣、食、住、行的各方面贯彻调治方法，注重简、便、效、廉的药膳、针灸、按摩、敷贴等各种方法，都是实用性和可操作性的具体体现。中医治未病学在防治疾病中强调广博与实用的统一，灵活多样，切实可行，三因制宜，综合应用。因此，中医治未病学一方面强调从自然生活环境到日常生活起居、衣食住行，从药膳食疗到药物调治等，进行广博全面的综合的治未病。另一方面，又强调中医治未病的实用性、生活化、简便易行，重视根据不同情况区别对待，反对一成不变、因循守旧、死板教条，真正体现了中医治未病的动态观、整体观、平衡观和审因施治的重要思想。

（四）普适与个性统一

治未病不仅仅是关乎亚健康者的事，而是关乎每个人一生的健康。无论男女老幼、各类人群，要预防疾病，维护健康，就必须治未病。生命源自母体妊娠之始，直至耄耋寿尽，每个年龄阶段都存在着不同的治未病内容。治未病也不只适用于无病之时，人在欲病之时、已病之中、病瘥之后，全生命周期都有治未病的必要。不同体质、不同性别、不同年龄、不同地区的人也都有各自适宜的治未病方法和技术。由此而言，中医治未病学具有非常广泛的适用范围，同时也具有个性化特征。随着社会的发展、人类的进步，人们在追求健康的同时，也在不断追求更高的生存质量，具有广泛适应性的中医治未病应引起人们的高度重视。我们应对治未病理念进行全面普及，提高全民治未病以防治疾病、维护健康的意识。所以，人人都应养成良好的生活习惯，建立健康的生活方式，采用适宜的方法与技术将治未病的实践融入每个人生活之中。

（五）理论与实践统一

中医治未病理论是中华民族古代灿烂文化的精华，是中华民族长期同疾病作斗争的经验总结，历经几千年不断发展并逐渐趋于完善。中医治未病理论内容十分丰富，涵盖阴阳、五行、运气、藏象、经络、精气血津液神、体质、发病、防治等理论。这些内容都可各自成为独立的理论体系，同时又相互渗透、互为补充。中医治未病的应用还涉及多种具有中医特色的调治方法和技术，诸如情志调治、起居调治、饮食调治、药物调治、针灸调治、推拿调治、动功调治、静功调治、雅趣调治、熏浴调治、刮痧调治等。这些方法和技术的实践必须得到中医治未病理论的指导，才能明确适用范围，发挥各自应有的功效。同时，中医治未病实践活动能够验证中医治未病理论正确与否，并促进中医治未病理论的发展。而中医治未病理论的发展又将促进中医治未病方法和技术的改进。因此，中医治未病学是一门蕴含丰富理论且实践性很强的学科。

第四节　中医治未病学学科建设的目的和意义

健康是人类发展的基础。随着经济的发展，疾病谱的变化，以及大众健康观念的转变，中医治未病学理论和方法、技术日益为人们所认可和应用。

一、中医治未病学学科建设的目的

治未病是人类未来医学的方向。中医治未病学是中医药学专业和医学相关专业的学生的重要课程。通过中医治未病学课程的学习，使广大医学生及医学相关专业学生能够树立治未病的理念，系统掌握中医治未病学基本理论知识和基本技能，更好地适应大健康时代医学模式变化和医学人才培养模式变化的需要，以及未来社会对中医治未病学人才的需求。要充分发挥中医药"在治未病中的主导作用、在重大疾病治疗中的协同作用、在疾病康复中的核心作用"，首先必须重视中医药学在治未病中的主导作用。中医治未病是未来医学的蓝海，它在人民群众中基础深厚，是广大医学生和中医药爱好者必须掌握和了解的医学知识。

治未病就是要让人不得病、少得病、晚得病、不得大病，科学地指导人们改变不良习惯，提高生活质量，加强人们自行管理健康的观念，把握健康，赢得健康，享受身心健康的快乐。

二、中医治未病学学科建设的意义

（一）有效防止慢病大量蔓延和井喷发生

"慢病"是慢性非传染性疾病的简称，包括心脑血管疾病、糖尿病、恶性肿瘤、慢性呼吸道疾病、糖尿病等。随着社会的发展和人们生活方式的转变，慢病不仅已成为世界上的"头号杀手"，也是我国人口死亡的第一原因。慢病导致的死亡已经占到我国总死亡的88.5%。慢病也给人民生活和国家造成了沉重的经济负担。根据达沃斯经济论坛发布的《2011年全球风险报告》，慢病造成的经济负担接近5000亿美元。在中国，慢病导致的疾病负担已占总疾病负担的70%。有统计显示，如果不加以控制，到2030年，这一数字还将增长50%左右，慢性病在中国将呈"井喷式"爆发。虽然慢病几乎不能自愈，甚至无法治愈，但国内外经验都表明，只要防控得当，慢病是可以有效预防和控制的。无论是已发病的患者，还是高危人群，通过中医治未病干预，改变生活方式，并在医生的指导下合理用药，就可以延缓甚至逆转发病过程。比如有人患了糖尿病，只要做到合理膳食、合理运动、遵医嘱服药，大多数患者都能延缓发病时间，并且能够保证生活质量。

（二）减少医疗费用的提升

由于社会的发展，生活环境发生了变化，现代生活的人们面临着日益沉重的生存和发展压力，这使得亚健康人群的数量出现急剧上升趋势。根据2012年WHO公布的数据，全世界亚健康人口总比已达75%，真正健康人数只有5%。对于约占总人口20%的患病人群，目前社会总体上过于追求单纯的疾病治疗模式，以致医疗费用越来越高，并已成为社会发展的瓶颈，以疾病治疗为主的模式越来越显现出明显的劣势。"看病难，看病贵"一直是国民非常关心的问题。怎样防止医疗费用日趋高涨，减少医疗保健费用的巨大投资呢？国家采取了这样的策略：逐渐从以疾病治疗为中心向以健康促进为中心转变，卫生工作的基本方针坚持"预防为主"。WHO的一项报告显示：通过预防，人类1/3的疾病可以避免发生，1/3的疾病通过早期发现可以得到有效控制，1/3的疾病通过信息有效沟通可以提高疗效。"九五"期间，国家卫生管理部门曾做过一个课题，研究社区防治和预防投资效益比，得出的研究结论是：一块钱的预防，可以节省医疗费八块五毛钱。而中医对疾病的防治原则始终贯穿着"治未病"的思想，要求医者在准（辨证准）、精（用药精）、廉（价格低廉）、便（使用方便）上做文章。所以，将中医治未病的特色和优势加以发扬，在人们未病之前采取应对措施而不是病后用药，将会给民众带来更多的健康利益，也将节省更多的医疗费用。

（三）促进社会经济的发展，带动健康产业的发展

一个国家的强盛与否与经济的发展密切相关，而发展经济的根本要素是人，所以人民的健康水平直接影响这个国家的社会经济发展。我国政府实施治未病工程，倡导中医治未病理念，落实治未病工作，就是增强国民健康素质的一项全民性保健措施，是实现国家发展、民族复兴的基础。当前，随着社会经济的发展，慢性病的患病率呈明显上升趋势，已成为中老年人普遍的医疗需求，但其漫长的发病期使得有效预防慢性病成为可能。为此，建立一套符合我国国情，有效

解决"就医难、就医贵"的问题，包含具有中医治未病服务体系以预防慢性病的医疗体制势在必行。预防慢性病也是我国医疗卫生健康产业发展的重点内容。2009 年，国家中医药管理局发布了《关于积极发展中医药预防保健服务的实施意见》，强调中医药在发展健康产业中的重要性，要求发展中医药医疗保健服务，将中医药确定为健康产业的支撑点。以治未病理念为指导的中医药医疗保健服务涉及医药产品、保健用品、营养食品、医疗器械、保健器具、休闲健身、健康管理、健康咨询等多个与人类健康紧密相关的生产和服务领域。这些领域关乎民生，辐射面广、吸纳就业人数多、拉动消费作用大，是健康产业的重要组成部分。因此，发展中医治未病服务，对于扩大服务消费、吸纳就业及创新经济增长点、促进经济转型等都具有重要意义。

（四）发挥中医药的特色与优势

我国传统医药之所以历经数千年而不衰，至今在医疗保健中发挥着不可替代的作用，并且在世界传统医药领域处于领先地位，是由自身理论的科学性和优势所决定的。随着疾病谱的变化、老龄化社会的到来和健康观念的转变，中医药学的优势越来越显现出来，其科学性和先进性越来越被学术界、产业界所重视。中医治未病丰富的治疗手段和灵活的方法，符合人体生理病理多样性的特点。中医治未病主要采用药物和非药物疗法，并用内治和外治法进行整体综合调节与治疗，副作用小，为绿色疗法，凸显了中医药的优势。中医学"以人为本""天人相应""形神统一"的健康观念及"治未病"的主导思想和调治方法能够更好地适应这种健康需求的转变。随着医学模式由生物医学模式向"生物－心理－社会"医学模式转变，疾病谱的改变、化学药品的毒副反应、药源性疾病和医源性疾病的日益增多，以及新发流行性、传染性疾病的不断出现，中医更凸显优势。作为健康杀手的多数慢性病，可以通过治未病的种种措施来预防；而对于传染病，通过打断传染必须的三个环节中任何一个环节，就可以有效地控制其流行，指导人们远离疾病。心脑血管病、恶性肿瘤、呼吸系统病、营养过剩的代谢紊乱等已成为人类健康的最大杀手，这类疾病目前尚无特效药。中医治未病，以增强体质为核心的健身、防病思想，以适应自然变化、增强机体抗病能力来治未病的基本原则，可以从功能的、整体的变化来把握生命，未病先防，有病早治，已病防变，病后调护。总之，治未病是人类保健养生，防治疾病的最高境界。治未病对于全民健康素质的提高，可以发挥重要的作用。

（五）建立中西医学对话和交流的平台

当前医学模式从生物医学转变为"生物－心理－社会"相结合的新医学模式，这样一来，把影响人的健康的诸要素均纳入其范畴，从全方位、多视角、立体化进行医学研究，这和中医重视整体、强调治未病就可以互补相成了。治未病作为祖先留给我们的宝贵遗产，作为中医药学奉献给人类的先进和超前的思维，其实质就是"人人享有健康"。中医学在医学模式、理论特点和诊疗方法上，对疾病的防治都具有明显的优势。老百姓在这一点上都有所体会，比如人们常说"中医治本""中医治病去根""中医讲究调理"，就是对中医诊治优势的认同。2014 年，国家中医药管理局发布《中医医院"治未病"科建设与管理指南（修订版）》。明确要求二级以上中医医院均成立治未病科，开展治未病服务。国家中医药管理局关于治未病科室建设等文件的出台，使中医院设置和发展治未病科有了明确要求和规范。正因为治未病工作充分体现了中医药的优势，科室建设又有章可循，把治未病的理念体现到诊疗服务全过程，科室设置、诊疗流程、诊疗行为都紧紧围绕治未病工作的特点制定，这为治未病工作在大医院、基层医院、社区卫生服务中心等层面的推进提供了强大的制度保障。同时，治未病科室建设也为中西医学对话和交流提供了平台。

（六）促进中医教育，转变健康观念

中医治未病强调人们应该注重保养身体，培养正气，提高机体抵御病邪的能力，达到未生病前预防疾病的发生、生病之后防止进一步发展、疾病痊愈以后防止复发等目的。治未病思想的伟大之处即在于其所奠定的医学理论基础和医学的崇高目标——倡导珍惜生命，注重健康，防患于未然。治未病是人类保健、防治疾病的最高境界。中医治未病对于全民健康素质的提高必定发挥重要作用。

首先，学习中医治未病学，可以加深中医学子的文化修养。中医具有极为深厚的中华文化背景和浓厚的文化特质，中医教育无论放眼未来还是立足当下，都应当加重对中医学子的传统文化教育，提高其文化修养。从某种意义上来说，中医治未病学是传统文化与医学的交叉学科，学习中医治未病必然要涉及大量传统文化的知识。从加深文化修养的角度来看，通过学习治未病而普及传统文化，无疑是直接和有效的。中医治未病，关注疾病预防和调治，是当前社会的热点，学生们学习时往往带有强烈的兴趣，因而中医治未病是中医高校内讲授传统文化的最佳载体之一。

第二，中医治未病实践能提升中医学生的健康素养。出于中医发展历史和中国的特殊情况，社会对中医人的健康形象要求越来越高。作为中医人也应当认识到，医生不仅是"疾病杀手"，更应该做"健康代言人"和患者的健康楷模，这也是古今中医大家的谆谆教诲。中医高等教育，甚至整个医学教育，应当使学生一入学便接受并牢记"人命至重，有贵千金"的认识，并从自身做起，关注和树立自身的健康行为习惯。在中医高校内，以多种方式进行治未病教育，开展治未病活动，对中医学子完善知识结构、提升实践能力、增强身体素质、拓宽未来发展十分重要。

第三，中医治未病理念有助于健康观念的转变。中医治未病理念倡导健康文明的生活方式，树立大卫生、大健康的观念，把以治病为中心转变为以人民健康为中心，注重对机体生物－心理－社会适应性的调治。随着人们生活水平的提高、大健康时代的到来，社会医疗模式正在发生变化，开始由以"疾病治疗"为主的模式向以"疾病预防"为主的模式过渡、以"治病"为中心向以"健康"为中心转变、医学研究的对象从过去对于"疾病"的单一研究向着对"人"的综合研究进行转变。

第五节 中医治未病学的学习要求与方法

中医治未病学是对中医治未病的总括论述，内容较多，且涉及范围较广。本课程主要内容包括中医治未病学的相关概念、范畴、内涵、学科特点、源流与发展趋势，中医治未病的理论基础、方法与技术、应用，常见病的中医治未病等；涉及范围涵盖中医治未病学的基础理论和临床实践。为了更好地学习中医治未病学，需要知晓本课程的学习要求并掌握正确的学习方法。

一、中医治未病学的学习要求

中医治未病学作为一门专业学科，其学科特点决定了学习和掌握本门课程的一些特殊要求。

第一，理论与实践相结合。科学的理论从客观实践中抽象而来。在中医治未病实践中，人们把所获得的认识和经验加以概括和总结，即形成中医治未病学的理论体系。实践是理论的基础，也是理论学习的目的。中医治未病学实践能够丰富和促进中医治未病学理论的发展；中医治未病学理论也需要在中医治未病学实践中不断完善。中医治未病学既有理论基础知识，又涵盖实践技能、方法和应用。学习本课程必须系统掌握中医治未病学理论和相关西医学基本知识，掌握全面

的中医治未病方法与技术，并从实际出发将理论与实践相结合。要做到理论和实践的正确结合，必须坚持理论和实践的具体的、历史的统一。理论一定要随着实践的发展而发展，以符合变化了的客观情况。

第二，传承与创新相结合。中医药典籍和名老中医药专家的医案蕴含丰富的中医治未病学术思想和经验，我们应当大量反复地阅读这些书籍，学习积累中医先贤治未病思想和经验，掌握中医治未病理论和方法与技术。当今社会的中医治未病已经不能仅仅停留于理论上的宣传和教育，在科技日益发展的今天，我们面临的是更为现代化的社会和日益庞大的受众，我们要比古代先贤承担更多传承发展学科学术的艰巨任务，运用学科理论和方法技术服务于人民群众并适应现代化的节奏，这就要求我们在掌握学科知识的同时，必须具备较强的创新意识。我们有责任传承这些中医治未病学术思想与经验，并创新与发展中医治未病学思想和理论及方法与技术。

第三，学习中医经典与学习现代科技相结合。中医经典是中医治未病学的理论源泉，所以学好中医治未病学就要从经典入手。学习中医经典必须大力发掘中医经典的内容，透彻地掌握中医治未病学基础理论，并在此基础上依据现实需求运用好这些经典。我们必须加强对中医经典的规范整理和现代诠释，并运用现代科技和方法对其中的中医治未病内容注入新的科学内涵。现代科技为中医治未病提供了行之有效的方法和技术，随着全球化影响日益深入，科学技术日新月异，我们只有具备广阔的科学视野、严谨的科学精神、科学的研究能力、求实质疑的科学态度，才能走在世界医学的前沿。学习中医治未病学有必要熟读中医治未病学经典医著，大力发掘并熟练掌握运用经典，并学习与医学相关的现代科技知识，提升科学素养。

第四，中医思维与科学思维相结合。中医思维以中国优秀的传统文化为思想基础去认识世界，并按照学习中医所必须的知识结构、实践行为和文化环境等要求，创立中医药人才培养的教学模式和中医药学术思想的传承模式。中医思维重视宏观观察、整体研究、哲学思维，强调功能联系；天人合一、整体观念、防重于治、辨证论治、三因制宜等是中医思维的具体体现。科学思维是真理在认识的统一过程中，对各种科学的思维方法的有机整合，它是人类实践活动的产物。科学思维重视系统综合、动态开放、自觉创造；科学思维的方法包括观察渗透理论、黑箱方法、假说方法、回溯推理方法等。中医思维与科学思维在方法上各有优势，相互不可替代。学习中医治未病学课程必须注重中医思维与科学思维相结合。

第五，临床实践与科学研究相结合。中医治未病学来源于临床应用和生活实践活动。通过长期的摸索，先辈们逐渐认识到生命活动的一些规律，提出了一些治未病的理论和方法，并加以实践应用，流传至今。科研有助于提升中医治未病学的理论和经验，也为中医治未病学走向世界创造了条件。用现代科研方法总结和提升中医治未病学的研究成果，对中医治未病学的规范化研究具有十分重要的意义。因此，学习中医治未病学的过程中必须将临床实践与科学研究相结合，多动手，多临床，多应用，并通过科研探索中医治未病学的现代语言表达形式，阐释中医治未病学的理论和经验。

第六，人文素质提升与专业知识学习相结合。医学为健康所系，性命相托。作为传统医学的重要组成部分，中医治未病学对于全民健康素质的提高、维护医学之神圣发挥着重要作用。因此，要求医学生在具备精湛的中医治未病学能力的同时，还要具有良好的人文素质；不仅能应用各种适宜的方法与技术调治未病，而且应当始终具备一颗仁爱之心。人文素质的内涵，重在"以人为本"。在中医治未病的实践中要以人为中心，强调维护和增进人的健康。应从道德文化素质和行为文化素质来提升人文素质，在人文精神指导下运用中医治未病的专业知识和方法为人类健康服务。

二、中医治未病学的学习方法

中医治未病学既有理论知识，又有方法、技术及其应用。因此，学习时必须掌握正确的学习方法。

第一，掌握"未病""治未病"的内涵，熟悉其源流与发展趋势。近年来，随着社会的进步，中医治未病服务也有了进一步的发展，但不少人对中医治未病的思想内涵、中医治未病学的源流与发展趋势存在错误的理解或认识不足。当前，治未病的含义被普遍理解为未病先防，但《黄帝内经》中提出的"上工治未病"，其本义不仅仅是预防，还突出治中寓防，防治结合。正确理解"未病""未病状态""治未病""中医治未病""中医治未病学"的概念及源流、中医治未病学的学科定位及特征，就能更好地理解中医治未病的应用范围、适宜人群、应用原则、注意事项、实施路径等内容，进而树立大健康的思想理念，更好地传承和发展中医治未病。

第二，把握中医治未病学与其他学科的相同点和不同点。中医治未病学作为中医学独特的一门学科，与中医领域其他学科内容相互交织，既有相同点，又有不同点。因此，在学习中医治未病学之前，应明确本学科与中医养生学、中医临床医学、中医康复学等其他中医学科的关系，尤其必须掌握中医治未病学与其他中医学科在研究目的、服务对象、研究内容、研究方法等方面的异同。中医治未病学同时也是医药卫生领域的一门重要学科。为了更好地学习中医治未病学，还必须明确中医治未病学与预防医学、老年医学、健康管理学等其他医药卫生学科的关系，尤其必须掌握中医治未病学与其他医药卫生学科在理论基础、研究目的、服务对象、研究方法等方面的异同。

第三，掌握中医治未病学的理论基础、治未病的方法与技术，熟悉或了解治未病的实际应用（包括常见病的治未病）。中医治未病学是研究中医治未病的理论、方法、技术及实际应用的学科，其蕴含的内容十分丰富。各部分内容自成体系，又前后连贯，构成了一个有机整体。只有深入学习中医治未病相关理论，掌握或熟悉治未病的相关方法、技术、应用范围，才能对中医治未病学有一个全面系统的认识，为今后更有效地投身于中医治未病实践活动而打下坚实的基础。

第四，做到前后联系，举一反三。既要联系之前所学中医学及其他学科理论知识，还要注意本课程内前后知识点的相互联系，通过对比分析，归纳总结，以达融会贯通的目的。中医治未病学属于基础与应用相结合的中医学科分支，其学科内容涉及中医基础理论、中医诊断、中药、方剂、中医临床各科，以及西医学的部分内容。因此，学习中医治未病学时，如能复习和联系前面所学的相关课程的知识，运用发散思维，便能加深对本课程的学习和理解，起到事半功倍的效果。

第五，牢固树立治未病以服务大健康的思想理念，从根本上扭转以治疗为中心的思想认识，建立源于中医治未病学的新型医学思维模式。大健康是根据时代发展、社会需求与疾病谱的改变而提出的一种全局的理念。大健康理念有助于提高民众健康素养，接受科学的健康指导。大健康紧紧围绕着人们期望的核心，让人们"生得优、活得长、不得病、少得病、晚得病、提高生命质量"。树立治未病以服务大健康的思想理念，首先是需要建立起健康的价值观，健康不只是个人最宝贵的财富，也是社会资产，维护健康更是一种社会责任；其次是需要建立起健康的经济观，健康投资是回报最大的投资，把健康投资作为个人支出的重要组成部分，把健康投资作为提供公共产品、扩大内需、拉动经济发展的最直接增长点；再有是需要建立起健康的社会观及健康的人文观，健康体现了一种人文精神，更体现了文明进步的程度。

第六，积极参加临床和社会实践，真正做到学以致用。中医治未病学是一门理论深邃而又实践性非常强的学科。所以，学习本课程时，不能仅仅满足于课堂上的教学，还要在不断的实践中提升理论水平，深化理论认知，提高发现问题、解决问题的能力。中医治未病的方法与技术的种类较多，它们各自的操作方法独特，适宜人群有别。所以学习中一定要主动、积极地参加临床和社会实践，反复练习，正规操作，勤练基本功，逐步达到熟能生巧的目的，切忌浅尝辄止。在具体实践应用的过程中，要掌握规律，触类旁通，熟练运用治未病的方法与技术。

学习本课程还必须重视医德的培养。"健康所系、性命相托。"作为一名合格的中医治未病人才，既要有丰富的医学专业知识和素养，更要具备良好的职业道德和操守。学习之初就要养成严谨的学风和高尚的医德医风；在实践中，态度要和蔼、耐心细致、关怀爱护。教师要懂得变通，因材施教，即对于不同专业、不同学历层次的学生，学习要求应有所侧重，具体要求需要教师根据实际情况灵活把握。

【学习小结】

本章的学习内容主要包括：①"未病"是"已病"的前状态，可以是"健康"或者"亚健康"等状态，"未病状态"的内涵包括无病状态、欲病状态、已病未变状态、瘥后未固状态。"未病状态"可分为广义和狭义两个层面。②作为中医学的核心理念，治未病的内涵包括无病养生、欲病治萌、已病防变、瘥后防复等四方面，治未病要求为医者不但要学会治疗疾病，而且要学会指导人们防病，还要学会注意阻断病变发生的趋势。③中医治未病学是在中医学理论指导下，根据人体生命活动变化规律，研究中医治未病的理论知识、方法与技术及其实际应用，以阻断发病趋势，防止疾病发生发展等理论和应用的一门学科，是一门以自然科学为主体、多学科知识相交融的医学学科。④中医治未病学这一学科隶属于中医学范畴，是在不断整理实践、总结经验、归纳演化、推演理论，并在实践中检验，如此不断周而复始，发展创新，具有整体和动态统一、和谐和有度统一、广博与实用统一、普适与个性统一、理论与实践统一等学科特点。⑤中医治未病学学科的建立就是要让人不得病、少得病、晚得病、不得大病，科学地指导人们改变不良习惯，提高生活质量，加强人们自行管理健康的观念，把握健康，赢得健康，享受身心健康的快乐。⑥中医治未病学学科建设的意义：有效防止慢病大量蔓延和井喷发生；减少医疗费用的提升；促进社会经济的发展，带动健康产业的发展；发挥中医药的特色与优势；建立中西医学对话和交流的平台；促进中医教育，转变健康观念。⑦中医治未病学的学习要求：理论与实践相结合；传承与创新相结合；学习中医经典与学习现代科技相结合；中医思维与科学思维相结合；临床实践与科学研究相结合；人文素质提升与专业知识学习相结合。

【复习思考题】

1. 试述未病的范畴。
2. 试述中医治未病的内涵。
3. 如何理解未病与已病的关系、治未病与治已病的关系？
4. 如何理解中医治未病学的概念与学科定位及特点？
5. 试述中医治未病学学科建设的目的和意义。

第二章
中医治未病学的源流与发展趋势

扫一扫，查阅本章数字资源，含PPT、音视频、图片等

学习目的

通过本章的学习，知晓中医治未病学的源流、认识治未病的特点及其优势，以及国家政策层面下中医治未病学的发展趋势。

学习要点

掌握：中医治未病的思想与方法特点；治未病在防控疾病上的独特优势。

理解：各医家对于治未病思想的形成所作出的贡献。

了解：中医治未病学在各个时期的发展状况。

中医治未病学具有非常悠久的发展历史，它是中华民族历代民众在适应自然、改造自然、生存繁衍、生产生活、同疾病作斗争的过程中，对防治疾病、维护健康实践经验的总结和理论升华。从远古时期中医治未病的萌芽，历经不同历史阶段数千年的发展，到现代已形成一个具有系统理论体系和方法技术的中医类学科。历代医家在总结前人理论和经验的基础上，对中医治未病学的不断充实与发展作出了重要贡献。中医治未病学具有鲜明的中医特色，是中医学的主要优势之一。中医治未病学的未病先防、预防为主等思想理念代表未来的医学方向，随着中医治未病健康工程的实施，中医治未病学将逐步融入主流医学和健康服务体系，并不断与现代科技和多学科融合，其发展前景十分广阔。

第一节　中医治未病学的源流

一、远古至先秦（春秋战国）时期

远古时期出于求生的本能，先民们尝试用一些办法来改变恶劣的生活条件。他们用火来烧食、逐猛兽，于是从茹毛饮血到烧火熟食，从树栖穴居到结茅而舍，在与大自然斗争的过程中不断搜寻能够趋利避害的生存之道，于是一些治未病的防病保健行为开始显现。随着科学文明的进步，人们的思维意识逐渐活跃。到春秋战国时期，人们在探讨自然规律和揭示生命奥秘的过程中，对于疾病和健康之间的关系逐步有了自己的一些看法，逐渐提出了"预防""居安思危""为之于未有，治之于未乱"等治未病的预防思想。

（一）改善居住饮食预防疾病

远古时代，生产力极为低下，先民们过着原始群落生活，随处而居，没有固定的居处，为了生存和躲避野兽袭击，只能在树上筑巢生活。有时候天气恶劣，先民们只能寻找山洞、窟穴居住。随着社会的进步、生产工具的出现，我们的祖先征服自然的能力逐渐增强，开始尝试挖一些土窖地窖、搭建房屋。有了房屋，人们可以利用其防寒避暑，减少疾病的发生，同时也避免了猛兽的攻击。

原始人类以采集和狩猎为生，食物来源主要为野生植物果实、块根、菜蔬及兽类等，但他们发现食用一些食物后，自己的身体会更加健康，或会使疾病减轻，而某些食物食用之后身体会产生不适甚至中毒。这些偶然尝试经多次重复验证后变成了宝贵的生活经验，人们由自发走向自觉，开始主动采摘或狩猎一些有益于身体健康的动植物来食用，这便是食养的最初起源。随着火的使用和人工取火的发明，人们的饮食方式也发生改变，吃到更多的熟食。比起生的食物，熟食缩短了对食物的消化过程，能减少消化道疾病的发生，对人类的生存和发展具有非常重大的意义。先民也正是在这个时候开始烹调食物的探索，从而极大丰富了食材来源，增强了食物功效，减少甚至消除了某些食物的危害，使食物充分发挥出防病保健效果。所以说人工取火的发明和利用，是真正的食养、食治的伊始。

远古时期，多种预防疾病的方法在人们与大自然的斗争中开始出现。人们对于自然从被动适应过渡到主动改造。特别是人工取火的出现和使用，对包括饮食在内的养生保健各个方面，均具有重大意义。人们发现火不仅能够防寒、防兽、照明，还能防病和治病，并形成了灸焫和热熨之术。到了新石器时代，先民们掌握了磨制、挖制等制作石器的技术，出现了石针，代表着砭石运用的开始。《说文解字》:"砭，以石刺病也。"当身体出现不适或病痛时，有意识地用砭石去刺激以消除病痛，此即砭刺法，这也是针刺防病治病的开始，砭石也因此成为最早的针刺工具。有的时候，身体被石块碰伤，肢体出现疼痛，人们会有意识地用手去按压摩搓，这便是按摩的起源。

《吕氏春秋·古乐》记载了帝尧陶唐氏开始治理天下的时候，河道堵塞，源流不通，阴气郁结，阻滞不畅导致筋骨不舒展，所以他创作舞蹈，使郁结之气散发出来。这证明相当于原始社会后期的古人，就已经开始用舞蹈来宣导肢体、关节部位的阴湿邪气。模仿动物时，不仅要形似，还要模仿其表情神态和嘶吼声音，这就要求古人在舞蹈的时候要将心神和形体全部融入舞蹈中。这种有目的、有意识、形神合一的舞蹈健身行为，可以说是传统健身术的萌芽。

（二）甲骨文显示先民已有预防疾病活动

中国早期的文字甲骨文中，已有关于"疾年""降疾""雨疾"的表述，说明殷商时期即有流行病的记载。此外，殷人还通过对天文、气象的占卜，不断掌握自然界变化的规律，尽量预防灾害天气给生产生活及对人健康带来的不利影响。甲骨文中的"沐""浴""寇帚"等文字，说明当时的人们已经懂得通过一些卫生手段预防疾病。因此，从甲骨文的记载可以看出，殷商时期先民已经有了预防疾病的实践活动。

（三）西周重视从饮食和环境预防疾病

西周时期，已经形成了比较完备的医事制度。《周礼·天官冢宰》记载，当时的宫廷医生分为食医、疾医、疡医和兽医四种。食医"掌和王之六食、六饮、六膳、百羞、百酱、八珍之齐。凡食齐眡春时，羹齐眡夏时，酱齐眡秋时，饮齐眡冬时"。可见食医是主管帝王饮食卫生、负责四季饮食调配、为王室贵族的健康而设置的专职食养医生。

《周礼》已经有"凌人"之设。"凌人"是掌管藏冰、用冰的专职人员，"凌阴"是指藏冰之屋。入春后将食物保存在冰室中，以免食物腐败变质，有利于饮食卫生，预防疾病。

西周时，房屋建筑更为讲究，开始将瓦片用于排水、防晒、保护房屋，有助于卫生保健、预防疾病。对于饮水，人们开始注意保持井水的干净卫生。西周饮食和环境的改善，对于预防和治疗疾病有着突出的意义。

（四）诸子百家预防疾病的思想等治未病思想理念

随着社会发展，科学文化进步及学术思想的日趋活跃，至春秋战国时期，诸子蜂起，百家争鸣，各家在治未病思想方面有许多精辟的论述。《周易》提出了"居安思危"的思想，曰："君子安而不忘危，存而不忘亡，治而不忘乱，是以身安而国家可保也。"也就是说，君子安定的时候不忘记可能出现的危险，生存的时候不忘记可能灭亡，国家大治的时候不忘记可能出现的祸乱。所以就能使本人身体安宁，国家也得以保全了。这种预防为主、防重于治、防患于未然的思想，正是中医治未病的思想基础。

道家以《老子》《庄子》为代表，通过"道法自然"，力求达到"天人合一"的境界。老子说："人法地，地法天，天法道，道法自然。"人效法地，地效法天，天效法道，道效法自然。人在这样一个和谐的环境中，身体阴阳平衡，可以有效地预防疾病。老子还倡导少私寡欲，虚静养神。内无所欲，外无所慕，保持内心的宁静，自然正气充足，少病身安。庄子崇尚"豁达"的人生观，认为人的一生当在潇洒豁达中度过。他曾形象地比喻说，水泽里的野鹤，十步一啄，百步一饮，逍遥自得，情绪乐观，故长寿；而笼中的鸟儿，郁郁寡欢，意志消沉，羽毛憔悴，低头不鸣，因此难以全生。庄子崇尚"豁达"的人生观，认为人的一生当在潇洒豁达中度过，图个逍遥自在，不可郁郁寡欢，意志消沉。

儒家以孔子、孟子为代表。儒家注重修身养性，指出养心养神的重要性。精神和形体之间，精神起统帅支配作用，故强调道德行为修养。孔子指出"修身以道，修道以仁"，又说"智者乐水，仁者乐山；知者动，仁者静；智者乐，仁者寿"。强调用"仁"和"忠恕之道"，修养道德，克己制欲。

孔子这里所说的"智者"和"仁者"不是一般人，而是那些有修养的"君子"。他希望人们都能做到"智"和"仁"，只要具备了这些品德，就能适应当时社会的要求，保持良好的精神状态和身体状态，做到不生病或少生病。

儒家对于饮食提出了许多观点。《论语·乡党》曰："食不厌精，脍不厌细……祭肉，不出三日，出三日，不食之矣。"原文的大段文字规定了君子的饮食规范，可归纳为"二不厌，三适度，十不食"，对于通过饮食调节预防疾病具有非常重要的意义。

二、秦汉时期

秦汉时期，中医学理论体系初步形成。中医学四大经典著作《黄帝内经》《难经》《神农本草经》《伤寒杂病论》出现于这一时期。这些著作不仅奠定了中医学发展的基础，对中医治未病的思想和实践也有深入和精辟的论述。

《黄帝内经》是中医学基本理论的奠基著作，首次明确提出"治未病"的学术概念，标志着中医治未病理论的确立。其中"未病先防""既病防变"的思想在《黄帝内经》的不同篇章中都有论述。如《素问·四气调神大论》曰："是故圣人不治已病治未病，不治已乱治未乱，此之谓也。"《灵枢·逆顺》曰："上工刺其未生者也，其次刺其未盛者也，其次刺其已衰者也……上工治未病，不治已病。"《素问·刺热》曰："病虽未发，见赤色者刺之，名曰治未病。"这些条文从发展的眼光来看待疾病，强调无病早防、有病早治的预防思想。

《黄帝内经》在未病先防方面，强调应适环境、避外邪、调精神、畅情志、节饮食、慎起居、勤运动、适劳逸。在既病防变方面，在治疗时，除对所病本脏进行处理外，还应根据五行的生克乘侮规律调整各脏之间的相互关系。同时也指出在未病之时保养正气的重要性，如"恬惔虚无，真气从之，精神内守，病安从来""正气存内，邪不可干"。

《难经》也是中医基础理论性著作。《难经》曰："所谓治未病者，见肝之病，则知肝当传之与脾，故先实其脾气，无令得受肝之邪，故曰'治未病'焉。"这是说内脏疾病按照五行相乘或相侮的规律传变，在治疗时就应当首先辨明有可能被传的脏器，从而采取相应措施以防传变。体现了《黄帝内经》既病防变的思想。

《黄帝内经》《难经》的理论相互补充，较为清晰地揭示了中医治未病的学术内涵，为后世中医治未病理论的丰富和养生实践的发展奠定了坚实的基础。

东汉医圣张仲景继承发展了《黄帝内经》《难经》中的治未病思想，并在实践中进一步应用和发展。仲景十分重视治未病医学思想的继承和发展，在实践中从六经纲要及本证探析"有病早治"思想、从六经传经规律探析"已病防传"思想、从六经"变证"探析"病变防盛"思想、从阳明病与少阴病的"急证"探析"病盛防逆"思想、从少阴病与厥阴病"死证"探析"正衰防危"思想，以及根据六经"自愈"探析"正复病瘥"思想、根据"病复"探析"瘥后防复"思想，并将治未病思想运用到临床中。

《金匮要略》中有关治未病思想的条文凡5条，其内容主要包括未病防病、有病早治、已病防传、未盛防盛、病盛防危、病愈防复等6个方面。又指出"若人能养慎，不令邪风干忤经络，适中经络未流传脏腑……病则无由入其腠理"，强调机体应顺应四时之变；"服食节其冷热苦酸辛甘"，明确指出饮食适度、适宜对疾病预防的作用。

《伤寒论》《金匮要略》分别载方113首和262首。其中有许多养生的经方，如黄芪建中汤、甘麦大枣汤、当归生姜羊肉汤等，这些经方起到无病可养、有病可治的作用，促进了中医治未病的发展。

《神农本草经》是我国古代第一部系统的药物学专著，奠定了中药学发展的基础。其共载药365种，分上、中、下三品。上品药物为补养之品，有120种，并为多种药注上"耐劳""增年""不老""轻身""延年"等字样，指出其具有补益强身、抗老防衰之功效。对《神农本草经》所载365种药物整理归纳，属于食物范畴的达59种之多，其中上品29种，中品20种，下品10种。《神农本草经》对药物、食物的记载，是长期实践经验的总结，对于中医治未病的实际应用有着较大的指导作用。

三、魏晋时期（三国两晋南北朝）

三国两晋南北朝时期，医、道、佛、儒等各家研究养生，多途径地探索延年益寿的方法，出现了不少著名的医家和养生家，以及养生专论、专著。这些养生家及其著作丰富和发展了治未病思想。

（一）华佗的治未病思想

华佗，东汉末年杰出的医家，医术高超，尤晓养性之术，在实践中创立"五禽戏"，系模仿

"虎、鹿、熊、猿、鸟"五种动物的姿势特点编排而成。其弟子吴普模仿，"年九十余，耳目聪明，齿牙完坚"。华佗继承了《黄帝内经》"不治已病治未病"的学术思想，提出人应当参加适当的运动，以增强体质、减少疾病，从而形成了积极的导引健身功法。五禽戏的作用不是在于发展身体某部分功能或治疗某种疾病，而是通过调身、调息、调心的综合锻炼，增强机体的抵抗能力和适应能力，从而改善整个机体功能，达到治未病的目的。据《三国志·华佗传》记载，华佗认为："人体欲得劳动，但不当使极尔。动摇则谷气得消，血脉流通，病不得生，譬犹户枢不朽是也。"

（二）陶弘景的治未病思想

陶弘景，南朝著名养生家，精于医学，旁通佛、道，长于养生，享年81岁。其著作《养性延命录》集中反映了他的养生学术思想。陶弘景主张众术合修，采各家养生之所长，并结合自己的养生实践，确立了形神兼养、服气调息、导引按摩、节宜其道等较为全面的治未病理论。

陶弘景重视人体精、气、神三宝，告诫人们应懂得节制和爱惜："众人大言而我小语，众人多烦而我少记……"神大用则竭，神不可耗，做到静心啬神，情志有节，淡然无为，是陶弘景养神的基本要求。《养性延命录》强调调养心神是养生之本，主张清心静养，避免穷奢极欲、恣意声色等损伤心神的日常行为，尤其指出："多思则神怠，多念则志散，多欲则损智，多事则形疲，多语则气争，多笑则伤脏，多愁则心慑，多乐则意溢，多喜则忘错昏乱，多怒则百脉不定，多好则专迷不治，多恶则焦煎无欢"，此"十二多"实为养生禁忌。对于饮食，《养性延命录·食诫》曰："饱食即卧生百病，不消成积聚也。食欲少而数，不欲顿多难消，常如饱中饥，饥中饱。"陶弘景主张少食多餐，切忌暴饮暴食。还指出，饮食要注意卫生，勿食生冷，谨和五味。他重视服气调息养生治未病，通过吐故纳新可以祛邪气、调气机、散瘀滞，而更重要的是通过调息服气法使意念依于呼吸，存气保精，静心养神。该书中还记载了十二种调气法，这些服气调息法可操作性强、简明、易学，千百年来在治未病方面发挥了重要作用。

（三）葛洪的治未病思想

葛洪，晋代医道兼修的医学家，著名炼丹家。其主要著作有《肘后救卒方》《抱朴子》。他的治未病思想主要强调涤除嗜欲、导引行气、不伤正气、饮食适量等。葛洪对于治未病非常重视，认为"是以至人消未起之患，治未病之疾，医之于无事之前，不追之于既逝之后。"

葛洪认为，养生的首要前提是不伤不损。"养生以不伤为本"，要求"耳不极听，目不久视，坐不至久，卧不及疲，先寒而衣，先热而解。不欲极饥而食，食不过饱；不欲极渴而饮，饮不过多""冬不欲极温，夏不欲穷凉"等，这些都是治未病应当遵从的日常规范。他认为：大道存于自己心中，而不是驻于外界环境。保持自己的真性，杜绝欲望以清净内心，则即使不去祈求福分而福分自然到来；不必攘除灾祸，而灾祸自除。除此之外，他还赞同儒家方式，主张行善，修养身心。

四、隋唐时期

隋唐时期，是中医学全面发展的时期，临证医学取得了突出的成就，许多医家对中医治未病也有相关阐述。

巢元方是隋代著名医学家、太医博士，其编写的《诸病源候论》是中医学现存的第一部病因证候学专著。该书在论述病证的同时附论导引法，应用范围遍及内、外、妇、产、皮肤、美容、养生等诸科。导引方法有肢体运动、呼吸运动、意念等，是应用导引按摩防治疾病的一部专著，提供了中医治未病的理论和方法，丰富和发展了中医治未病。

孙思邈是唐代著名的医药学家，也是一位寿星医家，由于其治未病养生得法，享年百岁余。其著作有《备急千金要方》和《千金翼方》。他在《备急千金要方·论诊候》中说："上医医未病之病，中医医欲病之病，下医医已病之病。"认为治未病是上医的水准。《备急千金要方·养性》曰："性既自善，内外百病自然不生，祸乱灾害亦无由作，此养性之大经也。善养性者，则治未病之病，是其义也。"将养性看作是治未病的重要手段。

孙思邈的治未病思想具体体现在其所著《备急千金要方》中"食治""养性"两卷，在《千金翼方》则有"养性""辟谷""退居""补益"四卷，均有对治未病养生延年的专门论述。孙氏将养性之道归纳为"啬神""爱气""养形""导引""言论""饮食""房室""反俗""医药""禁忌"10个要点。尤其强调"抑情养性"及"慎言语""节饮食"的重要性，如不"浮思妄想"可避免许多情志疾患，"慎语言"可以养气，"节饮食"能预防多种疾病的发生。

孙思邈认为"夫为医者，当须先晓病源，知其所犯，以食治之，食疗不愈，然后命药"。他指出："食能排邪而安脏腑，悦神爽志以滋气血。"他详细介绍了"治未病"各种食物的治疗作用，如用动物肝脏治疗夜盲症、用豆类治疗脚气病等。尤其是老人虚损，他用食治最多，常用甘润和血肉填精之品，如耆婆汤、乌麻方、蜜饵、补虚劳方等符合"甘旨养老"之旨。

在运动、导引、按摩、吐纳气息方面，孙思邈指出："养性之道，常欲小劳，但莫大劳，及强不能堪耳。"他认为，华佗五禽戏、天竺国按摩法十八势、老子按摩法等不仅可施于平日以治未病，亦可用于患病时。他主张人们在健康之时"每日必须调气补泻、按摩导引为佳"，并认为"治未病"养性当常习《黄帝内经》内视法："存想思念，令见五脏如悬磬，五色了了分明，勿辍也；仍可每旦初起，面向午，展两手于膝上，心眼观气，上入顶，下达涌泉，旦旦如此，此名曰迎气；常以鼻引气，口吐气，小微吐之，不得开口，复欲得出气少，入气多。每欲食，送气入腹，每欲食气为主入也。"这是"内视"和"调气"相结合的方法。还有"调气"法辅以叩齿、咽津，和以呼、吹、嘘、呵、唏、咽"息之六字"调气以防病治病的方法。故曰："气息得理，即百病不生，若消息失宜，即诸疴竞起，善摄养者，须知调气方焉。"这些思想和方法对现代人治未病有很好的理论指导和实践价值。

五、宋金元时期

宋金元时期，是中国封建社会的中期，在思想上倡导融道、儒、佛三教于一炉，又出现"新学"哲学流派。在中医学术领域内，出现了流派争鸣的局面。同时由于宋代帝王对养生学十分关注，组织力量编写大型官修方书，医著大量问世，老年医学、中医养生著作大量涌现，使治未病也得到进一步发展。

（一）《寿亲养老新书》的老年治未病思想

宋代陈直的《养老奉亲书》是我国现存最早的老年医学专著。元代邹铉一家三代用此书中之法养生，皆年过90岁。邹铉广收秘方和老年人养生之道，将该书增补3卷，合为4卷，定名为《寿亲养老新书》并流传至今。该书主要思想归纳如下：

1. 强调情志保健　书中指出老年人应保持情绪稳定，维持心理健康是非常必要的。邹铉《寿亲养老新书》中载有一首诗"自身有病自心知，身病还将心自医，心境静时身亦静，心生还是病生时"，指出了心病心医的情志保健的原则。说明只有进行自身心理保健，才可预防情志疾病。

2. 主张饮食调养　书中提出"老人之食，大抵宜温热、熟软，忌其粗硬生冷"及"善治病者，不如善慎疾；善治药者，不如善治食"的主张，符合老年人的生理病理特点。

3. 提倡四时养老　书中指出老年人要"依四时摄养之方，顺五行休王之气，恭怡奉亲，慎无懈怠"。故养老大法，必然要依据天和的性质，顺四时变化而摄养。书中卷一明确提出："当春之时，其饮食之味宜减酸增甘，以养脾气"；"当夏之时，宜减苦增辛，以养肺气"；"当秋之时，其饮食之味以减辛增酸，以养肝气"；"当冬之时，其饮食之味宜减咸而增苦，以养心气"。这种饮食原则对中医治未病有指导意义。

4. 重视起居护养　书中指出："凡行住坐卧，宴处起居，皆须巧立制度。"例如，老年之居室宜洁雅，夏则虚敞，冬则温密。床榻不宜太高，应坐可垂足履地，起卧方便。被褥务在松软，枕头宜低长，可用药枕保健。衣服不可宽长，宜全体贴身，以利气血流畅。药物调治，汗、吐、下等攻伐之剂，切宜详审，防止不良后果。总之，处处为老人提供便利条件，细心护养以预防疾病和损伤。

5. 注意药物扶持　书中提出：老年人医药调治应采取"扶持"之法，即用温平、顺气、补虚和中、促进食欲之方来调治，切不可峻补猛泻。这些原则符合老年人的生理特点。

（二）金元四大家的治未病思想

金元四大家在中医学发展过程中贡献突出，他们在中医治未病方面也有阐述。

1. 刘完素养生重养气　他强调气是生命活动中最根本的物质，阐述了气、神、形三者之间的关系"气耗形病，神依气立，气合神存"，重视气、精的保养，尤其重视养气。养气可采用吐纳术，以吹气、嘘气、呼气、吸气吐故纳新。在药物上创立了何首乌丸等以补气固精。

2. 张从正养生重视食补　他在《儒门事亲》中云："养生当用食补，治病当用药攻。"疾病的康复阶段当用食补，用谷、果、肉、菜补养人体，要根据人体五脏所适宜的气味性能，不要偏食偏味。又曰："善用药者，使病者而进五谷者，真得补之道也。"他既以食治病，又以食助养，治养结合，形成他食治养生治未病的医学思想。

3. 李杲养生注重调理脾胃　李氏认为，元气为人生之根本，它虽来自先天，但却要靠后天脾胃不断运化水谷精微来补充和护养，元气才能充盛，身体才能健康。如果脾胃受到损伤，人就会得病。所以他提出"脾胃内伤，百病由生"的理论。根据这一理论，人要保持健康，就要有强健的脾胃。李东垣提出"养生当实元气"，主要就是从护养脾胃入手，这是防病治病、延年益寿的一条重要原则。李东垣调养脾胃的方法主要概括为三个方面：一是调节饮食护养脾胃，二是调摄情志保护脾胃，三是防病治病顾护脾胃。

4. 朱丹溪治未病养生重养阴　《丹溪心法》云："与其救疗于有疾之后，不若摄养于无疾之先，盖疾成而后药者，徒劳而已。是故已病而不治，所以为医家之法，未病而先治，所以明摄生之理。夫如是则思患而预防之者，何患之有哉？此圣人不治已病治未病之意也。"朱丹溪认为"既病防变"是医家的治疗之法，"未病先防"才是圣人预防之道。他在《养老论》中指出，人至六十、七十岁以后，阴气亏虚，百病丛生，从食物中汲取和保存阴气精血，则可适当延缓衰老；并提出慎色欲以保其精、健脾胃以养其阴等法。

朱丹溪继承和弘扬《黄帝内经》"治未病"思想，其"治未病"学术思想在其论著中均有充分体现，如"阳有余阴不足论""相火论""慈幼论""养老论""茹淡论""倒仓论"等，并提出诸多将养方法，影响深远。

六、明清至现代

明清时期，中医药学已经进入大整理大总结的时期。中医药学的发展必然带动中医治未病学的发展，中医治未病也出现一些新理论、新方法。

以赵献可、张景岳为代表的温补派，反对滥用寒凉药物，主张用药物温补命门。赵献可《医贯》认为：命门真火是人身之宝，人的一切生理功能都靠命门真火的推动，命门火旺则生命力旺盛，命门火息则生命终结。因此，养生及治病，均以保养真火为要。

张介宾根据"五脏互藏"的学术观点，深入挖掘脾胃在五脏系统中的重要作用，提出"调脾胃以安五脏"的防病治病思路，根据脾胃虚弱乃病机关键、顾护脾胃能促运化行药力、病后据胃气强弱判断预后的观点，强调脾胃之气在养生治病中的重要意义，并以慎饮食、畅情志、适劳役的方法调护脾胃以养生防病。

杨继洲在《针灸大成》中提出防治中风的具体方法，即"便宜急灸三里，绝骨四处，各三壮，后用生葱、薄荷、桃柳四味煎汤淋洗"。作为针灸大家，在中风将发之时不妄用针刺而行灸法，虽谙熟汤药，却不轻易令服，而嘱淋洗，体现了未病先防的思想。

叶天士在其著作《临证指南医案》中，共收载300余例老年病的防治经验，并指出人到中年，以"阳明脉衰"为主，60岁后以"肾虚"为主，创"久病入络"的新理论，将疏通脉络、活血化瘀作为老年治病与养生的主线，也为中医治未病理论开拓了新思路。

明末著名医家汪绮石的《理虚元鉴》一书不仅是治疗虚劳病的专书，也是一部具有鲜明的治未病观点的重要著作。他明确指出劳瘵有传染性，为虫之所染，故而应积极采取各种预防措施，要知节、知防，以免疾病发生；在既病之后，应积极治疗，当治其未成，阻其传变，体现了"善治者治皮毛"的《黄帝内经》治未病思想。

清初张璐在引用历代医学文献的基础上，结合50余年的临床经验，不断修订撰写而成《张氏医通》。他认为当时湿热证的治疗方法均是治标之法，而无治本之方，故而认为"苍黑肥盛之人，及酒客辈，皆素多湿热"，其治疗应在无病之时，常服调气利湿之剂，如六君子加黄连、沉香、泽泻之类；春夏之际，用春泽汤加姜汁、竹沥，使之日渐消弭；夏秋之际，则清燥汤。此方法体现的则是"不治已病治未病"，即对肥盛湿热体质的人，应平时常服清利湿热之药，以达到治未病之功。

民国时期中西医并存，中医治未病的手段更趋多样性。西学东渐，西方医学传入中国以后逐渐形成了近代的卫生防疫制度和管理制度。由于当时的政府对中医认识的片面性，导致对中医学采取了歧视、排斥甚至消灭中医的政策。对此，中医界也进行了抗争和抵制，并对中西医进行了汇通的探索，将中医治未病的理论不断深化，使其方法和技术也更趋多样。

中华人民共和国成立以后，"预防为主"的方针一直指导着医药卫生工作。政府非常重视中医药的发展，重视中医治未病优势的挖掘。随着中医治未病理念不断深入，许多研究成果被不断运用到中医治未病领域，治未病的理论体系和临床应用得到进一步的充实和提高。如石学敏院士的中风单元学说及其对中风前期高血压的干预，很好地阐释了"未病先防，既病防变"；吴以岭院士的络病理论，给心血管疾病防治提供了理论依据；王琦院士的中医体质学说，使中医治未病更有针对性。

第二节　中医治未病学的特点与优势

中医自古就有未雨绸缪的远见，强调"不治已病治未病"，重视疾病的预防。未病是指疾病未发或者疾病未重状态；治未病则是在此阶段对人体进行干预，减缓疾病的发生和发展。治未病思想由来已久，从我们的祖先在住处、食物的变更中就可看出人们存在预防疾病的意识。春秋战国时期，《黄帝内经》首次提出治未病思想，强调防病重于治病的思想。

中医治未病思想植根于中华优秀传统文化，以中医基础理论为指导，在古代哲学及现代自然科学的基础之上，结合医家临床经验，经过几千年不断发展，逐渐趋于成熟，充分体现着哲学人文思想，成为中华民族优秀文化的璀璨瑰宝。中医治未病思想体系的内涵包括以下四个方面：①无病养生（治其未生），重视疾病的预防；②欲病治萌，防微杜渐（治其未成）；③已病早治，防其传变（治其未传）；④瘥后调摄，防其复发（瘥后防复）。中医治未病注重疾病的发生发展规律，在疾病的不同阶段采取与之相对应的措施进行干预，维持人体内的阴阳平衡。

一、中医治未病学的特点

中医治未病思想根源于中国传统文化和哲学思想，并指导防治疾病的临床实践。中医治未病学思想具有以下特点：

1. 整体观　中医治未病学以中医理论为指导，在观察、分析和认识生命、健康和疾病等问题时，注重人体自身的完整性及人与自然、社会环境之间的统一性与联系性。因此，中医治未病学理论具有鲜明的整体观特点。

人是一个内外紧密联系的整体。各脏腑、官窍、四肢、百骸等通过经络系统相互联络，在生理上相互联系，在病理上相互影响。治未病强调在整体层面上对全身各局部进行调节，探讨治未病应从五脏的整体联系出发，探求局部病变与整体病变的内在联系，正所谓"视其外应，以知其内脏，则知所病矣"（《灵枢·本脏》）。人又是形神统一的整体。形与神既相互依存，又相互制约。《黄帝内经》云："人有五脏化五气，以生喜怒悲忧恐。"情志过激则伤及脏腑或引起脏腑气机失调而致病。平和的心态对于治未病非常重要。治未病要坚持形神共养、形神共调，注重调气机、移情志、以情制情，采取综合手段进行整体预防和治疗。

中国古代哲学家认为，气分阴阳，以成天地，天地阴阳二气交感，万物化生。《黄帝内经》云："天地合气，命之曰人。"人类生活在自然界中，与自然环境息息相关。世间万物生长变化皆对人类生活产生影响。四季寒暑轮替、一日昼夜交替、地理环境的差异，都会直接或间接地影响人体的生命活动。治未病要顺应自然规律，遵循三因制宜——因时、因地、因人制宜的原则。因此在春夏之际应当慎用温热之品，秋冬气温下降之际慎用寒凉之物；西北地区多寒凉干燥而宜少用寒凉之药，东南气候多温热湿润，而宜慎用辛热之品。对人体与自然环境息息相关的认识，即是中医治未病学"天人合一"的整体思想。

人不仅是自然的一部分，也是社会的一部分。生活在不同社会环境的人，具有不同的生活方式、人际关系、欲望追求和心理状态，这些因素均可影响人体的生理和病理变化。随着社会生产力的发展，物质与文化生活水平不断提高，人们面临环境污染、营养过剩、工作和生活节奏加快等问题，颈椎病、糖尿病、高血压等一些新的"生活方式病"呈逐年上升的发病趋势。治未病必须遵循"法于阴阳，和于术数，食饮有节，起居有常"的整体施治原则。

2. 防患于未然　中医治未病强调疾病的防治是一个动态过程，主张在中医整体恒动观念指导下预防和治疗疾病，即在疾病的不同阶段采取有效的干预措施，从而预防疾病的发生和发展。中医治未病倡导"消未起之患，治未病之疾，医之于无事之前"，强调未病先防、欲病治萌、既病防变、瘥后防复，注重在疾病的萌芽与发展阶段进行干预。在疾病未发之时，从人们日常生活包括饮食、起居、情志、运动调摄入手，做到顺应天时，调和阴阳；积精全神，保养精气；饮食有节，起居有常，劳逸适度；形体运动，气功导引；虚邪贼风，避之有时。这些措施有助于顾护正气，增强机体免疫力，以减少疾病的发生。在疾病欲发之时或发病初期及时采取中医养生技术，如方药、针刺、艾灸、推拿、膏方、药膳等手段辨证施治，"先安未受邪之地"，防微杜渐，预防疾病进一步发展蔓延。在疾病愈后恢复期，根据疾病的发展变化规律，因人调养，因病调养，采取适当的措施进行善后调治，防止疾病复发。中医治未病，可有效地控制疾病的发生、发展，最大程度地减轻患者痛苦，减轻患者个人、家庭、社会经济负担，作为一种绿色、健康、环保的方式，将指引着未来医学的发展方向。

3. 辨体（证）防治 不同的个体，具有不同的体质类型及不同的生理和心理需求，对疾病的易感性也不同。即使同一个人，自妊娠于母体之时直至老年每个阶段也存在不同的特点，故需因人而异选择治未病方法。未病辨体防治，是将未病状态的临床资料加以分析综合，根据个体形态结构、生理功能和心理状态等不同特点，有针对性地选用相应的方法和技术防治未病的过程。如：气虚质者平素易疲乏，应避免过劳，可选用针灸、饮食、药物调治，扶助正气，达到保健和防病之目的；气郁质者对精神刺激适应能力较差，应注意情感上的疏导，可选用情志、起居、雅趣调治，以防治心理疾病。辨体防治对于无病状态下治未病尤其具有重要的意义。

辨证，是中医学认识疾病的基本原则，并贯穿于治未病的医疗保健实践过程。证，是对疾病过程中所处一定阶段的病位、病因、病性、病势等所作的病理性概括。对于欲病、已病未变、瘥后未固等未病状态而言，机体可以表现出某些疾病的先兆或其他症状、体征，因此仍然可以对其进行辨证。未病辨证防治，是对未病状态的临床资料进行分析综合，明确当前未病状态的本质，有针对性地选用相应的方法和技术防治未病的过程。如肠易激综合征的未病状态表现出大便溏结不调，容易因为腹部受凉、食用偏寒或偏热的食物而诱导排便，情绪容易紧张，苔薄，脉弦。此证属肝郁脾虚，治宜疏肝健脾，可选用情志、起居、饮食、药物、针灸、推拿调治。

4. 平衡有度 "平衡"是指阴阳平和的健康状态。《素问·生气通天论》中的"阴平阳秘，精神乃治；阴阳离决，精气乃绝"，是对人体阴阳动态平衡，相互协调，共同维持机体正常生理功能的高度概括，是中医最重要的治未病思想之一。一切疾病的发生发展都涉及阴阳失调，正邪相争，正不胜邪。对于治未病而言，运用阴阳学说，以辨证思维指导不同个体体质的改善，调和其阴阳状况，从而达到"阴平阳秘"的状态是很重要的思路。正如《黄帝内经》所云："谨察阴阳所在而调之，以平为期。""有度"是指做到有节制，把握好分寸和程度，适可而止。实施有度的治未病方法和技术，是实现机体阴阳平衡的重要保障。中医治未病学无论从理论上还是方法上都强调张弛有度。人体禀赋有强弱，饮食气味有厚薄，职业习惯有不同，方位地势有高低，贫富苦乐各相异，即使针对相同的未病状态（无病状态、欲病状态、已病未变状态、瘥后未固状态），其调治也需根据个体体质的差异，掌握好时机、地点和幅度。治未病需要贯穿我们的衣、食、住、行、坐、卧等日常生活，无论采取哪种方法都要适可而止，恰到好处。在未病防治上，瑾和五味，以"均衡的营养才是最好的营养"为原则，不挑食不偏食，以平衡为度。生命在于运动，适度的运动可使阴精化为阳气，阳气顺平又致体内阴精充盈，阴阳处于相对的平衡状态，脏腑功能协调，身心健康。但运动也需适度，过犹不及。运动过量则耗气，损伤筋骨和内脏精气，积劳成疾。

二、中医治未病学的优势

保持健康是人类永恒的期盼。21世纪，我们逐渐步入大健康时代，医学模式也已发生很大的变化。人们不仅关注身体结构、生理病理方面的因素，而且将眼光放宽于社会环境、心理等其他因素，对于疾病也逐渐从治疗向预防迈进。人们逐渐重视对生命各阶段健康的关注和维护，从以疾病为中心向以健康为中心转变。

1. 中医治未病是中医的最高战略　治未病是中医的初心，是中医的最高战略和终极方法。《黄帝内经》中提出"上工治未病"，治未病被视为"圣人""道者"之行，认为圣人当治未病，消未起之患。上古之际，长寿之人辈出，皆善养生之道，注重体内正气的顾护，故疾病发生相对较少。中医的初心不仅仅是"治病疗疾"，而是"同登寿域"。要防患于未然，在疾病未发之际进行干预，将身体状态调至最佳，扶正以抗邪；欲发、已发之时及时调治，将疾病扼杀在萌芽阶段，最终达到不生病、少生病，健康长寿才是治未病的最高战略目标。此外，疾病的发生发展受多种因素影响，其传变趋势也变化多端，必须及时、全面、综合施策。针对疾病，若仅仅着眼于疾病和损伤本身，一味从解除病因、祛除病邪的角度来治疗疾病往往是不够的，将会使治疗疾病处于被动，往往起不到最佳效果。干预疾病要放宽眼界，以人的健康为中心，用全面的眼光看待问题，全面考虑可能影响生命健康的各种因素，综合进行干预，进行"先防""治萌""防变""防复"，实现全民健康长寿。

2. 中医治未病学引领慢性病管理　当今，多数地区疾病的形式在发生巨大的变化，逐步由传染性和营养不良性疾病为主转为以心脑血管、肿瘤等慢性非传染性疾病为主。慢性疾病主要包括脑中风、冠心病、高血压、糖尿病及慢性呼吸系统疾病等，该类疾病病因复杂，病程缠绵日久，病情日趋复杂，经久难愈，治疗花费高昂，严重影响患者生活质量和社会经济的发展。近几年来，医学界对慢性病的病因进行调查研究，发现慢性病多与不健康的生活习惯有关。慢性病的形成是一个不断积累的量变过程：植根在少年，发展在中年，表现在晚年。

中医治未病首先遵循未病先防、整体调治、辨体（证）防治、三因制宜等原则，指导人们顺四时而适寒暑；通过运动、起居、饮食、情志调摄，养成健康的生活方式，减少诱发慢性病的危险因素。其次，在治疗慢性疾病过程中，基于"既病防变"理论，根据患者体质特点、病情状况，制定一套适合患者的个性化保健治疗方案，指导患者戒烟戒酒、食饮有节、起居有常。此外，在治疗慢性病过程中可通过针灸、药膳、功法锻炼等中医治未病方法措施，防止病情进一步加重。故将中医治未病理论运用于慢性病防治中，条达气血，平衡阴阳，强筋壮骨，调节形神，以达到防控和治疗疾病的目的，从而有效地降低慢性病的发生率。

3. 中医治未病在抗衰老和养老领域前景广阔　21世纪，人们逐步向小康社会迈进，生活水平有了明显的提高，人们的平均寿命也在不断延长，老年人群的数量越来越多，老龄化社会迅速到来，但随之而来的老年疾病成了人们的忧患，给社会带来一定的经济负担。人的一生是一个能量单向递减的过程，随着年龄的增长，人体内气血津液等精微物质在不断地消耗，脏腑功能逐渐退化，人的身体状况呈现下滑趋势。《黄帝内经》中将女子以7为一个单位、男子以8为一个单位进行划分，详细记载了人在不同阶段的身体状况。根据古代医著记载和现代科学研究表明，人的自然寿限可以在100岁乃至120岁以上，可是多数人却达不到，其原因是多方面的，其中生活方式对人的寿命长短影响较大。现今人们生活起居往往不规律，工作压力、精神压力较大，吸烟酗酒，甚至醉酒入房等等不良的生活方式最终"竭其精""耗散其真"，导致身体过早衰退。老年阶段为疾病的高发阶段，故基于治未病思想，积极找寻有效的方法，通过对老年人生活方式的调节以提高老年人的生活质量、预防老年疾病的发生发展、延缓其衰老、提升其生存价值成为当务之急。

老年人因年龄和身体原因，可能面临"未失能（正常）、欲失能、已失能、康复后回归正常生活"四个阶段，中医治未病强调未病先防、欲病治萌，在未失能阶段做好养生之道，减少疾病的发生；出现疾病失能苗头和萌芽状态时及时干预；在已失能时既病防变，减少疾病和失能进一步发展加重，积极治疗和康复；瘥后做好防复发，重新回归正常生活，彰显其生存价值。在中医理论指导下，传播普及治未病思想，挖掘研究老年人的养生之道，推广治未病方式，使老年人能够"老有所养、老有所医、老有所为、老有所学、老有所乐、老有所教"，做到不失能、少失能、迟失能，甚至可以实现"寿达天年，无疾而终"的最高健康长寿目标，有助于实现老年人的晚年生活幸福，为全社会养老益寿贡献一份力量。

第三节　中医治未病学的发展趋势

随着人民生活水平的不断提高，人们对疾病的认识不仅仅在于病症的治疗，更为注重预防尚未发生的疾病和维护健康，也就是中医学很早提出的"治未病"。治未病符合中医学的学科特点，符合现代社会发展的要求，符合人类医学发展的方向和客观规律。随着社会与科学技术的发展、医学技术的不断进步，中医治未病学的发展前景更加光明。

一、中医治未病学代表未来的医学方向

进入21世纪，科学技术的突飞猛进带动了现代医学技术的迅速发展，过去发病率高、治疗难度大、预后较差的大部分传染性疾病和营养不良性疾病已经得到很好的控制，不再成为人类日常生活中的主要疾病。随着生活水平的提高，在世界各地尤其是发达国家及地区，心脑血管疾病、糖尿病、恶性肿瘤等慢性非传染性疾病成为主要的发病类型。随着现代疾病谱的变化，由日常不良生活习惯如饮食不节、作息不规律、吸烟、酗酒等因素诱发的疾病在发病学中占有越来越重要的地位。医学的诊疗模式也从着重于单个疾病、症状的诊疗逐步转变成对日常生活方式的引导、对养生的提倡。这种新型医学诊疗思想和模式，恰恰与中医治未病的理念相契合。

2016年发布的《中国中医药》白皮书中明确指出：中医治未病的核心体现在"预防为主"。中医治未病学强调生活方式与健康有着密切关系，主张以养生为要务，通过情志调摄、劳逸适度、膳食合理、起居有常等，也可根据不同体质和状态给予适当干预，以养神健体、培育正气、提高抗邪能力，从而达到保健和防病作用。中医治未病学的核心理念与新型医疗健康理念的高度契合，使中医治未病学在未来医学发展的过程中势必占到举足轻重的地位。

21世纪以来，随着科学技术的进步及人民生活水平的提高，不仅仅是疾病的发病模式发生了巨大变化，医学技术的进步带来的高新医疗技术的普及和广泛应用，使得医学科研成本提高的同时，医学诊疗费用也在激增。许多发达国家以政府补贴为主的医疗保障体系已然不堪重负。我国属于发展中国家，对于医疗卫生基础建设、医学科研、医疗保障体系建设的投入相对有限。因此像中医治未病学这样旨在对于人们日常生活方式及养生的引导，对疾病防患于未然，通过多种方法使人们不生病、少生病、生小病、晚生病，或研究慢病带病生存的学科，亦是最符合我国国情的医学发展方向。

中医治未病学传承我国中医学几千年来对疾病的认知与理解，创造出多种能够有效治疗疾病的非药物疗法，例如：针灸、推拿治疗各种内科疾病及外科肌肉关节损伤；传统正骨手法、小

针刀技术等配合治疗跌打损伤等骨科疾病；拔罐、刮痧祛除体内邪气；食疗、气功等从日常生活中帮助人体进行强身健体，补益正气，从而不受外界病邪侵袭。诸如此类，不胜枚举。相较于西医学，中医治未病学的各种诊疗技术更为健康，无明显副作用，更为安全便捷。根据社会发展现状、医学发展的需要，中医治未病学的科学性、合理性、可持续性将不断显现出来，中医治未病理论及方法会逐渐得到更加广泛的普及与应用，中医治未病学将成为未来医学发展的重要组成部分，从而影响未来医学的研究与发展方向。

二、中医治未病学将融入主流医学和健康服务体系

随着中医学的科学性、安全性，以及对医疗设施、建设水平的低依赖性逐渐显现出来，在我国近年来着力于建设完善的基层医疗体系的大背景下，中医及其附属学科的发展与建设得到了从国家政策层面上的重视。2007年时任国务院副总理吴仪提出：中医研究治未病符合中医学的学科特点，符合其发展规律；从治未病的高度来促进人民健康并发展中医，可使中医药在医疗临床及人类健康保健中发挥更大的作用。2015、2016年，国务院连续出台印发《中医药健康服务发展规划（2015—2020年）》（国办发〔2015〕32号）和《中医药发展战略规划纲要（2016—2030年）》（国发〔2016〕15号），均为中医治未病学的未来发展指明了方向和道路。2016年12月6日国务院新闻办公室发表的《中国中医药》白皮书明确指出要突出中医治未病的优势、强调个体化等观点，体现了国家对中医治未病学的充分肯定。在国家大力支持的大背景下，2007年国家中医药管理局已开始中医治未病的试点工作，对全面推动中医治未病服务体系建设、普及中医治未病在基层医疗体系的开展与建设作出了探索与实践。国家一系列文件方针的出台、一系列行之有效的推广与践行方案的实施与开展，无疑为中医治未病学融入主流医学与健康服务体系打下了夯实的基础。

20世纪，科学技术的快速革新带动了西方现代医学的迅猛发展，在急慢性传染病、外科损伤等医学领域相比于传统医学取得了明显的疗效优势，传统中医药在医疗体系中的地位曾一度岌岌可危。中华人民共和国成立后，重新确立中医药的地位，扶持中医发展，建立了较为完整的中医教学及医疗体系，使中医重回主流视野。通过几十年中西医临床实践的共同检验，已经证明中医治未病是更为绿色、环保、副作用低、经济成本低的医学模式，能对亚健康人群进行有效的疾病预防，降低发病率；并且能对慢性病患者的康复过程做出科学有效的指导与治疗，提高其生存及生活质量。

三、中医治未病学将与现代科技及多学科融合

随着高新技术与多学科的交叉融合、信息技术普及带来的生活信息化，以及电子传感技术的运用和大数据的介入，中医治未病的手段通过高科技技术的辅助，将更加先进、可量化、精准及更有可预见性。

医学科学技术的进步与生活信息化相结合，产生了现代的中医治未病治疗产品，从硬件而言，研发出包括治未病的检测与长期监测产品、健康促进和健康维护产品等；从软件来讲，则包括健康信息技术产品和人体整体健康水平评估管理软件等新兴的、更有利于将中医治疗精准化的产品。它们为中医治未病学向社会提供更好、更全面的服务创造了条件。医学技术的突飞猛进、高科技技术的发展及网络信息化的普及，使得现在的医学诊疗模式开始逐步提升至"精准医学"的层面上。西方医学中的精准医学主要是围绕分子生物学的特性，针对个体表现出的种种病理特征进行对症治疗，从本质上与原有的西方医学无异。而中医精准医学着重于对整体观念的把控，

对每一位患者的病情具体分析，遵循中医学辨证施治的原则，给予每一位患者适当的治疗方法，通过更少的医源性损害（包括药物变态反应、副作用，外科手术创伤、后遗症等）、更低程度的医疗资源浪费（契合我国及大多数国家的国情）去获得更优质的治疗效果。其临床应用的前景在医疗精准化、信息便利化的大环境下，必然是不可限量的。

随着智能手表，谷歌眼镜，各种睡眠、血压、血糖等身体指标监测 APP 等智能化产品的问世，通过可穿戴设备或应用软件对人体进行日常的身体健康水平监测正在逐渐普及，医疗真正地逐渐渗透在人们的日常生活当中。现在通过这一系列的高科技设备，不仅可以使应用者能随时检测血压、心率、血糖、体温、呼吸等人体的基础健康指标，还能通过多媒体、无线传感技术、GPS、生物识别等前沿技术，结合互联网、大数据网络，对相关的各种身体状况第一时间进行数据收集、分析、处理，实现真正的个体健康精准管理。而中医治未病学针对个体患者辨证论治的特点，与脱胎于现代信息技术的新型智能化个性化医学诊疗模式可以形成互补契合。在这样的时代与科技背景下，要充分利用中医治未病的治疗思想，基于新型可穿戴健康管理设备，采用现代信息技术，从健康体检、健康检测、健康水平综合评估等各个方面对个人人体健康水平进行全方位评测。根据结果从物理到心理、静态到动态、个体到群体、局部到整体、一维到多维进行横向与纵向的分析；从患者主观感受、查体客观体征及西医影像学检查反映的脏器状态等综合度量。还要建立个性化基础大数据，应用大数据平台网络，总结出中医治未病对个体状态证候的辨体（证）防治衡量标准及西医检查手段反映的机体生理病理指标，让人们充分了解自己的个体健康状况，实现中医治未病"未病先防，既病防变"的目标，为人们提供从病前—病中—病后的可延续性医疗服务，使中医治未病体系在现代医学体系中站稳脚跟，并且随着未来高新技术的发展，建立更为完善的诊疗服务体系。

四、中医治未病学将逐步走向标准化、规范化、信息化

几千年的实践使中医学对疾病的预防与控制有着丰富的经验，从《黄帝内经》起，许多中医及相关著作中都对治未病的思想有一定的阐述。但由于中医治未病学的理论体系与现代医学的理论、诊疗手段有较大差别，缺乏大样本的临床数据研究的支持，使得在中医治未病学中许多具有良好临床效果且更具性价比的方法与手段在国际上的认同与推广发展缓慢；由于中医治未病学理论的深奥，使得建立在中医治未病理论基础上的"辨体（证）论治"的个性化防治让人较难掌握和理解；由于个体情况的不同，也使中医治未病的成功案例有的不易重复。中医治未病尚缺乏标准化的治疗流程，使其发展遇到瓶颈。针对这个难题，近年来，许多中医治未病界人士进行了积极有效的研究和探索，在"未病状态"辨别中医治未病的实施路径、应用模式和常见慢病的中医治未病等方面形成了相关研究成果。世界中医药学会联合会等学术团体还专门成立了中医治未病专业委员会，每年召开学术大会交流探讨中医治未病理论和方法与技术的研究成果和临床应用，研究制订中医治未病的相关标准和方案，并在国内外积极推广。这些举措都有力地推进了中医治未病学的标准化、规范化、信息化工作。

随着中医药在我国的医疗体系中蓬勃发展并占据着越来越重要的地位，问题也随之而来。部分个人、企业、组织打着中医的旗号鱼龙混杂于医疗保健市场中，行滥竽充数之事。针对这一不良现象，政府部门多次强调要抓好中医药标准化、规范化研究，出台一系列国家标准与中医药相关学科的行业标准，以标准化带动中医的发展进步。2016 年，国家卫生计生委、国家中医药管理局联合出台《关于加强中医药监督管理工作的意见》，旨在加强中医药监督管理工作，规范中医药服务和市场秩序，完善中医药监管与执法机制，严格中医药监管及执法责任，以维护人民群

众的健康利益。国家还出台了一系列措施进行整治：完善中医药监督管理工作相关法规标准，明确中医药监督管理与中医药执法管理的工作内容，完善中医药监督工作相关程序与制度；加强中医医疗服务的监督管理，加强对开展中医医疗服务的各级各类医疗机构及其医师、护理人员、药学技术人员、医技人员的监督管理，整顿和规范中医医疗服务市场秩序；加强中医养生保健等服务的监督管理，规范中医养生保健服务健康发展；加强中医医疗广告和中医医疗保健信息服务的监督管理，进一步强化中医医疗广告的审批制度，严格审查发布内容和发布形式。通过一系列的政策与法规引导推动中医的标准化进程，中医治未病学也将通过行业学会制定标准和规范，以指导性意见的形式来避免中医治未病在推广过程中出现的不良现象。中医治未病的推广、普及和应用将走向标准化、规范化的新模式。

响应医学信息化的潮流，中医治未病的信息化也将成为趋势，利用发达的信息科学技术进行中医治未病健康服务的改革，实现电子预约登记、电子处方等，对整个社会的健康信息进行收集、分析和处理，对管理对象进行长期的跟踪指导，根据不同时期的不同身体状况，采用不同的医疗或非医疗手段进行中医治未病健康服务。

中医治未病的标准化、规范化、信息化将促进中医治未病更好更快地走向世界。

五、中医治未病产品应用广泛且产业前景广阔

当前我国面临着患病人数及比例不断上升、慢性病患者趋于年轻化、慢性病治疗趋于复杂化的发展趋势。《全国医疗卫生服务体系规划纲要（2015—2020年）》（国办发〔2015〕14号）明确提出，随着我国经济社会转型中居民生活方式的快速变化，慢性病成为主要疾病负担。WHO、国家卫生健康委等机构联合发布的研究报告显示，全国慢性病人数接近3亿人，超过80%的死亡者死于慢性病，慢性病负担高达总疾病负担的70%。随着城镇化建设的不断推进和老龄化趋势的不断加强，未来我国对于中医治未病产业的需求越来越大，产业发展具备良好的市场需求及空间。国家"十三五"规划纲要把中医药健康管理写入了基本公共服务项目。在老龄化加剧、医疗体制改革、技术革新等社会背景下，中医治未病产业必将迎来爆发式的增长。

现代社会人们对于健康的追求已从追求"不生病"的基本要求提升到追求更高的生活生存质量，对于预期健康寿命的要求越来越高。随着人们在日常生活中养生保健的意识越来越强，许多养生保健类的健康干预产品应运而生。例如：将中医治未病技术中的推拿与艾灸和仪器结合而打造的电子艾灸仪、电子推拿仪等电子设备，使中医治未病技术能更便捷地服务于人们；市面上较普遍的含有"药食同源"类中药成分的保健饮料和保健食品，可调节改善人体的气血阴阳和体质，并为人们提供日常生活中所需的某些营养或需补充的物质；更高端的则有电子脉诊仪、中医舌象仪等产品，通过检测人体的生物电信息，将中医诊疗技术与电子科技相结合，对患者的健康状况和疾病进行诊断分析，为患者提供更为精确的中医治未病和诊疗服务。人们对于健康养生保健的需求日益增加，治未病产品的市场应用领域也就更为广泛。

中医人工智能产品的开发亦在近年来取得迅猛发展。人工智能产品在体质辨识、舌诊、四诊客观化等细分领域均取得突破性进展，开始真正在中医诊疗领域发挥作用。大数据把主观化的中医诊疗经验客观化，把只可意会不可言传的望、闻、问、切的主观体验变成了可以采集、存储、传递与处理的数据。这些具有客观性的数据使得中医学像西医学、物理学等自然科学一样，成为大数据技术下数据化的精准科学。云存储技术、云计算技术，基于机器学习特别是深度学习的新人工智能的发展，更加逼近人类的思维方式和学习、推理能力，并利用存储能力强、运算速度快的特点超越人类的某些智能，使得基于人工智能所得的数据更加科学有效。中医人工智能的发展

必将带动和促进中医治未病产品的研发运用。

推动中医治未病产业化的进程是社会经济发展及人民健康生活需要的必然要求，在推动治未病产业化的过程中，我们已经具有了几大优势：

1. 初步形成的中医治未病服务网络体系为产业发展奠定了基础 国家中医药管理局早在 2007 年就正式启动了中医体质治未病试点工作，在试点单位通过应用体质分类建立体质辨识中心、体质调整方案，在普通体检和住院体检内进行体质辨识、心理评估和亚健康状态评估等，使受检者了解自己的体质类型、易患疾病、健康状态，并提出相应的健康保健原则，实现中医体质治未病。当前试点医疗机构已由最初的 13 家逐步发展为上百家。体质治未病的技术日渐成熟，全国范围内的中医治未病产业服务网络初步形成，为产业发展走向规模化、集群化奠定了坚实基础。

2. 初步构建的产业服务标准为产业发展提供了保障 标准化的建立是产业构建和发展的必然要求，当前中医治未病服务标准化共性技术研究已取得一定成效，服务标准体系构建稳步推进。其中，中医体质辨识早已被纳入 2009 年底颁布的《国家基本公共卫生服务规范》中，作为城乡基层医疗卫生机构给居民免费提供基本公共卫生服务项目的参考依据，影响重大，意义深远。

3. 国家的高度重视和政策支持为产业发展增添了动力 当前国家对于中医药产业发展及慢性病的治疗与预防越来越重视。2016 年底颁布了《中医药法》；"十三五"规划明确提出"实施慢性病综合防控战略"，并独立成章地规划了未来五年"促进中医药传承与发展"的具体路径。时任国务院副总理刘延东在 2016 年时曾明确提出要发挥中医药在治未病中的作用。2015 年国务院出台的《中医药健康服务发展规划（2015—2020）》（国办发〔2015〕32 号）明确指出"以治未病理念为核心"。国家的大力扶持、前期的长期试点、初步形成的产业服务标准，使得拥有"天时地利人和"的中医治未病在产业化的过程中必然大步向前。

六、中医治未病健康工程正全面实施

2008 年国家中医药管理局启动中医治未病健康工程。

2008 年国家中医药管理局办公室印发《"治未病"健康工程实施方案（2008—2010 年）》（国中医药办发〔2008〕37 号），提出治未病的理念和实践，是落实预防为主的卫生工作方针、实现人人享有基本医疗卫生服务宏伟目标的重要举措；是增强全民健康意识、提高健康素质的重要途径；是弘扬中医药优秀传统文化、建设中华民族共有精神家园的重要组成部分；是推动中医药产业发展、提高中医药在经济社会发展中的贡献率的重要动力。为了深入开展治未病工作，探索构建中医特色预防保健服务体系，国家中医药管理局决定在全国实施治未病健康工程。工程目标提到：经过三年的努力，初步形成中医特色明显、技术适宜、形式多样、服务规范的治未病预防保健服务体系框架，中医特色预防保健服务的能力和水平明显提高，基本满足人民日益增长的、多层次多样化的预防保健服务需求。具体目标包括：①建立、完善政府引导、市场主导、多方参与的治未病工作的运行机制。②建立较为系统和完善的治未病预防保健服务提供、服务技术（产品）和服务支持的示范体系。③总结完善以治未病理念为指导的健康文化、健康管理、健康保险为一体的新型健康保障服务模式。④创新治未病预防保健服务的内容和方法，建立规范的技术方案和服务流程。⑤建立、完善治未病预防保健服务评价体系。

2009 年，国家中医药管理局又发布《关于积极发展中医预防保健服务的实施意见》（国中医药办发〔2009〕20 号），对建立治未病医疗服务体系，发展中医预防保健服务的工作作出要求：①发展中医预防保健服务指导思想和基本原则。②以发展中医药预防保健服务为主要目标。③加快建设中医预防保健服务提供体系。④建立完善中医预防保健服务技术（产品）体系。⑤加强中医预防保健服务人才队伍建设。⑥加强中医预防保健服务传播与推广。⑦制定完善中医预防保健服务标准与规范。⑧建立完善中医预防保健服务保障措施。旨在到 2011 年，要初步建立中医预防保健服务提供体系框架；到 2015 年，初步建立中医预防保健服务体系。

2014 年，国家中医药管理局发布《中医医院"治未病"科室建设与管理指南》，细化在二级以上医院建立和管理治未病科室的方案与措施，确立科室成立总则，明确服务对象及科室架构与管理模式等。2015 年，国务院办公厅印发《中医药健康服务发展规划（2015–2020 年）》（国办发〔2015〕32 号），要求在中医医院及有条件的综合医院、妇幼保健院设立治未病中心，开展中医健康体检，提供规范的中医健康干预服务。

上述一系列文件的相继出台，也见证了中医治未病工程建立、实施、发展的全过程。从 2008 年起，中医治未病健康工程建设已经取得很大的进步。中医治未病工作已由试点推广到全国，各二级以上医院相继建立治未病科室、建设治未病中心。有关学会组织起草中医治未病行业准则及规范。各中医院校开设中医治未病、中医养生学等相关学科和专业，培养中医治未病学高端专业型人才。经过十几年的探索与努力，中医预防保健服务体系已基本形成：①建立了较为完善的中医预防保健服务体系。各级医疗机构的中医预防保健部门升级基础设施，完善服务区域划分，引进相关专业设备，引进高新人才，强化专业技术队伍建设。②建立了完善的中医预防保健服务技术体系。通过各个基金资助的科研项目，形成有一定规模的中医预防保健服务科研平台，取得在理论研究、技术研究、器械设备研发等多方面的成果，为中医治未病健康工程建设提供了良好的学术支撑。③加强了中医预防保健服务人才队伍建设。通过各中医高等院校、职业院校，逐步完善了执业医师与职业技能人员相结合的中医预防保健服务专业技术人员结构体系，培养了一批中医基本功扎实、具有丰富临床实践经验、掌握中医预防保健知识和技能的医师队伍，培养了一批具有预防保健康复基本知识、掌握中医特色技术方法的中医预防保健服务职业技能人员。④建立了中医预防保健服务推广体系。国家中医药管理局和有关学术团体、学会主办中医治未病高峰论坛，各级中医药管理部门通过网络、电视、报刊等多渠道多方向进行媒体投放，构建形式多样的以治未病为核心的中医健康文化传播平台。各个中医预防保健服务机构通过对自身产品服务的推广与宣传，对中医治未病思想文化传播亦起到了积极作用。

党的二十大报告提出：促进中医药传承创新发展。医治未病健康工程建设已走过 10 余载，从无到有，从少到多，由点及面，由粗到精，在党和政府的大力支持下，在医疗模式转型的必然需求下，在中医治未病学的学科学术支撑下，势必会继续快速发展，在全国范围内将形成完善、科学、全面的中医预防保健服务体系，为健康中国作出重要贡献。

【学习小结】

本章的学习内容主要包括：①中医治未病思想有着悠久的历史，从远古时期就已开始显现，春秋战国时期治未病思想才正式形成，经过之后各个历史阶段，各医家对其进行补充，治未病思想理论体系才逐渐成熟。②中医治未病思想内涵体系包括四个方面：无病养生（治其未生），重视疾病的预防；欲病治萌，防微杜渐（治其未成）；已病早治，防其传变（治其未传）；瘥后调摄，防其复发（瘥后防复）。③中医"治未病"思想根源于中国传统文化和哲学思想，具有中医"整体观念""防患于未然""辨体（证）防治""平衡有度"等思想特点。④中医治未病学的方法丰富多样，实用安全，综合运用，使用广泛，因人而异，具有针对性，可用于不同年龄段的人群。⑤中医治未病可有效地防控疾病，强调在疾病的不同阶段采取有效的干预措施，包括未病先防、欲病治萌、已病防传、瘥后防复四个方面，从而预防疾病的发生发展。⑥中医治未病引领慢性病管理，并且在抗衰老和养老领域前景广阔。⑦中医治未病具有广阔的发展前景，代表未来的医学方向，将融入主流医学和健康服务体系，与现代科技和多学科融合，逐步走向标准化、规范化、信息化，并且中医治未病产品应用广泛且产业前景广阔，中医药治未病健康工程也在全面实施推进之中。

【复习思考题】

1. 简述《黄帝内经》对于中医治未病思想的认识。
2. 简述中医治未病思想在东汉时期的发展历程。
3. 谈谈陶弘景如何看待中医治未病。
4. 简述孙思邈治未病思想。
5. 简述金元四大家治未病思想。
6. 简述中医治未病学的特点。
7. 根据疾病发生过程，谈谈对中医治未病"未病先防"的认识。
8. 简述中医治未病在养老领域的优势。

第三章

中医治未病学与相关学科的关系

扫一扫，查阅本章数字资源，含PPT、音视频、图片等

学习目的

通过本章的学习，全面认识中医治未病学与相关学科的关系，进一步加深对中医治未病内涵、中医治未病学的学科定位的理解。

学习要点

掌握：中医治未病学与相关学科在研究目的、适用对象、应用方法等方面的区别。

熟悉：中医治未病学与相关学科的联系。

中医治未病学是中医的特色学科，是中医学体系的重要组成部分，具有很强的学科交叉性。随着中医学的全面振兴和创新发展，中医治未病的独特优势将进一步得到发挥，治未病理念将不断深入人心。在不远的将来，中医治未病学必将成为中医药院校的骨干学科之一。因此，在全面学习中医治未病学之前，有必要了解本学科与相关学科的关系。

第一节　中医治未病学与中医养生学的关系

中医治未病学作为中医特色新兴学科，是国家中医药管理局列入重点建设的培育学科。它以中医治未病理论作为指导思想，主要研究各种未病状态的辨识、诊疗和干预问题。中医治未病渗透着对疾病预防为主的思想，治未病是未来医学的发展方向。随着中医学的全面振兴，中医治未病学具有广阔的发展和应用前景，必将为"健康中国"建设和人类健康作出新的贡献。

养生，简而言之就是养护生命、维护健康。中医养生是指在中医理论指导下，遵循生命发展的规律，遵守普遍的社会伦理道德规范，倡导科学健康的生活理念和生活行为方式，并通过各种适合于个体差异的养生方法，以达到培植禀赋、促进发育、增强体质、预防疾病、维护健康、推迟衰老乃至延年益寿的目的。养生的核心目的是增强健康。换句话说，养生就是对健康状态的管理、维护和调节。以保养生命、维护健康为宗旨的中医养生，是中医学的优势和特色之一。

中医养生学是中医学关于人体生命养护思想理论和方法经验的知识体系，是研究生命规律、衰老机制，以及养生原则、养生方法的一门学科。其研究对象主要是健康人群，其性质是一门涵摄多门学科内容的综合应用型学科。

一、中医治未病学和中医养生学的联系

中医治未病学与中医养生学都属于中医学的重要组成部分，都运用了中医学相关的理论、方

法、技术和干预措施，以维护人类生命，预防疾病的发生、发展和复发为目的。"无病养生"是中医治未病的主要内涵之一，养生也是治未病的重要途径之一，治未病也是中医养生的必然要求，中医养生贯穿在中医治未病过程的始终，两者关系十分密切。在思想理论层面，治未病作为一种理念，其核心是"未病先防"，与中医养生的方向一致。两者的主要立足点都是预防疾病，都受到中华传统文化忧患意识的影响，是"防患未然""未雨绸缪"观念在身体指向方面的体现。在实践操作层面，中医治未病在预防疾病和对亚健康状态的干预调控等方面，其操作手段和实施方案与中医养生学有很多相似之处，其适宜技术的应用也蕴含着中医养生的经验。

二、中医治未病学和中医养生学的区别

1. 研究目的的区别　中医治未病的主要目的是预防疾病的发生、发展、传变或复发。治未病的根本任务，主要在疾病的萌芽或早期阶段及在疾病的过程之中，防止疾病的发生、发展和传变；在疾病初愈和康复阶段，防止疾病的复发或产生后遗症。

中医养生的主要目的是遵循生命发展规律，维护人体正常的生命状态和健康，提高生命质量，预防疾病，延年益寿。具体而言，不仅要宏观上研究人类共同的生命现象、生命过程和生命规律，而且要在微观上根据不同人群，因人而异地采取多种非药物为主的养生方法，提高人体的生命质量和健康水平，预防疾病发生，促进疾病康复，延缓衰老等。中医养生的主要任务是增进健康和延缓衰老。中医养生的前提是遵循生命发展的规律。因此，只有充分认识生命规律，掌握生命规律，才有可能有效地维护保养生命。此外，中医养生不仅要求不得病，而且追求生命的高质量，追求健康长寿。中医治未病的根本任务，主要就是预防疾病的发生、发展、传变或复发，使人少得病、晚得病、不得大病、不得重病，维护人体健康。

2. 适用对象的区别　治未病以疾病为参照，主要着眼于亚健康人群、慢病人群、疾病恢复期人群、老年人群等；养生以健康为参照，广泛适用于各类人群，但主要着眼于健康人群。两者干预的切入时期也不同，中医养生广泛适用于各年龄段及人生各个时期，任何时期、任何对象均有养生的必要；中医治未病切入干预的时间段主要在欲病、疾病早期阶段，以及疾病恢复期。中医养生讲求全覆盖、全生命周期养护，在时间上，从婴幼儿的培植禀赋、促进发育，直到老年的健康养老，贯穿于生命全过程；在人群上，不分男女老幼；在地域上，无问东西南北、高原平地。

3. 应用方法的区别　中医治未病主要针对的是欲病（将要发病），或亚健康，或疾病早期，或已病将传变的疾病状态，侧重于"防治结合"，主要运用情志、起居、饮食、药物、针灸、推拿、动功、静功、雅趣、熏浴，以及刮痧、拔罐、砭术等其他中医特色诊疗手段，进行干预治疗，其主要手段方法属于医疗行为，具有很强的针对性和适用范围要求；中医养生广泛适用于各年龄段及人生各个时期，主要针对的是健康状态人群，重点在"养"，干预方法十分丰富，不局限于中医学的方法和技术，主要采用非药物方法和非医疗手段，具有很强的通适性。

总的来说，中医治未病和中医养生是两个内涵不同的概念，既有联系，又有区别，中医养生是中医治未病的重要内容之一。中医治未病虽不能包括中医养生的全部内容，但却需要在养生过程中得到贯彻。中医养生是中医治未病理念的实践途径之一。在全方位、全周期的中医养生实践中，也始终贯穿着治未病的理念和精神；一切养生方法的运用，都受到治未病理念的支配，中医养生也伴随在中医治未病的各个阶段。

第二节　中医治未病学与中医临床相关学科的关系

　　临床相关学科是指医学科学中研究疾病的诊断和治疗的各专业学科的总称。根据研究对象、内容和方法，可以分为内科学、外科学、妇产科学、儿科学、神经病学、精神病学、皮肤病学、传染病学、眼科学、耳鼻咽喉科学、口腔科学、放射学等专门学科。

　　中医临床相关学科是在中医理论指导下，结合现代西医学分科类别的一组学科专业群，以中医关于疾病诊断、治疗的理论为依据，对疾病作出诊断、辨证论治、遣方用药，从而治疗患者，达到恢复健康的目的。中医临床学科包括中医内科学、中医外科学、中医妇科学、中医儿科学、中医心理学、中医眼科学、中医耳鼻咽喉科学、中医骨伤科学、中医康复学、针灸学、推拿学等多个学科。

　　中医治未病学于 2009 年国家中医药管理局重点学科建设目录（暂行）中，被列为中医临床医学之下的独立设置的二级学科，标志着中医治未病学从此走上了独立发展的道路。因此，中医治未病学是隶属于中医临床医学的二级学科，与其他中医临床学科既有区别又紧密联系，共同为人类健康服务。

一、中医治未病学与中医临床相关学科的联系

　　中医治未病学与中医临床相关学科都来源于诊疗实践，以疾病为参照，都属于应用性很强的中医学科。如对于某一疾病的中医治未病或中医临床治疗，都需要对该疾病的病因病机、临床表现有深刻的认识后，进行准确的辨证，以提出相应的治疗或调治方案。

二、中医治未病学与中医临床相关学科的区别

（一）研究目的的区别

　　中医治未病主要目的是采取预防和干预手段防止疾病的发生、发展，是以防为主，防治结合，未雨绸缪。具体到某一疾病的治未病，首先要对人群对象进行预测，通过收集分析体质、性格情志、年龄性别、生活方式与环境、家族遗传、职业与工作习惯、并发疾病等方面的数据信息，以判定是否为该病的易发对象，再经过准确辨证提出调治方案，并运用非医疗手段和医疗手段相结合的方法进行干预，以达到防止疾病发生、发展的目的。

　　以冠心病为例，易发者多为痰湿、血瘀、阴虚、阳虚、气郁或气虚等体质人群；长期精神压抑、苦闷、暴躁、忧郁的人；40 岁以上的人；吸烟、酗酒、喜食肥甘油腻厚味的人；长期处于嘈杂环境的人；有家族史的人；从事 IT 行业、汽车司机职业等长期久坐不动的人；患有高血压、高脂血症、肥胖、糖尿病的人。确定易发对象后，进行准确辨证，制定调治方案，如情志上平时多参加娱乐活动，保持情绪冷静、稳定；起居上注意防寒保暖，及时增减衣物，节制房事；饮食上定时定量，少食多餐，多素少荤，清淡勿咸，限酒，多食有助于改善冠状动脉供血的食物；药物上肥胖者可服用菊决饮、血瘀质可服用山丹茶、气虚质可服用黄芪粥、阳虚质可服用桃仁炒蚕蛹、阴虚质可服用猪心百合玉竹汤等；针灸可选择心俞、巨阙、膻中、内关等穴；运动选择有氧运动并控制运动量。通过上述方案，可帮助冠心病易发者有效避免疾病的发生，有效阻止冠心病患者疾病的发展。

　　中医临床相关学科是研究疾病的诊断和治疗，以治疗疾病、救护生命为主要任务。先通过望

闻问切四诊和必要的理化检查对患者进行疾病和证候类型的诊断，再根据诊断结果制定相应的治疗方案，主要采用药物、推拿、针灸等医疗手段对患者进行及时治疗，从而达到治疗疾病的目的。如冠心病的治疗，先对疾病证型进行诊断，分辨寒凝心脉型、痰浊闭阻型、瘀血闭阻型等证型，再制定具体的治疗方案。寒凝心脉型可予瓜蒌薤白白酒汤，痰浊闭阻型可予瓜蒌薤白半夏汤，瘀血闭阻型可予血府逐瘀汤等进行治疗。

中医治未病涵括无病养生、欲病治萌、已病防变、瘥后防复等多方面内容，贯穿于人体无病状态、病隐而未显、病发而未传变和病初愈后防复发等多个阶段调治的全过程。所以，中医治未病思想对中医临床各科在预防、诊断、治疗疾病等方面具有重要的指导意义，应该在临床实践中加以贯彻应用。

（二）适用对象的区别

中医治未病学的研究对象主要是亚健康人群和疾病轻症及初愈患者，相对于疾病而言，更偏重于如何把握人体的未病状态，研究如何在无病状态下维护人体健康，欲病状态下如何早期治疗，疾病状态下如何控制病程进展、加速痊愈、防止复发；中医临床相关学科的研究对象主要是患病人群，其着眼点是对疾病病程的了解、把握，侧重于对疾病机制、治疗手段的研究和应用，提高治疗效果，以治愈疾病为主要目的。

（三）应用方法的区别

在疾病的预防与治疗上，总体上，中医治未病多以养生保健的方法与技术等多种非医疗手段和方药、针灸等治疗手段相结合的方法为主，对适用对象干预治疗。其非医疗手段内容非常广泛丰富，涉及衣、食、住、行、生活起居、精神情志心理、社会环境、自然环境等多个方面的调治。而中医临床各科则以方药、针灸、推拿、功法、外治等医疗性手段治疗疾病为主。

二者各自关注的主要问题和着眼的重点也有区别。

中医治未病学更加关注导致疾病的危险因素，而中医临床各科更加关注的是疾病发生后所产生的人体受损情况。以冠心病为例，从中医治未病学的角度，关注的是冠心病的形成因素，如起居失常、劳逸失度、饮食失节、情志失调及邪气入侵、体质虚弱等，因此要从精神情志、饮食起居、药物针灸等多方面进行综合调治，以祛除致病因素，避免疾病发生、发展。从中医临床医学的角度，关注的是通过相关检查以确定冠心病对人体损害的具体情况。

具体到某一疾病及其病程来说，中医治未病与中医临床各科的着眼点不同。中医治未病的着眼点是病前和病后的预防，病前主要是防止疾病的形成和发生，病后主要防止疾病的传变和复发。病前预防分为两种情况：一是无病养生，就是防止疾病的形成，核心是维护健康，保持人体精神情志、脏腑气血的平衡稳定，神全形俱，正气充足，邪无所犯，健康的时效更长、指数更高，体魄强壮而无病无恙；二是欲病治萌，即伏邪在内，正气或损，病虽未发，但微有不适或征兆稍显，疾病即将萌发之时，及早采取措施进行干预，防止疾病的萌生。病后预防也有两种情况：一是既病防变，就是在患病后，善于分析病情，把握疾病的发展、演变规律，研判疾病的传变趋势，积极采取防患措施，有效治疗，控制病情，防止疾病传变或加重；二是瘥后防复，在疾病初愈、病情平稳或慢性病缓解期，正气未复或衰弱，余邪未尽或潜在，阴阳气血尚不平秘，要综合调治，全面照顾，以扶持正气为重点，增强体质，促进康复，避免外邪引动，防止疾病复发或诱发，巩固疗效，使健康评价处于相对稳定平静的阶段，让人们能减轻病痛之苦，提高生活质量。

中医临床各科的着眼点是疾病发生之后。在人们承受病痛之时，通过不同的治疗手段，以期帮助患者解除病痛，恢复到未病之前的健康或亚健康状态。

第三节　中医治未病学与中医康复学的关系

中医康复学是中医关于人体伤损康复的思想理论和方法与技术的知识体系。它是一门以中医理论为指导，以整体平衡为原则，借助器械、药物、针灸、推拿等相关手段或方法，通过自主或非自主的功能训练，使病残、伤残、老年病、恶性肿瘤等得以辨证康复的综合应用学科。

康复就是恢复健康，返回平安无病的状态。其含义主要有疾病的治愈和恢复、精神情志的康复、正气的复原三个方面。康复是一个促进参加者身体的、感官的、智能的、精神的或社会生活的功能达到和保持在力所能及的最佳水平的过程，从而使他们能借助于一些措施和手段，增强生活自理能力，提升生命质量。

康复医学是一门具有独立的理论基础、功能评定方法、治疗技能和规范的医学应用学科，旨在加速人体伤病后的恢复进程，预防或减轻其后遗症功能障碍。康复医学是医学的一个重要分支，是促进病伤、残疾者康复的医学。在某些疾病的治疗过程中经常需要同时进行中医药康复治疗，例如脑卒中等疾病经常需要早期活动和进行中药、针灸、推拿、功能锻炼等中医康复治疗，提高器官肢体功能的恢复程度。

中医传统康复治疗，常用的方法有按摩、推拿、针灸、导引等，同时也借鉴传统中医外治技术，采用穴位敷贴、拔罐、熨蒸、药浴、五音疗法等综合手段，以达到尽早、尽快、尽好的康复效果。

中医康复在应用中医药适宜技术的同时，以治未病理念为基石，重视治未病思想的传播，努力开展健康教育，坚持"以人为本"的原则，充分调动患者的主动性，积极参与康复锻炼，形成医患之间的良性互动，并注意辨体施治，制定适合患者的个性化康复方案，在恢复功能、改善症状、提高生活质量的基础上，减少疾病的复发。

一、中医治未病学与中医康复学的联系

中医治未病学与中医康复学都是中医学的重要组成部分，从终极目标来说，两者都是以提升生命质量、维护和恢复健康为最高追求，而且两者都是在中医学理论体系指导下的两个联系紧密的二级学科，但中医康复学还具有自己的特定服务对象和任务，而与中医治未病学又有较大区别。

二、中医治未病学与中医康复学的区别

（一）研究目的的区别

中医治未病学着重于预防疾病的发生、发展，提升抗病能力。其研究目的是在疾病未发生时，通过养生保健提高健康水平，防止疾病萌发；而一旦疾病发生，则要根据疾病发展趋势与发展规律，采取措施，防止疾病传变与加重。

中医康复学着重于最大限度地恢复疾病已被基本控制后的患者生活和劳动能力，改善生理功能或器质上的缺陷残障。《管子·入国》载："凡国都皆有掌疾，聋盲、喑哑、跛躄、偏枯、握递，不耐自生者，上收而养之疾……此之谓养疾。"中医康复学对残疾强调治未病，主要是针对

先天残疾最有实用意义，亦可用于后天残疾病证的早期诊断和选择调治方法，以调治防患于未残之先。

中医康复学，以中医理论为指导，研究有利于疾病康复的各种方法和训练手段，促使伤残者、病残者、衰老者，或急性病缓解期患者、精神障碍者、术后患者、低能畸形儿童等，在全身功能、精神与工作能力方面得到最大限度的恢复或改善，使他们尽可能地恢复生活自理和劳动能力。其研究对象是特指疾病已被控制而疾病造成的影响尚未得到完全纠正这一特定领域，如病愈后衰弱体质的复壮，骨折愈后关节的僵直、肌肉萎缩的恢复，脑出血停止后丧失功能的恢复，人工替代部分（如假肢等）的功能锻炼等。

（二）适用对象的区别

中医治未病学主要着眼于疾病发生之前的欲病（亚健康）状态和已病未变状态下的人群，包括儿童、青少年、壮年、老年等广大人群，通过治未病的调治方法以预防疾病和既病防变。

中医康复学主要着眼于残疾人和身心功能障碍患者，因外伤、疾病、年龄等各种原因造成身体上或精神上的功能障碍，以致不同程度地丧失正常人的生活、工作、学习能力，不能担负其日常生活的一种残疾状态。适用人群主要包括疾病恢复期患者、残障人群和先天残疾者、各种慢性病患者、年老体弱者。通过采用多种中医康复治疗的方法，使其丧失的功能最大限度地恢复、重建或代偿。

（三）应用方法的区别

中医治未病学主要采用中医传统方法与技术，包括医疗和非医疗手段进行疾病防治，侧重于"调治"。中医治未病的方法主要包括情志、起居、饮食、药物、针灸、推拿、动功、静功、娱乐、熏浴等多个方面。

中医康复学既采用传统的中医治未病方法与技术，也借鉴应用现代的医疗器械、药物、手法等进行病后恢复，侧重于"锻炼"。中医康复的方法十分丰富，包括调摄情志康复法、娱乐康复法、传统体育康复法、沐浴康复法、饮食康复法、针灸推拿康复法、药物康复法（包括内治和外治法）、气功康复法、物理康复法、自然康复法等。临床上这些康复方法有各自的适用范围，在运用中还必须遵循一定的原则。其他如香熏疗法、挑治疗法、磁疗法等也是临床常用的方法。

总之，基于康复对象的特殊性，中医康复学虽然涵括有中医治未病的理念、方法和技术，却发展成了有别于中医治未病学，具有独特理论体系和方法与技术的新兴的中医应用学科。

第四节　中医治未病学与预防医学的关系

预防医学是医学的一门应用学科，它以个体和确定的群体为对象，目的是保护、促进和维护健康，预防疾病、失能和早逝。预防医学的内容包括医学统计学、流行病学、环境卫生学、社会医学、行为科学与健康促进、卫生管理学等内容。预防医学以"环境－人群－健康"为模式，通过运用基础学科、临床学科和环境卫生学科的理论和方法，研究环境因素对人群健康和疾病的影响；以人群为主要研究对象，应用卫生统计学和流行病学等原理和方法，分析环境中主要致病因素对人群健康的作用规律；以"预防"为指导思想，制定疾病的预防对策，通过实施公共卫生策略，达到预防、控制疾病和促进健康的目的。

预防医学作为一级学科，凸显了预防医学是医学发展的高级阶段，能够服务于政府、社会和公众，通过制定公共卫生策略与措施，有针对性地采取三级预防措施，达到预防疾病，保护、促进和维护健康，延长寿命，提高群体生命质量的目的。

一、中医治未病学与预防医学的联系

首先，中医治未病学与预防医学，在宗旨上均以"预防"为主导思想，重视预防疾病的发生。中医治未病强调"无病养生、欲病治萌、已病防变、瘥后防复"的防治理念，而预防医学中的"三级预防"与中医治未病的理念不谋而合。"无病先防"是指疾病未发病之前采取有效措施，预防疾病发生。预防医学的一级预防，通过采取措施，消除致病因素对机体危害的影响，或提高机体的抵抗力，来预防疾病的发生。从这一点看，"治未病"的"无病养生、欲病治萌"与预防医学的"一级预防"是相通的。"已病防变"是指发病时除正确治疗疾病外，还需预防病邪深入，防止传变，避免疾病的深化和复杂化。这一层的内涵与预防医学的二级预防和三级预防是基本一致的。二级预防，又称临床前期预防，即通过采取早期发现、早期诊断、早期治疗的"三早"预防措施，以控制疾病的发展和恶化。三级预防又称临床预防，主要是针对已患某些病者，采取及时有效的治疗措施，终止疾病的发展，防止病情恶化，预防并发症和伤残。然而，中医治未病还有"瘥后防复"第四层内涵。"瘥后防复"是指在疾病初愈或康复阶段，针对患者此时气血衰少，正气未复（人体各个方面受损的功能尚未完全恢复到病前的正常状态），疾病容易复发或体虚易再感受其他病邪的特点，采取综合措施，促使脏腑组织功能尽快恢复正常。这一内涵是中医治未病所特有的，没有被预防医学所提出，但又与临床医学、康复医学等学科的内容有交叉性。中医治未病思想很早就明确提出了"瘥后防复"，现已形成独特的、较为系统的"瘥后防复"理论和方法。可见，中医治未病与预防医学相比，涵盖的范围更广，对预防体系的总结更加全面、周到。

其次，中医治未病以"天人相应"的整体观念研究自然环境对健康的影响，预防医学是防范社会公共环境卫生对健康的影响，两者均重视对疾病的预防，防治结合；同时两者均重视人与环境的关系，中医体现了"天人相应"和"形神合一"的预防观，而预防医学则是重点关注环境和人体健康的关系，研究人与环境的对立统一关系。故可将中医治未病思想理念融入预防医学中，提高疾病预防控制效率。

二、中医治未病学与预防医学的区别

（一）研究目的的区别

中医治未病的目的是调整个体的亚健康状态及疾病早期为主，一方面强调养生防病延年益寿，使人体保持"阴平阳秘"之状；另一方面强调有病早治，在疾病萌芽之时及时调治，防止疾病的发生。预防医学的目的是利用规律，规避诱因，重视疾病的预防，尤其是传染病等一些急性病的预防；随着现代医学模式的转变，预防医学对预防慢性病、心理健康疾病等也日益重视。

（二）适用对象的区别

中医治未病的适用对象包括个体未病者、已病者、病后者，重点是亚健康状态的人群，偏于个体预防，着重于生命全过程的治未病，同时重视环境因素对健康的影响，运用"天人相应"的整体观，辨体施养，辨证论治，防范疾病的发生。这种人群已感身体不适，但身体检测数据变化不显著，需要调整身心状态。预防医学的研究对象则是健康和无症状的人群，偏于群体预防，重视无病状态人群在生活中对可能发生相关疾病的预防，更要强调环境因素对健康的影响，主要防范地方病、职业病、流行病等重大疾病的发生。

（三）应用方法的区别

二者的理论基础不同，注定归属于不同的体系。中医治未病学是以中医学理论为指导思想，属于中医学体系；预防医学是以西医学理论为指导思想，属于西医学体系。因此，中医治未病以辨证论治为法，充分运用中草药、针刺、推拿、艾灸、功法等方法与技术进行调治；预防医学则主要关注于社会，采用现代药物、器械、流行病学统计等方法与技术进行防范，并通过公共卫生管理等方式保障人群健康。

第五节　中医治未病学与老年医学的关系

老年医学是研究预防和治疗与老年相关的疾病、人类衰老机制、人体老年性变化、老年疾病的防治特点，以及老年人卫生与保健的科学。其专注于老年人慢性病管控和影响老年人生活质量的老年综合征，宗旨是提供全面合理的医疗与预防保健服务，使老年患者可以最大限度地维持和恢复机体功能状态和生活质量。

老年医学的范畴涉及众多学科门类，包括临床医学、生理学、生物科学、流行病学、预防医学、保健医学、健康教育及边缘学科等。随着人口老龄化快速发展，老年医学的分支学科领域也逐步建立，主要包括老年基础医学、老年临床医学、老年预防医学、老年流行病学、老年康复医学、老年社会医学等。其主要研究人体衰老机制、器官组织形态功能的老化过程、细胞分子基因变化与衰老的相关性，老年病临床特点、防治规律，老年病预防、老年人保健措施，探究老年病发病规律以制定防治对策、检验防治效果，以及老年病发生与社会的关联。

治未病是中医学预防思想，属于中医学特有的概念，是对无病、欲病、已病、瘥后阶段的调治，也是中医学预防疾病、调理养生的基本法则之一。其具体内涵包括以下三个方面：人体无病或欲病时应注重养生，及时调治，预防疾病，防止发作；人体处于已病状态时应及早治疗，祛邪除病，防生他疾；人体处于愈后恢复期时调摄正气，防病复发。

中医治未病学是中医学特有的一门新兴学科，是研究中医治未病的理论知识、方法与技术及其实际应用的一门学科，与众多学科门类有着密切的联系，近年来不断发展完善。

一、中医治未病学和老年医学的联系

中医治未病学与老年医学均关注疾病的预防和治疗，侧重于疾病的病因病机、发生发展过程。中医治未病学注重在无病期或欲病期养生保健，及早调治，防止疾病发生；已病期驱邪除病，防止疾病传变；愈后防复期恢复正气，防止复发。老年医学是研究老年人保健方法、老年病的发病规律、老年人疾病特点等，探究防治规律，服务老龄化社会。总之，两学科的研究内容都包括了健康状态时养生保健、欲病状态和疾病发生发展时及病后康复阶段的防治规律，但中医治未病学的研究对象比老年医学更为广泛，而老年医学还具有自身的特殊研究内容和任务，这与中医治未病学又有区别。

二、中医治未病学与老年医学的区别

（一）研究目的的区别

中医治未病学是以治未病的预防思想为基础，将调理养生维护健康与疾病防治、病后恢复相结合，旨在为运用中医药防治疾病提供理论依据和实践方法。老年医学通过探究细胞分子基因作用机制、器官组织在形态及生理功能上发生的变化来研究衰老机制及老化过程，以防止过早衰老；通过观察老年病的临床特点来探究老年病防治规律，预防和治疗老年疾病，维护健康；通过研究老年病与社会因素的关系，如因病因伤致残或衰老过程中导致的心理生理变化，为老年人提供社会照顾，改善老年人的社会环境，维护其身心健康。

（二）适用对象的区别

中医治未病学研究不同年龄段人群，包括婴幼儿、儿童、少年、青年、壮年、老年的广大人群，并涵盖生命全过程的各个阶段。中医治未病在健康管理方面涵盖了无病人群、欲病人群、已病人群、病后人群；在慢性病的防控方面涵盖了一般人群、高危人群、患病人群；在应对老龄化方面涵盖三类老年人，包括欲病人群、已病人群、生理性衰老人群。老年医学研究对象主要是60周岁以上的老年人，只限生命全过程的老年阶段。

（三）应用方法的区别

中医治未病学在中医学理论的指导下，运用中医治未病学相关的多种方法和技术以防治各种疾病的发生、发展和复发。通常可以通过心理保健、饮食调节、运动保健、药物干预、起居养生的方法来防患于未然，调治欲病状态，常采用膏方、穴位贴敷、中药熏洗治疗、刮痧、拔罐、艾灸、药浴、捏脊、火疗、经穴推拿等方法对亚健康和慢性病群体进行调治。中医治未病学研究的重要任务就是在预防疾病发生、发展及预后方面，重视对整体功能状态的调节，已病防变，瘥后防复。不断改善人们的生活方式，提高生活质量，预防疾病，维护人类健康。

老年医学的研究以西医学理论为基础，以维护老年群体的身心健康为目的，同时针对老年人患病的临床特点，对老年人进行综合评估、功能评估、社会评估，全面系统地评估老年人的躯体健康、功能状态、心理健康和社会环境状况；对老年疾病进行及时恰当的治疗；重视对老年人的护理，包括居家安全护理、日常生活能力护理、生命体征观察等方面；对具有营养风险的老年人进行营养干预，包括营养支持、营养补充、营养治疗；通过医疗康复对跌倒、脑卒中、冠心病、骨性关节病等老年患者进行康复治疗，主要包括物理治疗、作业治疗、言语治疗等。总之，老年病学运用现代诊断、治疗、护理、康复等多种技术和手段防治老年性疾病。

第六节　中医治未病学与健康管理学的关系

健康管理学是关于健康管理的学科理论体系，是通过对危害个人或者人群健康的各类因素进行全面检测、分析、评估、预测、预防和进行健康维护的一系列医学举措和过程，提高服务对象的自我保健意识和能力，充分发挥个人、家庭、社会的健康潜能，以最小的投入获取最大的健康效益。其是临床医学与现代管理学的有机结合，体现了防治结合的原则。全面健康管理是由专业健康管理人员利用西医学、中医治未病学及药理学等多方面的学科知识，根据相关人群的健康状态给予相应的健康教育、健康指导、健康干预等具有针对性的措施，使得人们的生活质量显著提高，生命过程得到延长。

随着社会经济的发展和大健康时代的到来，现代医学模式的转变及人们健康需求的不断增加，人口老龄化的不断加剧，现有的卫生服务模式正从以治病为中心向以健康为中心转移，"预防为主"已成为我国卫生工作方针，已有两千多年历史的中医治未病思想理论和方法与技术已逐渐显现出其独特的防治疾病的宝贵价值和优势，中医治未病学也已成为一门独立的学科。中医治未病学是以中医理论为指导思想，研究生命全过程中各种状态的治未病，多采用中医传统的治未病干预措施为主，结合其他相关的方法与技术，以防治疾病的发生、发展与传变。

一、中医治未病学与健康管理学的联系

治未病是中医追求健康的最高境界，中医治未病以中医理论为指导思想，秉承天人一体的整体观念，结合中医养生学、中医康复学等理论和方法，形成了无病养生、欲病治萌、已病防变与瘥后防复的思想内涵，遵循动态调节阴阳平衡、扶正与避邪兼顾、防止疾病传变等基本原则，并采用相关的中医适宜技术服务于中医治未病的理论体系。将中医治未病学的理念"重在预防、治其萌芽"贯彻在临床诊疗工作中，对于及时发现病情，尽早制定干预和治疗方案，有效阻止病情发展和传变，改善患者病后生活质量具有重要而现实的意义。

健康管理是以现代健康理念与整合医学模式为指导原则，运用管理学、医学、生物信息学等相关学科的理论、策略和技术，对个体或群体的健康状态及健康危险因素进行全面监测、解析和评估，提供相应的健康咨询与服务，并对相关的危险因素进行干预和管理的全过程。全面而持续的健康管理可以达到促进人群健康、延缓慢性疾病的发展、减少并发症发生、降低伤残率、延长寿命、降低医疗开支、提高患者生活质量的目的。

健康管理与治未病在理念上不谋而合，与我国现阶段医疗卫生工作方针及《"健康中国2030"规划纲要》战略方向一致。两者在维护健康、祛除健康危险因素及促进健康理念等诸多方面是相通的。中医治未病学和健康管理学都崇尚健康理念，旨在通过前瞻性的早期最小防治成本，以获得最大的健康效益。

二、中医治未病学与健康管理学的区别

中医治未病学属于中医学体系范畴，研究生命全过程中的各种状态，采用中医治未病的方法与技术进行干预，强调个体化调治。健康管理学聚集了西医学、管理学、信息学、保险学等理论和实践，侧重于预测疾病发生的风险性及发展的趋势和规律，据此有针对性地提供包括中医治未病方法与技术的各种健康干预，注重社会化服务。

（一）研究目的的区别

中医治未病的目的是因人而异地预防疾病发生、发展和传变及瘥后复发。而健康管理则是针对个体或群体进行全面的医疗健康管理，注重生命活动的整个过程，改善个体健康质量，降低患病风险。

（二）适用对象的区别

治未病的主要适用人群是亚健康人群、慢病人群、疾病恢复期人群、老年人群等。治未病的内涵包括无病养生、欲病治萌、已病防变、瘥后防复四个阶段，当机立断，及时干预，防止疾病

的发生、发展、传变和复发。

健康管理是面向所有人群，主要内容是进行健康信息收集，对健康状况进行监测、评估，制订相应的个性化的医学及相关的措施手段或者对危险因素进行规避，动态调整干预方案，指导康复等。

（三）应用方法的区别

中医治未病强调预防为主，防治结合，防重于治。无病养生，指在无病状态时调情志、合理膳食、慎起居、避邪气，维持健康状态，防止疾病的发生；欲病治萌，对于有发生疾病的趋势或即将发生疾病，但临床症状尚不明显的状态，通过调整饮食、起居、心态、运动，以及适当的药物、艾灸、功法等干预方法，增强体质，防止疾病发生；已病防变，在疾病的早期采取相应的干预措施，进行积极有效的治疗及相关的调护，并且防止病情进一步恶化，使病情向着痊愈的方向转化；瘥后防复，在疾病初愈至完全恢复正常健康状态这段时间，积极康复治疗，进行适当的干预，防止疾病复发。

健康管理的基本策略是根据不同人群对象，在未病之前进行健康教育、健康保护，改变生活方式进行健康促进，目的是防止疾病发生，维护健康状态；在存在风险但未发病期，通过改变生活方式、运动锻炼增强体质、心理状态调节等，将疾病控制于早期萌芽状态；在疾病早期、疾病治疗与康复期，主要采取的策略是为疾病诊疗与康复提供管理方案，在治疗与康复期两个阶段同样需要生活方式管理，并采取手段控制病情发展。

治未病理论的核心思想是预防疾病发生，防患于未然，而健康管理正是针对个体或群体进行全面的医疗健康管理，注重生命活动的全过程，改善个体或群体健康状态，符合治未病的核心理念。

第七节　中医治未病学与其他学科的关系

《"健康中国2030"规划纲要》提出了健康中国"三步走"的目标；还提出普及健康生活，从促进健康源头入手，通过加强健康教育，提高全民健康素养，广泛开展全民健康运动，塑造自主自律的健康行为。WHO将健康定义为综合性身心健康，即具有身体健康、心理平衡、社会健康、道德健康。因此，人们要追求健康长寿，就要把握好生命过程中的养生保健、疾病的预防和治疗及康复，要注重治未病。中医治未病学在预防疾病的发生发展方面有着独特的优势和特色，是中华民族的医学瑰宝，我们必须努力学习，加以掌握。作为一门医学学科，中医治未病学与西医学的相关学科也有着多方面的关系，除了与前面几节阐述的预防医学、老年医学等学科外，中医治未病与心理学、护理学、公共卫生学、营养学、全科医学、循证医学等学科也有密切关系。

一、中医治未病学与心理学的关系

心理学是一门研究人类心理现象、精神功能和行为的学科。心理学尝试在大脑 - 心理功能 - 社会行为（或社会动力）中解释其相关关系，同时它也与医学、生物学等学科有关。随着社会的发展，心理问题、心理障碍、心理疾病将成为影响人们健康的重要因素。

作为现代医学模式的共同认知，疾病的发生一定是"三维模式"即生物 - 心理 - 社会的相互作用。目前医疗条件得以改善，使得单纯生物因素在疾病中的占比相对减小，而心理因素对疾病的影响更为深远。心理治疗正是解决"三维模式"影响健康的最重要手段，同时也是一个非常好的以预防为主思想的切入点。

中医治未病中的情志调治与西医学的心理治疗和干预不谋而合。如在健康的定义中所说的心理健康及维持心理平衡恰恰体现了中医调摄情志的理念和方法。中医所讲的情志即七情，是指喜、怒、忧、思、悲、恐、惊七种情绪。七情按五行归类为五志，即怒、喜、思、悲（忧）、恐（惊）。根据五行理论，五志与五脏的对应关系为心志为喜，肝志为怒，脾志为思，肺志为悲（忧），肾志为恐（惊）。若日久情志失于调摄，则引起疾病。《素问·举痛论》曰："余知百病生于气也。怒则气上，喜则气缓，悲则气消，恐则气下，寒则气收，炅则气泄，惊则气乱，劳则气耗，思则气结。"所以我们要懂得运用理性与智慧控制情绪。如愤怒时，肝气横逆上冲，血随气逆，并走于上。此时，人体会出现一系列症状，如面红目赤、胁肋胀痛等。《杂病源流犀烛·心病源流》云："总之七情之由作心痛。"中医治未病的情志调治要求人们在愤怒时要控制情绪，以宽容心对待，或找寻合理的方式宣泄不良情绪，提示人们凡事都应冷静，三思而后行，这些都与心理学有着密切关系。

二、中医治未病学与公共卫生学的关系

近年来国家进一步深化医改，并指出要强化公共卫生服务，注重治未病。2003年7月，时任国务院副总理吴仪在全国卫生工作会议讲话中将公共卫生定义为"组织社会共同努力，改善环境卫生条件，预防控制传染病和其他疾病流行，培养良好卫生习惯和文明生活方式，提供医疗卫生服务，达到预防疾病、促进健康的目的"。公共卫生的最高宗旨是实现社会的利益，确保人民健康生活。公共卫生关注的是整体人群健康，因而公共卫生所包含的内容也很广泛。具体内容包括三个方面：第一，针对重大疾病，要起预防、监控和医治作用；第二，实施监督管制，监管范围为食品、药品质量，以及对公共环境卫生的监管；第三，普及健康教育，做好卫生宣传、免疫接种等。

公共卫生与中医治未病学相比较，前者的范畴大，面向群体提供服务，且具有均等化的特性。而中医治未病学的范畴小，但针对疾病的特异性高，在对抗群体疾病中也能发挥其效用。中医治未病学在公共卫生方面也发挥了良好作用，如在抗击非典、禽流感病毒、新冠肺炎等疫情时，为维护人民群众的生命安全，中医药及其治未病的理念和方法发挥了独特的作用和优势。就服务领域而言，后者是以治未病为核心理念，多以个体健康为中心，具有个性化特征，采取中医辨证论治的诊疗特色，有目的地预防应对疾病发生、发展与传变。总体来说，中医治未病学与公共卫生尽管特征有别，但都针对群体采取相应的防范措施。

三、中医治未病学与护理学的关系

护理学是研究有关预防保健与疾病防治、康复过程中护理理论与技术的科学。护理学的研究目标是人类健康，护理的服务对象是整体的人。因而研究内容包括两部分：一是针对正常人，要促进其健康；二是针对患者，要尽力减轻其痛苦，辅助其恢复健康。从这种认识出发，护理学在卫生保健领域中与临床医学、中医学、中医治未病学等学科有紧密的联系。

中医学与护理学相互渗透，逐步形成中医护理学。中医护理强调"预防为主"，从整体观念的角度出发，同时依据患者年龄、性别、体质及地域、气候、人文环境等因素，通过调节情志、调整饮食、锻炼机体及养生等方法辨体施护、辨证施护，以达到预防疾病及保健养生的目的。在中医临床护理中，中医治未病思想指导临床护理研究开展个性化的因人施护、辨体施护、辨证施护，通过开展健康教育指导和护理管理等方式，促进健康教育，维护人类健康状态。中医护理学

是在中医学理论指导下，在护理中坚持整体观念，防重于治，强调防治养护康相结合，综合运用。中医治未病学坚持预防为主，强调无病养生、欲病治萌、已病防变、瘥后防复，从人的生理、心理及所处的自然、社会环境出发，通过调摄生活起居、调节情志、功法锻炼、饮食药膳、针灸、药物等多种方法技术来达到未病先防，防治结合，维护人体健康的目的。中医治未病学的预防为主的思想理念对促进护理学学术发展，提升护理水平，满足民众健康需求具有重要作用。中医治未病学与护理学在防治疾病、维护健康中互相渗透，互相促进，关系密切。

四、中医治未病学与营养学的关系

营养是机体摄取、消化、吸收和利用食物中的养料以维持生命活动的整个过程，而营养学是研究合理利用食物以增进人体健康的科学。近年来营养学和中医学互相渗透交融发展，又形成了中医营养学。中医营养学是在中医理论指导下，研究应用饮食来保健强身，预防和治疗疾病或促进机体康复及延缓衰老的一门新学科。在营养学中渗透着中医治未病的思想。健康的人体对各种营养元素有正常的需求，这就要求人们要平衡膳食，以达到合理营养、促进健康、预防疾病的目的。如：含丰富维生素的蔬菜、水果，可以提供人体所需维生素，增强抗病能力；含不饱和脂肪酸的鱼类，可以降低血脂和防止血栓形成；含优质蛋白质的禽、蛋、瘦肉等，可以提高人体免疫力。

以中医营养学所包含的内容为例，如进食汤膏等补益之品的饮食养生，用动物肝脏治疗夜盲症的饮食治疗，夏季少进食寒凉之品预防脾胃疾病的饮食节制。生活中的中医营养学，主要体现在各种药膳之中，药膳即寓医于食，将有药用功效的食品适当与中药配伍，以达营养、保健、治疗之效。中医营养学鲜明地体现了中医治未病的思想。

五、中医治未病学与全科医学的关系

全科医学是一个面向社区与家庭，整合临床医学、预防医学、康复医学及人文社会学科相关内容于一体的综合性医学专业学科，是一个临床二级学科，全科医学是利用全科诊疗的技术手段为社区居民提供相应的健康服务，是一种"生物 - 心理 - 社会"医学模式。在具体的应用实践中，以社区居民为研究对象，以居民需求为导向，以家庭为单位，在社区范围内全科医生通过全科诊疗的技术手段开展医疗、预防、保健、康复等一系列的全面、综合而连续的健康服务，并对接双向转诊平台及相关医疗机构。

中医治未病是在几千年的发展历程中形成的一种防治疾病的理念、一种防病治病康复保健医疗模式，是中医学的精华。"无病养生，欲病治萌、已病防变、瘥后防复"的中医治未病思想一直指导广大中医医师积极预防疾病，开展临床诊疗活动，减少疾病发生、发展，尽早修复疾病损伤，以达到延年益寿、抗病防衰老、提高生存质量的目的。全科医学理论与中医治未病理论都强调预防为主，防治结合和整体观念，在疾病的预防治疗思想上是基本一致的，有异曲同工之妙，但两门学科的理论和所运用的方法手段等有所不同。

六、中医治未病学与循证医学的关系

循证医学是 20 世纪 90 年代在临床医学领域内发展起来的一门新兴学科。循证医学慎重、准确、明智地运用当前获得的最有利的研究证据为依据，同时结合临床医生的个人专业技能和多年临床经验，考虑患者的权利、价值和期望，将三者完美地结合以制定出有针对性的治疗措施，以患者为研究对象，严格追踪评价证据，将证据应用于临床。

　　中医治未病无论是无病养生、欲病治萌、已病防变，还是瘥后防复，均是以个性化辨证论治为基本前提条件。而中医学辨证论治的过程恰巧是一个循证的过程，其研究对象以患者为中心，融入整体观念，通过详细的四诊过程追踪证据，总结、梳理诊察思路，从而正确辨证处方及干预治疗。中医治未病学与循证医学二者的核心均是遵循客观临床的最佳证据，制定相应的预防卫生策略与措施，以达到预防疾病、促进健康、提高生活质量的目的。两者有一定的相似之处，但是，中医治未病重视人体健康的整体状态，循证医学强调人体健康的客观证据和数据，两者在学科理论和运用的手段及方法与技术等方面存在差别，两者各有长短，临床应用时可以互相配合，取长补短。

　　中医治未病是中医学的精髓之一，中医治未病的思想体现了医学发展的大趋势。中医治未病所提出的"无病养生、欲病治萌、已病防变、瘥后防复"的思想内涵极为宝贵，已经站在了人类对生命健康和疾病防治认识的很高层次，它不仅是中医防病治病的重要指导思想之一，更是未来医学的发展方向。中医治未病的思想对人类医学的影响不仅体现在古代、近代，而且影响着现代。中医治未病在防病治病、养生养老等方面有独特的优势和特色，更符合人体和生命科学的规律。中医治未病学与医学和生命科学的相关学科虽然存在着较为显著的差别，但是因为关注研究的对象都是人体，它们之间也存在着天然的联系，互相吸收渗透，都是在相关理论指导下，运用多种方法或技术，以达到防治疾病、维护人类健康的目的，都是人类文明的成果。

【学习小结】

　　中医治未病学有着丰富的内涵和广泛的外延，因而和许多学科相关联。本章就中医治未病学与相关学科的关系进行概要阐述。中医治未病学的相关学科主要有中医养生学、中医临床学科、中医康复学、预防医学、老年医学、健康管理学，以及心理学、公共卫生学、护理学、营养学等。

　　中医治未病学的研究目的是预防疾病的发生、传变和复发，主要着眼于亚健康人群，针对亚健康或欲病状态或已病即将传变，或瘥后存在复发可能的状态，侧重于"防治结合"，根本任务是疾病的预防和亚健康状态的干预和调治，重点关注无病状态下维护人体健康或疾病状态下如何早期治疗、控制传变和发展。

　　中医养生学的目的是保养生命，却病延年，根本任务是预防疾病、维护健康、延缓衰老，主要着眼于健康人群，针对健康状态，重点在"养"。中医养生是中医治未病的重要内容之一，也是中医治未病理念的最好实践。

　　中医临床各科主要研究疾病的诊断和治疗，着眼于疾病发生之后，如何针对疾病状态，对疾病作出较为全面的了解、把握，以便准确诊断、有效治疗。治未病是中医临床诊治疾病的最高境界。

　　中医康复学主要研究疾病或伤损后精神、生理、生活和工作能力的恢复，针对的是疾病恢复期患者或残障人群，康复手段既采用传统的中医治未病的方法与技术，也借鉴应用现代西医学的方法与技术或器械、药物。

　　预防医学以西医学理论为指导，重视无病状态时对疾病的预防，以防范传染病、职业病、地方病等病种的发生，针对性强，往往需要动用政府、社会的力量，通过现代药物、器械及公共卫生的手段保障社会群体的健康。

　　老年医学源于西医学理论，针对老年这一特定的人生阶段，主要研究老年性疾病的诊断、治疗，着重于防治老年性疾病的发生、发展，同时还进行衰老机制、老年流行病学、老年康复的研究。

健康管理学以现代健康概念和整体医学模式为指导，结合西医学、管理学、信息学、保险学的理论与经验，主要研究个体或人群的健康状态评估及疾病发生的风险性预测，并在风险之前开展健康教育、健康促进活动；一旦风险存在，则根据具体情况制定个性化的健康干预方案，以提高健康水平。

此外，保持心理健康，提高公共卫生服务水平，发挥中医护理的优势特色，充分利用饮食营养来保健强身，均与中医治未病理念密切相关。

【复习思考题】

1. 中医治未病学与中医养生学的关系是什么？
2. 中医治未病学与中医康复学的区别是什么？
3. 中医治未病学与预防医学的区别是什么？

第四章
中医治未病学的理论基础

学习目的

通过本章的学习，能够系统地掌握中医治未病学的理论基础和基本知识，拥有中医的思维方式，在对人体生命现象、病理规律认识的基础上，熟练运用中医预防疾病的思维理念和原则，为后续学习中医治未病具体内容奠定坚实的基础。

学习要点

掌握： 运用辩证唯物主义和历史唯物主义的观点来认识古代的哲学理论，如阴阳学说、五行学说；人体脏腑、精气血津液、经络的生理功能；体质的概念；疾病防治原则。

熟悉： 中医体质的分类方法及临床应用；中医对病因病机的分析方法。

了解： 人体脏腑、精气血津液、经络的主要病理表现。

中医治未病学是中医学的重要组成部分。中医学历史悠久，在充分汲取中国古代哲学思想及诸多自然科学成就的基础上，逐步确立了以阴阳五行学说为指导思想，以藏象学说、经络学说、精气血津液神理论、体质学说为生理病理基础，以运气学说、病因病机理论为发病原理，以及防治理论的完整理论体系。中医理论体系是临床各科的理论基础，也是中医治未病学的理论基础。

第一节　阴阳学说

阴阳学说属于中国传统的哲学思想范畴，概括地讲，阴阳学说认为世界是物质性的整体，是阴阳二气对立统一的结果，存在于事物内部的阴阳两个方面不断对立的矛盾运动是宇宙间一切事物发生、发展、变化和消亡的根源。这一认识渗入中医学领域，被广泛地用于说明人体的生理活动和病理变化，并指导疾病的诊断和防治，形成了中医学特有的认识论和方法论。

一、阴阳的基本概念

阴阳，是对自然界相互关联的某些事物和现象对立双方属性的概括。它既可以代表相互关联而性质相反的两种事物或现象，又可用以说明同一事物内部相互对立的两个方面。

古人认为，朝向日光者为阳，背向日光者为阴，这是阴阳最初始的含义。向阳处温暖、明亮，植物生长旺盛，引来动物云集而生机勃勃。背阳处寒冷、阴暗、潮湿，植物生长缓慢，动物很少光临而萧条。从而引申为温暖为阳，寒冷为阴；明亮为阳，黑暗为阴；热闹兴旺为阳，寂静冷清为阴。再进一步引申，白昼温暖、明亮、生命活跃，夜晚黑暗、阴冷、万物休眠；故白昼为阳，夜晚为阴。以此类推，春夏温暖、昼长而明亮，秋冬寒冷、夜长而黑暗；故春夏为阳，秋冬为阴……如此不断地引申，推演整个自然，凡性质相反而又处于一个统一体中的两种事物或两种现象，或同一事物内部性质相反的两个方面，都可用阴阳来规定其属性。一般来讲，凡是剧烈运动着的、向外的、上升的、温热的、明亮的一方，皆属于阳；而相对静止的、内守的、下降的、寒冷的、晦暗的一方，皆属于阴。

由于阴阳是事物对立属性的抽象概括，并不特定地专指某一事物，所以用阴阳来分析具体的事物属性时，其属性并不是绝对的，而是相对的。具体表现在以下几个方面：

其一，阴阳可以互相转化。阴和阳在一定条件下可以完全向反方向转化。如阴可以转化为阳，阳也可以转化为阴。

其二，阴阳的可分性。自然界中对立统一的事物可概括为阴阳两个方面，而阴或阳的任何一方，还可以再分阴阳。如以昼夜言，昼为阳，夜为阴；但上午又为阳中之阳，下午为阳中之阴；而前半夜为阴中之阴，后半夜为阴中之阳。

其三，以比较而分阴阳。自然界任何相互关联的事物都可以概括为阴和阳两类，但每一事物中的阴或阳的任何一方，因条件、范畴、层次的改变，具体事物的阴阳属性也会随之变化，如一、二、三层楼房，以上下分阴阳，二层与一层比，则为阳；但若与三层比，则为阴。

二、阴阳学说的基本内容

（一）阴阳交感与互藏

1. 阴阳交感　指阴阳二气在运动中由于相互感应而交合。阴阳交感是宇宙万物赖以生成和变化的根源。在自然界，天之阳气下降，地之阴气上升，阴阳二气交感，则形成了云、雾、雷电、雨、露，生命得以诞生。在人类，男女媾精，新的生命个体诞生，人类得以繁衍。

阴阳交感是阴阳二气在运动过程中进行的，没有阴阳二气的运动，就不会发生阴阳交感。阴阳交感是阴阳二气在运动中的一种最佳状态，即中国古代哲学家所谓的"和"。

2. 阴阳互藏　指相互对立的阴阳双方中的任何一方都包含着另一方，即阴中有阳，阳中有阴。万物由天地阴阳交感和合而生，故皆寓涵阴阳两种不同属性的成分。阴阳互藏是阴阳双方所有关系的内在根据。

（二）阴阳对立制约

1. 阴阳对立　指阴和阳的属性是相反的，相互对峙着的。如天与地、日与月、寒与热、动与静等。只有相反的、相互对峙着的事物和现象，才能区分其阴阳属性。

2. 阴阳制约　指阴阳之间的对立，不是静止着的相互对峙，而是存在相互制约的关系，即阴可以制约阳，阳可以制约阴。如寒可制约热，热可制约寒；动可制约静，静可制约动等。

阴阳的对立制约是事物发生发展的根本动力，对立制约使双方都不可能无限度地发展，而相对稳定地处于统一体之中，即阴平阳秘。阴阳在对立斗争中取得统一，维持着动态平衡，机体也才能进行正常的生命活动，即所谓"阴平阳秘，精神乃治"。

（三）阴阳互根互用

1. 阴阳互根　指阴阳双方各以对立面的存在为自己存在的前提条件，任何一方都不能脱离对立的一方而单独存在。如上下，上为阳，下为阴，没有上也就无所谓下，没有下也就无所谓上等。

2. 阴阳互用　指阴阳双方不仅互为存在条件，更重要的是阴阳必须相互资生，相互助长，相需为用。即"无阳则阴无以生，无阴则阳无以化""孤阴不生，独阳不长"之意。

阴阳互根互用是事物得以发展变化的内在条件，没有阴阳双方的依存、资助，阴阳二气的斗争运动就不可能维系和发展。阴阳互根又是阴阳相互转化的内在根据，正因为阴阳相互联结在一起，因而在一定条件下，才可以向各自相反的方面转化。

（四）阴阳消长平衡

阴阳消长是事物或现象中对立着的阴阳两个方面的运动形式，主要有两类：一是阴阳互为消长。包括此消彼长和此长彼消，其根据在于阴阳存在着对立制约的关系。当阴或阳某一方增长时，由于制约太过则对方因而消减，表现为阴长阳消或阳长阴消；当阴或阳某一方消减时，由于制约不及则对方因而增长，表现为阴消阳长或阳消阴长。二是阴阳皆消皆长。包括此长彼长和此消彼消，其根据在于阴阳存在着互根互用的关系。当阴或阳某一方增长时，由于阴阳的相互资生帮助，表现为阴长阳亦长或阳长阴亦长；而当阴或阳某一方消减时，由于阴阳的相互资生不及，表现为阴消阳亦消或阳消阴亦消。

阴阳消长平衡，是指阴阳双方的消长运动在一定限度、一定范围内，这种变化的结果就会使事物在总体上呈现出相对稳定的状态，即所谓阴阳平衡协调状态。阴阳消长如果超过一定限度就会打破事物的动态平衡，导致阴阳的消长失调，形成阴或阳的偏盛或偏衰。对人体来说，也即是病理状态，即《素问·阴阳应象大论》所言："阴胜则阳病，阳胜则阴病。"

（五）阴阳相互转化

阴阳相互转化，是指相互对立的阴阳双方在一定的条件下可以向其对立的方面转化，即阴可以转化为阳，阳可以转化为阴。

事物的阴阳双方之所以能够各自向对方转化，是由于阴阳两者的互根，而且事物的阴阳中又各有阴阳，阴包含着阳，阳包含着阴，阴阳双方有向对方转化的内在基础。同时，阴阳两者之间，又有相互消长的变化关系，阴阳消长引起的量变关系发展到一定程度，超过了量变的限度，就必然引起质变。质变的结果，使阴转为阳，使阳化为阴，从而产生了阴阳的相互转化。

阴阳的转化，必须具备一定的条件。"四时之变，寒暑之胜，重阴必阳，重阳必阴，故阴主寒，阳主热，故寒甚则热，热甚则寒，故曰寒生热，热生寒，此阴阳之变也"（《灵枢·论疾诊尺》）。"重阴必阳，重阳必阴""寒极生热，热极生寒"（《素问·阴阳应象大论》）。这里的"重"和"极"就是促进转化的条件。在这里，条件是必不可少的，没有一定的条件，便不能转化。

三、阴阳学说在中医治未病中的应用

（一）辨识人体生理功能的状态

对于人体的生理功能，中医学可以用阴阳学说加以概括说明。认为人体的正常生命活动，是阴阳两个方面保持对立统一的协调关系的结果。如以功能与物质为例，则功能属于阳，物质属于阴，物质与功能之间的关系，就是这种对立统一关系的具体体现。人体的生理活动是以物质为基础的，没有物质的运动就无以产生生理功能。而生理活动的结果，又不断促进着物质的新陈代谢。人体功能与物质的关系，也就是阴阳相互依存、相互消长的关系。如果阴阳不能相互为用而分离，人的生命就会终止。

人体的呼吸功能、心脏的跳动与脉搏、大致恒定的体温、四肢的运动，以及其他脏腑组织器官的功能活动等，都可以用阴阳的对立统一、消长转化和相对平衡的原理来说明和解释。人体就是由多层次、多方面的阴阳对立组成的统一体。所以人体生理功能的这种阴阳的相对平衡性是辨识人体健康的基础，也是治未病的指导思想。中医治未病便是以阴阳的协调平衡为基础，也是中医治未病最终要达到的目标。

（二）预测人体疾病的发生

阴阳的协调平衡是通过阴阳之间的对立制约、互根互用、消长平衡、相互转化的关系而实现的，其平衡失调是人体最根本的发病原理。外邪入侵或人体本身正气虚弱而引起阴阳偏胜或偏衰，是导致人体发病的根本机制。

阴阳偏盛是指阴或阳的某一方过于亢盛的病理变化，一般是由感受阴邪或阳邪而致。阴阳中一方偏盛，必然抑制或损伤另一方而使之偏衰。"阳盛则热"，阳盛是病理变化中阳邪亢盛的热证。阳邪致病，可造成机体阳气偏盛而出现高热、汗出、口渴、面赤、脉数等症状，其性质属实热。"阳盛则阴病"，阳盛往往可以导致阴液的损伤，出现阴液耗伤而口渴的现象。"阴盛则寒"，阴盛是病理变化中阴邪亢盛的寒证。阴邪致病，可以造成机体阴气偏盛，出现腹痛、泄泻、形寒肢冷、舌淡苔白、脉沉等症状，其性质属实寒。"阴盛则阳病"，阴盛往往可以导致阳气的损伤，出现阳气耗伤而畏寒肢冷、精神萎靡等现象。

阴阳偏衰是指阴或阳中的某一方低于正常水平的病变，一般是由于正气不足，即阴液或阳气虚损不足而致。阴阳中的某一方偏衰，不能制约另一方，必然导致另一方的相对偏亢。

"阳虚则寒"，阳虚是人体阳气虚损，阳虚不能制约阴，则阴相对偏盛而出现寒象，如面色苍白、畏寒肢冷、蜷卧、自汗、脉微等症，其性质属虚寒。"阴虚则热"，阴虚是人体的阴液不足，阴虚不能制约阳，则阳相对偏亢而出现热象，如潮热、盗汗、五心烦热、口舌干燥、脉细数等症，其性质属虚热。

阴阳失调是中医学对疾病发生机制的高度概括。根据阴阳失调的不同状态，可预测人体疾病的发生，做到防病于先、已病早治、病中防变和病后调摄以防其复发。

（三）干预疾病的发生发展

疾病发生、发展及变化的根本原因在于阴阳失调。因此，尽管临床上各种疾病的表现错综复杂、千变万化，但都可以用阴或阳加以说明。而诊察疾病时如善于运用阴阳两分法，就可抓住疾病的关键。古人强调"善诊者，察色按脉，先别阴阳"（《素问·阴阳应象大论》）。

诊察疾病时，局部病变阴阳属性的辨别对中医治未病至关重要，因为见微知著是中医认识疾病的重要方法。审辨阴阳，大可用以概括整个病证的基本属性，是属于阴证，抑或是阳证；小则可用以分析四诊中的一个具体证候或脉症，从而可以采取多种行之有效的针对性措施进行干预防病，以防微杜渐。

从辨证来看，中医把阴阳作为"八纲辨证"的总纲，凡里、虚、寒属阴，表、热、实属阳，可见在临床辨证中，分清了阴阳，便抓住了疾病的本质，从而起到执简驭繁、纲举目张的作用，也是对未病与疾病的发生及转化进行干预必须掌握的要旨。

（四）指导治未病的调治

中医理论认为健康是一种自我稳定的生态平衡状态，人体本身具有一定的自我调控能力，而这种自我调控能力是通过机体内部多重系统的协调统一性而实现的。阴阳的协调平衡是人体生命活动中概括性最强的一个系统，它通过阴阳自和形成了机体最根本的自稳状态。而疾病产生的根本原因是由于受到自然环境和社会环境的影响，正邪相互斗争而导致人体自身阴阳失衡所致，所以帮助人体提高其适应环境的能力和达到自我平衡稳定，是治未病的根本目的。

1. 顺应自然界的阴阳消长规律　人类长期生活在自然环境中，逐渐形成体内阴阳气血消长的适应性变更，并且不断完善而形成了人体自身的生命节律。这种节律具有协调人体各种功能活动、保持机体正常生命规律的作用，从而使人体达到一种自我稳定的平衡健康状态。顺应自然界的阴阳变化规律，维持体内外环境的协调平衡，中医学称之为"天人合一"。正如《素问·四气调神大论》指出："……圣人春夏养阳，秋冬养阴，以从其根。"故善摄生者，应"提挈天地，把握阴阳"，能如此，才可"寿敝天地，无有终时"。

2. 调整人体自身的阴阳　由于阴阳失调是疾病的基本病机，因而调整阴阳，补其不足，泻其有余，恢复阴阳的相对平衡，就是治疗疾病的基本原则，也是指导治未病调治遵循的基本法则。《素问·阴阳应象大论》说："阴阳者，天地之道也，万物之纲纪，变化之父母，生杀之本始，神明之府也，治病必求于本。"

阴阳偏盛的调治原则是"损其有余"或"实则泻之"，如阳热偏盛引起的发热、口干、便秘等，用寒凉药泄其阳热之邪，即所谓"热者寒之"；阴邪偏盛引起的口不渴、关节疼痛等，用温热药温阳散寒，即所谓"寒者热之"。阴阳偏衰的调治原则是"补其不足"或"虚者补之"，如潮热、五心烦热，是阴虚不能制阳而致阳亢，则不能用寒凉药直折其热，须滋阴壮水，以抑制阳亢火盛，即所谓"阳病治阴"；目胞浮肿，小便不利，属阳虚水湿不化，阳虚不能制阴，当温阳化湿，不能用辛温发散以散其阴寒，而应用扶阳益火之法，以消退阴盛，即所谓"阴病治阳"。此即"谨察阴阳所在而调之，以平为期"（《素问·阴阳应象大论》）。

第二节　五行学说

五行学说和阴阳学说都属于中国传统的哲学思想范畴。五行学说认为，自然界的一切事物都是由木、火、土、金、水五种基本物质所构成，自然界各种事物和现象的发生、发展和变化都源于这五种基本物质的不断运动和相互作用。中医学理论体系在其形成和发展过程中，受到五行理论的深刻影响。五行学说不仅构建了人体自身的整体性和系统性结构体系，而且揭示了人体内环境与外环境之间的相互联系性，成为中医学理论体系又一重要的组成部分。

一、五行的基本概念

五行是指木、火、土、金、水五种基本物质的运动变化。

我国古代劳动人民在长期的生活和生产中，认识到木、火、土、金、水是不可缺少的五种最基本物质，称为"五材"。正如《尚书正义》云："水火者，百姓之所饮食也；金木者，百姓之所兴作也；土者，万物之所资生，是为人用。"但五行的概念虽然来自木、火、土、金、水，实际上已超越了木、火、土、金、水具体物质的本身，而具有广泛的哲学涵义，在五行学说中是用以表征各种事物和现象的基本属性及研究事物之间相互作用的方法和原则。

二、五行学说的基本内容

（一）五行的特性与归类

1. 五行的特性　五行特性的描述首见于《尚书·洪范》，是古人在对木、火、土、金、水五种具体物质积累了大量朴素认识的基础上，进行抽象而逐渐形成的理性概念。

（1）木的特性　"木曰曲直"，木有直有曲，能屈能伸，有升发、生长、性喜条达舒畅的特性。从而引申为凡具有升发、生长、性喜条达的事物或现象，均可归属于木。

（2）火的特性　"火曰炎上"，火有温暖、光明、向上的特性。因而引申为凡具有升腾、温热、茂盛等特性的事物或现象，都可归属于火。

（3）土的特性　"土爰稼穑"，土有生长万物、种植庄稼、收获五谷的作用。因而引申为凡具有养育、化生、长养作用的事物或现象，均可归属于土。

（4）金的特性　"金曰从革"，金有质地坚硬，性质肃敛，能制作利器、工具，能用于生产、变革事物等特性。从而引申为凡具有清肃、收敛、沉降作用的事物或现象，皆可归属于金。

（5）水的特性　"水曰润下"，水有滋润寒凉、性质柔顺、流动趋下的特性。从而引申为凡具有滋润、寒凉、柔顺、趋下、潜藏作用的事物或现象，均可归属于水。

2. 事物的五行属性　五行学说归类事物的五行属性有两种方法：

（1）事物五行属性的直接归类法　即找出能反映事物本质的特有征象（性质、作用、形态等），直接与五行各自的属性相比较，从而确定事物的五行属性。如以方位配属五行，则由于日出东方，与木的升发特性相类，故东方归属于木；南方炎热，与火的特性相类，故南方归属于火；日落于西，与金的肃降特性相类，故西方归属于金；北方寒冷，与水的特性相类，故北方归属于水。

（2）事物五行属性的推衍络绎归类法　即根据已知的某事物的五行归属，推演与其相关的其他事物的五行属性。如：已知脾属土，而长夏多湿，湿邪最易伤脾，以致纳差食少、胸闷呕恶、口中黏腻、肌肉酸重而困乏，湿热甚还可见口甜、黄疸；甘味为脾所喜好，适当的甘味是生脾、补脾的，但味过于甘，又能呆胃滞脾，壅中腻膈。于是将长夏、湿、甘、黄、胃、口、肉、哕等事物联系起来，归于土这一行。

中医学的五行学说，将人体的脏腑组织结构、心身功能活动，与自然界的各种事物和现象进行五行的归属和分类，形成以五行为中心的五大系统（表4-1），构筑了人体内外环境相联系的五行系统，以表述人体自身的整体性及人与自然环境的统一性思想。

表4-1　人体内外事物五行归类表

自然界									五行	人体							
五臭	五音	五色	五味	五谷	五化	五气	五季	五方		五脏	六腑	五官	五体	五神	五志	五声	五液	变动
臊	角	青	酸	麦	生	风	春	东	木	肝	胆	目	筋	魂	怒	呼	泪	握
焦	徵	赤	苦	黍	长	暑	夏	南	火	心	小肠	舌	脉	神	喜	笑	汗	忧
香	宫	黄	甘	稷	化	湿	长夏	中	土	脾	胃	口	肉	意	思	歌	涎	哕
腥	商	白	辛	稻	收	燥	秋	西	金	肺	大肠	鼻	皮	魄	悲	哭	涕	咳
腐	羽	黑	咸	豆	藏	寒	冬	北	水	肾	膀胱	耳	骨	志	恐	呻	唾	栗

（二）五行的生克乘侮

1. 五行的相生、相克和制化　相生和相克是自然界普遍存在的正常现象，对人体而言，则是属于正常的生理现象。

（1）五行的相生　相生，是指这一事物对另一事物的生长和功能具有促进、助长和资生的作用。五行相生的顺序是：木生火，火生土，土生金，金生水，水生木。依次资生，循环无穷。

五行中的任何一行，都有"生我"和"我生"两个方面的联系，《难经》比喻为"母"与"子"的关系，"生我"者为"母"，"我生"者为"子"。如以火为例，生火者是木，故木为火之母；火生土，故土为火之子。余可类推。

（2）五行的相克　相克，指这一事物对另一事物的生长和功能具有抑制和制约的作用。五行相克的顺序是：木克土，土克水，水克火，火克金，金克木。依次克制，循环无穷。

在五行中的任何一行，都有"克我"与"我克"两方面的联系，《黄帝内经》中称为"所不胜"与"所胜"。"克我"者为"所不胜"，"我克"者为"所胜"。如以火为例，由于水能克火，故水为火之"所不胜"；火能克金，故金为火之"所胜"。余可类推。

（3）五行的制化　相生与相克是不可分割的两个方面。没有相生，就没有事物的发生和成长；没有相克，则不能维持正常协调关系下的变化与发展。因此，必须生中有克（化中有制），克中有生（制中有化），相反相成，才能维持和促进事物相对平衡协调和发展变化。五行之间这种生中有制、制中有生、相互生化、相互制约的生克关系，称之为制化。

2. 五行的相乘、相侮及母子相及　五行之间的相乘、相侮及母子相及，是指五行之间的生克制化遭到破坏后出现的不正常现象。

（1）五行的相乘　相乘，是以强凌弱的意思。五行中的相乘，是指五行中某"一行"对被克"一行"克制太过，从而引起一系列的异常相克反应。其原因，一是所不胜一方过盛，而使所胜一方受到过分抑制；二是所胜一方不足，不能抵御所不胜一方的克伐，都可表现出病理状态。从肝与脾的关系而言，肝强乘脾，肝旺犯胃等实性病变属前者，称为"木旺乘土"；而脾虚肝乘，表现为肝脾不和的虚性病变属后者，称为"土虚木乘"。

（2）五行的相侮　相侮，指"反侮"。五行中的相侮，是指由于五行中的某"一行"过于强盛，对原来"克我"的"一行"进行反侮，所以反侮亦称反克。其原因：一是所胜一方过盛，不仅不受所不胜一方的克制，反而对其进行反克；二是所不胜一方不足，丧失了克制所胜一方的能力，反遭所胜一方的抑制，从而导致疾病的传变。如脾属土，肾属水，脾土能制约肾水，脾为肾所不胜。如果肾阳不足，水液失于蒸化，肾水反侮脾土，影响脾阳，则导致肾水侮脾土。

（3）五行的母子相及　母病及子，是指五行中某一行异常，累及其子行，而导致母子两行都异常。母病及子一般是在母行虚弱的情况下，引起子行亦不足，导致母子两行皆不足。

子病及母，是指五行中某一行异常，影响其母行，导致子母两行都异常。子行太过，引起母行亦亢盛，导致子母两行皆亢盛，称"子病犯母"。子行不足，累及母行，引起母行亦不足，导致子母两行俱不足，称"子盗母气"。

三、五行学说在中医治未病中的应用

（一）辨识五脏生理功能的状态

中医学用五行学说的理论，以取类比象的方法，说明人体脏腑、组织、器官的生理功能，以及五大系统间相互资助、相互制约的关系。

根据五脏的功能特点，将其分别归属于五行，用五行的特性来说明五脏的生理功能或生理特性。肝有升发疏泄的功能，在生理上喜条达而恶抑郁，其性具有木之升发、舒畅条达之性；心主神明、主行血，心阳温煦具火之通明之性；脾具有运化水谷，化生精微以营养脏腑的功能，其性有土生化万物之特性；肺有清肃、下降的功能，具金行的清肃、收敛之特性；肾有藏精、主水液的功能，具水的滋润、闭藏、下行之特性。临证辨识五脏生理功能状态，其五行特性的发挥是一重要指征。

中医五行学说将人体五脏与六腑、五体、五窍、五华、五志、五液，乃至于五方、五时、五气、五色、五味等等，进行广泛的联系，构建以五脏为中心、内外联系的天人合一的五脏系统，体现了"天人相应"的整体观念。而五脏生理功能状态的辨识，还需考虑其与外环境之间的协调性。

五脏的五行归属，还可根据五行生克制化理论，说明五脏生理功能之间的某些相互资生和相互制约关系。如木生火，即肝木济心火，肝藏血，心主血脉，肝藏血功能正常有助于心主血脉功能的正常发挥；心属火，肾属水，水克火，即肾水能制约心火，肾水上济于心，可以防止心火之亢烈等。五脏之间相互资生、相互制约的关系是否正常，也是辨识人体健康和未病状态的基础。

（二）预测人体疾病的病理变化

五脏生理上的相互联系决定了其病理上的相互影响。根据五行学说理论，五脏病理分为相生关系的"母病及子""子病及母"和相克关系的"相乘""相侮"传变。如生理状态下，肝与肾是母子关系，与脾是所胜与所不胜关系。而临床肝病常见的"水不涵木"和"肝气犯脾"，前者为"母病及子"，后者则属"相乘"。正常生理状态下，肝肾母子同源，阴阳互滋互制，共同维持二者的阴阳平衡；但若肾阴亏虚，则会导致肝阴失养，以致阴不能制阳，肝阳亢逆于上，临床可见腰膝酸软、眩晕耳鸣、遗精、健忘、失眠、烦躁易怒、口燥咽干、盗汗、颧红、五心烦热等症，是为"水不涵木"的病理。又肝主疏泄，其气条达舒畅，可防脾土的壅滞，以利于脾主运化功能的发挥，是为"木克土"；但若肝失疏泄，气机郁滞，则会出现情志抑郁不舒、胸胁闷痛、月经不调等；进一步就会影响对脾土的疏泄，导致脾运化不健，出现食纳不振、面色萎黄等症状，则为"木乘土"病理的出现，即"肝木乘脾"。所以，依据五行生克乘侮理论，可预测疾病的发生与病情的发展，从而做到既病防变。正如《金匮要略·脏腑经络先后病脉证》所言："夫治未病者，见肝之病，知肝传脾，当先实脾。"

（三）干预疾病的发生和传变

中医五行学说最重要的贡献就是构建了五行–五脏系统，临证运用五行理论，干预疾病的发生和传变主要有以下两方面：

一是从本脏所主（有关）的色、味、脉来预测本脏病的发生而后进行干预。人体疾病外在的皮肤、毛发、形体等的变化，往往是内在脏腑的功能活动失调，尤其是五脏的功能失调所导致。所以临证对于五脏系统的病变，可以通过其相应的脉、色、味、声、形、舌等的变化，来确定疾病的诊断。如《难经·六十一难》指出："望而知之者，望见其五色，以知其病。闻而知之者，闻其五音，以别其病。问而知之者，问其所欲五味，以知其病所起所在也。切脉而知之者，诊其寸口，视其虚实，以知其病，病在何脏腑也。"见微知著，干预内脏可能发生的病变。如面见黑色多为肾虚，面见黄色多为脾虚，面见青色多为肝病等，从而及时对相关脏腑进行干预。

　　二是根据五行生克乘侮规律，分析五脏疾病相互传变而进行干预。如脾主运化，可制止肾水泛滥，以保证肾主水功能的正常进行；若脾病面色黄黑，色斑沉着，可知脾病及肾，即土不制水，故当先调脾。

（四）指导治未病的调治

　　正如上文所言，五行学说，构建了以五脏为中心、内外联系的天人合一的五脏系统。作为人体生命活动调控主体的五脏系统，通过其相应的官窍组织，接受客观外界的信息而进行整体综合判断，作出应答，以调节各自的功能状态和协调系统之间的平衡，维持机体正常的生命活动。而人体疾病的产生，其核心是脏腑功能的失调或脏腑之间相互关系失调。所以调整脏腑的功能状态，恢复脏腑之间正常的生克制化关系，帮助人体恢复自我平衡稳定，是治未病的重要手段。

　　1. 顺应脏腑生理特性，促进脏腑功能状态的恢复　五脏归属五行，脏腑功能具有相应五行属性的特点。中医治未病调理脏腑，可依据脏腑特性的不同特点，针对其喜恶采取相应的调摄，以促进脏腑功能的恢复。如肝属木，主生发、喜条达恶抑郁，调肝脏当佐以疏肝之品；心属火，具通明之性，调心脏应重视心阳的温通；脾属土，具有生化万物之特性，调脾脏则时刻注意甘温顾护；肺属金，具清肃、收敛之特性，调肺脏需清降、收敛；肾属水，具滋润、闭藏之特性，调理肾脏不仅要注意补益，防止其过度耗泄也是顺应其闭藏之性。

　　2. 应用五行生克理论，调理脏腑功能　应用五行生克理论调理脏腑功能，可依据"虚则补其母，实则泻其子"，或"抑强"与"扶弱"配合的原则。如肾藏精以滋养肝之阴血，临床上见到肝阴不足为主的视物模糊，可通过补肾阴以使其目光明亮，这便是在"虚则补其母"原则指导下，根据肝肾之间母子相生的关系制定的防治大法——"滋水涵木"。再如因肝气郁结，肝失疏泄，以致食欲不振、面色萎黄、神疲乏力、胸闷喜叹息，可通过健脾益气、疏肝解郁的方法来治疗，以使患者振奋食欲、改善面色、调整精神状态，此即在"抑强扶弱"原则指导下，根据肝脾之间相克关系而制定的调摄大法——"抑木扶土"。其他如益火补土法、泻南补北法、培土生金法、金水相生法、佐金平木法等，均是根据五行相生相克关系而确立的五脏虚实补泻常用调治法。此外，中医以情胜情法等也是以五行生克制化关系为理论依据的调摄法。

第三节　运气学说

　　运气学说，是中国古代研究自然气候变化规律及其对生物尤其是对人体健康及疾病影响的一种学说，是《黄帝内经》"天人相应"理论的典型体现。运气学说把自然气候变化的规律与人体发病原理相统一，探讨气候变化与人体健康、疾病发生之间的相关性，因而成为中医学理论体系的重要组成部分。运气学说为预防自然灾害、疾病及临床诊断治疗等提供重要参考，对治未病更具有重要的指导价值。

一、运气学说的基本概念

　　运气学说是以客观存在的物质世界为对象，从"天人相应"的整体观念出发，以阴阳五行学说为理论依据，以天干和地支为演绎工具，来推演预测每年气候变化和疾病流行的一般情况。

　　运气学说包括五运和六气两部分内容。五运即木运、火运、土运、金运、水运，是木、火、土、金、水五行之气在天地运化中形成的五个具有各自气候特征的时令节段；六气指风、寒、暑、湿、燥、火（热）六种气候，因为暑和火性质相同，所以六气又可合为五气与五行相应。故曰："天有五行御五位，以生寒暑燥湿风"（《素问·天元纪大论》）。五运与六气的变化规律是天地感应、作用的结果。正如《素问·天元纪大论》所言："神在天为风，在地为木；在天为热，在地为火；在天为湿，在地为土；在天为燥，在地为金；在天为寒，在地为水。故在天为气，在地成形，形气相感而化生万物矣。"

二、运气学说的基本内容

（一）天干和地支

1. 天干　即甲、乙、丙、丁、戊、己、庚、辛、壬、癸，又称十天干。十天干最早是用来纪日的，用来计算天之次第，它包含了万物由发生而少壮，而繁盛，而衰老，而死亡，又更始的涵义在内。

2. 地支　即子、丑、寅、卯、辰、巳、午、未、申、酉、戌、亥，称十二支。古代用十二地支纪时、纪月。十二支的次第先后，与十天干具有相似的意义，旨在说明事物的发展由微而盛，由盛而衰，反复变化的进展过程。

3. 干支的阴阳五行配属　干支的阴阳属性，一般说来，天干属阳，地支属阴。但天干、地支又各有其阴阳属性，划分方法是按干支的排列顺序，单数为阳，双数为阴。甲、丙、戊、庚、壬为阳干；乙、丁、己、辛、癸为阴干。子、寅、辰、午、申、戌为阳支；丑、卯、巳、未、酉、亥为阴支。

干支的五行配属方法有两种：

（1）干支配属五行和方位　见表4-2。

表4-2　干支五行五方配属表

五行	木	火	土	金	水
天干	甲乙	丙丁	戊己	庚辛	壬癸
地支	寅卯	巳午	辰戌丑未	申酉	亥子
五时	春	夏	长夏	秋	冬
五方	东	南	中	西	北
十二月	十二月	一月、二月	四月、五月	三月、六月、九月、十二月	七月、八月	十月、十一月

天干配属五行五方是根据五行之气的性质，结合五时五方生物的生长化收藏规律，如甲乙为生物破甲初生之象，而春主木气，万物萌生，日出于东方，东方主升，故甲乙配属春木东方。地支配五行五方，服从了五方的规范；而地支配五行，在运气中主要是用来纪月的，如寅卯是正二月，正二月是春季，木旺于春，所以寅卯属木。

（2）干支化运与化气配属　见表4-3。

表4-3　天干纪运与地支纪气表

五行	土	金	水	木	火
天干	甲	乙	丙	丁	戊
	己	庚	辛	壬	癸

续表

地支	丑	卯	辰	巳	子寅
	未	酉	戌	亥	午申

"天干纪运，地支纪气"，表4-3中天干配五行，也称"十干统运"，或"天干纪运"，是根据天象变化来确定的，在运气学说中用来确定岁运；而"地支纪气"，主要是以地支推算并标示六气，十二支配属六气，划分为三阴三阳，并常以三阴三阳表示。

4. 甲子周期　天干与地支的配合运用就是"甲子"，古代用来纪年、纪月、纪日，并用以推算节气、气候。天干与地支的配合是天干在上，地支在下，按着干支原有的次序组合排列。从甲子始依次推算到癸亥，共得60个天干地支组合，故称"六十甲子"。

（二）五运

五运，是木、火、土、金、水五行之气在天地运化中形成不同特征的气候，而分化出的五个时令节段。一年三百六十五日又二十五刻，分为五，即五运，每一运主七十三日零五刻，即初运、二运、三运、四运、五运（也称终运）；以五行命名，又可称为木运、火运、土运、金运、水运；为了计算方便，又称为角运、徵运、宫运、商运、羽运。在运气学说中，五运代表了春、夏、长夏、秋、冬五季气候运动变化规律的特点。五运又有岁运（又称大运、中运）、主运、客运之分。它们的变化都是以当年纪年的天干及其阴阳属性为准则。

1. 岁运　又称大运、中运，统主一岁的五运之气。它能反映全年的气候特征、物化特点及发病规律等情况。

确定岁运的方法主要是根据值年天干的阴阳属性而定。①根据值年的天干，以十干统运的规定确定岁运。"土主甲己，金主乙庚，水主丙辛，木主丁壬，火主戊癸"（《素问·五运行大论》）。凡逢甲己之年为土运，乙庚之年为金运，丙辛之年为水运，丁壬之年为木运，戊癸之年为火运。②确定岁运之后，再根据值年天干的阴阳属性确定太过与不及。其规律是阳干为太过，阴干为不及。阳年（太过）为本气流行，阴年（不及）为克己之气流行。如戊癸年同为火运，但戊为阳干，凡戊年为火运太过，此年一般是热气偏胜；癸为阴干，凡癸年为火运不及，火不及则水来克之，故此年气候反而偏寒。余可类推。五行之气，既非太过，又非不及，谓之平气。它和太过、不及，合称为"五行三纪"。

2. 主运　指五运之气分别主管一年五时的运。随季节的变化而传递有次，传递的顺序为五行相生之序，始于木运而终于水运。

五运各主一时，初运，即木运，起于每年的大寒日，于春分后十三日交二运；二运，即火运，起于春分后十三日，于芒种后十日交三运；三运，即土运，起于芒种后十日，于处暑后七日交四运；四运，即金运，起于处暑后七日，于立冬后四日交五运；五运，即水运，起于立冬后四日，于大寒日交初运。终而复始，年年如此，固定不变。

推算五运，需通过五音建运、太少相生、五步推运方法进行。

（1）五音建运　五音，即宫、商、角、徵、羽，分属于五行，把五音分别建立于五运十干之中，并用五音代表五运。以宫音属土，建于土运；商音属金，建于金运；角音属木，建于木运；徵音属火，建于火运；羽音属水，建于水运。这种五音建运的方法对于主运、客运都适用。

（2）太少相生　五音分太少，十干具阴阳，阳干为太，阴干为少。如：甲己土宫音，阳土甲为太宫，阴土己为少宫；乙庚金商音，阳金庚为太商，阴金乙为少商；丙辛水羽音，阳水丙为太羽，阴水辛为少羽；丁壬木角音，阳木壬为太角，阴木丁为少角；戊癸火徵音，阳火戊为太徵，阴火癸为少徵。太为有余，少为不足。

主运五步太少相生规律：壬癸甲乙丙年主运五步是太角、少徵、太宫、少商、太羽，丁戊己庚辛年主运五步是少角、太徵、少宫、太商、少羽。如此，太少反复相生，则阴生于阳，阳生于阴，而不断地发展变化。

（3）五步推运 首先，先确定岁运，并根据十天干的阴阳属性定太少；其次，按照太少相生的方法，从所定的岁运逆推至角；然后，从角运，以太少相生的方法顺推至羽。这样主运各运的太少就推算出来了。

例如：甲年属阳土，运属太宫用事，即从太宫本身依次上推，生太宫的是少徵，生少徵的是太角，因而甲年的主运便起于太角，太少相生而终止于太羽（表4-4）。

表4-4 甲年五运各运太少表

初运	二运	三运	四运	五运
太角	少徵	太宫	少商	太羽

又如：己年为阴土，运属少宫用事，则从少宫本身向上推，生少宫的是太徵，生太徵的是少角，则己年的主运便起于少角，太少相生而终于少羽（表4-5）。

表4-5 己年五运各运太少表

初运	二运	三运	四运	五运
少角	太徵	少宫	太商	少羽

3.客运 与主运相对而言，也是主时之运。反映了每年五个运季中的特殊岁气变化。因每岁有变更，各季有不同，如客之来去，非恒常主时，故名客运。

每年五步的任何一步，同时有一个主运和一个客运共同主持。客运与主运的相同点是：五步之运分主一年五时，每运各主七十三日零五刻；都以五行相生之序，太少相生，五步推运。不同点是：主运年年不变，而客运是以当年年干所统的大运作为该年客运的初运，所以客运随着岁运而更换。

客运的推算方法：①以年干定岁运的阴干、阳干，并确定客运的初运及其太少；②以五行太少相生的顺序，分作五步，行于主运之上。如逢乙之年，岁运为阴金少商用事，那么该年客运的初运便是少商，二运为太羽，三运为少角，四运为太徵，终运为少宫，其他年份均依此类推。由于天干十年一周，所以客运逐年变迁，十年为一周。

（三）六气

在正常情况下，风、寒、暑、湿、燥、火（热）是自然界六种不同的气候变化。运气学说中的六气一般不列暑，且把火分为君火和相火两种。所以运气学中所说的六气，在运用上，称为风、寒、湿、燥、君火、相火。六气是四季阴阳消长变化所产生，可用三阴三阳来识别，"厥阴之上，风气主之；少阴之上，热气主之；太阴之上，湿气主之；少阳之上，相火主之；阳明之上，燥气主之；太阳之上，寒气主之"（《素问·天元纪大论》）。十二支配属六气，常以三阴三阳表示，"子午之上，少阴主之；丑未之上，太阴主之；寅申之上，少阳主之；卯酉之上，阳明主之；辰戌之上，太阳主之；巳亥之上，厥阴主之"《素问·五运行大论》。就是说年支逢子午，则为少阴君火之气所主；逢丑未，则为太阴湿土之气所主；逢寅申，则为少阳相火之气所主，逢卯酉，则为阳明燥金之气所主，逢辰戌，则为太阳寒水之气所主，逢巳亥，则为厥阴风木之气所主。

一年分为六个时段来讨论气候的不同变化，每一个时段亦称为一气，每一气各主六十日又八十七刻半。六气又分为主气、客气和客主加临。主气用以述其常，客气用以测其变。主气和客气相合，称为客主加临，可以用来进一步分析气候的复杂变化。

1. 主气 主气和主运的意义基本相同，也是代表每年各个季节的正常气候变化，因其年年不变，故称为主气。主气依次为风木、君火、相火、湿土、燥金、寒水六气。

主气的推算方法：①主气主时，分为六步，即把一年二十四节气分属于六步之中，每步主四个节气，计六十日又八十七刻半。②初之气为厥阴风木，二之气为少阴君火，三之气为少阳相火，四之气为太阴湿土，五之气为阳明燥金，终之气为太阳寒水。③初之气主大寒、立春、雨水、惊蛰，到春分；二之气主春分、清明、谷雨、立夏，到小满；三之气主小满、芒种、夏至、小暑，到大暑；四之气主大暑、立秋、处暑、白露，到秋分；五之气主秋分、寒露、霜降、立冬，到小雪；终之气主小雪、大雪、冬至、小寒，到大寒。六气的顺序是五行相生的次序，而一年六气的气候，亦互为因果，连续而生。

2. 客气 亦是主时之气，司时令气候的异常变化，它和客运一样，年年有变，亦犹"客"之往来无常，故称客气。

客气的推算方法：①客气也分为六步，即司天之气，在泉之气，左右四间气。遵循先三阴后三阳，一厥阴风木，二少阴君火，三太阴湿土，一阳少阳相火，二阳阳明燥金，三阳太阳寒水。客气和主气虽然都分六步运行，但两者运行的次序完全不同，客气六步因不同年份的岁支不同而变化。②司天、在泉及左右间气的确定：司天之气是岁气，凭年支纪气规律求得，主上半年（属阳）的气候变化，位置在六步气运的三之气位置上；在泉之气也是岁气，统管下半年（属阴）的气候，其位在终之气。在泉之气与司天之气是相对的，即凡是一阴司天，必然是一阳在泉；二阴司天，必然是二阳在泉；三阴司天，必然是三阳在泉。反之亦然；其余的初之气、二之气、三之气、四之气、五之气、终之气统称"间气"。司天的左间位于四之气上，右间位于二之气上（面北而言）。在泉的左间位于初之气上，右间位于五之气上（面南而言）。

3. 客主加临 所谓客主加临，就是将每年轮转的客气，加在固定的主气之上，借以了解气候的常和变。其推演方法是：主气六步运行次序固定不变，推演时，先将该年的司天之气加临于主气的三之气上，在泉之气加临于主气的终之气上，其余四气用推导方法的加临。

主客加临有三种情况：①主客之气是否相得：将客气加于主气之上，凡主客之气为相生关系，或者主客同气，便为相得；若主客之气表现为相克关系，便为不相得。"气相得则和，不相得则病"（《素问·五运行大论》）。②主客之气的顺逆：不相得之中，凡客气胜（克）主气为顺，主气胜（克）客气则为逆。《素问·至真要大论》说："主胜逆，客胜从。"③君火与相火的加临：相得之中，君火为客气则顺，相火为客气则逆，即所谓的"君位臣则顺，臣位君则逆"。

（四）运气相合

五运和六气在运用时是相互结合的，"天干取运，地支取气"，故天干与地支的配合，实际上是代表着运和气的结合。每年的年号，都是由一个天干和一个地支组成的，要推测某年的运气情况，必须把两者结合起来，进行全面的综合分析。

1. 运气同化　包括天符、岁会、同天符、同岁会、太乙天符五种。

（1）天符　指岁运之气与司天之气的五行属性相符合。

"天符"之年的推算方法：①先求年干，依据"十天化运"规律，求出该年的岁运；②求年支，依据"十二支化气"规律，求出该年的岁气，即司天之气；③将岁运与岁气进行五行属性比较，如果二者的属性相同，那么该年即是天符之年。在甲子一周六十年中，有十二年是天符年，计有己丑、己未、戊寅、戊申、戊子、戊午、乙卯、乙酉、丁巳、丁亥、丙辰、丙戌。

（2）岁会　指该年岁运的五行属性与年支五行方位属性相同。

"岁会"之年的推算方法：①先求年干，依据"十干化运"的规律，求出该年的岁运；②求出该年岁支，根据"东方寅卯木，南方巳午火，西方申酉金，北方亥子水，辰戌丑未中央土"的规律，与岁运五行属性比较，相同者即是"岁会年"。在甲子一周六十年中，逢岁会者，有甲辰、甲戌、己丑、己未、乙酉、丁卯、戊午、丙子八年；其中，己丑、己未、乙酉、戊午四年既属岁会，又属天符。

（3）同天符　指凡逢阳干之年，太过岁运的五行属性与客气在泉之气的五行属性相同的年份。在甲子一周六十年中，甲辰、甲戌、壬寅、壬申、庚子、庚午六年属于这种情况。

（4）同岁会　指凡逢阴干之年，不及岁运的五行属性与客气在泉之气的五行属性相同的年份。在甲子一周六十年中，癸卯、癸酉、癸巳、癸亥、辛丑、辛未六年属于这种情况。

（5）太乙天符　指既是天符，又是岁会的年份。在甲子一周六十年中，戊午、乙酉、己丑、己未四年，均属太乙天符。太乙天符是指岁运与司天之气、岁支之气的五行属性三者相合，共同主令，即《素问·天元纪大论》所说的"三合为治"。

运气的同化揭示了运与气相会的年份，彼此虽然没有胜复，气象变化单一，但可能会造成一气偏胜独治的异常气候现象，从而会给人体造成危害。

2. 运气异化　包括运盛气衰，气盛运衰。

（1）运盛气衰　运生气或者运克气叫做运盛气衰。如辛亥年的年干是辛，丙辛化水，所以辛亥年的大运是水运；年支是亥，巳亥厥阴风木，故辛亥年的值年司天之气便是风木。水生木，故为运生气。因此，辛亥年这一年便是运盛气衰。

（2）气盛运衰　气生运或者气克运谓之气盛运衰。如己亥年的年干是己，甲己化土，所以己亥年的大运是土运；年支是亥，巳亥厥阴风木，故己亥年值年司天之气便是风木。木克土，就是气克运。因此，己亥年这一年便是气盛运衰。

分析各年运和气的盛衰，其目的是：①根据运气的盛衰可以推算出各年运气变化的主次，运盛气衰的年份，在分析当年变化时，便以运为主，以气为次。反之，气盛运衰的年份，在分析当年变化时，便以气为主，以运为次。②根据运气盛衰可以进一步推算各年气候的复杂变化。根据五运六气、五行属性的生克关系，在六十年中可以分为五种不同类型的年份：即：气生运为"顺化"；气克运为"天刑"；运生气为"小逆"；运克气为"不和"；运气相同则为"天符"。顺化之年，变化较为和平；小逆及不和之年，变化较大；天刑之年，变化特别剧烈；天符之年，变化较一般年份为甚。顺化和天刑之年，属气盛运衰，故推算该年的气候变化时，以六气为主，五运作为参考。而小逆和不和之年，属运盛气衰，故以五运为主，六气作为参考。如逢天符年，是属运气相同，则两者结合使用。

3. 平气之年　指该年气运既非太过又非不及。主要有以下三种情况：

（1）岁运太过而被司天制约　岁运太过之年，当年司天之气的五行属性与岁运的五行属性相克，则该年虽岁运太过，但受司天之气的制约，构成平气之年。

（2）岁运不及而得司天之助　岁运不及之年，而该年的司天之气与不及的岁运是五行相生关系，得司天之助，即也构成平气之年。

（3）干德符　指在岁运不及之年，若年干的"阴干"与大寒日初气所始之日、时的"阳干"相合时，则称为"干德符"。干德符之年亦为平气之年，这是日与时的阳干补助了年干不及的缘故。

三、运气学说在中医治未病中的应用

（一）辨识人体的自然生理规律

在一年四时之中，自然界的气候存在着春温、夏热、长夏湿、秋燥、冬寒的周期性变化，并且由此导致万物的变化呈现出生、长、化、收、藏的规律，同时也影响着人体，使人体的各种生理活动均形成与之相应的变化节律。一般来说，随着天时寒暑的变迁，人体的阴阳、气血、脏腑、津液也有相应的盛衰改变。因此，人们必须顺应天地四时的变化，才能保持正常的生命活动。"故阴阳四时者，万物之终始也，死生之本也，逆之则灾害生，从之则苛疾不起，是谓得道"（《素问·四气调神大论》）。

四时阴阳之气随着季节的变迁，表现出规律性的升降变化，春夏阳气升发，秋冬则收敛、内藏，而人体的阳气也会随之出现相应的改变，春夏气血趋向于体表，秋冬气血趋向于体内，反映在脉象上就出现了"春应中规，夏应中矩，秋应中衡，冬应中权"（《素问·脉要精微论》）。人体内阴阳之气的升降出入与四时阴阳之气的升降出入相应，保持了机体与外环境的统一性与协调性，是谓正常的自然生理规律。

人体阳气的昼夜消长规律亦如四时"春生、夏长、秋收、冬藏，是气之常也，人亦应之。以一日分为四时，朝则为春，日中为夏，日入为秋，夜半为冬。朝则人气始生……日中人气长……夕则人气始衰……夜半人气入脏"（《灵枢·顺气一日分为四时》）。人体阳气的这种昼夜升降浮沉变化规律，保证了人体正常的生理机制，阳气昼行于阳（体表）则白天清醒少寐，精力旺盛充沛；夜入于阴（内脏）则夜间目瞑安寝，安卧熟睡。

脏腑之气也与四时存在着相通应的关系，春温之气有助于肝、胆之气的升发，夏热之气有助于心、小肠的盛长，长夏之气有助于脾、胃之气的运化，秋凉之气有助于肺、大肠之气的敛降，冬寒之气有助于肾、膀胱之气的闭藏。顺应四时阴阳的消长规律，借助四时之气的消长变化，"呼吸精气"（《素问·上古天真论》），既保持了机体内外环境的统一性，又可顺应脏腑特性，保持人体应有的生理状态。

（二）预测疾病的发生

如果自然界的气候变化出现异常或超出正常的限度，人体无法与之相适应就会产生疾病。运气对人体疾病发生的影响，主要包括六气的病因作用、疾病的季节倾向、不同地区气候及天气变化对疾病的影响等。从发病的规律看，由于五运变化、六气变化、运气相合的变化，各有不同的气候特征，所以它们对人体发病的影响也不尽相同。

1. 五运与发病　岁运的太过和不及都会使人体有易患某种疾病的倾向。

一般阳干之年，岁运太过，本运之气偏盛，多引起与之相通应的脏发病，并导致与之相应的所胜之脏受制而为病。如《素问·气交变大论》说："岁木太过，风气流行，脾土受邪。民病飧泄食减，体重烦冤，肠鸣腹支满，上应岁星。甚则忽忽善怒，眩冒巅疾。"

而阴干之年，岁运不及，五运之气衰少，多引起与岁运相应之脏被抑而病、所不胜之脏偏盛而病、复气偏胜而产生相应的病证。如岁木不及之年，可能会出现肝脏及所不胜肺脏，以及来复之气心脏的病变。如《素问·气交变大论》所言："岁木不及，燥乃大行，生气失应，草木晚荣，肃杀而甚……民病中清，胠胁痛，少腹痛，肠鸣溏泄……复则炎暑流火……病寒热疮疡、痱胗痈痤。"

2. 六气与发病

（1）**主气与发病**　主气为一年季节性气候变化的主时之气。在正常情况下，是为天之六气；而在反常情况下，则成为致病的因素，即六淫邪气。"至而至者和；至而不至，来气不及也；未至而至，来气有余也"（《素问·六微旨大论》）。六气失常，如果人体能够适应，就为顺而不病；否则，超过了人体的适应能力，就为逆而生病。"应则顺，否则逆，逆则变生，变则病"（《素问·六微旨大论》）。

六淫的性质和致病特点各异，其发病的病理表现亦各有不同的特征。

（2）**客气与发病**　六气之中，以司天、在泉两者对人体的影响较大，司天之气主上半年的气候，在泉之气主下半年的气候，所以通常以此二者为主讨论其对发病的影响。如太阳寒水司天之年，则必定太阴湿土在泉。这样的年份则上半年寒气偏胜，下半年湿气较重，则全年要考虑寒湿为病的可能，容易感受寒湿而出现头身困重、泄泻等病症。

（3）**客主加临与发病**　若客主之气彼此相生，便相得而安和，则气候正常，人体不易发生疾病；若彼此相克，便不相得而为害，则气候反常，就容易引起疾病的发生。"气相得则和，不相得则病"（《素问·五运行大论》）。

客主加临的顺逆，也可使疾病有轻重缓急之不同。逆则病情深重，传变迅速，危害甚大；顺则病情轻浅，其势亦缓，其危亦微。因为各季节气候以主气为主为强，客气为从为弱，对主气有制约、干扰作用。若主气克客气，为主气偏胜，这种偏胜持续时间长，危害大，故为逆；若客气克主气，客气虽偏胜，但为暂时的状态，故危害不大，所以为从。

（4）**运气同化与发病**　天符和太乙天符之年，气候专一，易形成太过之气；岁会之年，气候多和平。所以天符之年易发生危重的急性病；太乙天符之年易出现死亡率极高的暴发性疾病；而岁会之年罹病后，一般病情轻而病势缓。如《素问·六微旨大论》所言："天符为执法，岁会为行令，太乙天符为贵人。帝曰：邪之中也奈何……中执法者，其病速而危；中行令者，其病徐而持；中贵人者，其病暴而死。"

因此，根据五运六气的推算，可以了解当年的气候特点，以预测当年气候特点下人们易罹患的疾病和容易发生流行的疫病（传染病），提示及早预防和干预。

（三）干预疾病的发生发展

运气学说推求气候变化规律及其对疾病的影响，其目的在于预先采取有效措施，干预疾病的发生发展。

每年运气变化多有不同，所以疾病的发生与流行状况也有别，中医治未病首当推导出各年气候和疾病的大致发生规律，并预先制定出预防措施。如岁火太过之年份，炎热暑气流行，火胜克金，尤其易损伤肺阴，《素问·气交变大论》说："岁火太过，炎暑流行，肺金受邪。"因此，在这样的年份，在预防上当注意保护阴液，少食辛热燥烈或煎炸的食物，避免阴液的损耗；或适当补养气阴，服用益气养阴的药物或食物，能在一定程度上缓解阴虚燥热之象。

（四）指导中医治未病的调治

1. 顺应自然四时气候的变化　中医学在"天人相应"理论的基础上，提出"法于阴阳，和于术数"的摄生保健之道，以适应四时气候的变化，这是预防疾病的根本措施之一。春夏季节在起居、饮食、药物调补、精神调养、运动锻炼等方面，应顺应自然界生发之机，以充养体内阳气；秋冬时节则应护养阴精，使人体阴精内藏，以抗病延年。春三月，"夜卧早起，广步于庭，被发缓行，以使志生"；夏三月，"夜卧早起，无厌于日，使志无怒"；秋三月，"早卧早起，与鸡俱兴，使志安宁"；冬三月，"早卧晚起，必待日光，使志若伏若匿"（《素问·四气调神大论》），从而达到"春夏养阳，秋冬养阴"的目的。

顺应气候的变化规律，指导四时调摄，不仅可以增强人体体质，而且避免了四时不正之气的侵袭，是治未病各个环节的首要原则。

2. 注意疾病的传变和禁忌　中医治未病还有一重要环节，就是既病防变，治其未传。由于各脏腑与自然之气相应有不同规律，所以其相关疾病在相应的季节里会表现出不同程度的传变和预后。如《素问·脏气法时论》说："病在肝，愈于夏；夏不愈，甚于秋；秋不死，持于冬；起于春，禁当风。"即肝脏疾病在夏季趋于愈合，否则到了秋季，燥金之气克木，则会加重病情，如此就会迁延至冬季。到了春季时，受升发之气的补充，逐渐好转，但应避免当风冒邪。因此，当罹患肝脏疾病时，应当掌握最佳时机进行治疗，防止其传变。余脏可类推。

第四节　藏象学说

藏象学说，是中医理论体系的核心内容，它主要是研究人体脏腑内在的形态结构、功能活动、病理表现，以及脏腑之间、脏腑与形体官窍及自然、社会环境之间相互关系的理论。它是疾病诊治及养生防病的重要理论基础。

一、藏象及脏腑的基本概念

藏象，是指藏于体内的脏腑及其表现于外的生理、病理征象及与自然界相通应的事物和现象。"藏"，指隐藏、藏匿于内的脏腑，包括五脏（心、肺、脾、肝、肾）、六腑（胆、胃、小肠、大肠、膀胱、三焦）和奇恒之腑（脑、髓、骨、脉、胆、女子胞）。"象"，一指脏腑的解剖形态；二指表现于外的生理现象或病理征象；三指内在以五脏为中心的五个生理病理系统与外在自然环境的事物与现象类比所获得的比象。"藏"是"象"的内在根据，"象"是"藏"的外在反映。"藏象"既揭示了人体内在脏腑本质与外在征象之间的有机联系，又体现了中医学"视其外应，以知其内脏""以象测藏"的认识方法。

二、藏象学说的主要特点

（一）独特的脏腑体系

根据脏腑功能、经络气血等特点，藏象理论将脏腑形体官窍、精神情志相互联系起来，从而形成了独特的脏腑体系。

1. 脏腑分属阴阳，表里络属　根据阴阳理论，按脏腑的功能及特点，脏为阴属里，腑为阳属表，脏与腑之间表里络属，如心与小肠、肺与大肠、肝与胆、肾与膀胱互为表里。脏腑之间一阴一阳互为表里，相互络属，构成了人体脏腑系统的基础。

2. 五脏与形体官窍相互联系 藏象学说中的形体，一般指人的整个躯体，有时特指皮、肉、筋、脉、骨等"五体"；官窍，即五官九窍，五官即口、目、鼻、舌、耳，九窍即口、双眼、双耳孔、双鼻孔及前后二阴。藏象学说以表里相关、经络理论、脏腑官窍生理功能为基础，将五脏与形体官窍相联系。一脏虽与多体多窍相关联，但又与特定的官窍直接相通，从而形成了特定的五脏系统，如心系统、肺系统、脾系统、肝系统、肾系统等。

3. 五脏与精神情志密切相关 五脏与精神情志相关，反映了"形神合一"的整体观思想。藏象学说中，人的各种精神、情志思维活动分别归属于五脏，如《素问·宣明五气》曰："心藏神，肺藏魄，肝藏魂，脾藏意，肾藏志。"又《素问·天元纪大论》曰："人有五脏化五气，以生喜、怒、悲、忧、恐。"藏象学说认为，脏腑的正常生理功能是精神情志活动正常的内在物质基础，精神情志活动又会反作用于脏腑功能。

（二）以五脏为中心的整体观

整体观念是中医学的基本特点之一。整体观认为，人体以五脏为核心，联络着六腑、奇恒之腑及形体官窍，并与自然界构成"天人相应"系统有机整体。

五脏系统中，心、肺、脾、肝、肾各脏虽功能各异，但又是以心为主宰的整体。一方面，各脏腑功能之间相互影响，既有生理功能的协同，又有病理状态下的相互影响。另一方面，诸脏虽有各自相应的情志功能，其变化又都会影响心主神的功能。

以五脏为中心的整体观还体现在五脏与自然界的相统一。根据阴阳五行学说，五脏分别与自然界的五时相通应。如肝属木，为阴中之阳，以应春气；心属火，为阳中之阳，以应夏气；脾属土，为至阴之脏，以应长夏；肺属金，为阳中之阴，以应秋气；肾属水，为阴中之阴，以应冬气等。通过五脏与五时的通应，沟通了人体内环境与自然界外环境之间的关系，形成了特色鲜明的"天人相应"的五脏系统。以五脏为中心的整体观，对治未病把握人体局部征象与整体特征有重要启示。

（三）脏腑的特点和差异

脏腑虽常常并称，但脏与腑之间各有其生理功能特点。五脏化生和贮藏精气，满而不实，藏而不泻，且藏神，与情志活动有关；六腑主受盛和传化水谷，实而不满，泻而不藏，以通为顺。五脏与六腑生理功能上的差异，是建立在其不同的形态结构基础上的。五脏多为实质性器官，主贮藏精气；六腑则多为中空器官，主传化水谷。奇恒之腑在形态结构上多为中空而类似六腑，而功能上多为贮藏精气，故称"奇恒之腑"。

三、藏象学说的基本内容

（一）五脏

五脏，是心、肺、脾、肝、肾的合称。

1. 心

（1）生理功能

1）主血脉：指心气推动和调控血液在脉道中运行，流注全身，发挥营养和滋润作用。心主血脉包括心主血和主脉两个方面。①主血：一是心气能推动血液运行，以输送营养物质于全身脏腑、形体、官窍；二是心有生血的作用，即所谓"奉心化赤"。②主脉：心主脉是指心气推动和调控心脏的搏动和脉管的舒缩，使脉道通利，血流通畅。

2）主藏神：又称主神明或主神志，是指心有统帅全身脏腑经络、形体官窍的生理活动和主司意识、思维情志等精神活动的作用。心所藏之神，既指主宰人体生命活动的广义之神，又包括意识、思维、情感等狭义之神。

（2）生理联系和特性　心在体合脉，其华在面，在窍为舌，在志为喜，在液为汗，五行属火，与小肠相表里，与夏气相通应。

1）心为阳脏：心位于胸中，在五行属火，为阳中之阳，故称为阳脏，又称"火脏"，火性光明，烛照万物。心喻为阳脏、火脏，其意义在于说明心以阳气为用，心之阳气有推动心脏搏动、温通全身血脉、兴奋精神，以使生机不息的作用。

2）心主通明：是指心脉以通畅为本，心神以清明为要。心脉畅通，固然需心阳的温煦和推动作用，但也须有心阴的凉润和宁静作用。

2. 肺

（1）生理功能

1）主气，司呼吸：肺为气体交换的场所，主呼吸之气；肺还有主一身之气生成和运行的作用。

2）主行水：指肺通过其宣发和肃降运动，推动和调节全身水液的输布和排泄。肺气宣发，将脾气转输至肺的水液向上向外布散，上至头面诸窍，外达全身皮毛肌腠；输送到皮毛的水液在卫气的推动作用下化为汗液，并在卫气的调节作用下有节制地排出体外。肺气肃降，将脾气转输至肺的水液向内向下输送到其他脏腑，并将脏腑代谢所产生的浊液下输至肾或膀胱，成为尿液生成之源。

3）朝百脉，主治节：肺朝百脉，指全身的血液都通过百脉流经于肺，经肺的呼吸，进行体内外清浊之气的交换，然后再通过肺气的宣降作用，将富有清气的血液通过百脉输送到全身。肺主治节，指肺气具有治理调节肺之呼吸及全身之气、血、水的作用。治理调节呼吸运动、肺气的宣发与肃降运动协调、维持通畅均匀的呼吸，使体内外气体得以正常交换。

（2）生理联系和特性　肺开窍于鼻，在体合皮，其华在毛，在志为忧，藏魄，在液为涕。肺为娇脏，以降为顺，喜润恶燥，与大肠相表里。在五行属金，与秋气相通应，主宣发肃降。

1）肺为华盖："华盖"，原指古代帝王的车盖，肺覆盖于五脏六腑之上，又能宣发卫气于体表，具有保护诸脏免受外邪侵袭的作用。

2）肺为娇脏：是对肺的生理病理特征的概括。生理上，肺脏清虚而娇嫩，吸之则满，呼之则虚，为脏腑之华盖，百脉之所朝会。病理上，外感六淫之邪从皮毛或口鼻而入，常易犯肺而为病；其他脏腑病变，亦常累及于肺。

3）肺主宣发肃降：宣发与肃降是肺气升降出入运动的具体表现形式，肺的生理功能都是通过这两种运动来完成的。

肺主宣发，是指肺气向上向外的运动。一是呼出体内浊气；二是将脾所转运来的津液和水谷精微上输头面诸窍，外达于皮毛；三是宣发卫气，以温分肉，充皮肤，肥腠理，司开阖，将代谢后的津液化为汗液，并控制和调节其排泄。

肺主肃降，是指肺气向下向内的运动。一是吸入自然界的清气，并将吸入之清气与谷气相融合而成的宗气向下布散至脐下，以资先天元气；二是将脾转运至肺的津液与水谷精微向下向内进行布散，以濡润其他脏腑，并将脏腑代谢后产生的浊液下输于肾或膀胱，成为尿液生成之源；三是肃清肺和呼吸道内的异物，保持呼吸道的洁净。

3. 脾

（1）生理功能

1）主运化：包括运化谷食和水液。运化谷食，指脾气促进食物的消化和吸收并转输其谷精（精微营养物质）的功能。运化水液，指脾气的吸收、转输水精、调节水液代谢的功能。

2）主统血：指脾气具有统摄、控制血液在脉中正常运行而不逸出脉外的功能。脾气统摄血液的功能，实际上是气的固摄作用的体现。脾气健旺，运化正常，气生化有源，气足而固摄作用健全，则血液循脉运行而不逸出脉外。若脾气虚弱，运化无力，气生化无源，气衰而固摄作用减退，血液失去统摄而导致出血。

（2）生理联系和特性　脾开窍于口，在体合肉，主四肢，其华在唇，藏意，在液为涎。脾宜升则健，喜燥恶湿，与胃相表里。在五行属土，与长夏之气相通应。

1）主升：是指脾气通过升腾运动以上输水谷精微于心肺和维持内脏位置稳定的生理特性。脾气上升而胃气下降，升降协调平衡，是维持脏器位置恒定不移的重要因素。脾气上升是防止内脏位置下垂的重要保证。

2）喜燥恶湿：脾气健旺，运化水液功能发挥正常，水精四布，可防止痰饮水湿的停聚。脾气升动，将水液上输于肺，是肺主行水的前提条件，即所谓"脾气散精，上归于肺"，而脾气升运的条件之一就是脾燥而不被痰饮水湿所困。

4. 肝

（1）生理功能

1）主疏泄：指肝气具有疏通畅达全身气机，舒畅情志，促进精血津液的运行输布，协调脾胃气机升降，促进胆汁分泌排泄及男子排精、女子排卵行经等作用。

2）主藏血：是指肝具有贮藏血液、调节血量和防止出血的功能。肝贮藏充足的血液，化生和涵养肝气，使之冲和畅达，发挥其正常的疏泄功能，防止疏泄太过而亢逆。肝藏血而称为"血海"，因冲脉起于胞中而通于肝，与女子月经来潮密切相关。

（2）生理联系和特性　肝开窍于目，在体合筋，其华在爪，在志为怒，在液为泪。肝在五行属木，与胆相表里，与春气相通应。

1）肝为刚脏：肝气主升主动，具有刚强躁急的生理特性。肝在五行属木，木性曲直，肝气具有木的冲和条达、伸展舒畅之能；肝有主疏泄的生理功能，肝气性喜条达而恶抑郁；肝内寄相火，主升主动。以上皆反映了肝为刚脏的生理特性。

2）肝气升发：指肝气的向上升动和向外发散以条畅气机的生理特性。类比春天树木的生长伸展和生机勃发之性，肝气具有条达舒畅、升发生长和生机盎然的特性。

5. 肾

（1）生理功能

1）肾藏精：主生长发育生殖与脏腑气化。肾内所藏之精包括"先天之精"和"后天之精"。"先天之精"禀受于父母，与生俱来；"后天之精"来源于水谷精微，由脾胃化生。肾所藏之精化生为肾气，肾气的充盈与否与人体生、长、壮、老、已的生命过程密切相关，特别是生长、发育和繁殖。肾气调控影响脏腑气化，指由脏腑之气的升降出入运动推动和调控着各脏腑、形体、官窍的生理功能，进而推动和调控着机体精气血津液各自的新陈代谢及其与能量相互转化的过程。

2）主水：肾气为参与水液代谢的各脏腑气化的根本，尤其是脾肺之气的运化和输布水液的功能。在水液代谢的过程中，脏腑、形体、官窍代谢后产生的浊液通过三焦水道下输于肾或膀胱，在肾气的蒸化作用下，清者重吸收，由脾气的转输作用通过三焦水道上腾于肺，重新参与水液代谢；浊者则化为尿液，在肾与膀胱之气的推动作用下排出体外。

3）主纳气：肾气有摄纳肺所吸入的自然界清气，保持吸气的深度，防止呼吸表浅的作用。肺的呼吸在肾气的封藏作用下维持一定的深度，有利于清浊气体的内外交换。

（2）生理联系和特性 肾在体合骨，生髓，其华在发，在志为恐，藏志，在窍为耳及二阴，在液为唾。肾为封藏之本，水火之宅，恶燥，与膀胱相表里。在五行属水，与冬气相通应。

1）主蛰守位：主蛰，喻指肾有潜藏、封藏、闭藏之生理特性，是对其藏精功能的高度概括。守位，是指肾中相火涵于肾中，潜藏不露，以发挥其温煦、推动等作用。

2）肾气上升：肾阳鼓动肾阴，合化为肾气上升以济心，维持人体上下的协调。

（二）六腑

六腑，即胆、胃、小肠、大肠、膀胱、三焦的总称。

1. 胆的生理功能

（1）贮藏和排泄胆汁 胆汁主要由肝之余气凝聚而成。胆汁生成后，进入胆腑，由胆腑浓缩并贮藏。贮藏于胆腑的胆汁，在肝气的疏泄作用下排泄而注入肠中，以促进饮食水谷的消化和吸收。

（2）主决断 指胆具有判断事物、作出决定的作用。胆的这一作用对于防御和消除某些精神刺激的不良影响，以维持精气血津液的正常运行和代谢，确保脏腑之间的协调关系，有着极为重要的意义。

2. 胃的生理功能与特性

（1）生理功能 ①主受纳水谷：指胃气具有接受和容纳饮食水谷的作用。饮食入口，经过食管（咽）进入胃中，在胃气的通降作用下，由胃接受和容纳，暂存于其中，故胃有"太仓""水谷之海"之称。②主腐熟水谷：指胃气将饮食物初步消化，并形成食糜的作用。经过胃的腐熟，水谷才能游溢出人体所需要的精微物质，人的气血才能充盛，脏腑组织才能得到水谷精微的充养而发挥其各自的生理功能，故又称胃为"水谷气血之海""五脏六腑之海"。

（2）生理特性 ①胃气下降：指胃气的向下通降运动以下传水谷及糟粕的生理特性。②喜润恶燥：指胃需要保持充足的津液以利饮食物的受纳和腐熟。胃的受纳腐熟，不仅依赖胃气的推动和蒸化，亦需胃中津液的濡润。胃中津液充足，则能维持饮食水谷的受纳腐熟和胃气的通降下行。

3. 小肠的生理功能

（1）主受盛化物 主要有两个方面的内容：一是小肠接受由胃腑下传的食糜而盛纳之，即受盛作用。小肠承受适时下降的经过胃初步腐熟的饮食物，并在小肠内停留一定的时间，以便进一步充分消化和吸收。二是由脾气对小肠中的食糜进一步消化，化为精微和糟粕两部分，即化物作用。

（2）主泌别清浊 指小肠中的食糜在进行消化的过程中，随之分为清浊两部分。清者，即水谷精微和津液，由小肠吸收，经脾气转输全身；浊者，即食物残渣和部分水液，经胃和小肠之气的作用通过阑门传送到大肠。

（3）小肠主液 指小肠在吸收谷精的同时，吸收了大量的津液。小肠吸收的津液与谷精合为水谷之精，由脾气转输到全身，其中部分津液经三焦下渗膀胱，成为尿液生成之源。

4. 大肠的生理功能

（1）主传化糟粕　大肠将食物残渣经过燥化变成粪便，并将粪便传送至大肠末端，经肛门有节制地排出体外。

（2）大肠主津　大肠吸收食物残渣中的津液，由脾气转输全身，部分津液经三焦下渗于膀胱，成为尿液生成之源。由于大肠参与体内的津液代谢，故说"大肠主津"。

5. 膀胱的生理功能

（1）汇聚水液　人体的津液通过肺、脾、肾等脏腑的作用，布散于全身脏腑形体官窍，发挥其滋养濡润作用，其代谢后的浊液则下归于膀胱。胃、小肠、大肠中的部分津液由脾吸收后，经三焦之腑渗入膀胱，成为尿液生成之源。因此，膀胱是水液汇聚之处。

（2）贮存和排泄尿液　膀胱中尿液的贮存和排泄，由肾气及膀胱之气的激发和固摄作用调节。肾气及膀胱之气的激发与固摄作用协调，则膀胱开合有度，尿液可有节制地从溺窍排出体外。

6. 三焦的概念和生理功能　三焦是上焦、中焦、下焦的合称。三焦概念有六腑三焦与辨证三焦的不同。

（1）六腑三焦及部位划分　三焦位于腹腔中，与其他五腑相同，有着特定形态结构与生理功能。其总体的生理功能主要有两方面：一是通行诸气，即部位三焦是一身之气上下运行的通道。肾精化生的元气，自下而上运行至胸中，布散于全身；胸中气海的宗气，自上而下达于脐下，以资先天元气。诸气运行输布于周身，皆以三焦为通道。二是运行津液，即部位三焦是全身津液上下输布运行的通道。

《灵枢·营卫生会》曰："上焦如雾，中焦如沤，下焦如渎。"横膈以上的部位为上焦，包括心肺二脏及头面部，主要的生理功能是敷布精气于全身；膈以下至脐以上的中、上腹部为中焦，包括脾胃、肝胆，主要生理功能是蒸腐、消化水谷，化生气血津液；脐以下的部位和脏器为下焦，包括肾、大小肠、膀胱及男女生殖器官等，主要生理功能是传化水谷糟粕，排泄二便。

（2）辨证三焦　温病学家创立的三焦辨证，是对温病过程中的各种临床表现进行综合分析和概括，以区分病程阶段、识别病情传变、明确病变部位、归纳证候类型、分析病机特点的辨证手段和方法。

（三）奇恒之腑

奇恒之腑，包括脑、髓、骨、脉、胆、女子胞六个脏器组织，除胆为六腑之外，皆无表里配合，也没有五行配属。

（四）脏腑之间的关系

1. 脏与脏之间的关系

（1）心与肺的关系　心肺在人体的位置同在上焦，心主血脉，肺主气、司呼吸。气血相互依存，相互为用，因此心肺的关系主要表现在气血生化、血液运行与呼吸运动方面，主要有肺气可助心行血，心血又可布散肺气。

（2）心与脾的关系　心主血脉，脾主运化、为生血之源；心主行血而脾主统血。心与脾的关系，主要表现在血液生成的相互为用及血液运行的相互协同。

（3）心与肝的关系　主要表现在血液的运行与贮藏及精神调节方面。血液运行与贮藏方面：心主行血，心为一身血液运行的枢纽；肝藏血，肝是贮藏血液、调节血量的重要脏器。两者相互配合，共同维持血液的正常运行。精神调节方面：心藏神，主宰意识、思维、情感等精神活动。肝主疏泄，调畅气机，维护情志的舒畅。心肝两脏相互为用，共同维持正常的精神活动。

（4）心与肾的关系　心与肾在生理上的联系主要表现为"心肾相交"。心肾相交的原理，主要从水火既济、精神互用、君相安位来阐发。

1）水火既济：心居上焦属阳，在五行中属火；肾居下焦属阴，在五行中属水。在上者宜降，心火（阳）必须下降于肾，使肾水不寒；肾位居下宜升，故肾水（阴）必须上济于心，使心火不亢。肾无心火之温煦则水寒，心无肾阴之凉润则火炽。心与肾之间的水火升降互济，维持了两脏之间生理功能的协调平衡。

2）精神互用：心藏神，肾藏精。精能化气生神，为气、神之源；神能控精驭气，为精、气之主。故积精可以全神，神清可以控精。

3）君相安位：心为君火，肾为相火（命火）。君火在上，如日照当空，为一身之主宰；相火在下，系阳气之根，为神明之基础。相火秘藏，则心阳充足；心阳充盛，则相火亦旺。君火相火，各安其位，则心肾上下交济。

（5）肺与脾的关系　主要表现在气的生成与水液的代谢两个方面。

1）气的生成：肺司呼吸，吸入自然界的清气；脾主运化，化生水谷之精并进而化为谷气。清气与谷气在肺中汇为宗气，宗气与元气再合为一身之气。一身之气的盛衰，主要取决于宗气的生成。

2）水液代谢：肺气宣降以行水，使水液正常地输布与排泄；脾气运化，散精于肺，使水液正常地生成与输布。人体的水液，由脾气上输于肺，通过肺气的宣发肃降而布散周身及下输膀胱。肺脾两脏协调配合，相互为用，是保证津液正常输布与排泄的重要环节。

（6）肺与肝的关系　主要体现在人体气机升降的调节方面。"肝生于左，肺藏于右。"肝气从左升发，肺气由右肃降。肝气以升发为宜，肺气以肃降为顺。此为肝肺气机升降的特点所在。肝升肺降，升降协调，对全身气机的调畅、气血的调和起着重要的调节作用。

（7）肺与肾的关系　主要表现在水液代谢、呼吸运动及阴阳互资三个方面。

1）水液代谢：肺主行水，为水之上源；肾主水液代谢，为主水之脏。肺气宣发肃降而行水的作用有赖于肾气及肾阴肾阳的促进；肾气所蒸化的水液有赖于肺气的肃降运动，使之下归于膀胱。肺肾之气的协同作用，保证了体内水液输布与排泄的正常。

2）呼吸运动：肺主气而司呼吸，肾藏精而主纳气。人体的呼吸运动虽由肺所主，但亦需肾的纳气功能协助。只有肾精及肾气充盛、封藏功能正常，肺吸入的清气才能经过其肃降而下纳于肾，以维持呼吸的深度。

3）阴阳互资：肺肾阴阳相互资生。肺阴充足，下输于肾，使肾阴充盈。肾阴为诸阴之本，肾阴充盛，上滋于肺，使肺阴充足。肾阳为诸阳之本，能资助肺阳，推动津液输布，则痰饮不生、咳喘不作。

（8）肝与脾的关系　肝主疏泄，脾主运化；肝主藏血，脾主生血、统血。肝与脾的生理联系，主要表现在疏泄与运化的相互为用、藏血与统血的相互协调方面。

（9）肝与肾的关系　主要表现在精血同源、藏泄互用及阴阳互滋互制等方面，有"肝肾同源"或"乙癸同源"之称。①精血同源：肝藏血，肾藏精，精血皆由水谷之精化生和充养，且能相互资生，故曰同源互化。②藏泄互用：肝主疏泄，肾主封藏，二者之间存在着相互为用、相互制约的关系。肝气疏泄可促使肾气封藏有度，肾气闭藏可防肝气疏泄太过。疏泄与封藏，相反而相成，从而调节女子的月经来潮、排卵和男子的排精。③阴阳互滋互制：由于肝肾同源，肝肾阴阳之间也存在着相互资养和相互制约的联系。

（10）脾与肾的关系　脾为后天之本，肾为先天之本，脾肾两者的关系首先表现为先天与后天的互促互助；脾主运化水液，肾为主水之脏，脾肾的关系还表现在水液代谢方面的相互协调。

2. 六腑之间的关系　六腑以"传化物"为生理特点，以通为用，以通为补。六腑之间主要体现于饮食物的消化、吸收和排泄过程中的相互联系与密切配合。如胆的疏泄胆汁功能，可助胃化食；胃将食物受纳、消化，下灌肠道；小肠进行承受吸收、分别清浊；大肠吸收其水分和排便；膀胱贮存和排出尿液；三焦则协同蒸发气化，通调水道等等。

3. 脏与腑之间的关系　脏为阴，腑为阳，阴阳互为表里，脏腑之间经络互相络属。如心与小肠、肺与大肠、脾与胃、肝与胆、肾与膀胱、心包与三焦互为表里络属，其功能上相互促进协调，病理上相互影响，脏病可移腑，腑病可传脏。

四、藏象学说在中医治未病中的应用

藏象学说通过外在的器官变化征象便能预知内脏的生理病理状况，突出了人体内外相应、表里相关、上下互通、腹背呼应的整体观点。中医治未病学以五脏系统为维护健康的内在基础，以"以象测脏"为预测疾病的手段，并以恢复五脏生理功能为治未病的目的。

（一）辨识人体的生理功能

五脏系统是人体生命活动的核心系统。内在脏腑的生理病理变化决定外在的生理病理现象，我们在辨识脏腑的生理病理状态时也能够通过"象变"来把握"脏变"。如：心主血脉，若面色红润，舌红活荣润，脉象和缓有力，则说明血脉通畅，气血充足，心主血脉功能正常；反之，若见面色淡白无华，脉象细弱无力，舌色淡白，心悸怔忡等则说明心气不足，血液亏虚；见面色灰暗，唇舌青紫，脉象结代，心前区憋闷、刺痛等，则说明血脉运行不畅；见面红、舌红、脉数、心烦等，则说明心的阳气偏亢。如此，以面、脉、舌的变化辨识出心主血脉的生理功能是否发生异常。五脏系统的生理病理变化既可以表现出每一系统特有的临床征象，也可以由于系统的相互影响而表现出综合的临床征象。再如，思维情绪是心主神志生理功能的体现，同时也受肝主疏泄功能的影响，正常的精神意识思维状态表明心主神志的功能协调，还可推断肝主疏泄功能的基本正常。反之，若患者呈现出精神抑郁，善太息或急躁，易怒，或伴有胁肋疼痛等，既可辨识出心主神志功能失调，也说明肝主疏泄的生理功能失常。六腑中，胃受纳腐熟水谷的功能正常则饮食正常，无特殊不适；若出现食少、腹胀、脘痞或者胃中冷痛等，则为胃气虚弱或胃阳损伤，据此可以辨识出胃的生理功能发生异常。

五脏因其主藏精而为所有组织器官的核心。五脏藏精功能正常，才能各化其气，推动和维护着五脏各自的功能。《灵枢·本神》曰："五脏主藏精者也，不可伤，伤则失守而阴虚，阴虚则无气，无气则死矣。"指出精为支撑五脏功能的物质基础，气为推动和维护五脏功能的动力源泉。五脏所藏精亏，则不能化气而气少，气少则脏腑功能减退或失常。精气充足，则为"中之守""身之强"，人体的生命活动才能"神转不回"。

藏象学说以五脏为中心，联络六腑、形体、官窍，构建五大生理系统，此五大系统的功能协调、稳定，才能维持机体生命活动的正常有序。

（二）预测疾病的发生发展

"以象测脏"是预测疾病的手段。通过观察外在征象来研究内脏的活动，认识内脏的实质，

即所谓"视其外应，以知其内脏"。藏象把形与象有机地结合起来，成为一种认识人体生理病理状态的方法。

《素问·刺热论》曰："肝热病者，左颊先赤；心热病者，颜先赤；脾热病者，鼻先赤；肺热病者，右颊先赤；肾热病者，颐先赤。病虽未发，见赤色者刺之，名曰治未病。"《素问·刺热论》表明五脏皆有相应的外候，视其外候，可知五脏的善恶，据此见微知著，防患于未然，运用于治未病之中。

（三）指导治未病的调摄

1. 调整脏腑阴阳，恢复脏腑生理平衡　中医学应用阴阳学说界定人体健康和疾病的状态，机体阴阳平衡标志着健康。而脏腑功能是人体生命活动的核心，心、肺、脾、肝、肾等脏腑皆有阴、阳之气的不同，脏腑之阴气主宁静、滋养、抑制的功能，脏腑之阳气主推动、温煦、兴奋的功能。脏腑阴阳之气的动静、温润、兴奋与抑制的协调平衡，是人体生理功能正常的保证，脏腑的阴阳失调是脏腑病理发生的基础。因此，应根据其阴阳气血失调的病理变化，予以"虚则补之""实则泻之""寒者热之""热者寒之"。

2. 依据脏腑特点，促进脏腑功能恢复　五脏主化生和贮藏精气，其特点是藏而不泻，满而不能实；六腑主受盛和传化水谷，其特点是泻而不藏，实而不能满。藏象学说以五脏为中心，六腑从属于五脏。如肝之疏泄气机的功能决定着胆的贮藏和排泄胆汁作用，又如肾之气化作用控制着膀胱的贮尿和排尿功能等。掌握脏与腑的区别有一定的临床意义。如脏病多虚，即贮藏精气不足；腑病多实，即传化水谷障碍。所以，在治疗上，脏病多用补法，腑病多用泻法；脏实者可以泻其腑，腑虚者可补其脏等。

此外，由于脏腑的生理特性不同，当其生理功能受到各种因素的影响时，常会出现相应的病理变化，因此还应结合病变脏腑各自的特点，治疗上顺应脏腑之特性而治。如肝有喜条达而恶抑郁的生理特点，病理上易形成肝郁气滞，故而拟定"木郁达之"的治则和疏肝解郁的治法。又如脾喜燥而恶湿，脾病多出现寒湿困脾、脾胃湿热、脾虚湿盛等与湿相关的证候，所以治疗多配以燥湿、利湿、化湿之品。

3. 把握脏腑联系，整体调治　人是一个有机整体，脏腑之间在生理上相互协调、相互促进，在病理上则相互影响。当某一脏腑发生病变时，会影响别的脏腑功能。故在治疗脏腑病变时，不能单纯考虑一个脏腑，而应注意调整各脏腑之间的关系。

例如，肺的病变，既可因本脏受邪而发病，亦可因心、肝、脾、肾及大肠的病变所引起。若因心气不足，心脉瘀阻，而致肺气失降的喘咳，治疗应以补心气为主；若因肝火亢盛，气火上逆所致的咯血，治疗则应以泻肝火为主；若因脾虚湿聚生痰，痰湿壅肺，以致肺失宣肃的咳嗽痰多，治疗当以健脾燥湿为主；若因肾阴虚不能滋肺，肺失津润而致干咳、口咽干燥，则应治以滋肾润肺；若肾虚不能纳气，肺气上逆而气喘，治疗应以温肾纳气为主；若因大肠热结，肺气不降导致气喘，治疗则宜通腑泄热。

同样，其他脏腑的病变，也要根据各脏腑生理上相互联系、病理上相互影响的道理，注意调整各脏腑之间的关系，使其功能协调，通过调理脏腑来起到治未病的作用。如张仲景在《金匮要略·脏腑经络先后病脉证》所言："夫治未病者，见肝之病，知肝传脾，当先实脾。"除了整体调整脏腑，防止疾病的传变外，病后的调养也需注意脏腑功能的联系。如脾与肺在五行上存在相生关系，培土可以生金，故对于肺病的调理也当结合调理脾胃。

第五节 经络学说

经络学说是研究人体经络系统的构成、循行、生理功能、病理变化及其与脏腑相互关系的学说，是中医学理论体系的重要组成部分。

经络系统具有调节气血运行、协调脏腑关系的作用，在维持人体内外环境平衡、保障健康方面具有不可替代的重要作用。

一、经络的概念和基本内容

经络，是经脉和络脉的总称，是运行全身气血、联络脏腑形体官窍、沟通上下内外、感应传导信息的通路系统。

经脉是指经络系统中运行气血的纵行的主干，其有一定的循环径路，多分布在肌肉的深层；络脉是经脉的分支，象网络一样，无处不到，分布部位较浅，有的络脉还显现于体表。

经络系统是由经脉、络脉和内外连属组织组成。经脉包括十二正经、奇经八脉和十二经别，络脉包括十五别络、浮络和孙络；内外连属是指内属脏腑、外连经筋皮部。

（一）经脉

1. 十二经脉　十二经脉是手三阴经、足三阴经、手三阳经、足三阳经的总称，是气血运行的主要通道，又称"正经"。它们都有一定的起止、循行部位和交接顺序，在肢体的分布和走向有一定的规律，与脏腑有直接的属络关系，相互之间也有表里关系。

（1）十二经脉的名称　包括阴阳、手足、脏腑三部分。循行于四肢内侧的为阴经，循行于四肢外侧的为阳经；循行于上肢的为手经，循行于下肢的为足经；阴经属脏，阳经属腑。详见表4-6。

表4-6　十二经脉名称分类表

	阴经（属脏）	阳经（属腑）	循行部位（阴经行于内侧、阳经行于外侧）	
手	太阴肺经	阳明大肠经		前缘
	厥阴心包经	少阳三焦经	上肢	中线
	少阴心经	太阳小肠经		后缘
足	太阴脾经	阳明胃经		前缘
	厥阴肝经	少阳胆经	下肢	中线
	少阴肾经	太阳膀胱经		后缘

注：在小腿下半部和足背部肝经在前缘、脾经在中线。至内踝上八寸处交叉后，脾经在前缘，肝经在中线。

（2）流注次序　十二经脉的气血阴阳流动不息，循环贯注。由于中焦脾胃为全身气血生化之源，故十二经脉气血的流注是从起于中焦的手太阴肺经开始，成"阴阳相贯，如环无端"（《灵枢·营卫生会》），依次流注各经，最后流注到足厥阴肝经，复再回流到手太阴肺经而进入下一轮循环。其具体的流注次序如图4-1。

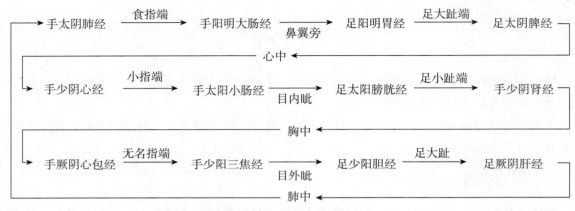

图 4-1　十二经脉流注次序表

（3）走向规律　手三阴经均起于胸腔内脏，经上肢内侧，走向手指末端交于手三阳经；手三阳经均起于手指末端，经上肢外侧，走向头面部交于足三阳经；足三阳经均起于头面部，经躯干及下肢外侧，走向足趾末端交于足三阴经；足三阴经均起于足趾末端，经下肢内侧，走向腹、胸腔内脏交于手三阴经。

（4）交接规律　十二经脉互为表里的阴经与阳经在四肢末端交接；手三阴经与手三阳经在上肢末端（手指）交接；足三阳经与足三阴经在下肢末端（足趾）交接；阴经与阴经在胸腔交接。

（5）分布规律　十二经脉循行于躯干胸腹面、背面及头面、四肢，均是左右对称地分布于人体两侧。

1）四肢部的分布特点：阴经行于内侧面，阳经行于外侧面；上肢内侧为太阴在前，厥阴在中，少阴在后；上肢外侧为阳明在前，少阳在中，太阳在后。

2）头面部的分布特点：阳明经主要行于面部、额部；少阳经主要行于侧头部；手太阳经主要行于面颊部，足太阳经行于头顶和头后部；足厥阴肝经从目系，出于额，上行与督脉会于颠顶部。由于手足六阳经均行经头面部，故有"头为诸阳之会"之说。

3）躯干部的分布特点：手三阴经均从胸部行于腋下，手三阳经行于肩部和肩胛部；足三阳经则阳明经行于胸腹面，少阳经行于侧面，太阳经行于背部；足三阴经均行于胸腹面。

而循行于胸腹面的经脉，则自内向外依次为足少阴肾经、足阳明胃经、足太阴脾经和足厥阴肝经。

（6）表里关系　手足三阴经与手足三阳经，通过各自的经别和别络相互沟通，组成六对表里相合的关系。如太阳与少阴为表里，少阳与厥阴为表里，阳明与太阴为表里。相为表里的经脉具有如下特点：①相为表里的两条经脉，都在四肢末端交接。②均循行分布于四肢内外相对应的位置上（足厥阴肝经与足太阴脾经在内踝尖上八寸以下交叉变换前后位置）。③各自属络于相为表里的脏或腑，即阴经属脏络腑，阳经属腑络脏。

2. 十二经别　十二经别是从十二经脉别出的重要分支，虽与十二经脉有别，但仍属于经脉的范畴，有加强十二经脉中互为表里的两经之间联系的作用。十二经别在循行中具有"离、合、出、入"的特点，并通过离、合、出、入的分布，加强了表里两经在体表的联系、脏腑之间的相互联系及十二经脉与头面部的联系，从而扩大了十二经脉的主治范围。

3. 奇经八脉　指督脉、任脉、冲脉、带脉、阴跷脉、阳跷脉、阴维脉、阳维脉。奇经八脉具有统率、联络、调节十二经脉气血的作用。

奇经八脉纵横交错地循行分布于十二经脉之间，走向和分布无特定规律。督脉行于人体后正中线；任脉行于人体前正中线；冲脉行于腹部、下肢及脊柱前；带脉横行腰部；阳跷脉行于下肢外侧、腹部、胸后及肩、头部；阴跷脉行于下肢内侧、腹胸及头目；阳维脉行于下肢外侧、肩和头项；阴维脉行于下肢内侧、腹部和颈部。

奇经八脉在循行过程中，与五脏六腑无属络关系，只与部分脏腑有一定的联系，如督脉络肾、贯心。但与脑、髓、女子胞等奇恒之腑及肝、肾等脏有较为密切的联系。

（二）络脉

1. 别络 络脉中较大的和主要的络脉。十二经脉和任脉、督脉各自别出一络，加上脾之大络，总计 15 条，称为十五别络。络脉加强十二经脉相为表里的两经之间在体表的联系，并能通达正经所没有到达的部位，补正经之不足，灌气血以濡养全身。

2. 孙络 最细小的络脉，分布全身，难以计数。《素问·气穴论》称其有"溢奇邪""通荣卫"的作用。

3. 浮络 循行于人体浅表部位，"浮而易见"的络脉。浮络分布广泛，没有定位，起着沟通经脉、输达肌表的作用。

（三）经筋

十二经筋是十二经脉之气结、聚、散、络于筋肉关节的体系，是附属于十二经脉的筋肉系统。十二经筋具有连缀百骸，主司关节运动，保持人体正常的运动功能，维持人体正常体位姿势的作用。

（四）皮部

十二皮部是十二经脉功能活动反映于体表的部位，也是络脉之气散布之所在。它是以十二经脉在体表的分布范围作为分区依据，把全身皮肤划分为十二部分，分属于十二经脉。

二、经络的生理功能

（一）沟通联络作用

人体由脏腑、形体、官窍和经络构成。它们虽然各有不同的功能，但又共同组成了有机的整体活动。人体全身内外、上下、前后、左右之间的相互联系，脏腑、形体、官窍各种功能的协调统一，主要是依赖经络的沟通联系作用实现的。

（二）运输渗灌作用

经脉作为运行气血的主要通道而具有运输气血的作用。络脉作为经脉的分支而具有布散和渗灌经脉气血到脏腑形体官窍及经络自身的作用。

（三）感应与传导作用

感应传导，是指经络系统具有感应及传导针灸或其他刺激等各种信息的作用。

（四）调节作用

经络系统通过其沟通联系、运输渗灌气血作用及其经气的感受和负载信息的作用，对各脏腑形体官窍的功能活动进行调节，使人体复杂的生理功能相互协调，维持阴阳动态平衡状态。

三、经络学说在中医治未病中的应用

（一）辨识人体的生理功能状况

经络系统既是运行气血、联络脏腑肢节、勾通上下内外的通路，同时它又具有感应传导、调节机体平衡的功能。它通过对各种信息的接收、传递、变换等作用，自行调节气血的运行，协调脏腑的关系，以维持人体内外环境的相对平衡，保障健康。当经络气血运行失和，还未影响其所络属的脏腑时，可由于气血不能濡润温养所联结的肢体、皮肉等组织，首先就会发生麻木、疼痛、拘急等变化。此时"适中经络，未传脏腑，即医治之；四肢才觉重滞，即导引、吐纳、针灸、膏摩，勿令九窍闭塞"（《金匮要略·脏腑经络先后病脉证》）。

（二）预测疾病的发生发展

经络系统尤其是十二经脉都有自身的循行部位和络属脏腑，并与体表特定部位相联系。在中医学整体观念的指导下，可通过诊察体表的征象来预测相关内在脏腑可能发生的疾病。也就是说，按照疾病发生的由浅入深的规律，当相应的经络气血运行失和的早期出现明显的疼痛或其他反映（如结节状、条索状反应物）时，应预测将要影响的脏腑功能及可能发生的病证。

此外，经络也是病邪内外传导、脏腑之间病变相互传变的途径，所以通过经络的循行规律可以预测疾病的进一步发展传变。如手太阴肺经起于中焦（脾胃），临床多见过寒饮食日久，出现肺寒咳嗽之症；又如足厥阴肝经夹胃旁、入肺中，在肝气郁结时可判断其病变的传变有肝气犯胃、肝火犯肺等。

（三）指导中医治未病的调治

1. 疏通气血，调整机体功能　经络有运行气血的功能，经络学说是针灸、推拿疗法的主要指导理论。根据某一经络或者脏腑失调的情况，联系经络与脏腑的关系，主要是在相应的穴位进行针灸、推拿治疗操作，可疏通经络气血，从而改善经络或脏腑的失调。如脾胃虚弱，胃脘胀满、食欲不振时，可针刺或者按摩足阳明胃经足三里穴，以起到调理脾胃功能的作用。

经络不仅是气血运行的通路，而且有调节机体平衡的作用。通过经气的传导作用和相关脏腑的反应来调整人体气血和脏腑功能，可恢复体内阴阳的协调平衡。中医学的针灸、推拿、按摩及传统导引功法（如太极拳、五禽戏、八段锦、易筋经等），都是通过调节体内失衡的经络气血和脏腑功能而实现的，这种方式既可纠正异常的功能状态，又不会干扰正常的生理功能，从而发挥治未病的作用。

2. 指导药物治疗　中药学在经络学说的基础上形成了药物的归经理论，根据这一理论，可以将药物的功效更准确地反映出来。如同是泻火药，由于归经不同，功效各有侧重，如黄连泻心火，黄芩泻肺火，黄柏泻肾火，木通泻心火，石膏泻肺胃之火。又如治头痛，属太阳经则用羌活，属阳明经则用白芷，属厥阴经则用川芎、吴茱萸，属少阳经则用柴胡，这是在药物归经的基础上，金·张元素创立的"引经报使"理论。药物的归经、"引经报使"理论反映了临床用药的特殊规律，其主要目的是进一步提高临床疗效。

第六节　精气血津液神理论

　　精、气、血、津液是构成和维持人体生命活动的基本物质，是人体脏腑经络功能活动的物质基础；同时，精、气、血、津液的生成和代谢，也有赖于脏腑、经络功能活动的正常进行。人体以五脏为中心，配合六腑，通过经络的沟通作用，联系形体官窍，以气、血、津液为物质基础和信息载体，实现机体的整体联系。

　　神是人体生命活动的主宰及其外在总体表现的统称。神的产生以精、气、血、津液作为物质基础，是诸脏腑协调作用的结果，为形神一体整体观念的具体体现。

　　中医精气血津液神的理论，是研究人体精气血津液的生成、输布、代谢、生理功能，神的生成、作用及其相互关系的学说。

一、精气血津液神的基本内容

（一）精

　　1. 人体之精的概念　所谓精，是由禀受于父母的生命物质与后天水谷精微相融合而形成的物质，是人体生命的本原，是构成人体和维持人体生命活动的基本物质。

　　人体之精的概念与古代哲学中的精概念不同。人体之精是人体生命的本原，古代哲学的精是宇宙万物的生成本原。

　　人体之精，有狭义之精和广义之精之分。狭义之精，指具有繁衍后代作用的生殖之精，是精的本始含义。广义之精，指一切构成人体和维持人体生命活动的精微物质。如先天之精、水谷之精、生殖之精、脏腑之精及血、津液等，都属广义之精的范畴。

　　2. 精的生成　人体之精，有先天与后天之分。先天之精禀受于父母，是构成胚胎的原始物质，是与生俱来的生命物质；后天之精，是通过人体脾胃之运化将饮食物化生而成的精微物质及五脏六腑之精代谢后的剩余部分。人体之精的来源，以先天之精为根本，并得到后天之精的不断充养，而且先、后天之精互相滋生，人体之精才能不断充盛。

　　3. 人体之精的功能

　　（1）繁衍生命　由先天之精与后天之精合而生成的生殖之精，具有繁衍生命的作用。由于具有遗传功能的先天之精主要藏于肾，并且五脏六腑之精都可资助藏于肾的先天之精，故生殖之精实由肾精化生。

　　（2）生长发育　人之生始于精，由精而成形，精是胚胎形成和发育的物质基础。人出生之后，犹赖精的充养，才能维持正常的生长发育。随着精气由盛而衰的变化，人则从幼年到青年至壮年而步入老年，呈现出生长壮老已的生命运动规律，这是治未病补肾以预防早衰的理论依据。

　　（3）濡养作用　精能滋润濡养人体各脏腑形体官窍。先天之精与后天之精充盛，则脏腑之精充盈，肾精也充盛，因而全身脏腑组织官窍得到精的濡养，各种生理功能得以正常发挥。

　　（4）生髓化血　肾藏精，精能生髓。肾精充盛，可充盈脑髓，滋养骨骼，使脑健生智慧，耳目聪敏，骨骼强健，肢体行动灵活。故防治老年性痴呆及骨质疏松多从补肾益髓入手。精生髓，髓可化血，精足则血充，故有精血同源之说。

　　（5）化气生神　先天之精可以化生先天之气（元气），精气又是神化生的物质基础。神是人体生命活动的主宰及其外在总体表现，其产生离不开精这一基本物质。只有积精，才能全神，这是生命存在的根本保证。反之，精亏则神疲，精亡则神散，生命休矣。

（二）气

1. 人体之气的概念　气是人体内活力很强运行不息的极细微物质，是构成人体和维持人体生命活动的基本物质之一。人体之气的概念与古代哲学的气概念有严格区别。人体之气是客观存在于人体中的运动不息的细微物质，既是构成人体的基本物质，又对生命活动起着推动和调控作用。古代哲学认为存在于宇宙中的气，是宇宙万物包括人类的生成本原。

2. 人体之气的生成

（1）人体之气的生成之源　人体之气来源于先天之精所化生的先天之气（即元气）、水谷之精所化生的水谷之气和自然界的清气，并通过肺、脾胃和肾等脏腑的综合作用，将此三者结合起来而成一身之气。

（2）与气生成的相关脏腑　①肾为生气之根：肾藏先天之精，先天之精并受后天之精的充养，先天之精化生元气。②脾胃为生气之源：脾主运化，胃主受纳，共同完成对饮食水谷的消化和水谷精微的吸收，形成水谷之精，水谷之精化生水谷之气。③肺为生气之主：肺主气，主司宗气的生成，在气的生成过程中起主要作用。

3. 人体之气的运动与气化　气的运动称作气机，主要有升、降、出、入四种基本运动形式。气的运动而产生的各种变化称为气化。体内精气血津液各自的代谢及其相互转化，是气化的基本形式。气化过程的有序进行，是脏腑生理活动相互协调的结果。

4. 人体之气的功能

（1）推动作用　①激发和促进人体的生长发育及生殖功能；②激发和促进各脏腑经络的生理功能；③激发和促进精血津液的生成及运行输布；④激发和兴奋精神活动。

（2）温煦作用　①温煦机体，维持相对恒定的体温；②温煦各脏腑、经络、形体、官窍，助其进行正常的生理活动；③温煦精血津液，助其正常施泄、循行、输布，即所谓"得温而行，得寒而凝"。

（3）防御作用　气既能护卫肌表，防御外邪入侵，同时也可以祛除侵入人体的病邪。

（4）固摄作用　指气对体内精、血、津液等液态物质的固护、统摄和控制作用，防止其无故流失，保证它们发挥正常的生理作用。气的固摄减弱，则有可能导致体内液态物质的大量丢失。

（5）中介作用　指气能感应传导信息以维系机体的整体联系。气充斥于人体各个脏腑组织器官之间，是感应传递信息之载体、彼此相互联系的中介。外在信息感应并传递于内脏，内脏的各种信息反映于体表，以及内脏之间各种信息的相互传递，都以人体之气作为信息的载体来感应和传导。例如，针灸、按摩或其他外治方法产生的刺激和信息，是通过气的感应和运载而传导于内脏，从而达到调节机体生理活动的目的。

5. 人体之气的分类　人体之气，因其生成来源、分布部位及功能特点的不同而有着各自不同的名称，一般可从三个层次进行分类：第一层次是人身之气，亦即一身之气；第二层次是元气、宗气、营气和卫气，都属一身之气的组成部分；第三层次是脏腑之气和经络之气，它们都由先天元气和后天宗气来构成。

人身之气是活力很强、运行于全身的极细微物质，简称"人气"或"气"。人身之气与邪气相对而言，称为"正气"。人身之气从生成来源而言，先天之精化生为元气，水谷之精化生为谷气。人身之气从分布部位而言，其行于脉中为营气，行于脉外为卫气；谷气与自然界清气相聚于胸中者为宗气。人身之气分布于脏腑、经络者称为脏腑之气、经络之气。

（三）血

1. 血的基本概念　血是循行于脉中而富有营养的红色液态物质，又称血液。它是构成人体和维持人体生命活动的基本物质之一，具有营养和滋润作用。血液必须在脉管中循行，才能发挥其正常功能。

2. 血的生成

（1）血液生化之源　①水谷之精化血。②肾精化血。精与血之间存在着相互资生和相互转化的关系，因而肾精充足，则可化为肝血以充实血液。

（2）与血生成相关的脏腑　①脾胃是血液生化之源：脾胃运化的水谷精微所产生的营气和津液，是化生血液的主要物质。②心肺对血液的生成起重要作用：脾胃运化的水谷精微所化生的营气和津液，由脾向上输于心肺，与肺吸入的清气相结合，贯注心脉，在心阳的作用下变化而成为红色血液。③肾藏精，精生髓，精髓是化生血液的基本物质之一。同时肾精充足，肾气充沛，也可以促进脾胃的运化，有助于血液的化生。

3. 血的运行

（1）影响血液运行的因素　①气的推动作用；②气的固摄作用；③脉道的完好无损与通畅无阻；④血液的清浊及黏稠状态；⑤血液的或寒或热。

（2）影响血液运行的相关脏腑　心、肺、脾、肝等脏生理功能的相互协调与密切配合，共同保证了血液的正常运行。

（四）津液

1. 津液的基本概念　津液，是机体内一切正常水液的总称，包括各脏腑形体官窍的内在液体及其正常的分泌物。津液是构成人体和维持生命活动的基本物质之一。津液是津和液的总称。质地较清稀，流动性较大，布散于体表皮肤、肌肉和孔窍，并能渗入血脉之内，起滋润作用的，称为津；质地较浓稠，流动性较小，灌注于骨节、脏腑、脑、髓等，起濡养作用的，称为液。

2. 津液的生成输布与排泄

（1）津液的生成　津液来源于饮食水谷，通过脾胃的运化及其他相关脏腑的功能活动而生成。胃主受纳腐熟，"游溢精气"，吸收饮食水谷的部分精微。小肠泌别清浊，将水谷精微和水液吸收后并将食物残渣下送大肠。大肠主津，在传导过程中吸收食物残渣中的水液，促使糟粕成形为粪便。

（2）津液的输布　津液的输布主要是通过肺、脾、肝、肾和三焦等脏腑生理功能的协调配合来完成的：①脾气转输布散津液；②肺气宣降以行水；③肾气蒸腾气化水液；④肝气疏泄促水行；⑤三焦决渎利水道。

（3）津液的排泄　津液的排泄主要通过排尿和排汗来完成。除此之外，呼出的气体和排出的粪便也将带走一些水分。因此，津液的排泄主要与肾、肺、脾的生理功能有关。由于尿液是津液排泄的最主要途径，因此肾在津液排泄中起主要作用。

3. 津液的功能

（1）滋润濡养　津液是液态物质，有着较强的滋润作用。津液中含有营养物质，对机体有濡养的作用。若津液不足，可致皮毛、肌肉、孔窍、关节、脏腑失去滋润而出现一系列干燥的病变，骨髓、脊髓、脑髓失去濡养则其生理活动受到影响。

（2）充养血脉　津液进入血脉，成为血的重要组成部分。津液在营气的作用下，渗注于脉中，化生为血液，以循环全身发挥滋润、濡养作用。

另外，津液的代谢能调节机体体温以适应自然环境的气温变化。当天气炎热或体内发热时，津液化为汗液向外排泄以散热；当天气寒冷或体温较低时，津液因腠理闭塞而不外泄，如此则可维持体温恒定。

（五）神

1. 人体之神的基本概念　人体之神，指人体生命活动的主宰及其外在总体表现的统称。人体之神的含义有广义与狭义之分。广义之神指人体生命活动的主宰或其总体表现，包括形色、眼神、言谈、表情、应答、举止、精神、情志、声息、脉象等方面；狭义之神指人的意识、思维、情感等精神活动。

2. 人体之神的生成　人体内的精气血津液，是神产生的物质基础。

脏腑精气对自然环境与社会环境的各种刺激作出应答，便产生了意识、思维、情感等精神活动。心是接受自然环境和社会环境的事物和刺激而作出应答，产生精神活动的脏腑，故《灵枢·本神》曰："所以任物者，谓之心。"自然环境与社会环境的刺激，作用于心及其他脏腑，其精气血对各种刺激作出相应的反应，则产生了相应的情绪、意识、思维、认知、感觉等精神活动。

3. 人体之神的分类　人体之神有广义与狭义之分，而狭义之神又有五神、情志及思维活动之别。

（1）五神　即神、魂、魄、意、志，是对人的感觉、意识等精神活动的概括。五神分属于五脏，如《素问·宣明五气》所说："心藏神，肺藏魄，肝藏魂，脾藏意，肾藏志。"

（2）情志　七情、五志，亦是精神活动的表现，属于神的范畴。七情，是喜、怒、忧、思、悲、恐、惊七种情志活动的概括。根据五行学说，情志分属于五脏，心在志为喜，肝在志为怒，肺在志为忧，脾在志为思，肾在志为恐，合称五志。情志是脏腑功能活动的表现形式，脏腑精气是情志活动产生的物质基础。五志虽分属五脏，但受心神统摄调节。

（3）思维　思维活动，《黄帝内经》概括为意、志、思、虑、智，是对客观事物的整个认识过程，是以心神为主导的各脏腑功能活动协调的结果。

4. 人体之神的作用

（1）调节精气血津液的代谢　神既由精、气、血、津液等作为物质基础而产生，又能反作用于这些物质。神具有统领、调控这些物质在体内进行正常代谢的作用。

（2）调节脏腑的生理功能　脏腑精气产生神，神通过对脏腑精气的主宰来调节其生理活动。

（3）主宰人体的生命活动　"得神者昌，失神者亡。"神的盛衰是生命力盛衰的综合体现，因此神是人体生理活动和心理活动的主宰。神是机体生命存在的根本标志，形离开神则形亡，形与神俱，神为主宰。

二、精气血津液神的相互关系

（一）气与血的关系

1. 气为血之帅　①气能生血：气能参与、促进血液的化生。血液的化生以营气、津液和肾精作为物质基础，在这些物质本身的生成及转化为血液的过程中，每一个环节都离不开相应脏腑之气的推动和激发作用，这是血液生成的动力。②气能行血：气能推动与调控血液在脉中稳定运行。血液的运行主要依赖于心气、肺气的推动和调控，以及肝气的疏泄调畅。③气能摄血：气能控制血液在脉中正常循行而不逸出脉外。气的摄血主要体现在脾气统血的生理作用中。

2. 血为气之母　①血能养气：指血液对气的濡养作用，血足则气旺。②血能载气：指气存于血中，依附于血而不致散失，赖血之运载而运行全身。大失血的患者，气亦随之大量丧失，导致气的涣散不收，虚浮无根的气脱病变，称为"气随血脱"。

（二）气与津液的关系

1. 气能生津　气是津液生成的动力，津液的生成依赖于气的推动作用。在津液生成的一系列气化过程中，诸多脏腑之气，尤其是脾胃之气起到至关重要的作用。

2. 气能行津　气是津液在体内正常输布运行的动力，津液的输布、排泄等代谢活动离不开气的推动作用和升降出入运动。

3. 气能摄津　气的固摄作用可以防止体内津液无故大量流失，气通过对津液排泄的有节制的控制，维持着体内津液量的相对恒定。例如，卫气司汗孔开合，固摄肌腠，不使津液过多外泄；肾气固摄下窍，使膀胱正常贮尿，不使津液过多排泄等。这些都是气对于津液发挥固摄作用的体现。

4. 津能生气　津液在输布过程中受到各脏腑阳气的蒸腾温化，可以化生为气，以敷布于脏腑、组织、形体、官窍，促进正常的生理活动。

5. 津能载气　津液是气运行的载体之一。在血脉之外，气的运行必须依附于津液，否则也会使气漂浮失散而无所归，故说津能载气。因此，津液的丢失，必定导致气的损耗。例如暑热病证，不仅伤津耗液，而且气亦随汗液外泄，出现少气懒言、体倦乏力等气虚表现。而当大汗、大吐、大泻等津液大量丢失时，气亦随之大量外脱，称之为"气随津脱"。

（三）精、血、津液之间的关系

1. 精血同源　精与血都由水谷精微化生和充养，化源相同；两者之间又互相资生，互相转化，并都具有濡养和化神等作用。精与血的这种化源相同而又相互资生的关系，称为"精血同源"。

2. 津血同源　血和津液都由饮食水谷精微所化生，都具有滋润濡养作用，二者之间可以相互资生、相互转化，这种关系称为"津血同源"。由于汗由津液化生，故又有"汗血同源"之说。

（四）精、气、神之间的关系

精是生命产生的本原，气是生命维系的动力，神是生命活动的体现及主宰。精、气、神三者为人身之"三宝"，可分而不可离。

1. 气能化精、摄精　气的运行不息能促进精的化生；气又能固摄精，防止其无故耗损外泄。

2. 精能化气　人体之精在气的推动激发作用下可化生为气。各脏之精化生各脏之气，而藏于肾中的先天之精化为元气，水谷之精化为谷气。精为气化生的本原，精足则人身之气得以充盛，精分布到各脏腑经络，则各脏腑经络之气亦充足；各脏之精充足则各脏之气化生充沛，自能推动和调控各脏腑形体官窍的生理活动。

3. 精与气化神　精与气都是神得以化生的物质基础，神必须得到精和气的滋养才能正常发挥作用。精盈则神明，精衰则神疲，故《黄帝内经》倡导"积精全神"以养生。气充则神明，气虚则神衰，故称气为"神之母"。

4. 神驭精气　神以精气为物质基础，但神又能驭气统精。人体脏腑形体官窍的功能活动及精气血等物质的代谢，受到神的调控、主宰。

三、精气血津液神理论在治未病中的应用

（一）辨识人体生理功能

中医理论认为，精、气、血、津液，是构成人体和维持人体生命活动的基本物质，其运动变化也是人体生命活动的基本规律。通过精气血津液与神的状态可以辨识人体的生理功能正常与否。

人体之精具有濡润、营养脏腑组织器官的作用，从而推动、促进和维持脏腑的正常功能。先天之精禀赋充足，后天之精化生旺盛，则脏腑之精充盈，脏腑组织官窍得到精的濡润、营养，各种生理功能得以正常发挥；反之，则会出现脏腑功能异常，抵抗力下降，易受病邪侵袭。

人的生命活动需要从自然界中摄取营养物质（水谷之气）和吸入清气（呼吸之气）。同时，人体内客观存在的气又不断地运动，推动人体内的新陈代谢，维系人体的生命活动；反之，气虚、气机失调或气化失司，则百病由生。

血液流于全身，发挥营养和滋润作用，为脏腑、经络、形体、官窍的生理活动提供营养物质，是人体生命活动的根本保证。若血液亏虚，或血运失常，则会影响血液的各种营养功能，出现血色苍白、口唇色淡、头晕、心慌、心悸等血虚证候，或出现血瘀或出血的病症。

神是人体生命活动的综合表现。《素问·移精变气论》指出："得神者昌，失神者亡。"通过神的辨识，可以对人体整体的生理状态进行评估。

（二）预测疾病的发生及转化

神是机体生命存在的根本标志，形与神俱则生，形与神离则死。"心者，君主之官也，神明出焉"（《素问·灵兰秘典论》）。神是人体生理活动和心理活动的主宰，其盛衰是生命力盛衰的综合体现。神的生理功能正常，则意识清晰、思维敏捷、反应灵敏、睡眠正常、情志舒畅。神的生理功能异常，可见神疲乏力、思维迟钝、健忘、失眠多梦、情志异常，甚则神昏、痴呆、癫狂等。

气能激发和促进人体的生长发育及各脏腑经络等组织器官的功能活动，推动精、血、津液的生成、运行、输布、代谢等。气的盛衰在疾病发生发展过程中起到重要作用，气的盛衰决定正气的强弱，正气的强弱则决定疾病的发生发展与转归。一方面，气有祛除外邪的作用。邪气侵入机体之后，机体的正气奋起与之抗争，正盛邪却，邪气迅即被驱除体外，疾病便不会发生。另一方面，气有自我修复、恢复健康的作用。在疾病后期，邪气已微，此时正气可以恢复机体阴阳平衡，使机体病愈而康复。主要表现有：卫气固护肌肤腠理，司汗孔之开合，使皮肤腠理致密，汗孔开合有度，形成抵抗外邪入侵的屏障，使外邪不易侵入机体。心气也有护卫肌表，抵御外邪的作用。皮肤则是人体的藩篱，具有屏障作用。气的升降出入运动是人体生命活动的根本，气的运动一旦停止，也就意味着生命活动的终止。故《素问·六微旨大论》云："出入废则神机化灭，升降息则气立孤危。故非出入，则无以生长壮老已；非升降，则无以生长化收藏。是以升降出入，无器不有。"

血液是机体精神活动的主要物质基础，人体的精神活动有赖于血的营养。《素问·八正神明论》曰："血气者，人之神，不可不谨养。"《灵枢·平人绝谷》曰："血脉和利，精神乃居。"血液

充盛，则精神充沛，神志清晰，感觉灵敏，思维敏捷。若血量不足或血行异常，则会出现不同程度的精神情志方面的病证，如神疲、健忘、烦躁、失眠、多梦、心悸、怔忡、神志恍惚，甚至昏迷等。

人体之精，以先天之精为本，赖后天之精的不断充养。先天之精和后天之精相互促进，人体之精则充盛盈满。若先天之精或后天之精亏虚，则可导致发育迟缓、早衰、生殖功能低下及营养不良等病证。同时，精还能够保卫机体，抵御外邪。精足则正气盛，抗邪力强，不易受外邪侵袭；若精虚则正气不足，抗邪力弱，易受外邪侵袭；或无力驱邪，邪气潜伏，在一定条件下发病。如《素问·金匮真言论》言："故藏于精者，春不病温。"

精、气、血、津液、神与脏腑经络及组织器官的生理和病理皆有着密切的联系，因此，脏腑经络及组织器官的病变可以通过精、气、血、津液、神的变化表现出来。如津液的生成、输布和排泄过程，主要有赖于肺气宣发、脾的运化、肾司膀胱开合与气化作用，若出现津液亏虚或水湿、痰饮等津液代谢障碍病理产物，可考虑为肺、脾、肾的功能失常，及时运脾、补肺、益肾，使肺、脾、肾功能正常，则津液又可以正常输布、排泄。再如脾胃的纳运功能正常，肾藏之精生髓化血功能正常，则血液充足，能充分发挥濡养和滋润作用，使面色红润、皮毛光泽，故当出现面色苍白或萎黄、皮毛枯槁等血虚症状时，可考虑为脾失运化、统血失常或肾精亏虚以致生髓化血失常，若及时补脾健运、填精生髓化血，则可避免血虚加重，阻止脾虚运化失常及肾精亏虚的进一步发展。

（三）指导中医治未病的调治

明代医家张景岳指出："虽神由精气而生，然所以统驭精气而为运用之主者，则又在吾心之神。"神既由精、气、血、津液等作为物质基础而产生，又能反作用于这些物质，具有统领、调控精、气、血、津液在体内运行的作用。《素问·上古天真论》曰："恬惔虚无，真气从之，精神内守，病安从来？"由于不良的情绪和精神刺激等扰乱心神可使人体气机阻滞、气血紊乱、脏腑功能失调，导致疾病产生、正气受伤，所以调神是治未病的一个重要方面，而"恬惔虚无"便是其核心思想。恬惔虚无，可使精神安宁、气从以顺、脏腑协调，故调畅情志，保持精神健康，是养生防病的重要环节。

机体的津液代谢过程能把代谢产物通过汗、尿等方式不断地排出体外，使机体各脏腑的气化活动正常。如果这一作用发生障碍，就会使代谢产物潴留于体内，从而产生痰、饮、水、湿等病理产物。因此，津液在维持健康的过程中也是不可缺少的物质基础，治未病要注意调整人体的津液代谢。

精、气、血、津液、神在生理上相互为用、相互转化，在病理上相互影响，因此根据其中一者的变化还可以推断其他物质的变化，从而能对疾病的发生和转化进行预测，做到未病先防、既病防变，即治未病。如，气能生血，气虚常导致血虚，症见气短乏力、面色无华等，因此治疗气虚时应注意补气养血，预防血虚；气能行血，气虚推动无力或气机郁滞等都可引起血行迟缓，甚可凝涩而成瘀血，故临床防治血行失常的病变，常用补气、行气等方法；血能养气，防治血虚日久而致的气虚或气血两虚，需补气与养血兼顾。精可化气，气可化精，精气互化，精亏则气生化之源不足，可见少气、乏力、气喘、懒言等气虚证候，而气虚则精缺乏化生之力，可见腰膝酸软、阳痿、不育等肾精亏虚之象；精能化神，精盛则神旺，精伤则神失所养，精衰则神无所舍，症见神疲倦怠、精神恍惚、反应迟钝、思维功能障碍等；神能御精，用脑过度，或情志刺激，或异常的心理状态和行为，都会导致精血不足，产生各种病证；气能生神，气虚则神衰，常见心悸怔忡、记忆减退、健忘、意识不清等；神为气之主，良好的情绪情感是维持气的生成、运动变化的重要条件，强烈的情志刺激，是导致气机紊乱的基本病机。精、气、神相互依存，相互为用，三者的中医诊治也密切相关。如遗精、滑精、早泄等精病，必本于神治；怔忡、惊悸等神病，必本于气治。补精必安其神，安神必益其气。

第七节　体质学说

中医学早在《黄帝内经》中就有对体质分类的论述。汉代、隋唐、宋明清时期的医学典籍亦有关于体质思想的记载。近 40 余年来，在历代医家有关体质理论与临床应用形成的大量文献资料的基础上，经当代医家的挖掘整理与理论凝练，中医体质学理论体系逐渐形成并得到完善。20世纪 70 年代始，王琦等明确提出"中医体质学说"的概念，并于 1982 年出版第一部专著《中医体质学说》，奠定了现代中医体质研究的理论与实践基础。随着医学研究从以"病"为中心向以"人"为中心的方向发展，体质研究得到普遍重视。

一、体质的概念和形成

（一）体质的基本概念

体质，有身体素质、形体质量、个体特质等多种含义。在中医体质学中，体质的概念是指人体生命过程中，在先天禀赋和后天获得的基础上所形成的形态结构、生理功能和心理状态方面综合的、相对稳定的个体特质。体质表现为结构、功能、代谢及对外界刺激反应等方面的个体差异性，对某些病因和疾病的易感性，以及疾病传变转归中的某种倾向性。它具有个体差异性、群类趋同性、相对稳定性和动态可变性等特点。这种体质特点或隐或现地体现于健康和疾病过程之中。

中医体质学中的体质概念，一方面强调人体体质的形成基于先天禀赋和后天调养两个基本因素；另一方面，也反映了机体内外环境相统一的整体观念，说明个体体质在后天生长、发育过程中是与外界环境相适应而形成的个性特征，即人与社会的统一、人与自然的统一，充分体现出中医学"形神合一"的生命观和"天人合一"的整体观。

（二）体质的形成因素

体质是个体在遗传的基础上，在内外环境的影响下形成的；禀承于先天，得养于后天。因此，其形成因素包括先天和后天两个方面。先天因素是人体体质形成的重要基础，后天因素则是体质转化与差异性的决定因素。

1. 先天因素　决定体质形成的先天因素主要有种族与家族，婚育及种子，养胎、护胎和胎教等。

（1）种族与家族　种族与家族对体质形成具有重要影响。不同种族群体具有较为鲜明的体质特征。如世界各地黄、白、黑、棕等不同的人种，我国居住在不同地域的各个民族，在包括形体结构、生理特性、性格情志及发病倾向等体质特征方面均有明显差异。在家族中，子代与亲代之间的体质既由于禀赋因素有着相似或类同，也存在着差异。种族及家族遗传决定了体质的承继性及相对稳定性，而变异则可导致个体体质的自身特异性。

（2）婚育与种子　婚育与种子对体质形成具有重要影响。父母生殖之精为子代体质的基础。

父母的生殖之精的优劣、身体健康状况、结婚及生育的年龄、怀孕的时机等，均与胎儿未来的体质状况密切相关。亲代元气之盛衰、情志之苦乐、营养之优劣，以及年龄、生活行为方式、嗜欲等，都会影响"精"的质量。"男子十六而精通，必待三十而娶，女子十四天癸至，必待二十而嫁者，皆欲阴阳先实。然后交而孕，孕而育，育而其子必坚壮长寿也"（《医宗金鉴·妇科心法要诀》），说明婚育应该选择最佳的年龄。"男女同姓，其生不蕃"，说明近亲不可以结婚。同时，还应该选择最佳怀孕时机，在"寡欲、节劳、息怒、戒酒、慎味"的情况下受孕，后代才会有健康的体质。

（3）养胎、护胎、胎教　养胎、护胎、胎教对体质形成也具有重要影响。杜绝孕期对母体的不良因素影响，是保证胎儿正常发育的重要因素。孕母要注意起居规律、劳逸结合，"顺时气而善天和"，使之处于身体的最佳状态，并要健体防病，减少一切可能引起疾病的因素。孕母还要注意自己精神、情操、道德的修养，"外象内感"，给胎儿一个良好的生长发育环境。

性别也属于先天因素。男女先天有别。女性为阴柔之体，阴盛阳衰，脏腑功能较男性偏弱；男性为阳刚之体，阴弱阳旺，脏腑功能较女性旺盛。由于男女在形态结构、生理功能、物质代谢等方面的差异，形成了男女不同的体质特征。

2. 后天因素　影响体质形成的后天因素主要有膳食营养、生活起居、精神、劳欲、生活环境等方面。

（1）膳食营养　膳食营养影响体质的形成与变化。不同的膳食含有不同的营养成分，并具有寒热温凉不同之性和酸苦甘辛咸不同之味。膳食通过脾胃运化影响脏腑气血阴阳的盛衰偏颇。人们长期的饮食习惯和相对固定的膳食结构，可形成稳定的功能趋向，从而促进人体特定的体质类型形成。若饮食合宜，营养充足，膳食结构合理，可增强人的体质，甚至可使某些偏颇体质转变为平和体质。若饮食失宜，则将影响脾胃功能，造成阴阳气血失调。如长期饮食摄入不足，影响气血的生化，导致营养不良，易使体质虚弱；饱食无度，久而久之则损伤脾胃，可形成形盛气虚的体质。饮食偏嗜，可造成人体内营养成分的不均衡，引起脏腑气血阴阳的偏盛偏衰，而形成偏颇体质。如长期偏嗜温热的食物，易致阳盛阴虚体质；长期偏嗜寒凉之品，易致阳虚阴盛体质；偏嗜辛辣则易化火伤津，形成阴虚火旺体质；偏嗜甘甜可助湿生痰，形成痰湿体质；嗜食肥腻，易致痰湿内盛，或化热生火，多形成痰湿或湿热体质；贪恋醇酒，易内生湿热，形成湿热体质。

（2）生活起居　生活起居影响体质的形成和变化。规律的作息是人类生存和保持健康的必要条件。劳逸适度，能促进人体的身心健康，维护和增强体质。而过度的劳累或安逸，则对人体体质有不良的影响。《素问·宣明五气》曰："久立伤骨，久行伤筋。"《素问·举痛论》曰："劳则气耗……劳则喘息汗出，外内皆越。"长期劳作过度，易损伤筋骨肌肉，消耗气血阴阳，致使脏腑精气不足，多形成虚性体质。过度的安逸，长期养尊处优，四体不勤，易使人体气血不畅，脾胃功能减退，可形成痰瘀型体质，或形成虚性体质。

（3）情志因素　情志因素影响体质的形成和变化。《灵枢·本脏》曰："志意和则精神专直，魂魄不散，悔怒不起，五脏不受邪矣。"可见精神情志活动与脏腑气血阴阳有着密切的关系。若长期强烈的精神刺激，持久不解的情志异常波动，超过人体的生理调节能力，就会影响脏腑经络功能，导致机体阴阳气血失调或不足，从而形成某种特定的体质。经常忿怒者，易化火伤阴灼血，形成阳热体质或阴虚体质。长期精神抑郁，情志不畅，则脏腑失调，气血阻滞，易形成气郁体质或血瘀体质。情志异常形成的体质改变，还可导致某些疾病的发生，如郁怒不解，情绪急躁的"木火质"，易患中风、眩晕等病证；忧愁日久，郁闷寡欢的"肝郁质"，易诱发癌症。

（4）房事劳欲　房事劳欲影响体质的形成和变化。房事是人的正常生理活动，但由于房事要消耗一定量的肾中精气，故当有所节制，才能固肾惜精，保持体质强健。早在《素问·上古天真论》中就已指出："……醉以入房，以欲竭其精，以耗散其真，不知持满，不时御神，务快其心……故半百而衰也。"说明纵欲可致体质下降，出现早衰。

（5）环境因素　环境因素影响着体质的形成和变化。环境是人类赖以生存和发展的外部条件。无论是自然环境还是社会环境，都对体质的形成和变异发挥着重要作用。自然环境有地域、气候、气象等因素，人与天地相应，人的体质与所处的自然环境密切相关。方域不同，气化各异，由于气化各有偏盛，五方显现出不同的方域特色。"东方生风""南方生热""西方生燥""北方生寒""中央生湿"。各方居民在方域的影响下，就有不同的体质禀赋。西北方人，形体多壮实，腠理偏致密；东南方人，体质多瘦弱，腠理偏疏松。地区方域不同，地势高下有异，气候有寒热燥湿的变化，再加上不同的饮食习惯，故而形成不同的体质特征。如南方之人易感风、热、暑、湿之邪，其阴虚内热之体质较多见；北方之人易感风、寒、燥邪，其阳虚内寒之体质较多见。

现代社会生活环境的改变对人类体质造成一定影响。摄取热量过多，缺少运动，造成湿热内蕴体质类型人群的增多。各种现代化设施介入人们的生活，使人们不必再"动作以避寒，阴居以避暑"。夏季室外酷暑炎热，室内冷气习习；冬季户外冰雪凛冽，屋内暖气融融。温度悬殊使人体腠理汗孔骤开骤闭，开闭无常，日久人体正常生理功能遭到破坏，失去其特定的内环境稳定性，久之亦能影响体质。

社会环境也会影响人的体质。《素问·上古天真论》指出，上古之人"美其食，任其服，乐其俗，高下不相慕，其民故曰朴……所以能年皆度百岁"，表明和谐的社会是人民健康长寿的重要因素。许多历史事实证明，社会动荡、战乱频繁的年代，人民体质多虚弱；社会安定、生活富足的年代，人民体质多丰实。说明不同的社会环境可直接影响人的机体结构，对体质产生影响。现代社会物质水平虽极其发达，但竞争日益加剧，使许多现代人精神紧张、情绪躁动、心灵疲惫、焦虑不安，形成强烈的精神刺激，造成机体阴阳气血失调，形成偏颇体质。

（6）疾病　疾病对于个体的体质改变有着重要的影响。《素问·生气通天论》曰"风客淫气，精乃亡"，即暴感邪气有时会严重损害人体正气。慢性病证病势迁延，正邪斗争旷日持久而造成正气渐耗，体质亏损，这种情况则更为常见。尤其是一些重大、慢性消耗性疾病，可以损害人体脏腑功能，使脏腑失和，气血阴阳失调，从而影响体质状态。

（7）药物　药物因素也可影响体质的形成和变化。孕妇使用药物可以影响胚胎的发育，从而导致新个体的体质特征发生改变，如先天畸形、胎儿先天性耳聋。出生后药物使用不当或药物的副作用，可以导致个体体质的损害。《素问·至真要大论》曰："夫五味入胃，各归所喜，故酸先入肝，苦先入心，甘先入脾，辛先入肺，咸先入肾。久而增气，物化之常也。气增而久，夭之由也。"由于药物有寒热温凉之分，酸苦甘辛之别，若长期偏用某些性味的药物，或不根据个体的体质特点用药，人体脏腑气血阴阳就会出现偏盛偏衰，从而改变人体体质。元·朱丹溪《格致余论·大病不守禁忌论》亦曰："饮食失宜，药饵违法，皆能致伤。"如不分寒热虚实滥用苦寒攻下或滋腻补益药品，久之会引起体质发生变化。

二、体质的分类

《黄帝内经》以降，不同历史时期，不同医家从不同角度对体质类型进行了划分。《黄帝内经》时代的先哲，通过对形、色、体、态、神诸方面的观察，以"司外揣内""以表知里"为基本研究方法，对人类体质进行了多种不同的分类。《黄帝内经》以阴阳五行、脏腑血气形志等作为分类依据，主要包括阴阳分类法、五行分类法、形态与功能特征分类法和心理特征分类法等不同的分类方法。后世医家们亦十分重视体质现象。如张仲景通过临床观察描述出"强人""羸人""盛人""虚弱家""虚家""素盛今瘦""阳气重""其人本虚"等各种病理体质特征。明清时期，温病学家经过观察，总结出温热病中各种常见的体质类型，如气壮质的"正气尚旺之人"，阴虚质的"瘦人阴不足""体瘦质燥之人"，阳虚质的"阳气素虚之人"，痰湿质的"面白阳虚之人，其体丰者本多痰湿"，血瘀质的"其人素有瘀伤宿血"，"平时有瘀血在络"，气虚质的"肌柔色嫩""质体气弱"，湿热质多见于"酒客中虚"，兼之过食辛热，致"酒客积热"，若"湿久生热，热必伤阴"等，从而形成了中医体质分类方法上的病理学分类法。明清时期最有代表性的体质分类法如张景岳的藏象阴阳分类法、叶天士和华岫云的阴阳属性分类法、章虚谷的阴阳虚实分类法、陆晋生的病性分类法和金子久的虚弱体质阴阳分类法等。现代学者从临床实践角度对现代人常见的体质类型进行了分类，如六分法、七分法、九分法、十二分法和小儿体质分类法等。王琦采用文献研究、流行病学调查分析等研究方法，结合临床观察，提出了9种中医体质分类法，即平和质、气虚质、阳虚质、阴虚质、痰湿质、湿热质、血瘀质、气郁质、特禀质等9种基本类型，并从分类依据、命名依据、表述方法和文献依据等方面加以详细说明。以下列举最常见的体质分类法。

（一）按阴阳分类

阴阳分类方法最早见于《黄帝内经》，主要包括四分法和五分法。

1. 四分法 见于《灵枢·行针》。根据阴阳之气胜衰的不同及不同类型之人对针刺得气反应的不同，将体质分为四种类型，即重阳型、重阳有阴型、阴多阳少型和阴阳和调型。但是对不同体质类型的人的行为和形态表现描述较少，只对重阳之人的部分形态、功能和行为特点加以描述，如"重阳之人，其神易动，其气易往也。黄帝曰：何谓重阳之人？岐伯曰：重阳之人，熇熇高高，言语善疾，举足善高，心肺之脏气有余，阳气滑盛而扬，故神动而气先行"。

2. 五分法 主要见于《灵枢·通天》。根据阴阳含量的多少，并结合个体的行为表现、心理性格及生理功能等，将体质分为五类。

（1）太阴之人 多阴而无阳。贪婪而不仁义，貌似谦恭，内心却深藏阴险，好得恶失，面色阴沉黑暗，喜怒不形于色，不识时务，行动上惯用后发制人的手段，卑躬屈膝。

（2）少阴之人 多阴少阳。贪小利而暗藏贼心，幸灾乐祸，损人不利己，嫉妒心强，对人没有恩情，貌似清高，但行为鬼祟，偷偷摸摸，站立时躁动不安，走路时好似伏身向前。

（3）太阳之人 多阳而少阴。有强烈的表现欲望，趾高气扬，仰腰挺胸，言过其实，好高骛远，作风草率而不顾是非好歹，常常意气用事，自负。

（4）少阳之人 多阳而少阴。做事精明，自尊心强，但高傲自得，站立时惯于把头仰得很高，行走时喜欢摇摆身体，常常背着双手，喜欢出头露面，善于外交，追逐名利。

（5）阴阳和平之人 生活安静自处，性格和顺，从容稳重，举止大方，淡于名利，无所畏惧，无过分之喜，顺从事物发展的自然规律，态度严肃，但待人和蔼，目光慈祥，位高却很谦虚，善于适应形势的变化，以理服人，办事条理分明，具有极好的治理才能。

（二）按五行分类

五行分类法主要见于《灵枢·阴阳二十五人》。主要以五行属性进行分类。根据人群中皮肤颜色、形态特征、生理功能、行为习惯、心理特征、对环境的适应调节能力、对某些疾病的易罹性和倾向性等各方面的特征，归纳总结出木、火、土、金、水五种基本类型。

1. 木型人　苍色皮肤，小头，长面，两肩宽阔，背部挺直，身体弱小，勤劳，有才能，好劳心，体力较弱，多愁善感。

2. 火型人　赤色皮肤，小头，脸形瘦尖，肩背肌肉宽厚，肩背髀腹匀称，身材矮小，手足小，步履稳重，对事物的领悟较快，走路时肩背摇动，背部肌肉丰满。多气而性格急躁，轻钱财，缺乏信心，身体虚弱，认识事物清楚，喜欢漂亮，短寿而突然死亡。

3. 土型人　黄色皮肤，大头，圆面，肩背丰厚，腹大，腿部壮实而修长，手足小，肌肉丰满，身材匀称，步履稳重，动作轻盈。内心安定，助人为乐，独立性较强，不依附权势，广交朋友。

4. 金型人　白色皮肤，小头，方正面，肩背小，腹部平坦，手足小，足跟坚厚而大，好像有小骨生在足跟外面一样，骨轻。为人清白廉洁，性情急躁但刚强，办事认真，果断利索。

5. 水型人　黑色皮肤，大头，面部不光整，颊腮清瘦，两肩狭小，大腹便便，手足好动，行路时身摇，尻骨长。禀性无所畏惧，善于欺骗人，以致常因杀戮致死。

在五行属性分类的基础上，又与五音（角、徵、宫、商、羽）相结合，根据五音太少，阴阳属性及手足三阳经的左右上下、气血多少之差异，将上述木、火、土、金、水五型中的每一类型再分为五类，即成为五五二十五种体质类型。由于五音的变化很大，如在角音之中，有正、偏、太、少之分，可分为上角、大角、左角、钛角、判角数类。

（三）按生理、病理性质分类

中华中医药学会于 2009 年发布《中医体质分类与判定》标准，提出 9 种体质分类法。

1. 平和质

定义：先天禀赋良好，后天调养得当，以体态适中、面色红润、精力充沛、脏腑功能状态强健壮实为主要特征的一种体质状态。

成因：先天禀赋良好，后天调养得当。

特征：①形体特征：体形匀称健壮。②常见表现：面色、肤色润泽，头发稠密有光泽，目光有神，鼻色明润，嗅觉通利，味觉正常，唇色红润，精力充沛，不易疲劳，耐受寒热，睡眠安和，胃纳良好，二便正常，舌色淡红，苔薄白，脉和有神。③心理特征：性格随和开朗。④发病倾向：平素患病较少。⑤对外界环境适应能力：对自然环境和社会环境适应能力较强。

2. 气虚质

定义：由于一身之气不足，以气息低弱、脏腑功能状态低下为主要特征的体质状态。

成因：先天禀赋不足，后天失养，如孕育时父母体弱、早产、人工喂养不当、偏食、厌食，或因长期劳累、病后气亏、年老气弱等。

特征：①形体特征：肌肉松软。②常见表现：主项：平素气短懒言，语音低怯，精神不振，肢体容易疲乏，易出汗，舌淡红、胖嫩、边有齿痕，脉象虚缓。副项：面色萎黄或淡白，目光少神，口淡，唇色少华，毛发不泽，头晕，健忘，大便正常，或虽便秘但不结硬，或大便不成形，便后仍觉未尽，小便正常或偏多。③心理特征：性格内向，情绪不稳定，胆小不喜欢冒险。④发病倾向：平素体质虚弱，卫表不固易患感冒；或病后抗病能力弱，易迁延不愈；易患内脏下垂、虚劳等病。⑤对外界环境适应能力：不耐受寒邪、风邪、暑邪。

3. 阳虚质

定义：由于阳气不足，失于温煦，以形寒肢冷等虚寒表现为主要特征的体质状态。

成因：先天不足，或后天失养。如孕育时父母体弱，或年长受孕，早产，或年老阳衰等。

特征：①形体特征：多形体白胖，肌肉松软。②常见表现：主项：平素畏冷，手足不温，喜热饮食，精神不振，睡眠偏多，舌淡胖嫩边有齿痕，苔润，脉象沉迟。副项：面色㿠白，目胞晦暗，口唇色淡，毛发易落，易出汗，大便溏薄，小便清长。③心理特征：性格多沉静，内向。④发病倾向：发病多为寒证，或易从寒化，易病痰饮、肿胀、泄泻、阳痿。⑤对外界环境适应能力：不耐受寒邪，耐夏不耐冬；易感湿邪。

4. 阴虚质

定义：由于体内津液精血等阴液亏少，以阴虚内热等表现为主要特征的体质状态。

成因：先天不足，如孕育时父母体弱，或年长受孕、早产等，或后天失养，纵欲耗精，积劳阴亏，或曾患出血性疾病等。

特征：①形体特征：体形瘦长。②常见表现：主项：手足心热，平素易口燥咽干，鼻微干，口渴喜冷饮，大便干燥，舌红少津少苔。副项：面色潮红，有烘热感，两目干涩，视物模糊，唇红微干，皮肤偏干，易生皱纹，眩晕耳鸣，睡眠差，小便短，脉象细弦或数。③心理特征：性情急躁，外向好动，活泼。④发病倾向：平素易患有阴亏燥热的病变，或病后易表现为阴亏症状。⑤对外界环境适应能力：平素不耐热邪，耐冬不耐夏；不耐受燥邪。

5. 痰湿质

定义：由于水液内停而痰湿凝聚，以黏滞重浊为主要特征的体质状态。

成因：先天遗传，或后天过食肥甘。

特征：①形体特征：体形肥胖，腹部肥满松软。②常见表现：主项：面部皮肤油脂较多，多汗且黏，胸闷，痰多。副项：面色黄胖而暗，眼胞微浮，容易困倦，平素舌体胖大，舌苔白腻，口黏腻或甜，身重不爽，脉滑，喜食肥甘，大便正常或不实，小便不多或微混。③心理特征：性格偏温和，稳重恭谦，和达，多善于忍耐。④发病倾向：易患消渴、中风、胸痹等病证。⑤对外界环境适应能力：对梅雨季节及潮湿环境适应能力差，易患湿证。

6. 湿热质

定义：以湿热内蕴为主要特征的体质状态。

成因：先天禀赋，或久居湿地，喜食肥甘，或长期饮酒，湿热内蕴。

特征：①形体特征：形体偏胖。②常见表现：主项：平素面垢油光，易生痤疮粉刺，舌质偏红苔黄腻，容易口苦口干，身重困倦。副项：心烦懈怠，眼筋红赤，大便燥结，或黏滞，小便短赤，男易阴囊潮湿，女易带下量多，脉象多见滑数。③心理特征：性格多急躁易怒。④发病倾向：易患疮疖、黄疸、火热等病证。⑤对外界环境适应能力：对湿环境或气温偏高，尤其夏末秋初，湿热交蒸气候较难适应。

7. 血瘀质

定义：体内有血液运行不畅的潜在倾向或瘀血内阻的病理基础，以血瘀表现为主要特征的体质状态。

成因：先天禀赋，或后天损伤，忧郁气滞，久病入络。

特征：①形体特征：瘦人居多。②常见表现：主项：平素面色晦暗，皮肤偏暗或色素沉着，容易出现瘀斑，易患疼痛，口唇暗淡或紫，舌质暗有瘀点，或片状瘀斑，舌下静脉曲张，脉象细涩或结代。副项：眼眶暗黑，鼻部暗滞，发易脱落，肌肤干或甲错，女性多见痛经、闭经，或经色紫黑有块、崩漏。③心理特征：性格内郁，心情不快易烦，急躁健忘。④发病倾向：易患出血、癥瘕、中风、胸痹等病证。⑤对外界环境适应能力：不耐受风邪、寒邪。

8. 气郁质

定义：由于长期情志不畅、气机郁滞而形成的以性格内向不稳定、忧郁脆弱、敏感多疑为主要表现的体质状态。

成因：先天遗传，或因精神刺激，暴受惊恐，所欲不遂，忧郁思虑等。

特征：①形体特征：形体偏瘦。②常见表现：主项：平素忧郁面貌，神情多烦闷不乐。副项：胸胁胀满，或走窜疼痛，多伴善太息，或嗳气呃逆，或咽间有异物感，或乳房胀痛，睡眠较差，食欲减退，惊悸怔忡，健忘，痰多，大便偏干，小便正常，舌淡红，苔薄白，脉象弦细。③心理特征：性格内向不稳定，忧郁脆弱，敏感多疑。④发病倾向：易患郁证、脏躁、百合病、不寐、梅核气、惊恐等病证。⑤对外界环境适应能力：对精神刺激适应能力较差，不喜欢阴雨天气。

9. 特禀质

定义：由于先天禀赋不足和禀赋遗传等因素造成的一种特殊体质。包括先天性、遗传性的生理缺陷与疾病，过敏反应等。

成因：先天禀赋不足、遗传等，或环境因素、药物因素等。

特征：①形体特征：无特殊，或有畸形，或有先天生理缺陷。②常见表现：遗传性疾病有垂直遗传、先天性、家族性特征；胎传性疾病为母体影响胎儿个体生长发育及相关疾病特征。③心理特征：因禀赋特异情况而不同。④发病倾向：过敏体质者易药物过敏，易患花粉症；遗传性疾病如血友病、先天愚型及中医学所称"五迟""五软""解颅"等；胎传性疾病如胎寒、胎热、胎惊、胎肥、胎痫、胎弱等。⑤对外界环境适应能力：适应能力差，如过敏体质者对过敏季节适应能力差，易引发宿疾。

（四）其他分类

1. 体型分类法 《灵枢·逆顺肥瘦》以外在的形态结构特征联系内在的生理功能对体质予以分类，把体质划分为肥人、瘦人、常人三种类型，并根据常人不同体质特征，将其进一步分为端正、壮士和婴儿等不同体质类型。《灵枢·卫气失常》把肥胖的人按皮肤纹理及皮下结缔组织的特性进一步分为膏人、脂人和肉人三种类型，并且指出这三种人的体态结构、气血多少、寒温的特征各不相同。

2. 心理特征分类法 《灵枢·论勇》根据人格心理特征在勇怯方面的典型差异，将体质分为勇和怯两种类型。并论述了勇士和怯士两种类型的人在心理特征、外部特征及脏腑组织的形态结构等方面的差异。

3. 形志苦乐分类法 《素问·血气形志》根据心理特征的差异，将体质分为五种形志特征，即体质的"五形志"特征：形乐志乐、形苦志乐、形苦志苦、形乐志苦、形数惊恐五种体质类型。《类经·论治类》对五形志体质心理特征进行了详细的描写：①形乐志苦："形乐者，身无劳也。志苦者，心多虑也。心多思虑，易伤血脉。"②形乐志乐："形乐者逸，志乐者闲。饱食终日，无所用心，悠然自得，好逸恶劳。易伤肌肉。"③形苦志乐："形苦者，身多劳。志乐者，心无虑。身多劳累，心情愉悦而无多虑，易伤于筋。"④形苦志苦："形苦志苦，必多忧思。"喜忧愁而多思虑，易伤肺脾而气阻滞。⑤形数惊恐："数有惊恐则气血散乱而经络不通。"善惊易恐，易致气血紊乱，不仁顽痹。

《黄帝内经》除应用阴阳五行、体型、心理特征进行体质分类外，还有五色、地域、脏腑形态特征、脏腑功能、年龄、性别等分类法。如《灵枢·五音五味》以肤色差异，区别人体气血或寒热的差别:"黄赤者多热气,青白者少热气,黑色者多血少气。"《灵枢·论勇》则依据外部形态颜色的不同分类,说明体质对疾病的易感性:"黄色薄皮弱肉者,不胜春之虚风;白色薄皮弱肉者,不胜夏之虚风;青色薄皮弱肉,不胜秋之虚风;赤色薄皮弱肉,不胜冬之虚风也……黑色而皮厚肉坚,固不伤于四时之风。其皮薄而肉不坚,色不一者,长夏至而有虚风者,病矣。"《素问·异法方宜论》结合五方地域特征对五方之人不同的体质特征加以分类,属于体质地域分类法。《灵枢·五变》根据脏腑功能的强弱来划分体质类型。《灵枢·本脏》根据内脏的解剖形态、位置、坚脆等分类。

三、体质学说在中医治未病中的应用

中医体质学说提出"体质可分""体病相关""体质可调"3个关键科学研究问题,从而为中医治未病找到了辨识工具、测病依据和干预手段。

(一)指导未病的辨识

中医体质辨识,是以人的体质为认知对象,从体质状态及不同体质分类的特性,把握其健康与疾病的整体要素与个体差异,制定防治原则,选择相应的治疗、预防、养生方法,从而进行"因人制宜"的干预措施。每种体质都有其不同的形体特征、心理特征、常见表现、发病倾向和对外界环境的适应能力。通过体质辨识了解个体的体质类型,并通过改善体质偏颇来维护健康,是中医治未病的特色和优势。

(二)调体干预疾病的发生与传变

体质的稳定性是相对的,由于每一个体在生长壮老的生命过程中受环境、精神、营养、锻炼、疾病等诸多因素的影响,使体质又同时具有动态可变性。这种特征是体质可调的理论基础。通过药物或生活方式干预,调整体质偏颇状态,预防相关疾病的发生与传变,是实施治未病的重要手段。

1. 调体干预疾病的发生　疾病发生与否,主要取决于正气的盛衰,而正气的强弱和个体体质状况密切相关。感受同一邪气,因体质不同,病证也不同。因体虚而外感者则依据体虚性质不同而有气虚感冒、阴虚感冒、阳虚感冒等不同。同为感受寒邪,偏阳性体质者多发风热表证,偏阴性体质者则多为风寒表证;又如同是风邪伤人,可"或为寒热,或为热中,或为寒中,或为疠风,或为偏枯,或为风也,其病各异"(《素问·风论》),其根本原因还是体质差异。

体质的差异在一定程度上也决定了发病的倾向性。阳虚之质,阴寒内盛,卫外不固,气化无力,易患感冒、咳喘、泄泻、遗尿等;肥人或痰湿内盛者,痰湿内伏,滞脏腑,阻经络,碍气化,易患痰证、饮证、水肿证、中风、眩晕等病;瘦人或阴虚之体,阴津亏乏,易罹肺痨、咳嗽、便秘、衄血诸疾;血瘀体质,气机郁滞,血行不畅,易患郁证、癥积、痛证、痹证等。小儿脏腑娇嫩,体质未壮,易患咳喘、泄泻、食积等疾;年高之人,精气多虚,体质转弱,易患痰饮、咳喘、眩晕、心悸、消渴、痹证等。因此,调理偏颇体质可以干预疾病的发生及其发生后病证的倾向性。

2. 调体干预疾病的传变　因为疾病的转归演变要视个体本身内部阴阳矛盾的倾向偏颇而定,因此体质因素对于疾病的传变、转归同样起着重要作用。如伤寒之太阳病,患病七日以上而自愈者,正是因为太阳行经之期已尽,正气胜邪之故。体质虚弱者不但易于感邪,且易深入,传变多而病程缠绵。如伤寒病六、七日,身不甚热,但病热不减,患者烦躁,即因正不敌邪,病邪从阳经传入阴经，病程长，预后较差。体质也影响疾病的转归，是预测疾病预后凶吉的重要依据。《灵枢·论痛》说："同时而伤，其身多热者易已，多寒者难已。"说明气盛体强病易愈，气衰体弱病难已。《素问·评热病论》对劳风的病理演变规律和预后有"精者三日，中年者五日，不精者七日"的预测。可见体质对于推断疾病的预后吉凶具有重要意义。疾病的预后有善恶之分，演变有好转和加重两种不同倾向，这虽然与感邪轻重、治疗是否得当及时有关，但在相当程度上是由体质因素所决定的。因此，调理体质可以阻止感邪后疾病的传变。

（三）指导中医治未病的调治

体质的形成以先天禀赋为基础，受后天多种因素的影响。在中医理论的指导下，针对个体的体质特征，通过合理的饮食调养、起居调护、精神调摄、形体锻炼，实现未病先防、既病防变，从而改善体质，提高人体对环境的适应能力，以预防疾病，达到健康长寿的目的。

1. 顺应自然，规避邪气　《灵枢·本神》强调："故智者之养生也，必顺四时而适寒暑，和喜怒而安居处，节阴阳而调刚柔，如是则僻邪不至，长生久视。"人体的生命活动随着年节律、季节律、月节律、昼夜节律等自然规律而发生相应的生理变化。即使是阴阳和调之人，也要起居有常，不妄作劳，顺应四时，悉心调护，才能增进健康，延年益寿。偏颇体质与相应病邪之间存在同气相求现象。对于具有病理性体质而未发病的人群，应在起居有节、顺应四时养生原则的指导下，根据个体不同体质类型的特点，合理安排起居生活，以改善体质，增强正气，规避邪气，预防疾病的发生。

2. 合理药食，适当锻炼　膳食的选择应与体质状态相一致。人的体质，有强有弱，有阴阳、气血、寒热的不同偏颇，患病之后又有证候的不同，因此选择的膳食也应不同。平和质的人具有阴阳和调、血脉畅达、五脏匀平的生理特点，其饮食调养的第一原则是膳食平衡，要求食物多样化。偏颇体质则应根据机体阴阳气血盛衰，选择不同性味的食物，制定相应的食谱。如气虚质者选用具有健脾益气作用的食物，阳虚质者宜选用温阳壮阳的食物，阴虚质者多食滋补肾阴的食物，痰湿质者应多摄取能够宣肺、健脾、益肾、化湿、通利三焦的食物，湿热质宜食用清利化湿的食物，血瘀质应选用具有活血化瘀功效的食物，气郁质应选用具有理气解郁、调理脾胃功能的食物，过敏体质者则应避免食用易致敏食物，减少发作机会。

适当的运动锻炼，可以达到增强体质和改善调整偏颇体质的目的。运动方法的种类很多，如中国传统的气功、导引、保健按摩、武术等体育锻炼方法，健身操、球类运动、力量练习等现代体育锻炼方法。一般来说，我国古代传统运动养生方法，强调人体精、气、神的统一，更适合用于调整虚性偏颇体质，现代体育锻炼方法则适合于实性偏颇体质。可根据不同体质类型并结合个体差异选用不同的运动方法。运动养生调节体质，运动量以适度为宜，忌太过与不及，更需持之以恒才能达到改善体质的目的。

3. 调整心理，安定情绪　人的精神情志变化与体质状态是相互影响的。精神情志活动是五脏功能的外在表现，各种不同的精神情志既是影响体质的重要因素，也是导致体质变异的原因。情志舒畅，精神愉快，气机通畅，气血调和，脏腑功能协调，则正气旺盛。体质平和，内可抵御七情、饮食之伤，外可防六淫之害；反之，情志不遂，精神异常，脏腑气机与阴阳气血失和而导致体质偏颇，可以导致多种疾病的产生。

不同的体质具有不同的心理特征，并表现出特定的精神状态和情志反应。平和体质的个体，由于其脏腑阴阳气血趋于均衡稳定，一般表现为精神愉悦、乐观开朗，可以及时调摄不良情绪。偏颇体质者其心理特征和情志反应也有不同程度的偏颇，并可导致某些疾病的易感性。气虚质者多性格内向，情绪不稳定，胆小不喜欢冒险；阳虚质者性格多沉静、内向，常常情绪不佳，易于悲哀；阴虚质与湿热质者均性情较急躁、外向好动、活泼，常常心烦易怒；痰湿质者多性格偏温和，稳重恭谦、和达，多善于忍耐；气郁质者性格内向不稳定，忧郁脆弱，敏感多疑；血瘀质者常心烦、急躁、健忘，或忧郁、苦闷、多疑。因此，气虚质者应培养豁达乐观的生活态度，不可过度劳神，避免过度紧张，保持稳定平和的心态；阳虚质者应调节自己的情感，和喜怒，去忧悲，防惊恐；阴虚质和湿热质者应节制情绪，安神定志，以舒缓情志；痰湿质者应合理安排休闲、度假活动，以舒畅情志，调畅气机，改善体质，增进健康；气郁质和血瘀质均可导致孤独的不良心态，在情志调摄上，应培养乐观、欢乐的情绪，精神愉快则气血和畅，营卫流通，有益于气郁质和血瘀质的改善。特禀质是由于先天性和遗传因素造成的特殊体质，其心理特征因禀赋特异情况而不同，但多数特禀质者因对外界环境适应能力差，会表现出不同程度的内向、敏感、多疑、焦虑、抑郁等心理反应，并影响相关疾病的发生或加重，更需酌情采取相应的心理保健措施。

第八节　发病理论

发病即指疾病的发生过程，主要涉及正邪两方面的斗争情况。正气，是人体正常生理功能的总称，包括脏腑经络气血的调节能力、外界环境的适应能力、防御能力、祛邪能力、自愈能力。邪气，与正气相对而言，泛指各种致病因素，包括外感六淫、内伤七情、饮食劳逸等。

一、病因

中医学认为，外界环境与人体之间、人体各脏腑组织之间，是一个相对的动态平衡状态，从而维持着人体正常的生理活动。如果这种动态平衡的生理活动因某种原因而遭到破坏，那么人体就会产生疾病。因此，破坏人体相对平衡状态而引起疾病的原因称为病因，又称"致病因素""邪气"。

（一）六淫

六淫，是风、寒、暑、湿、燥、火（热）6种外感邪气的统称。

自然界中的风、寒、暑、湿、燥、火（热）6种正常的气候变化，称为"六气"。一般不会引起人体发病。淫，太过、浸淫之意。当异常的气候变化超出了人体的适应范围，或机体防御力降低，不能适应正常的气候变化，风、寒、暑、湿、燥、火（热）则会侵害人体，导致外感病的发生，此时称之为"六淫"。

六淫致病的共同特点：①外感性：六淫侵袭多从肌表、口鼻而入。②季节性：六淫致病与季节气候关系密切。③地域性：六淫致病与所在环境密切相关。④相兼性：六淫邪气既可单独伤人致病，又可多个相兼同时为病。六淫邪气最多三个相兼为病，且三个相兼为病的病情也最为复杂。

此外，六淫致病，在一定条件下，其疾病的证候性质可以改变。

1. 风邪　风，四季常有，以春季为多，故春季易受风邪为病。

风邪的性质和致病特征：

（1）风为阳邪，易袭阳位，其性开泄　风邪具有向外、善动的特性，风邪常伤及人体的肌表、头面和阳经，并可使腠理疏松。

（2）**风性善行而数变** 风邪具有善动变化的特征，风邪致病发病迅速，变幻无常，如风疹皮肤瘙痒、疹块此起彼伏。

（3）**风性主动** 风邪致病具有动摇不定的症状特点，如抽搐、肉𥆧、震颤、眩晕等。

（4）**风为百病之长** 长者，首也。风为外邪致病的先导。常兼其他邪气合而伤人。故多个邪气为病时，多将风置于首位，如风寒、风热、风寒湿等。

2. 寒邪 寒乃冬季主气。寒邪伤人有外内之分，寒客肌表，卫阳郁遏，此为外寒，又称为"伤寒"；寒邪直中脏腑，此为内寒，又称为"中寒"。

寒邪的性质和致病特征：

（1）**寒为阴邪，易伤阳气** "阴胜则阳病"，人体阳气最易受寒邪损伤，临床可见多种寒象，如寒遏卫阳之恶寒、寒邪直中脾胃之脘腹冷痛等症。

（2）**寒性收引** "收引"，即收缩牵引。寒邪侵袭人体，可见腠理闭密、经络收缩、筋脉挛急等。

（3）**寒性凝滞** 寒邪侵袭，可使人体气血凝结阻滞不通，不通则痛，故寒邪致病多见疼痛，此痛得温则减，遇寒加剧。

3. 暑邪 暑是夏季主气。且暑邪只有外感，而无"内暑"。

暑邪的性质和致病特征：

（1）**暑为阳邪，其性炎热** 暑为夏季火热之气所化，暑邪伤人可见身热、面赤等。

（2）**暑性升散，伤津耗气** 暑邪多易侵犯人体的心肺头面等阳位，可见心烦、头晕等。暑邪可致人体腠理开泄而汗多。汗为津液所化生，汗多则津伤，又气随津脱而气耗，临床可见口渴、气短、乏力等。

（3）**暑多夹湿** 暑季多雨且热，故暑邪致病，常夹湿邪侵袭，可见头重如裹、大便溏黏不爽等湿重症状。

4. 湿邪 湿是长夏主气。长夏正当夏秋之际，此时暑热未退，又雨水丰沛，热蒸湿盛，为一年中湿气最盛的季节。

湿邪的性质和致病特征：

（1）**湿为阴邪，易损伤阳气，阻遏气机** 湿邪伤阳多伤脾阳，临床常见水肿、尿少等。湿聚而有形，可阻遏气机，可见胸闷脘痞、小便淋涩不畅等。

（2）**湿性重浊** 湿邪为病，多见病变部位有重沉之感，如头重如裹。湿邪为病，其分泌物多秽浊不清。

（3）**湿性黏滞** 湿邪侵袭，其黏滞之性主要表现在两个方面：一是病程缠绵难愈，二是症状黏滞不爽。

（4）**湿性趋下，易袭阴位** 湿邪侵袭，多伤及人体下部，出现下肢浮肿等症。

5. 燥邪 燥是秋季主气。燥有温燥、凉燥之分。初秋，热与燥合，发为温燥；深秋，寒与燥并，发为凉燥。

燥邪的性质和致病特征：

（1）**燥性干涩，易伤津液** 燥与湿相对，燥邪侵犯，最易损伤人体津液，可见口干鼻燥、咽干口渴、大便干结等。

（2）**燥易伤肺** 肺喜润而恶燥，为娇脏。燥邪伤肺，可见干咳少痰，或痰黏难咯等。

6. 火（热）邪 火热异名同类，在本质上皆为阳盛，故火热常可合称。

火热之邪的性质和致病特征：

（1）火热为阳邪，其性炎上　"阳胜则热"，故火热侵袭，多见大热、大渴等。火邪犯上，症见口舌生疮、目赤肿痛等。

（2）火热易扰心神　火热与心相通应，易扰心神，症见心烦、失眠等。

（3）火热易耗气伤津　人体津液因火热之邪而煎熬，症见口渴喜冷饮、大便秘结等。又因津伤则气耗，可见体倦乏力等。

（4）火热易生风动血　火热之邪盛极可引动肝风，又称"热极生风"，临床可见高热、抽搐等。火热入于血脉，可迫血妄行，导致各种出血。

（5）火热易致疮痈　火邪入于血分，腐肉败血，症见红、肿、热、痛等阳性特征的疮疡。

（二）疠气

疠气，是一类不同于六淫的具有强烈传染性的外感病邪。疠气经空气传播，通过口鼻侵入人体而致病；也可随皮肤接触、饮食、蚊虫叮咬、虫兽咬伤等途径传染而发病。疠气又称"异气""疫气""戾气""乖戾之气"。疠气发病具有发病急骤、传染性强、症状相似、特异性强的特点。疫病的发生和流行除与人群的正气强弱有关，也与反常的气候变化、环境和饮食的污染、预防和隔离不及时及社会因素有关。

（三）内伤七情

1. 内伤七情的概念　七情指喜、怒、忧、思、悲、恐、惊7种情志的变化，当人体在接受外界刺激后，会产生各种情绪变化，这是机体对外界客观事物的一种正常反应。但是，强烈的、突然的，或持久的情志刺激，超出了机体承受范围，导致气机紊乱，脏腑阴阳气血失调，就会引起疾病的发生，这时的"七情"就成为一种致病因素，称为"内伤七情"，是内伤致病的主要因素。

2. 内伤七情的致病特点

（1）直接伤及内脏　情志活动是脏腑生理功能反映于外的表现，情志变化反过来又可影响脏腑的气血运行状态。七情内伤，伤及内脏，主要是使脏腑气机逆乱，气血失调，进而导致各种病变的发生。喜伤心，怒伤肝，悲、忧伤肺，思伤脾，惊、恐伤肾。七情过激伤人发病，在五脏之中，首先作用于心神，情志所伤病证则多以心、肝、脾三脏和气血失调为多见。

（2）影响脏腑气机　七情内伤常影响脏腑气机，导致脏腑气机升降失常而出现相应的临床表现。如《素问·举痛论》说："百病生于气也，怒则气上，喜则气缓，悲则气消，恐则气下……惊则气乱……思则气结。"

此外，七情内伤日久，脏腑气机不和，气郁还可以化火，即"五志化火"；同时，脏腑气机不和，影响精气血津液的代谢，所以在其病变过程中，气郁进一步还可出现食积、湿聚、生痰等病变。

（3）七情变化影响病情　七情变化对病情具有两方面的影响：良性的情志活动，有利于疾病的好转或恢复；情志异常波动，可使病情加重，或迅速恶化。

（四）饮食失宜

饮食是人类赖以生存和维持健康的基本条件，饮食失宜却可致病。

1. 饮食不节　即饥饱失常。过饥，则气血生化无源，久之则气血亏虚，形体消瘦；过饱，则脾胃运化受损，宿食积滞，临床可见嗳腐泛酸、泻下臭秽等食伤脾胃的病症。

2. 饮食不洁　饮食不洁可引起多种脾胃及肠道疾病；若进食有毒物质，还会发生食物中毒甚至导致死亡。

3. 饮食偏嗜 因个人嗜好，或生活习惯等，长期饮食偏颇，可导致某些疾病的发生。如饮食偏凉或偏热，可致脾胃寒热失调；饮食五味有所偏嗜，可导致脏腑功能失调，或某些营养物质缺乏。

（五）劳逸失度

劳逸失度，分为过逸和过劳两个方面。

1. 过逸 过度安逸，可使人体气血不畅，脏腑功能减弱，可见心悸怔忡、气喘汗出等。《素问·宣明五气》说："久卧伤气，久坐伤肉。"

2. 过劳 包括劳神过度、劳力过度和房劳过度。

（1）劳神过度 主要损伤脾气，暗耗心血，可见心悸、健忘、纳呆、腹胀等症。

（2）劳力过度 则气少力衰，以肺脾两脏症状为多见。

（3）房劳过度 过度频繁交媾主要耗伤肾精、肾气，可见眩晕耳鸣、腰膝酸软，或遗精、滑精等症。

（六）痰饮

1. 痰饮的形成 痰和饮都是水液代谢障碍所形成的病理产物，痰饮的形成，多与肺、脾、肾三脏关系密切，此外还有三焦、肝等参与。

2. 痰饮的致病特点

（1）阻滞气机 痰饮可随气行上下，然而痰饮为有形之邪，一旦滞留，又可影响气行。故痰饮留滞于经脉，可使经脉气机不畅；痰饮留于脏腑，可阻遏脏腑气机升降。

（2）影响水运 痰饮是水液代谢失常的病理产物，其又可作为一种致病因素影响肺、脾、肾等脏腑的气化，致水湿不化，形成恶性循环。

（3）蒙蔽心神 痰饮为有形之邪，随气上逆，扰乱心神之清净，可见头晕目眩、精神不振等。

（4）致病广泛 痰饮是津液代谢异常的产物，可随气行升降，无处不到。由于其发病部位广泛，机制复杂，故有"百病多由痰作祟""怪病多痰"之说。

（七）瘀血

瘀血是指机体的离经之血，或血行不畅，停滞于脏腑经络内的血液。瘀血亦可作为致病因素。

1. 瘀血的形成 主要有两方面：一是气滞、气虚、血寒、血热等原因，使血运迟滞或壅滞而形成瘀血；二是由于内外伤、气虚失摄、血热迫血妄行而致血离经脉，未能及时消散所致。

2. 瘀血致病的病症特点 瘀血所致病症繁多，其随所瘀阻的部位不同，影响的脏腑组织不同，从而可表现出不同的临床表现，但具有一些共同的特点：

（1）疼痛 多为刺痛，痛处固定不移，拒按，且入夜痛甚。

（2）肿块 如在体表，则可见局部青紫、肿胀；如在体内，则按之质硬、固定不移，称之为癥积。

（3）出血 其血色紫暗，或夹有瘀血块。

（4）望诊 面色、口唇、爪甲紫青，舌质紫暗，或有瘀斑、瘀点，肌肤甲错等。

（5）脉象　可见细涩或结代脉等。

（八）其他病因

除上述致病因素外，还有外伤、寄生虫、毒邪、药邪、医过、先天病因等。

二、病机

病机是指疾病发生以后病理变化的机制和原理。疾病在发生、发展和变化过程中有着某些共同的病理发展过程，邪正盛衰、阴阳失调、精气血津液代谢失常是各种疾病发生的基本病理反应，是病机变化的一般规律，亦是各脏腑、经络的系统病机和具体病证病机的基础。

（一）邪正盛衰

邪气侵犯人体后，正气与邪气之间即发生相互作用，一方面是正气对邪气的抗御、驱除作用及正气的康复功能，另一方面是邪气对人体正气起着损伤作用。因此，邪正斗争的盛衰变化不仅关系着疾病的发生和发展，影响着病机、病证的虚实变化，而且直接影响疾病的转归。

在疾病的发展变化过程中，正气和邪气之间不断地进行斗争，必然会导致双方力量的盛衰变化。一般来讲，正气增长而旺盛，则促使邪气消退；反之，邪气增长而亢盛，则会损伤人体的正气。随着体内邪正盛衰的病理变化，就形成证候上的虚实变化。单纯的虚和实，其正气与邪气的盛衰是各有侧重的，即实主要是邪气盛，由于正气未虚，正邪斗争剧烈，临床上出现一系列亢盛、有余的证候，称为实证；虚主要是正气衰，由于矛盾主要方面是正气虚损，临床上表现一系列虚弱、不足的证候，称为虚证。在复杂的疾病过程中，随着邪正双方力量的消长盛衰，还可以出现虚实错杂、虚实真假、虚实转化的病理变化。

（二）阴阳失调

阴阳失调是在邪正盛衰病机的基础上，由于阴阳之间关系失常所致。当外邪入侵或人体本身正气虚弱而引起阴阳偏胜或阴阳偏衰。阴阳失调是导致发病的基本病理机制。

1. 阴阳偏胜　指阴阳某一方过于亢盛的状态，属"邪气盛则实"的实证。阳偏胜，是指阳气过胜，功能亢奋的病理状态，多属实热证。其特点为热、动、燥。阴偏胜，是指阴邪偏胜，功能抑制的病理状态，多属实寒证。其特点为寒、静、湿。

2. 阴阳偏衰　指阴阳某一方虚弱不足的病理状态，属"精气夺则虚"的虚证。阳偏衰，即阳虚，是指阳气衰弱，功能减退的病理状态，多属虚寒证。阴偏衰，即阴虚，是指阴液不足，阳气相对偏盛的病理状态，多属虚热证。

3. 阴阳互损　指阴阳任何一方虚损，病及相对的一方，形成阴阳两虚的病理状态。阴阳互损是阴阳的互根互用关系失调而出现的病理变化，包括阴损及阳、阳损及阴。

4. 阴阳格拒　指阴阳双方力量盛衰悬殊较大，盛者壅遏于内，将另一方排斥格拒于外，迫使阴阳间不相维系的一种病理状态。包括阴盛格阳所致的真寒假热证和阳盛格阴所致的真热假寒证两种。

5. 阴阳亡失　指机体由于阴液或阳气突然大量亡失，而导致生命垂危的一种病理状态，包括亡阴和亡阳两类。阴阳相互依存，相互为用，故亡阴可致亡阳，亡阳也可致亡阴，最终"阴阳离决"，生命活动终止而死亡。

（三）精气血津液神失常

精气血津液失常，是指在疾病发生发展过程中，由于邪正斗争的盛衰，或脏腑功能的失调，导致精气血津液等基本物质出现虚损、运行失常、功能紊乱及其相互关系失调等病理变化的总称。

1. 精的失常　一是精的不足、功能低下，形成精虚的病理状态。二是精阻滞精道，排精障碍，形成精瘀的病理状态。

2. 气的失常　主要包括两个方面：一是气的生化不足或耗散太过，形成气虚的病理状态。二是气的功能减退及气的运动失常，出现气滞、气逆、气陷、气闭或气脱等气机失调的病理变化。

3. 血的失常　一是因血液的生成不足或耗损太过，致血的濡养功能减弱而引起的血虚；二是血液运行失常而出现的血瘀、出血等病理变化。

4. 津液代谢失常　指全身或某一环节的津液代谢发生异常，导致津液的生成、输布或排泄发生紊乱或障碍，从而形成津液不足，或水液蓄积于体内，产生痰饮、水湿等的病理过程。

此外，由于精、气、血、津液之间在生理上存在相互依存、相互为用的关系，在病理上也可以相互影响而产生精与血同病、气与血同病、气与津液同病、血与津液同病等复杂的病机。常见的如精血不足、气滞血瘀、气虚血瘀、气不摄血、气随血脱、气血两虚、水停气阻、气随津脱、津枯血燥、津亏血瘀等。

5. 神的失常　神有广义和狭义概念之分。狭义之神与五脏的心、肺、脾、肝、肾等关系密切，心藏神，肺藏魄，肝藏魂，脾藏意，肾藏志。五脏功能异常，则可引起神志病变。此外，常见的神的病变有：

（1）神气不足　是精气亏虚而致精神异常的病理变化，多见于虚证患者。临床常见精神不振、健忘神倦。

（2）神志异常　与精气亏虚所致的神气不足有本质上的不同，前者多因心火、肝火、痰湿等所致，一般表现为烦躁不安及癫、狂、痫等。其中，癫、狂、痫还有特殊的病机和发病规律。

三、发病理论在中医治未病中的应用

（一）辨识导致人体病理状态的原因和机制

导致人体病理状态的原因和机制错综复杂，但从宏观层面来看，其核心是正邪相搏，正气胜邪，则不发病；反之，邪胜正退，则形成病理而发病。

1. 形成病理状态的原因　病理状态的形成与否，取决于正气与邪气的相互作用。

（1）正气不足是形成病理状态的内在依据　中医发病学说很重视人体的正气，认为正气强弱对于疾病发生、发展及转归起着主导作用。正气更是决定发病的关键所在。正气强盛，则病邪难以入侵，不形成病理状态。故《素问·刺法论》曰："正气存内，邪不可干。"正气虚弱，则病邪乘虚入侵，而形成病理状态。《素问·评热病论》曰："邪之所凑，其气必虚。"

（2）邪气是形成病理状态的重要条件　①影响病情和病位：病情的轻重与邪气的性质及感邪的轻重关系密切。一般说来，六淫、七情致病，病情轻浅；疠气伤人，则病情较重。又如同一病邪侵袭，感邪轻者，症状表现较轻；感邪重者，症状表现也重。此外，邪气的性质还与病位有关。如风性轻扬开泄，易袭阳位；湿性重浊趋下，易袭阴位。②影响发病的性质和证候类型：邪气不同，其作用于人体，发病特点、证候类型也不同。如六淫为病，发病快，病程短，初起多见表证。七情内伤，发病多慢，病程较长，发病多直伤内脏，多见气机失调之里证。③在特殊情况下，邪气在发病中起主导作用：某些邪气因其远超生理功能的调控范围，而对疾病的发生起着决定性的作用。如疠气、高温、高压、电流、枪弹伤、虫兽伤等。

2. 形成病理状态的机制　正邪相搏的胜负决定是否形成病理状态。①正胜邪退则健康：病邪入侵，正气充足，驱邪外出，正胜邪退，机体不受邪气的侵害即不形成病理状态。②邪胜正衰则致病：邪气入侵，正虚抗邪无力，致病邪深入，功能减退，形质损害而形成病理状态。

（二）预测疾病的发生和转变

病因有其自身的规律性。因此，可以根据病因的发生、发展规律而预测疾病的发生和转归。此预测主要针对群体性疾病。

1. 预测疾病的发生

（1）季节疾病的预测　六淫邪气有着季节性变化规律，如春风、夏暑、长夏湿、秋燥、冬寒。受这种季节性邪气的影响，疾病也随之而变，掌握这种变化规律，就可预测疾病的发生。如《素问·金匮真言论》云："春善病鼽衄，仲夏善病胸胁，长夏善病洞泄寒中，秋善病风疟，冬善病痹厥。"

（2）脏腑疾病的预测　每一季的主令之脏不同，而当令之脏更易在此季发生疾病，正如《素问·四气调神大论》云："春三月……逆之则伤肝；夏三月……逆之则伤心；秋三月……逆之则伤肺；冬三月……逆之则伤肾。"

（3）邪气伤脏的预测　即便是感受同一种病邪，由于季节变化的不同，受邪的脏腑也有区别。如《素问·咳论》曰："人与天地相参，故五脏各以治时，感于寒则受病……乘秋则肺先受邪，乘春则肝先受之，乘夏则心先受之，乘至阴则脾先受之，乘冬则肾先受之。"

（4）伏气病邪的预测　邪气侵袭人体，可不即时而发，潜伏体内至下一季节而发病，此为"伏气"。如《素问·阴阳应象大论》曰："冬伤于寒，春必温病；春伤于风，夏生飧泄；夏伤于暑，秋必痎疟；秋伤于湿，冬生咳嗽。"

（5）情志致病的预测　情志可影响人体气机，损伤脏腑，以及耗伤机体阴阳、精血等（在"内伤七情"部分已有论述）。所以观察患者平时的情志变化，也可预测疾病。

2. 预测疾病的转归　正邪斗争是影响疾病转归的主要因素，此外还有季节、昼夜变化规律等对疾病的转归产生影响。

（1）疾病转归的季节预测　同一脏疾病，其病情的轻重消长随季节而波动。正如《素问·脏气法时论》云："病在肝，愈于夏，夏不愈，甚于秋，秋不死，持于冬……病在心，愈在长夏，长夏不愈，甚于冬，冬不死，持于春……病在脾，愈在秋，秋不愈，甚于春，春不死，持于夏……病在肺，愈在冬，冬不愈，甚于夏，夏不死，持于长夏…病在肾，愈在春，春不愈，甚于长夏，长夏不死，持于秋。"

（2）疾病转归的昼夜预测　中医学认为，阳气可抵御病邪，人体阳气随昼夜消长，正邪斗争变化随之而盛衰更替，故影响着疾病的转归变化。如《灵枢·顺气一日分为四时》曰："夫百病者，多以旦慧昼安，夕加夜甚。"

（三）指导中医治未病的调治

疾病的发生是邪正两方面作用的结果，邪气是发病的重要条件，正气不足是发病的内在根据。因此当从正邪两方面对未病进行调治。正气调摄已在上述章节加以论述，这里主要讨论预防为主、早期诊治、防止传变。

1. 预防为主 病邪是导致疾病发生的重要条件，除了注意摄生、加强锻炼、增强体质之外，还要注意及时做好各种防范。六淫的防范，要谨遵"虚邪贼风，避之有时"；精神的调理，要尽量"恬惔虚无"；饮食的注意，要符合"饮食有节"；日常的生活，要养成"起居有常，不妄作劳"；疠气的警告，要提醒"避其毒气"等。这些都是预防疾病的有效方法。

2. 早期诊治 外邪侵袭人体，由表传里，先皮毛，后肌腠，再筋骨，甚犯内脏，病位加深，致病情复杂，治疗愈加困难。因此，一定要掌握疾病的传播途径及其发生发展的基本规律，做到早发现、早诊治，才能切断其传变。《素问·阴阳应象大论》说："故邪风之至，疾如风雨，故善治者治皮毛，其次治肌肤，其次治筋脉，其次治六腑，其次治五脏。治五脏者，半死半生也。"

3. 防止传变

疾病发生以后，全面把握疾病的发展变化规律是关键所在。《黄帝内经》从不同角度、不同层次阐明了季节气候影响疾病的发生、发展、传变等规律。因此，可以根据疾病的这些变化规律，择时而防，择时而治，就会取得很好的防治效果。如：可根据"病在肝，愈于夏，夏不愈，甚于秋，秋不死，持于冬"的规律，针对五脏之肝病，加强在夏季的治疗，并在秋季做好预防工作，以防止疾病的加重。

第九节　防治理论

防治，即预防和治疗。中医防治理论，是在整体观念和辨证论治原则指导下制定的反映中医预防和治疗学规律和特色的基本理论，是中医学理论体系的重要组成部分，也是中医调治未病的重要内容。

中医防治未病具有悠久历史，早在《黄帝内经》中就提出了"治未病"的预防思想，强调"防患于未然"。《素问·四气调神大论》所说的"圣人不治已病治未病，不治已乱治未乱"，明确了"未病先防"的指导思想。随着几千年中医的发展，后世历代医家从临床实践出发，对此不断发挥，极大地丰富了治未病理论的内涵，逐渐形成完整的内容体系，预防涉及无病养生、欲病治萌、治其未传、瘥后防复等内容。中医的治疗有着独特的方法和思想，其中辨证调治和辨病调治在中医疾病的治疗和未病的调治中起了重要作用。

一、无病养生

（一）基本概念

无病养生，就是针对疾病未形成前的各种状态，采取各种养生保健方法，达到保养身体、增强免疫、预防疾病之目的。

《黄帝内经》对无病养生提出了经典的论述。《素问·上古天真论》说："其知道者，法于阴阳，和于术数，食饮有节，起居有常，不妄作劳，故能形与神俱，而尽终其天年。"指出平素生活中，注重道法自然，讲究人与自然的统一、人体自身阴阳的平衡、饮食起居得当，才能怡养形神，防病于先。

（二）常人防病的基本原则

1. 法于四时 道法自然，顺应四时气候变化规律，是养生保健的重要环节。春夏秋冬对人的情志变化、气血运行、脏腑经络功能、疾病发生等方面均产生影响。法于四时，就是要随着春夏秋冬四时之气，调心肺脾肝肾所主情志，调阴阳气血，依四时养生防病。

人的阴阳气血随四季气候阴阳的变化而变化。《素问·四气调神大论》专篇论述在精神、起居、运动各方面顺应四时养生的原则和方法。春季天地俱生、万物以荣，主张升发以应春气，保持情志条达，心情愉悦，作息则宜夜卧早起，广步于庭；夏季天地气交、万物华实，主张宣泄以应夏气，宜夜卧早起；秋季则宜收敛，以应秋气之肃静，作息则早卧早起；冬季宜闭藏，早卧晚起。又因为春夏阳气发泄，气血易趋向于表，故皮肤松弛、疏泄多汗等，秋冬阳气收藏，气血易趋向于里，表现为皮肤致密少汗，从而提出"春夏养阳，秋冬养阴"的四时养生大法。顺从万物浮沉的生长之道，使阴阳气血协调，是万物的根本。

四时气候不同，一些季节性常见病、多发病往往也是有规律可循的，如春季多温病，夏季多腹泻，秋季多疟疾，冬季多痹病等。某些慢性疾病，往往在季节变化和节气交换之时发作或增剧，如心肺疾患常在秋末初冬发作，癫狂易在春秋季发作等。因此，依四时养生防病，掌握和了解四季与疾病的关系及疾病的流行情况，对治未病具有重要的意义。

2.调畅情志 在形神关系中，"神"起着主导作用，"神明则形安"。治未病必须充分重视"神"的调养。调神主要在于调节情志，情志活动不可压抑，也不可太过，贵在有节适度。李东垣《脾胃论·安养心神调治脾胃论》曰"凡怒、忿、悲、思、恐惧，皆损元气"，提出七情可损伤元气。华佗也提倡"宜节忧思以养气，慎喜怒以全真"，意即保持心情舒畅，精神愉快，避免不良的精神刺激和过度的情志波动，可减少疾病的发生。总之，通过修身怡神，优化性格，增强对来自内外环境的不良刺激的化解能力，排除客观事物对自己主观意识的负面干扰，增强心理健康，才能保护形体健康。

3.节制饮食 一直以来，饮食养生在中华民族的保健活动中起着不可替代的作用。节制饮食治未病，包括饮食的宜与忌。

孙思邈《备急千金要方·食治方》曰："安身之本，必资于食……是故食能排邪而安脏腑，悦神爽志，以资血气……"提出饮食对人体的重要影响，反对暴饮暴食，提倡少食多餐，饮食有度。李东垣《脾胃论·脾胃将理法》提及"白粥、粳米、绿豆、小豆、盐豉之类，皆淡渗利小便"，认为淡渗之品可泻阳气，不建议常服，并提出禁饮酒太过等。食物同药物一样具有四气五味，食可疗疾，亦可致病，因而饮食的禁忌也是预防疾病中不可忽视的一部分。

4.慎护起居 居所是人们生存的主要场所，调护起居对于预防疾病、延年益寿有重要的影响。张仲景《金匮要略·脏腑经络先后病脉证》指出"若人能养慎，不令邪风干忤经络……更能无犯王法、禽兽灾伤；房室勿令竭乏……不遗形体有衰，病则无由入其腠理"，强调平素重在摄生以防病。李东垣《脾胃论·摄养》篇中说"忌浴当风，汗当风……如衣薄而气短，则添衣，于无风处居止；气尚短，则以沸汤一碗熏其口鼻，即不短也……如久居高屋，或天寒阴湿所遏，令气短者，亦如前法熏之……凡气短，皆宜食滋味汤饮，令胃调和……饥而睡不安，则宜少食；饱而睡不安，则少行坐……大抵宜温暖，避风寒，省语，少劳役为上"，详细指出了生活细节的调护。故起居养生应当劳逸结合，着衣适寒温，防寒保暖，汗忌当风等，以保养阳气，调和气血。

（三）特殊人群防病的基本原则

人体有阴阳、气血盛衰之异，老幼之殊，生长阶段不同，生理特点差异较大。针对不同生长时期的人群，防病保健的重点和方法不同。下面着重介绍儿童期、青春期和老年期的养生防病基本原则。

1. 儿童期　中医学认为，小儿的生理特点是脏腑娇嫩，形气未充，生机蓬勃，发育迅速。《颅囟经》言小儿为"纯阳之体"，《温病条辨》言小儿"稚阴稚阳"。儿童时期，机体各种生理功能尚未健全，对病邪侵袭、药物攻伐的耐受能力都较低。小儿脏腑娇嫩，以肺、脾、肾三脏不足更为突出，表现为呼吸不匀、息数较促，容易感冒、咳喘；运化力弱，易出现食积、吐泻；肾精未充，婴幼儿二便不能自控或自控能力较弱等。而心、肝二脏不足则表现为脉数，易受惊吓，思维及行为的约束能力较差；好动，易发惊惕、抽风等症。此外，小儿还具有生机蓬勃、发育迅速的特点。无论在形态结构还是在生理功能方面，小儿都在不断地、迅速地发育成长。

基于小儿的生理特点，小儿在病理方面表现为"发病容易，传变迅速"，感染病邪之后，若调治得当，则"脏气清灵，易趋康复"，否则可能迅速传变导致病情加重。

儿童时期的中医药养生防病，需要结合这一时期的生理、病理特点，保障儿童的健康成长。

饮食调养方面，幼儿哺乳要提高乳母的身体健康水平和乳汁质量，养成良好的哺乳习惯，防止过多的乳食给小儿柔弱的脾胃造成负担。婴幼儿的食物宜细、软、烂、碎，利于吸收；品种多样，保证生长所需的营养。儿童要养成良好的饮食习惯，按时进食，提倡"三分饥"，避免偏食，节制零食。

起居调养方面，小儿要保证充足的睡眠，逐步养成良好的作息习惯，以促进生长发育。经常进行户外活动，增强体质。衣着适寒温，春季不要过早脱棉衣，夏季纳凉要适度，秋季提倡"三分寒"，冬季室内不宜过度密闭保暖，应适当通风。

此外，小儿脏气清灵，不耐药物，中医刺激腧穴的方法简便易行，可通过小儿推拿如摩腹、捏脊、揉穴等激发经脉之气，调节阴阳，健脾益胃。

2. 青春期　青春期是指由儿童逐渐发育成为成年人的过渡时期，是以人体生殖器官发育成熟、第二性征发育为标志，表现为阳气旺盛，多动而少静，心性未定，独立性和依赖性交错，可塑性强。青春期的养生防病既要着重于生理，更要着重于心理。

这一时期，由于体格发育第二次增快，身高及体重迅速增长，脑力劳动和体力活动消耗大，必须增加各种营养素的摄入，以满足成长的需求。同时要防治这一时期的好发疾病，如女孩常见的良性甲状腺肿大、月经不调、痛经等。健运脾胃，均衡饮食，保证充足的营养摄取；起居调治要劳逸结合，睡眠充足，积极进行体育锻炼，促进生长发育。

心理调摄方面，要进行青春期生理卫生教育，使其正确认识并从容应对身体的正常生理变化。由于青春期心身两方面发育的不稳定，常引起行为、精神方面的不稳定，加之生理方面的不断变化可能造成心理不安或易于冲动。环境改变、接触社会面增多也会带来适应社会的心理问题。要根据其心理、精神方面的特点，加强教育与引导，使之认识自我，了解自己的哪些变化属于正常现象，避免过分紧张；认识社会，正确处理好人际关系，养成良好的思想素质。

3. 老年期　人到老年期时，脏腑功能虚损，气血津液不足，身心逐渐衰老。这一时期，人体抗病能力差，自我调节能力不足，阴阳失调，常表现为多病相兼、正虚邪实、症状复杂，且易发生突变。因而老年期的养生防病重点在于"谨查阴阳所在而调之，以平为期"，即和调阴阳、补益气血、调整脏腑、扶正祛邪，以期达到防病健身、延年益寿的目的。

饮食调养方面，食物宜清淡、易消化，以素为主，荤素合理搭配，要食饮有节，做到定时定量；严格控制油、盐摄入，合理补充营养素，如钙、铁、锌、维生素 D 等。

起居方面，老年人阳气已衰，更要根据四时规律，顺应自然，适寒暑，"春夏养阳，秋冬养阴"，根据季节转换、气候变化的特点预防高发病。

此外，老年人常气血不足，精神不济，而肢怠少动。孙思邈指出"流水不腐，户枢不蠹，以其运动故也"，适当的运动对老人保持健康非常必要。常见的适宜老年人的运动有散步、太极拳、气功、导引、跳舞等。

老年人五脏俱虚，脏腑功能失调，常夹痰湿、瘀血等病邪，故平时还可采用中药调理，"损其有余，补其不足"。如阳虚者当补阳，用桂附八味丸；阴虚者当滋阴，用六味地黄丸等；若气血俱虚，则须气血双补，用八珍汤、十全大补丸等；还可选用药膳、针灸、推拿、足疗、药浴等传统方法调理。

二、欲病治萌

（一）基本概念

欲病治萌，是指疾病虽未发生，但已出现某些先兆，或处于萌芽状态时，或在疾病发作之前的缓解期、休止期，采取适宜措施积极干预调治，以杜绝向疾病方向的发展。

《黄帝内经》对欲病治萌提出了经典的论述，如"上工救其萌芽"（《素问·八正神明论》）、"早遏其路"（《素问·离合真邪论》），就是说在疾病尚处于萌芽状态，当人体出现一些偏离健康的迹象、征兆时，应积极调治，从而防止向疾病方向的发展。《素问·刺热论》亦说："肝热病者，左颊先赤……见赤色者刺之，名曰治未病。"此原文中未病的含义当理解为疾病虽未发生，但征兆已见，应当采用适宜的方法和技术以防止向疾病方向的发展。这种"欲病"的状态，实质是人体处于无病与已病之间的一种状态。其发展趋势有两种可能：向健康状态转化，或者向疾病状态转化。

临床上，有些疾病的病理信息已存在于机体中，但尚不能明确诊断其病证类型，在疾病的早期刚刚呈现出少数先兆症状或体征，基本上不影响正常的生活及工作，有的可能工作效率较正常人差，但它不久后可能会发展为具有明显症状的疾病，如中风。

还有一些疾病在其发展过程中，呈现出稳定、缓解、轻浅与急性发作相互交替，反复出现的病变形式，此类疾病在缓解期，病情平稳，症状轻浅，病势的发展也较缓慢，临床表现出以慢性虚弱为主的征象。如哮喘病，在缓解时，只有轻微喘促、咳嗽，或仅感到活动时呼吸比较紧迫等，其余则可有自汗、畏风、神疲、腰酸肢软等正虚现象。如果调养失宜，为六淫之邪或情志、饮食、劳伤等诱发，则呈现急性发作状态，此时迅即出现呼吸困难、喉中痰鸣、张口抬肩、心悸、冷汗淋漓、面色紫绀等，如果喘促持续不解，甚者有生命之虞。

另外还有一类疾病，其病变发展呈现出一种休作有时的特殊形式，即疾病休止时全无症状，与常人无异，但定时或不定时而发，发作时病情严重，势如潮汛，移时即止。此类病症反复发作之后，病情会日趋深重。如疟疾，在休作时并非无邪，只是邪气隐匿，未与正气相争。但由于休作期一般无临床征象，极易被人们误认为已经痊愈，而耽误治疗时机。

针对以上几种情况，结合其各自的发病特点，有目的地进行预防，可控制其病变的发展或中止其发作。欲病治萌不是无病养生，而是在病虽未发生或发作，但将要向疾病发展，采取措施治其先兆，所调治的是未成之病，即疾病萌芽状态或先兆；欲病治萌，其目的是促使欲病状态向健康态转化。临床上像中风之类的病证，多数有头晕、肢麻、手颤、鼻出血等先兆症状，如能及时发现，采取果断措施，就可以避免向中风方向发展。这点在中医治未病过程中应用比较广泛，有助于尽早截断疾病的发展途径。

（二）基本原则

1. 识别早期征象，及时调治　临床上许多疾病都有早期征象，只要及时发现，采取适当的调治措施，就能避免向疾病方向的发展。孙思邈《备急千金要方》曰："凡人有不少苦似不如平常，即须早道，若隐忍不治，希望自差，须臾之间，以成痼疾。"意思是说身体如有不适，一定要及早重视，尽快调理，避免向顽固之疾方向发展。中医历代医家在诊察疾病先兆方面积累了丰富的经验，如《灵枢·癫狂》在论及癫狂发作之先兆时曰："癫疾始生，先不乐，头重痛，视举目赤……狂始生，先自悲也。"清代医家王清任对中风先兆进行了仔细观察，在其所著《医林改错》一书中，记录了34种中风先兆的表现。因此及时诊治"欲病"先兆症状，对于避免其向危重病症方向发展具有重要的意义。先兆表现多是疾病生成之前的序幕，此时的关键就是要重视和捕捉先兆征象，辨识欲病，于"脉动症变只几希"（《医学心悟·医中百误歌》）时，明察秋毫，从微知著，切不可过分拘泥于证候悉具，应以核心病机为握，遏其发展之路，截断病情进展的因果链条，使之愈于将成未成之际。历代医家非常重视对欲病状态的调治。朱丹溪《丹溪心法》曰："见右颊之赤，先泻其肺经之热，则金邪不能盛，此乃治未病之法。"即根据右颊赤的先兆症状，采用清泄肺热的调治方法，以防止肺实热的出现。

在目前的医疗条件下，人们定期进行身体检查时，除常规性检查外，还可加强有针对性的、高发性的专病专项检查，如高血压病、甲状腺病、中风预报、肿瘤筛查、消化道疾病等可疑对象的化验等，均可及早发现潜在疾病的指标，从而确立相应的防治方法。这是防止某些重大疾病发作的重要前提。专病专项检查很有可能早期发现一些偏离健康的迹象、征兆。针对这些异常先兆及时采取积极的调治措施，有助于杜绝向疾病方向的发展。

2. 因时因地因人因病调治　不同时令、不同地域、不同类别人群，以及不同"欲病"种类的差异，对人体的生理功能、病理变化均产生一定的影响。因此，"欲病"状态的调治，也必须根据时令、地域、类别人群、疾病种类的差异，采取相应的方法和技术。

时令因素对疾病的发生、发展及调治效果有一定的影响。例如，每年春季，尤其是"倒春寒"时节，气候多变，昼夜温差大，是心脑血管疾病高发季节。在该季节，如近期内屡次发生胸背部闷胀、沉重或气短、活动后呼吸困难明显加重，这是典型的心肌梗死欲急性发病的先兆。如果在这个时候紧急干预，很可能可以避免急性心肌梗死而免于住院。《素问·六元正纪大论》曰："用寒远寒，用凉远凉，用温远温，用热远热。"在饮食起居或者用药等方面，欲病的调治应顺应自然法则，因时而异，以平为期。如夏季受寒所致的支气管哮喘欲病状态，出现喷嚏频作、鼻塞流清涕等先兆症状，其调治时选用的中药不宜过于温燥。

不同地域人群的饮食习惯不同，北方人饮食偏咸，南方人饮食偏甜、偏油腻。对于同样是高血压的欲病状态者，南北两方采取饮食调治的方法应有所差异。北方宜少盐，南方宜少糖少油。此外，有些疾病的发生与地域有关，故应提前进行因地调治。如地方性甲状腺肿的欲病，其有效的防治方法是食盐中加碘。

不同性别、年龄、职业、体质等人群，由于脏腑阴阳气血津液等的差异，其"欲病"状态的调治措施应有所区别。如：叶天士在《临证指南医案》中提出"女子以肝为先天"，女性多愁善感，情志不遂，肝失疏泄，气郁痰凝，痰阻血瘀，可致胸胁、少腹胀满疼痛而走窜不定，善太息、乳房胀痛。当出现这些症状时，应立即有所觉察，积极进行情志调节，适当使用疏肝理气、化痰活血的药物进行调治，有利于避免向病理性乳腺增生发展。中年男子如有应酬较多、抽烟喝酒、暴饮暴食，或饮食和作息不规律，体检发现血尿酸逐年有升高的趋势，但无痛风病的其他临床表现，这种情况可视为痛风的"欲病"状态。针对这种痛风的萌芽状态，可通过起居、饮食、中药调治，避免向痛风病方向发展。再如：同是高脂血症的欲病状态，阴虚质者进行中药调治时选用具有滋阴润燥功效的降脂中药较为适宜，而阳虚质者宜选用具有温通补阳功效的降脂中药。

不同疾病，其全过程的特点与规律不同，其病因、临床表现、疾病发展和预后有别。因此，对于不同种类的"欲病"，具体调治措施也应有所区别。如：在外感欲病，患者仅有轻微症状之时，及时在肩前区肺经出口周围中府、云门穴位处行拔罐疗法，有助于阻止外邪的蔓延或继续入侵。运用心理测量学的方法、生物医学检查方法等，定期进行全面的心理普查，可早期发现心理"欲病"的征象。对心理"欲病"状态者给予关注，通过语言或文字及其他方式的信息传递，可有效减轻和消除其内心矛盾和冲突，恢复心理平衡，摆脱心理困惑，从而杜绝向心理疾病方向发展。

3. 加强缓解期的防治 当疾病由急性发作进入慢性缓解期，其病理特点是邪势已退，正气已衰，正邪处于相持、相恋阶段。为防止病情再度急性发作，一方面应针对容易引起该病诱发的各种因素，严格采取预防调护措施。如慢性肝炎在缓解期，要注意调摄精神情志，饮食规律，忌纵酒无度，避免过劳等。如哮喘病缓解期，应避免受寒、疲劳，禁食海腥生冷，防止接触花粉等。总之，需根据不同疾病与个体，采取辨证施调与施护。另一方面，缓解期内，尚有余邪留恋，故因兼理余邪，根治疾病。

有些反复发作的疾病在两次发病的间期，其貌似痊愈，而实则仍潜有一定的病理信息。所以要巩固疗效的远期效果，控制疾病的再次发作，仍需坚持不懈地扶正固本，促使正气完全恢复。

4. 注重休止期的调治 某些疾病在发作后的休止阶段，邪势已衰，此时是治疗的最佳时机，否则待其发作之时，邪势方张，正面治疗则需大剂量地投药，恐有伤正之虞。如疟疾的治疗，《素问·疟论》有"疟之未发"时"因而调之"的论述，就是强调治疗疟病，必须在发作后的休止阶段，乘邪势已衰，才有好的治疗效果。因为"疟之未发"的休止期内，正气与邪气呈相离状态，乘此时期积极治疗，有利于病邪的祛除和"真气得安"。

此外，这类休作有时的疾病，由于反复发作，会导致人体正气的耗伤。所以在调治时，如不扶补正气，则祛邪药物难以发挥其应有的作用。故而在调治时，于祛除病邪的同时，需酌情辅以补益气血之品，或扶正与祛邪交替进行。

三、既病防变

（一）基本概念

既病防变，是指事先预知疾病可能发生的变化和累及的其他脏腑，及早对这些部位进行固护，防止变生他疾。

疾病既已发生，就有自身的传变规律，会波及影响相关脏腑经络。此时认识到疾病的病因病机，掌握疾病由表入里、由浅入深、由简单到复杂的发展变化规律，争取治疗的主动权，治其未传变，可以阻止截断疾病的发展，从而将疾病局限于某一部位，以遏制疾病，提高疗效。

《难经·七十七难》："所谓治未病者，见肝之病，则知肝当传之与脾，故先实其脾气，无令得受肝之邪，故曰治未病焉。"汉代名医张仲景则进一步丰富和发展了中医治未病理论。临床依据"见肝之病，知肝传脾"，就可以在治疗肝病时结合健脾和胃的方法。这是因为肝病易传脾胃，健脾和胃的方法就是先安未受邪之地，即是治未病。叶天士在《温热论》中指出"务在先安未受邪之地"，即是此意。但又与伤寒不同，温病属热证，热偏盛而易出汗，极易伤津耗液，故保津护阴属未雨绸缪、防微杜渐之举，对于温病是控制其发展的积极措施。后来吴鞠通在《温病条辨》中提出保津液和防伤阴，其实与叶氏之意吻合，体现了治未病的思想。

（二）基本原则

1. 早诊早治　疾病的传变，可以导致病情加重或复杂化，从而增加治疗难度。确诊和治疗是否及时，直接关系到病势的发展及预后。尽早诊治对提高临床治愈率、有效缩短病程、减少病死率和降低后遗症都有重要的现实意义。

疾病初期，病情轻浅，此时治疗，易治易效，可以防止病情加重。如《韩非子·喻老》记载的扁鹊见蔡桓公的故事中，扁鹊先言"君有疾在腠理"，后言"君之病在肌肤""君之病在肠胃"，即是描述由表及里、由浅入深、由"疾"转"病"的过程，最终"病入膏肓"而不治。徐灵胎《医学源流论·躯壳经络脏腑论》云："至治之难易，则在经络者易治。在脏腑者难治，且多死。在皮肉筋骨者难治，亦不易死。其大端如此。"这也就说明了疾病早诊早治的重要性。

早诊早治对一些难治性疾病的意义尤为重要。这些疾病在未得到确诊之前，往往在整体、局部，或者体力、精神等方面有异常变化，如果经过详细而准确的中医辨证、施治后，这些难治性疾病的发生率就会大大降低。再如一些传染性疾病，早诊早治不仅可降低死亡率，而且及时采取相应的隔离措施，也会降低疾病传染的风险。

2. 重视五脏相生相克关系　人体是一个有机的整体，五脏六腑的功能活动不是孤立的，而是互相联系的。五脏之间既有相互滋生的关系，又有相互制约的关系，在病理上存在着相互影响，比如母病及子、子病及母、相乘、相侮等。依据这些关系，在临床治疗中可以应用五行生克的原理预防五脏系统疾病之间的相互传变。如"肝之病，知肝传脾，当先实脾"，就是五行"木克土"的关系。肝属木、脾属土，肝病可以传变到脾，基于整体考虑，就不能仅见肝治肝，而是应用五脏之间的相克关系来全面考虑病变的传变途径。

3. 掌握疾病传变规律　疾病有其自身发生发展的规律。依据个体不同、病邪不同、地域不同、季节不同，中医认识疾病有其自身特色，比如脏腑、八纲、六经、卫气营血、三焦辨证等不同辨证方法，都是对疾病内在联系和规律的把握。只有把握了疾病的联系和规律，才能有效地实施"既病防变"，这也是正确论治的关键。比如张仲景重视六经辨证，条文"伤寒一日，太阳受之，脉若静者，为不传；颇欲吐，若躁烦，脉数急，为传也"说明在太阳病阶段，要密切关注症状变化，注意是否发生传变，为下一步治疗提供临床指导。又比如叶天士"温邪上受，首先犯肺，逆传心包"，既要知道温邪可以顺传中焦阳明脾胃，又可逆传厥阴心包，这是温病"始上焦，终下焦，先气分，后血分"传变规律的具体体现。此时治其未传，解决了上焦气分热证，则截断了顺传中焦和逆传厥阴的可能，避免病情进一步危重，也是"既病防变"施治的具体体现。

4. 把握病因病机　病因有内因、外因、不内外因之分，病机则依据病因不同、病变部位不同而有不同的认识，如六淫病机、七情病机、脏腑病机、经络病机等等，总体不外阴阳失调和邪盛正衰两方面。"既病防变"的正确施治，就是要把握疾病的病因病机，具体问题具体分析，采取不同的方法，以达到"阴平阳秘"的健康状态。比如，临证出现身热、口渴、汗出、脉洪大的白虎汤证，但因为感受邪气有寒邪和热邪的不同，其进一步传变就会不一样。伤寒病感受寒邪，寒邪易伤阳气，在白虎汤证之后向三阴虚寒证方向发展甚至亡阳厥逆；而温病是感受了温热之邪，热邪易伤阴液，则在白虎汤证之后向三阴阴虚证方向发展，甚至亡阴液脱。二者后期的治疗迥然不同。因此，正确把握病因病机，可以有效阻止疾病的进一步发展甚至恶化，达到"既病防变"的目的。

5. 重视体质用药　患者的体质类型，决定了患者更易倾向于得某类疾病。所以，依据体质辨证用药，可以改善（纠偏）患者体质，从而减少某类疾病的发生或者阻止病情的加重。如素体阳虚的患者，除了起居饮食注意调摄外，在用药上可以使用温补类或温散类的药物，尽量避免寒凉药，从而纠正患者阳虚状况，保持机体相对的阴阳平衡。

四、瘥后防复

（一）基本概念

瘥后防复，是指疾病痊愈之后，要重视调养和防护，以防止疾病的复发。

疾病初愈正气尚虚，或邪气未尽，机体功能还没有完全恢复，这时候要注意调摄，避免损伤正气或加重邪气的状况发生，以促进机体早日康复和防止疾病复发。

《黄帝内经》所提出的"瘥后防复"见于《素问·热论》的"病热少愈，食肉则复，多食则遗，此其禁也"。其中的"瘥"，指患病刚痊愈，正处于恢复期，脏腑气血皆不足，荣卫未通，脾胃之气未和，正气尚未复原；"瘥后"即指疾病初愈至完全恢复正常健康状态这一段时间。

如果"瘥后"调养不当，复发时其基本证候虽然有类似于原先初病之处，但却不是原有病理过程的简单重复。其病理损伤和病变程度，往往有所加重，病证也更为错综复杂，治疗难度增加，预后和转归也更差。故瘥后防复是十分重要的。

（二）基本原则

一般而言，促使复发的基本因素有三：一是余邪未尽除、尽退；二是正虚未复；三是诱因引动。三者交错作用，而使旧病复发。所以瘥后调理的基本原则，主要是针对上述三个方面的因素而制定。瘥后防复调理的内容包括饮食调节、劳逸结合、调适精神、适避寒温、药物调理等。

中医辨证如有余邪未尽者，应该以祛邪为主，反之以扶正为主，或者根据正邪之强弱，二者兼顾之。张仲景《伤寒论》有专篇《辨阴阳易差后劳复病脉证并治》论述，如"大病差后劳复者，枳实栀子豉汤主之""伤寒解后，虚羸少气，气逆欲吐，竹叶石膏汤主之"，以及小柴胡汤、牡蛎泽泻散、理中丸等等。薛雪《湿热病篇》亦重视后期调理，如"此湿热已解，余邪蒙蔽清阳，胃气不舒，宜用极轻清之品，以宣上焦阳气""病后湿邪未尽，阴液先伤，故口渴身痛。此时救液则助湿，治湿则劫阴"等论述。

此外，导致疾病复发的一个重要因素是诱因引动，如新感病邪、过于劳累、饮食不慎、用药不当、精神刺激等，均可助邪而伤正，使正气更虚，余邪复燃，从而引起旧病复发。所以在瘥后调理中除须注意祛邪务尽、扶助正气外，还应避免各种诱发因素。

五、辨证调治

（一）基本概念

辨证论治是中医认识疾病和治疗疾病的重要手段，也是辨证调治遵循的原则。辨证调治是在辨清"未病状态"证候性质的基础上，根据其不同的证候性质采取相应的方法进行调治。

"证"即证候，是疾病过程中某一阶段或某一类型特定的临床表现（包括症状和体征），并包含病因、病变部位、病变性质、正邪双方力量对比状况等方面的综合概念。"证"是从分析症状和体征着手，归纳成为比症状更能说明疾病和"未病状态"本质的概念。

"辨证"就是把四诊所收集的资料、症状和体征,通过分析、综合,辨清疾病的病因、性质、部位,以及邪正之间的关系,概括、判断为某种性质的证。调治,即根据对"未病状态"辨证的结果,确定相应的调理方法。辨证是决定治疗的前提和依据,调治是治未病的手段和方法。

因此,证的不同决定了调治的不同。

(二)辨证方法对治未病调治的指导

证是机体在疾病发展过程中某一阶段的病理概括,是对疾病某一阶段病因病机的探讨。目前临床常用的辨证方法有病因、八纲、脏腑、经络、气血津液、六经、卫气营血、三焦辨证等,这些辨证方法各有其自身的适用范围,相互补充、各具特点。

1. 八纲辨证对治未病的指导   八纲,是指阴阳、表里、寒热、虚实八个辨证的纲领。通过八纲辨证,可以探求疾病的性质、病变部位、病势的轻重、机体反应的强弱、正邪双方力量的对比等情况,判断阴阳失衡和邪正盛衰,用于指导临床。八纲辨证是中医辨证的基本方法,是从各种辨证方法的个性中概括出的共性,在诊断疾病过程中,起到执简驭繁、提纲挈领作用。

疾病的表现尽管极其复杂,但基本都可以归纳于八纲之中,疾病总的类别,有阴证、阳证两大类;病位的深浅,可分在表、在里;阴阳的偏颇,阳盛或阴虚则为热证,阳虚或阴盛则为寒证;邪正的盛衰,邪气盛的为实证,正气衰的为虚证。因此,八纲辨证就是把千变万化的疾病,按照表与里、寒与热、虚与实、阴与阳这种朴素的两点论来加以分析,概括其病位浅深、疾病性质、邪正盛衰、病证类别。

中医学认为,疾病和"未病状态"的发生总属阴阳失衡和邪盛正衰。因而,疾病的预防与治疗也就是调和阴阳和扶正祛邪。《素问·生气通天论》述:"凡阴阳之要,阳密乃固,两者不和,若春无秋,若冬无夏,因而和之,是谓圣度。故阳强不能密,阴气乃绝;阴平阳秘,精神乃治;阴阳离决,精气乃绝。"《素问·至真要大论》言:"谨察阴阳所在而调之,以平为期。"均提到阴阳平衡对人体的重要性,以及在治疗上调平阴阳的原则。而"虚者补之,实者泻之"亦能达到扶正祛邪的效果。所以,通过八纲辨证,临床可以指导"未病状态"的调治。

2. 病因辨证对治未病的指导   病因辨证是以中医病因理论为依据,通过对临床资料的分析,识别疾病属于何种因素所致的一种辨证方法。病因辨证的主要内容,概括起来可分为六淫疫疠、七情、饮食劳逸及外伤四个方面,其中六淫、疫疠属外感性病因,为人体感受自然界的致病因素而患病;七情为内伤性病因,常使气机失调而致病;饮食劳逸则是通过影响脏腑功能使人生病;外伤属于人体受到外力损害而出现的病变。

病因辨证的关键,是根据各种病因的致病特点,分析患者的临床表现和"未病状态",推求判断病因种类而对证治疗。相应的病因致病,会产生相应的病理变化,这是由病因的特点决定的;而相应的病理变化,有时候同样也可以推断出相应的病因,这叫审证求因。因此,通过辨识疾病发生的原因、通过辨识疾病相应的病理变化,来指导中医"未病状态"的调治,可以有效针对病因防治,祛除病因,避免或者减轻疾病的发生。

3. 脏腑辨证对治未病的指导   脏腑辨证是在认识脏腑生理功能、病变特点的基础上,通过对四诊所收集的症状、体征及有关病情等临床所得全部信息进行综合分析,从而判断疾病所在脏腑的一种辨证方法。简而言之,它是以脏腑为纲,对疾病进行辨证论治。

脏腑辨证的意义,是能够较为准确地辨明病变的部位。由于脏腑辨证的体系较为完整,每一个脏腑有其独特的生理功能、病理表现和证候特点,有利于对病位的判断,并能与病性有机结合,从而形成完整的证候诊断。脏腑辨证同时也辨明脏腑阴阳、气血、虚实、寒热等变化,为治疗提供依据，因此它是临床各科辨证的基础，为辨证体系中的重要组成部分，尤其适用于内伤杂病的辨证。

中医学认为，有诸内必形诸外。机体内在脏腑的气血阴阳虚实变化和"未病状态"，可以通过外在表象显露出来。中医治未病，即可以通过脏腑辨证，明确"未病状态"的病位、病性，并采取相应的干预措施。所以，脏腑辨证对中医未病调治具有重要的指导意义。

4. 六经辨证对治未病的指导　六经辨证，是以太阳经、阳明经、少阳经、太阴经、少阴经、厥阴经为纲，将外感病演变过程中所表现的各种证候，总结归纳为三阳病（太阳病、阳明病、少阳病）和三阴病（太阴病、少阴病、厥阴病）六类，分别从邪正盛衰、病变部位、病势进退及其相互传变等方面阐述外感病各阶段的病变特点。运用六经辨证，不仅仅局限于外感病的诊治，对内伤杂病的论治也同样具有指导意义。

凡是抗病能力强、病势亢盛的，为三阳病证；抗病力衰减，病势虚弱的，为三阴病证。三阳、三阴病中，每一经病又有各自的特征性临床表现，因而通过六经辨证，可以辨识出疾病的病位，并指导用药。如少阳病的特点可以用小柴胡汤证描述："伤寒五六日中风，往来寒热，胸胁苦满，嘿嘿不欲饮食，心烦喜呕，或胸中烦而不呕，或渴，或腹中痛，或胁下痞硬，或心下悸，小便不利，或不渴，身有微热，或咳者，小柴胡汤主之。"又云："伤寒中风，有柴胡证，但见一证便是，不必悉具。"所以少阳病，以上诸症可以辨识少阳病病位，亦可用小柴胡汤加减治疗。

经络脏腑是人体不可分割的有机整体，故某一经的病变，很可能影响到另一经，六经之间可以相互传变。六经病证传变的一般规律是由表入里，由经络而脏腑，由阳经入阴经。病邪的轻重、体质强弱，以及治疗恰当与否，都是决定传变的主要因素。依据六经传变的规律，通过临床表现加以分析，可知病变传变与否，并病、合病与否，从而能有效地指导临床对"未病状态"的调治。

5. 卫气营血、三焦辨证对治未病的指导　卫气营血辨证用于温病辨证，将外感温病由浅入深或由轻而重的病理过程分为卫分、气分、营分、血分四个阶段，各有其相应的证候特点。病变按卫、气、营、血逐步发展为顺传，不经卫分而直入气分、营分、血分者为逆传。三焦辨证根据温病发生、发展的一般规律及症状变化的特点，以上焦、中焦、下焦为纲，对温病过程中的各种临床表现进行综合分析和概括，以区分病程阶段、识别病情传变、明确病变部位、归纳证候类型、分析病机特点、确立治疗原则并推测预后转归。三焦辨证的创立，使温病辨证在前人的基础上又有了近一步的发展。

卫气营血辨证是温热病由表及里、由浅入深、由轻渐重的过程，三焦辨证是由上至下的过程。将这两种辨证方法结合起来进行辨证，能辨明病位、气血变化、邪实正虚力量对比等，尤其能深刻阐述疾病的演变。

中医治未病主要包括未病先防、欲病治萌、既病防变、瘥后防复等内容，而卫气营血辨证和三焦辨证对此内容均有涉及，能很好地指导未病调治。如叶天士《温热论》提出"大凡看法，卫之后方言气，营之后方言血"，说明了卫气营血的不同层次、不同病理阶段。又如吴鞠通《温病条辨》指出"温病由口鼻而入，鼻气通于肺，口气通于胃，肺病逆传，则为心包；上焦病不治，则传中焦，胃与脾也；中焦病不治，则传下焦，肝与肾也。始上焦，终下焦"，阐述了温病传变发展的一般规律是始于上焦，终于下焦。

六、辨病调治

（一）基本概念

"病"，即疾病，具有特定的病因、病机和症状，反映了病理变化的全过程和发生、发展、变化的基本规律。

辨病调治是根据不同疾病或"未病状态"的各自特征，作出相应的疾病或可能发生的疾病诊断，并针对不同疾病，进行相应的或特异的调理治疗。一种具体的病往往具有特定的病因、病机和症状，因而显示其特异性，并反映在病因作用和正虚邪凑的条件下，体内出现一定发展规律的邪正交争、阴阳失调的全部演变过程。因此，辨病调治可以把握疾病的基本矛盾变化，有利于从疾病的全局考虑其治疗方法，而且还能采用某些特异性治法和方药，进行特异性治疗。

病可以包含多个证，证反映疾病的某个阶段。辨病调治有时并不能完全脱离辨证。

（二）辨病调治对治未病的指导

1. 提出治疗总的原则 病反映的是病理变化的全过程，因此，辨病调治可以总揽全局，始终遵循总的治疗原则，不会出现偏差。例如《金匮要略》提到"病痰饮者，当以温药和之"，可知对于痰饮病的调治，首先要避免寒凉药物、食物，以及起居避风寒；其次，治疗以温热药为主，依据痰饮病的病理变化，重在调理肺、脾、肾三脏；第三，温热药物不能太过，要"和"之。又如《金匮要略》云"黄家所得，从湿得之"，说明黄疸病的发生与湿邪密切相关，所以对于黄疸病的调治，无论从饮食起居还是药物防治，都应避免增加湿邪的可能，还应加强祛湿的力量，才有助于预防治疗或康复黄疸病。

2. 专病专方，疗效确切 专病专方是中医长期临证实践的经验总结，具有易于辨识、疗效确切的特点。例如百合病用百合地黄汤，疟母用鳖甲煎丸，奔豚用奔豚汤，肠痈用大黄牡丹汤，癥瘕用桂枝茯苓丸，脏燥用甘麦大枣汤，郁病用逍遥丸，失眠用黄连温胆汤等等。其他专病专药，如海藻昆布软坚散结消瘿，常山、青蒿、蜀漆截疟，黄连止痢，大黄治疗便秘等，都有针对性及很好的疗效。当然，专病专方专药在实际应用过程中还要结合辨证适当增减。

【学习小结】

本章的学习内容包括中医学的基本思想，中医对人体生命现象、病理规律的基本认识，以及中医防治疾病的一般原则和方法。

阴阳五行学说是中医学的哲学基础。阴阳学说具有朴素的唯物辩证法思想内涵，应用于医学，古人以阴阳的平衡为核心，来阐释生命活动和疾病变化的规律，并运用于指导疾病的诊断、治疗及防治。五行学说以五行生克制化规律阐释宇宙万物之间相互关系，中医学理论体系在其形成和发展过程中，受五行理论的影响，阐释了人体自身的整体性和系统性及人与自然的整体联系，并用于指导临床诊断治疗。

藏象学说、经络学说、精气血津液神理论、体质学说体现了中医对人体生命现象的一般和差异认识。藏象学说是中医生命理论的核心内容，它将人体脏腑的活动与形体官窍、精神情志及四时相互联系，形成了独特的四时五脏阴阳系统。人体以脏腑为生命活动的主体，通过经络的沟通作用，以精、气、血、津液为物质基础和信息载体，实现机体的整体联系。精、气、血、津液既是构成和维持人体生命活动的基本物质，同时，其生成和代谢也有赖于脏腑、经络的功能活动。中医学精气血津液神理论一方面强调神的物质基础是精气血津液，另一方面也强调神的调控作用是脏腑功能有序的规律性运动的保证。"形神合一"是生命的具体体现，也是中医治未病的核心目标。中医体质学认为每种体质都有其不同的形体特征、心理特征、常见表现、发病倾向和对外界环境的适应能力。通过体质辨识了解个体的体质类型，进行"因人制宜"的干预，调整体质偏颇状态，预防相关疾病的发生与传变，是实施治未病的重要手段。

运气学说、病因病机、防治理论为治未病的指导原则。疾病的发生是邪正两方面的作用结果，邪气是发病的重要条件，正气不足是发病的内在根据，因此，当从正邪两方面进行防治。病因有其自身的规律性，可以根据病因的发生、发展规律而预测疾病的发生和转归。中医治未病的内涵包括无病养生、欲病治萌、既病防变、瘥后防复。

【复习思考题】

1. 试述阴阳学说在指导治未病调治中的应用。

2. 何谓藏象？简述中医藏象学说的特点。

3. 试述津液的生成、输布和排泄及其与脏腑的关系。

4. 简述精、气、神之间的关系。

5. 试述体质学说在中医治未病中的应用。

6. 试述中医防治理论下的具体原则，并简述其内容。

学习目的

通过本章的学习，能够全面掌握并熟练应用中医治未病在情志、起居、饮食、药物、针灸推拿、气功与娱乐调治等方面的常用方法与技术，用中医基础知识理解并明确这些方法与技术的适宜人群与注意事项。

学习要点

掌握：饮食、药物、针灸、推拿调治的方法与技术；不同调治方法与技术的适用人群与注意事项。

理解：气功及娱乐调治。

了解：情志与起居调治。

人们在长期的中医治未病的医疗实践中，不断探索、创新、总结出多种行之有效的中医治未病方法与技术，这些方法与技术绿色亲和，贴近自然，丰富多样，安全实用，应用广泛，可综合运用和个性化应用；其中既有药物的，也有非药物的。多数方法技术既可用于养身防病，也可用于治疗疾病、防止疾病传变等，是中医学的重要精华之一，充分体现了中医治未病的思想、特色及优势，深受广大民众的喜爱。随着医学模式的发展变化和现代生命科学技术的进步及其他学科的融入，中医治未病的方法与技术也在不断发展提升，内容更加丰富，手段更加多样，日趋标准规范。

第一节　中医治未病的方法与技术特点

中医治未病的方法与技术种类繁多，形式多样，独具特色，但它们都是在中医理论指导下，在人们防治疾病的实践中不断总结发展而形成的，在此形成过程中，也受到人们的生产生活方式的密切影响。因此，中医治未病的方法与技术具有一些共同的特点，主要体现在以下几个方面：

一、丰富多样

中医治未病的方法与技术十分丰富，有些融入日常生活的起居、运动、营养饮食、情志疗养中去，有些借助于中医治疗方法如针灸、推拿、药物、敷贴等。在情志方面，中医治未病基于"天人相应"整体观念的理论指导，通过怡养心神、调摄情志、调节生活等调养方法，保护和增强人的心理健康，提高健康水平，从而达到形神高度统一的状态。在运动方面，中医治未病善于通过练习导引术、气功等传统运动方式来达到祛病保健的目的；在练习过程中强调肢体动作与呼吸相结合，通过一呼一吸可调节气息、静心宁神，而肢体动作的拉伸有畅达经络、疏通气血、和调脏腑的作用。传统的运动调治方法形式多样、种类甚繁，有单人的锻炼方法，也有众人组合的、带有竞技性质的锻炼方法；有形成民间民俗的健身方法，也有自成套路的健身方法。虽然运动项目形式多样，但最终目的皆为强身健体、祛病保健。在饮食方面，基于中医理论的指导，中医治未病重视科学调整饮食、准确辨认食物的性味、根据自身的实际需求全面搭配食物，以增进健康，延年益寿。此外，中医所有的治疗方法如药物、敷贴、针灸、推拿等也是中医治未病的重要方法。

二、实用安全

人类自身是一个小整体，与外界环境构成了一个大的整体。中医治未病的方法遵循整体性原则，强调人与外界和谐相处，认为人类自身活动与外界环境是影响健康状况的两个重要因素。因此中医治未病很多方法都起源于日常的生产劳动和社会生活实践，强调通过改善日常生活方式和外界环境来达到治未病的目的，讲究饮食要有节制、起居要顺从外界环境、生活作息要规律，精神道德要健康。经过几千年时间的发展与检验，最终形成了实用安全的保养健康的治未病方法。

三、综合运用

中医治未病的方法与技术种类繁多、内容丰富、独具特色、优势明显，大多数是我国古代劳动人民长期医疗实践的经验总结，也有近现代创立并被实践证实行之有效的方法与技术。但是，每一种治未病方法和技术都有其不同的调治功效、适宜人群、注意事项。为了达到最佳的治未病疗效，各种治未病方法和技术常常被施术者综合运用。此外，疾病的发生、发展、传变过程较为复杂，常常涉及多个病位、病因、病性，单靠一种方法与技术往往很难收到满意的效果。因此在实际应用中，人们会根据不同季节和不同个体的年龄、性别、体质强弱与阴阳偏颇及其所处环境的不同，灵活运用多种中医治未病方法与技术。情志、起居、饮食、药物、针灸、推拿、熏浴等多种中医治未病的方法与技术综合运用，相辅相成，取长补短，以达到更佳的治未病效果。

四、使用广泛

中医治未病对于人们生长病老的整个生命过程十分重要。从呱呱坠地至耄耋老年，每一阶段都会有疾病发生的可能，甚至在母体内的发育过程中，也会有种种因素威胁到我们的健康。因此，拥有治未病的远见谋略对于我们至关重要。无论是健康者、亚健康者，还是已病未传变者，都应当高度重视未病的防治。在健康时，当养生防病，欲发生疾病时当治其萌芽，患病之际当既病防变，病愈之后当瘥后防复。在各个时段注重疾病的防治，有可能将疾病对人体的伤害降到最低。不仅如此，对不同时节、不同性别、不同地域的人也都应有相应的治未病措施。因此，中医治未病的适用范围非常广泛。应引起人们的高度重视，将其全面推广普及，以提高人们治未病的自觉性，把中医治未病看作是人生命活动的一个重要组成部分。

第二节　情志调治

情志调治，是指在中医理论和治未病原则的指导下，通过主动地修德怡神、协调情志、积精益气等，保护和调节人体精神心理的平衡，以达到形神一体、脏腑协调、气血通顺、阴阳调和的"调神""养心""养性"目的的一种调治方法。人体的身心健康与精神情志之间有密不可分的联系，心主神志，身为形质，形神统一，形是神的物质基础，神是形的生命表现，神为五脏六腑之大主，是一身之主导，故有"神明则形安"之说。早在中医古籍《灵枢·天年》中记载有"失神者死，得神者生"，以及《素问·上古天真论》中记载"恬惔虚无，真气从之。精神内守，病安从来"的论述，都说明精神情志与人体的身心健康关系密切。

一、调治方法

1. 少私寡欲，恬惔虚无 减少欲望，排除杂念，保持良好的心态，使人的精神情志活动始终保持淡泊宁静致远的状态。要节制各种各样的名利物质欲望，做到心神清静、豁达开朗、情志畅达，使周身气机疏泄条达。《千金翼方·养老大例》记载："养老之要，耳无妄听，口无妄言，身无妄动，心无妄念，此皆有益老人也。"《医钞类编》记载："养心则神凝，神凝则气聚，气聚则形全。若日逐攘扰烦，神不守舍，则易于衰老。"保持目清耳静、心和神安、神气内守，可使周身气机畅达而情志和畅，减少疾病的发生。

2. 修身养性，陶冶情操 明代王文禄《医先》曰："养德、养生无二术。"说明一个人的高尚道德修养能起到防病延年的作用。道德高尚的人多半具有远大理想，积极向上，其强大的生命活力和对生命过程的自调功能较强，常使内心处于宁静平和、豁达开朗之中，内无积滞，外而调畅，有利于机体免疫力的提高。中国博大精深的传统文化最重视对道德修养的培养，例如：儒家文化修身以道，修道以仁；道家文化淡泊名利，超凡脱俗。龚廷贤《寿世保元》中提到"诗书悦心，山林逸兴，可以延年"。可见，陶冶性情，培养高尚的道德情操，顽强的意志和乐观的精神，有益于防范疾病的侵袭，或使失衡的阴阳恢复平衡，从而消除"未病状态"或疾病。

3. 情志相胜，移精变气 《黄帝内经》曰"百病生于气"，指出情志异常致病的观点，并创情志相胜的治疗方法。以五行生克制化理论，通过情志相互制约而得"悲胜怒""怒胜思""思胜恐""恐胜喜""喜胜忧"的五情相胜法。五志七情既不可压抑郁结，也不可疏泄太过，贵在节制有度。合理控制自己的情绪，适度宣泄不良的情绪，可避免郁而为患。合理的宣泄情绪，可通过语言开导排解苦闷，调节消极心理状态，以利心身。移精变气指通过创造良好的环境或条件，转移和分散其不良的情志指向，移易、变更其精神意识思维，以达到调摄情志、防治疾病的目的。

4. 天人合一，应季调神 天人合一是中医基础理论的基本思想。《灵枢·本神》曰："故智者之养生也，必顺四时而适寒暑……如是则僻邪不至，长生久视。"调畅情志养生治未病也要顺应四时气候变化。《素问·四气调神大论》列有专篇记载"春三月""夏三月""秋三月""冬三月"四时的养神方法，即春三月"以使志生"，夏三月"使志无怒"，秋三月"使志安宁，无外其志"，冬三月"使志若伏若匿，若有私意，若已有得"，并提出"阴阳四时者，万物之终始，死生之本也。逆之则灾害生，从之则苛疾不起，是谓得道"。《素问·四时刺逆从论》指出："春气在经脉，夏气在孙络，长夏气在肌肉，秋气在皮肤，冬气在骨髓。"根据自然界四时变化与人体生命健康的关系，将自然界气候环境春温、夏热、秋燥、冬寒及其产生的春生、夏长、秋收、冬藏之物候现象与人体内在脏腑功能活动相结合，重视自然环境因素对人体情志变化、气血运行、脏腑经络的影响，便可达"天人合一"，预防疾病的发生。

二、适用人群

情志调治适宜人群广泛。情志刺激是中医学的内伤病因之一，七情失调可影响其相应脏腑导致各种疾病。因此，情志养生的适宜人群既包括健康人群，也包括患病人群和疾病瘥后的患者及慢性病患者人群。

三、注意事项

1. 以情胜情疗法是属于以一种过激情志去调节另一种失调情志的方法，因此对于施术者要求较高，施术者需有丰富的临床经验，掌握好时机、地点和幅度，不能一味为了疗效而滥施此术，以免引起医源性的情志失调。

2. 情志调治应建立在人体内部脏腑组织健康的前提下，由机体器质性疾病所引起的情志失调，不适合应用本法调治。

第三节　起居调治

起居调治是指在中医理论和治未病原则指导下合理安排生活，并采取一系列健康起居措施，重视生活环境、日常琐事、作息睡眠、衣着装饰和健康的生活习惯，使个人起居规律健康，符合自然、顺应四时的一种调治方法，以达到强身健体、祛病防病、益寿延年的目的。《素问·上古天真论》载："食饮有节，起居有常，不妄作劳，故能形与神俱，而尽终其天年，度百岁乃去。"说明长寿与规律的饮食、起居有密切关系。

一、调治方法

1. 劳作有时，起居有常　孙思邈在《备急千金要方·养性·道林养性》中提及"虽云早起，莫在鸡鸣前；虽言晏起，莫在日出后"，对早晚起居作了具体规定。星辰运转、日出日落、四时变化、昼夜交替，万事万物有规可循，周期性是自然界的普遍现象。人身机体亦是如此，有着内在规律和时间节律。起居调治，不仅要顺应自然规律、顺应机体规律，还要制定科学的作息制度，坚持不懈，最终内化为良好的生活习惯。古人提出"与日月共阴阳"。一日之中，平旦升，人之阳气如朝阳始生；日中盛，人身阳气如烈日当空，是最旺之时；傍晚夕阳余晖，人身阳气渐虚而阴气渐长；深夜时阴气最为隆盛。因此，人们可在白天阳气最旺时积极高效地开展工作或进行学习；而到晚上阳气衰弱、阴寒逐旺的时候，就应卧床歇息，避免过度熬夜，耗伤阴液。"日出而作，日入而息"即如此。正如《备急千金要方·养性·养性序》所言"善摄生者，卧起有四时之早晚，兴居有至和之常制"。

2. 劳逸结合，张弛有度　适量的运动锻炼或是劳作，不仅可以增强体质，还能顺畅气血，提高机体免疫力；适量的休息，能暂缓疲惫，恢复生命活力。因此，日常的生活起居要劳逸结合，张弛有度，有常有节。劳逸结合形成规律性，才能把身体调整到最佳状态，有利于身体健康，延年益寿。《素问·宣明五气》指出"五劳所伤：久视伤血，久卧伤气，久坐伤肉，久立伤骨，久行伤筋"，说明过度劳倦与内伤疾病之间的关系密切。过劳可以伤人，而安逸过度同样可以致病。

3. 睡眠有方，二便通畅　人的一生中大约有三分之一的时间在睡眠中度过，睡眠的重要性不言而喻。优质的睡眠习惯，不仅能消除机体疲劳、恢复人体体力，更能增强免疫功能，进而促进生长发育且强身防病。《素问·痹论》曰："静则神藏，躁则消亡。"即是说良好的睡眠需要心静平和以养神、安神，易于入睡。宋代蔡季通《睡诀》曰："睡侧而屈。"朱丹溪《丹溪心法·论倒仓法》曰："五味入口，即入于胃，留毒不散，积聚既久，致伤冲和，诸病生焉。"保持大便通畅，对防治疾病意义重大。清代养生家曹慈山在论述排便时说："养生之道，惟贵自然。"中医学认为，六腑通，气血和，有规律且顺其自然规律的排便，不仅能够调畅机体正气，还能预防因为大便不利而导致的疾病。调节脾胃运化功能同样也是保证良好睡眠的方法之一。清晨 5 ～ 7 时为大肠经运化时相，此时排便易于通腹行气，排空糟粕，为新的一天胃肠摄纳水谷做好准备，利于人体周身气血运行通畅，为机体对营养物质的吸收创造条件。

二、适宜人群

起居调治适宜人群广泛，健康人群及处于疾病任何阶段的人群均适宜于建立良好的生活作息规律的调治方法；此外，对于气血亏虚，不宜做剧烈锻炼的人群同样适用；也适宜于老年人、慢性病患者及手术后气血耗伤人群。

三、注意事项

1. 起居调治应根据个体生活的地域环境、四时气候、居住条件差异等调整作息时间以顺应自然四时变化，起居有节。

2. 依据个人体质不同，调治方式应有所区别。宜辨证论治，结合体质因素与自身心理素质的差异，制定科学健康的生活起居方式。如：阳虚体质人易受外邪侵袭，不宜在晨昏寒冷时锻炼身体，避免大汗淋漓或汗出当风，宜注重保护人体阳气。

第四节　饮食调治

饮食调治是指在中医理论指导下，按照食物特有的性味的性质，注意饮食宜忌，合理选择膳食，利用食物来影响机体各方面的功能，调整机体阴阳气血，达到防病治病、强健体魄、延年益寿的一种调治方法。《素问·脏气法时论》曰："五谷为养，五果为助，五畜为益，五菜为充，气味合而服之，以补精益气。"俗语有"民以食为天"。通过饮食的方式调治身体最能为广大人群所接受，不仅在防治疾病和病后康复方面起到重要作用，并且对儿童的生长发育、妇女的美容养颜、老人的抗病延年有着很好的促进作用。

一、调治方法

《寿亲养老新书·饮食调治》曰："主身者神，养气者精，益精者气，资气者食。食者生民之天，活人之本也。"指出饮食是"精、气、神"的营养基础。此外，由于不同食物的性味各有不同，所以食物对脏腑的营养作用也各有侧重。在传统的中医饮食养生中有丰富的调治经验和方法。在食品选择上，可分为谷类、肉类、蔬菜、果品等几大类；在饮食调配上，又有软食、硬食、饮料、菜肴、点心等。只要调配合理，用之得当，饮食不仅有养生健身功效，而且可以对机体的"未病状态"和疾病起到一定的治疗效果。

1. 食有性味，辨证使用　根据中医的药性理论和药食同源理论，食物同样具有四性五味，药食同源的食物性味更加显著。

四性指寒、热、温、凉四种不同性质，类分为寒凉与温热两大类。寒凉类食物具有清热凉血、滋阴润燥、泻火解毒等作用，适宜于温热病证或"未病状态"的患者，如苦瓜、绿豆、西瓜、鱼腥草等。温热类食物具有温散寒邪、通络化痰的作用，适宜于阴寒病证或"未病状态"的患者，如韭菜、附片、狗肉、椒姜等。另外也有介于二者之间的平性药食，更适宜于防治未病，充养脾胃，病后调治，如山药、薏苡仁、莲子等。

五味指辛、甘、酸、苦、咸五种，五味之外仍有不明显的称为淡味。《素问·脏气法时论》所言"辛散、酸收、甘缓、苦坚、咸软"，简明扼要地说明了五味的功能。辛味，可发汗、行气、行血，如姜、蒜、薄荷等；甘味，可补益、和中缓急，解筋脉挛急，如大枣、蜂蜜、鸡蛋等；酸味，可收敛、固涩、敛汗、止泻、止血，如乌梅、山楂、柠檬等；苦味，可降泄、坚阴，如苦瓜、杏仁、栀子等；咸味，可软坚散结、软坚泻下，如海带、紫菜等；另有淡味，可利水渗湿，如薏米、茯苓等。

2. 饮食五色，调治五脏　根据中医理论，饮食五色对应身之五脏，青赤黄白黑应肝心脾肺肾，即青色养肝、红色养心、黄色养脾、白色养肺、黑色养肾。其中青色与绿色近似，绿色食物以蔬菜为主，富含维生素C，具有增强免疫力、抵抗疾病的作用，同时绿色食物能提供丰富的膳食纤维，如菠菜、芥蓝、韭菜等；红色食物多含有胡萝卜素，具有增强人体细胞活性的作用，同时富含铁质，可补血养血活血化瘀，如樱桃、红枣、草莓等；黄色食物含有丰富的维生素A、维生素D，维生素A可保护胃肠黏膜，维生素D可促进钙、磷元素吸收，强筋壮骨，如糙米、南瓜、花生等；白色食物具有润肺的功效，可安定情志、宣降肺气，如白萝卜、百合等；黑色食物富含氨基酸和矿物质，可补肾、养血、润肤、抗氧化，如黑米、黑芝麻、木耳等。以五色入五脏，通过膳食合理搭配，调治五脏，使人身阴平阳秘，五脏各行其职，周身气血通畅。

3. 药食同用，合理烹调　选择性味相同或相近的药物和食物组合膳食，取适宜的烹调方法，最大限度地保持药食的性味及营养成分，以补益人体，调养五脏，祛除病邪。在原料选择上尽可能选用药性轻、偏性小的药食，避免使用药性猛烈、药味浓烈的药食，多选用便于获取、制作简单且容易消化吸收的原料。凡日常饮食所用烹饪原料均可在药膳中使用，如薏米、陈皮、山楂、大枣等药食同源的原料。烹饪上应以炖、焖、煮、蒸、煨等以液体为媒介的制作方式或以生食为主，形式上以汤、羹、粥等流体或半固体形式为主，不仅便于制作，且可保持食物及药材的本性，有助于脾胃的消化吸收。滋补类药膳更宜文火久炖。应避免使用高温及油类（如油炸）烹饪方法，以免破坏药食性能，增加燥烈之性，甚至产生有害物质，不但达不到祛病强身的目的，而且还有可能对身体有害。调味上要本着"高纤、低脂、低糖、低盐"的原则，在保证不改变或减弱药食效用的同时尽可能保留食材的原汁原味，使药膳更加美味可口。对于食物本身异味或无味的原料，可适当地矫味增味。并通过适当的炮制烹调祛除或降低毒副作用，增加药用价值，使食物口味多样化，适应各类人群。

4. 辨识体质，因人施膳　中华中医药学会2009年4月9日发布的《中医体质分类与判定》标准，将体质分为平和质、气虚质、阳虚质、阴虚质、痰湿质、湿热质、血瘀质、气郁质、特禀质9种类型。平和质属正常体质，另8种均属病理性体质。①平和质：身体健康，仍需注意饮食有律有节，顺应四季变化合理膳食，选择缓补阴阳的食物，维持体内阴阳平衡，防止体质偏颇；②气虚质：饮食宜补气养气为主，肺主一身之气，脾胃为气血化生之源，肾中封藏元气，故肺、脾胃、肾皆当补，更宜结合四季选食施膳；③阳虚质：重补益先天与后天，即补益脾肾，宜食用甘温、甘缓的食物，忌食生冷、油腻之品，少食寒凉食物；④阴虚质：需注重滋阴清热，饮食当以酸甘、清润的食物为主，少食或忌食辛辣、油炸食品；⑤痰湿质：以健脾燥湿、降浊化痰为调理原则，需兼顾宣肺、益肾、通利三焦，多食蔬果，少食滋补、肥腻、甘酸的食物，限盐摄入；⑥湿热质：为湿热蕴于中焦脾胃及肝胆，饮食调养以清消湿浊、散热泻火为原则，常食平性偏甘寒的食物，少食辛辣燥烈温热之物，戒烟酒；⑦血瘀质：饮食以活血、祛瘀、通络为原则，多食活血养血、疏通经络、化瘀散结、养阴理气的食物；⑧气郁质：以疏肝解郁、调畅气机为原则，宜食补肝养血食物以补肝体助肝用，食轻清透达气味芳香的药食以疏肝理气，不宜食用辛辣、油腻、肥甘的食物；⑨特禀质：需远离过敏原，饮食选择以益气固表、补脾肺肾为原则，多食清淡食物，忌食生冷、辛辣、肥甘、油腻及"发物"，施膳应四时变化，以增强体质。因人各异，体质不尽相同，需辨体施膳，更参合药食相伍，性味相反药物不宜同用，宜同气相求，五行相生。

二、适宜人群

饮食是活人之道，生存之本。所有人都需要通过合理饮食，从食物中获得对人体有用的各种营养物质以滋养全身，保持健康。因此，饮食治未病广泛适用于各类人群。健康人群可通过合理饮食防治疾病；疾病发生发展阶段的人群，可通过辨证应用药食起到治疗或控制疾病发展趋势的作用；疾病瘥后阶段的人群，可通过饮食调治调节机体功能，防止疾病复发。

三、注意事项

1. 常人体质宜忌　因个人体质不同，饮食之宜与饮食之忌各不相同。与病相宜为宜，与病不宜则为忌。不论已病或未病状态，饮食的宜忌都与个人体质密切相关。如内热体质宜用寒凉性质食物，不宜或禁用温燥食物。

2. 患病饮食宜忌　患病期间的饮食宜忌应根据疾病的性质结合食物的四性五味及升降沉浮来确定。古代医家对患病期间的饮食禁忌有许多论述，总体认为患病时不宜进食生冷、黏滑、油腻、腥膻、辛辣及发物等。

3. 服药饮食宜忌　主要指在服用药物期间需要忌口的食物，因食物的特性与药物的疗效相反，导致药物作用减低，甚至影响药物成分而需要特别禁忌。例如，人参的功效为大补元气，需忌萝卜，因为萝卜通便行气从而减低人参的补益功效。文献中也有土茯苓忌茶、鸡肉忌黄鳝等，但仍需进一步考证，需要科学对待。

4. 大病瘥后宜忌　大病愈后患者脾胃已虚且元气大伤，因而此时的饮食调治对于机体的恢复至关重要。大病初愈患者不宜进食黏滑、油腻、生冷食物，否则会妨碍中焦脾胃的升降运化，易阻滞中焦引发他病或余邪复起。适宜进食甘淡、性平补益之品，因易于消化吸收，调理中焦，升发五谷精气，使人身正气得充，防病来复。

5. 孕产饮食宜忌　孕产后妇人，母体处于特殊时期。孕期气血汇于胞宫，充养胎元，母体以阴虚阳亢为著，宜饮食甘平补益，忌辛辣、腥膻，以免耗伤阴血。中医学以"产后必虚""产后多瘀"来说明妇人新产后的生理病理情况，此时应进食甘平和甘凉类粮食、肉类和蛋乳类蛋白质丰富食物，忌辛燥、发物及寒凉生冷食物。

第五节　药物调治

药物调治是指在中医理论指导下，运用中药来调整机体状态，以增进健康、延缓衰老、养生防病和及时治疗已病的方法与技术。药物调治是中医"上工治未病"的重要组成部分，是中医药学维护人类健康长寿的重要手段。

一、调治方法

治未病药物调治是按照辨证论治的原则，选用适宜的药物，采用方剂常用的剂型进行内服或外用的方法。

（一）常用药物

调治未病的药物根据用途，大致分为两大类：一是保健类中药，二是治疗类中药；根据药物的作用功效，可分为补气药、补血药、补阴药、补阳药、化痰药、活血化瘀药、清热药、泻下药、祛风湿药、化湿药、利水渗湿药、理气药、消食药、安神药等。在无病养生及欲病症状较轻阶段，我们一般选择保健类中药，在欲病症状较重或疾病阶段，我们通常选择治疗类中药。中医学素有"药食同源"之说，正如《黄帝内经太素》所云："空腹食之为食物，患者食之为药物。"现将中医治未病常用药食同源品种整理如下（表 5-1）。

表 5-1 中医治未病常用药食同源品种

序号	物质名称	植物名/动物名	功效	所属科名	使用部分	备注
1	丁香	丁香	温中降逆，散寒止痛	桃金娘科	花蕾	
2	八角茴香	八角茴香	温阳，散寒，理气	木兰科	成熟果实	在调味品中也称"八角"
3	刀豆	刀豆	温中，下气止呃，温肾助阳	豆科	成熟种子	
4	小茴香	茴香	散寒止痛，理气和胃	伞形科	成熟果实	用于调味时还可用叶和梗
5	小蓟	刺儿菜	凉血止血，散瘀解毒消痈	菊科	地上部分	
6	山药	薯蓣	益气养阴，补脾肺肾，涩精止带	薯蓣科	根茎	
7	山楂	山里红 山楂	消食健胃，行气散瘀，化浊降脂	蔷薇科 蔷薇科	成熟果实	
8	马齿苋	马齿苋	清热解毒，凉血止血，止痢	马齿苋科	地上部分	
9	乌梅	梅	敛肺，涩肠，生津，安蛔	蔷薇科	近成熟果实	
10	木瓜	贴梗海棠	舒筋活络，和胃化湿	蔷薇科	近成熟果实	
11	火麻仁	大麻	润肠通便	桑科	成熟果实	
12	代代花	代代花	理气宽胸，开胃	芸香科	花蕾	果实在部分地区作枳壳入药
13	玉竹	玉竹	养阴润燥，生津止渴	百合科	根茎	
14	甘草	甘草 胀果甘草 光果甘草	益气补中，润肺止咳，清热解毒，缓急止痛，调和药性	豆科 豆科 豆科	根和根茎	
15	白芷	白芷 杭白芷	解表散寒，祛风止痛，通鼻窍，燥湿止带，消肿排脓，祛风止痒	伞形科 伞形科	根	
16	白果	银杏	敛肺定喘，止带缩尿	银杏科	成熟种子	
17	白扁豆	扁豆	补脾止泻，消暑化湿，和中解毒	豆科	成熟种子	

序号	物质名称	植物名/动物名	功效	所属科名	使用部分	备注
18	白扁豆花	扁豆	健脾和胃，消暑化湿	豆科	花	
19	龙眼肉（桂圆）	龙眼	补益心脾，养血安神	无患子科	假种皮	
20	决明子	决明 小决明	清热明目，润肠通便	豆科 豆科	成熟种子	需经过炮制方可使用
21	百合	卷丹 百合 细叶百合	养阴润肺，清心安神	百合科 百合科 百合科	肉质鳞叶	
22	肉豆蔻	肉豆蔻	涩肠止泻，温中行气	肉豆蔻科	种仁；种皮	种皮仅作为调味品使用
23	肉桂	肉桂	补火助阳，散寒止痛，活血通经	樟科	树皮	在调味品中也称"桂皮"
24	余甘子	余甘子	清热利咽，润肺化痰，生津止渴	大戟科	成熟果实	
25	佛手	佛手	疏肝解郁，理气和中，燥湿化痰	芸香科	果实	
26	杏仁（苦、甜）	山杏 西伯利亚杏 东北杏 杏	止咳平喘，润肠通便	蔷薇科 蔷薇科 蔷薇科 蔷薇科	成熟种子	苦杏仁需经过炮制方可使用
27	沙棘	沙棘	健脾消食，止咳祛痰，活血祛瘀	胡颓子科	成熟果实	
28	芡实	芡	益肾固精，健脾止泻，除湿止带	睡莲科	成熟种仁	
29	花椒	青椒 花椒	温中止痛，杀虫止痒	芸香科 芸香科	成熟果皮	花椒的果实可作为调味品使用
30	赤小豆	赤小豆 赤豆	利水消肿退黄，清热解毒消痈	豆科 豆科	成熟种子	
31	麦芽	大麦	消食健胃，回乳消胀	禾本科	成熟果实经发芽干燥的炮制加工品	
32	昆布	海带 昆布	消痰软坚散结，利水消肿	海带科 翅藻科	叶状体	
33	枣（大枣、黑枣）	枣	补中益气，养血安神	鼠李科	成熟果实	

续表

序号	物质名称	植物名/动物名	功效	所属科名	使用部分	备注
34	罗汉果	罗汉果	清肺利咽，化痰止咳，润肠通便	葫芦科	果实	
35	郁李仁	欧李 郁李 长柄扁桃	润肠通便，下气利尿消肿	蔷薇科 蔷薇科 蔷薇科	成熟种子	
36	金银花	忍冬	清热解毒，疏散风热	忍冬科	花蕾或带初开的花	
37	青果	橄榄	清热解毒，利咽，生津	橄榄科	成熟果实	
38	鱼腥草	蕺菜	清热解毒，消痈排脓，利尿通淋	三白草科	新鲜全草或干燥地上部分	
39	姜（生姜、干姜）	姜	生姜：解表散寒，温中止呕，温肺止咳，解毒 干姜：温中散寒，回阳通脉，温肺化饮	姜科	根茎（生姜所用为新鲜根茎，干姜为干燥根茎）	
40	枳椇子	枳椇	利水消肿，解酒毒	鼠李科	药用为成熟种子；食用为肉质膨大的果序轴、叶及茎枝	
41	枸杞子	宁夏枸杞	滋补肝肾，益精明目	茄科	成熟果实	
42	栀子	栀子	泻火除烦，清热利湿，凉血解毒	茜草科	成熟果实	
43	砂仁	阳春砂 绿壳砂 海南砂	化湿行气，温中止泻，安胎	姜科 姜科 姜科	成熟果实	
44	胖大海	胖大海	清肺化痰，利咽开音，润肠通便	梧桐科	成熟种子	
45	茯苓	茯苓	利水消肿，渗湿，健脾，宁心	多孔菌科	菌核	
46	香橼	枸橼 香圆	疏肝解郁，理气和中，燥湿化痰	芸香科 芸香科	成熟果实	
47	香薷	石香薷 江香薷	发汗解表，化湿和中，利水消肿	唇形科 唇形科	地上部分	

序号	物质名称	植物名/动物名	功效	所属科名	使用部分	备注
48	桃仁	桃 山桃	活血祛瘀,润肠通便,止咳平喘	蔷薇科 蔷薇科	成熟种子	
49	桑叶	桑	疏散风热,清肺润燥,平抑肝阳,清肝明目	桑科	叶	
50	桑椹	桑	滋阴补血,生津润肠	桑科	果穗	
51	橘红	橘及其栽培变种	宣肺,祛痰,利咽,排脓	芸香科	外层果皮	
52	桔梗	桔梗	宣肺,祛痰,利咽,排脓	桔梗科	根	
53	益智仁	益智	温脾止泻摄涎,暖肾缩尿固精	姜科	去壳之果仁,调味品为果实	
54	荷叶	莲	清热解暑,升发清阳,散瘀止血	睡莲科	叶	
55	莱菔子	萝卜	消食除胀,降气化痰	十字花科	成熟种子	
56	莲子	莲	固精止带,补脾止泻,益肾养心	睡莲科	成熟种子	
57	高良姜	高良姜	散寒止痛,温中止呕	姜科	根茎	
58	淡竹叶	淡竹叶	清热泻火,除烦,利尿	禾本科	茎叶	
59	淡豆豉	大豆	解表,除烦,宣发郁热	豆科	成熟种子的发酵加工品	
60	菊花	菊	疏散风热,平抑肝阳,清肝明目,清热解毒	菊科	头状花序	
61	菊苣	毛菊苣 菊苣	清肝利胆,健胃消食,利尿消肿	菊科 菊科	地上部分或根	
62	黄芥子	芥	温中散寒,豁痰利窍,通络消肿	十字花科	成熟种子	
63	黄精	滇黄精 黄精 多花黄精	养阴润肺,补脾益气,滋肾填精	百合科 百合科 百合科	根茎	
64	紫苏	紫苏	解表散寒,行气宽中,安胎,解鱼蟹毒	唇形科	叶(或带嫩枝)	
65	紫苏子	紫苏	降气化痰,止咳平喘	唇形科	成熟果实	
66	葛根	野葛	解肌退热,透疹,生津止渴,升阳止泻	豆科	根	

续表

序号	物质名称	植物名/动物名	功效	所属科名	使用部分	备注
67	黑芝麻	脂麻	补益精血，润燥滑肠	脂麻科	成熟种子	在调味品中也称"胡麻、芝麻"
68	黑胡椒	胡椒	温中散气，下气止痛，止泻，开胃，解毒	胡椒科	近成熟或成熟果实	在调味品中称"白胡椒"
69	槐花、槐米	槐	凉血止血，清肝泻火	豆科	花及花蕾	
70	蒲公英	蒲公英	清热解毒，消肿散结，利湿通淋	菊科	全草	
		碱地蒲公英		菊科		
		同属数种植物		菊科		
71	榧子	榧	杀虫消积，润肠通便，润肺止咳	红豆杉科	成熟种子	
72	酸枣、酸枣仁	酸枣	养心补肝，宁心安神，敛汗，生津	鼠李科	果肉、成熟种子	
73	鲜白茅根（或干白茅根）	白茅	凉血止血，清热利尿，清肺胃热	禾本科	根茎	
74	鲜芦根（或干芦根）	芦苇	清热泻火，生津止渴，除烦，止呕，利尿	禾本科	根茎	
75	橘皮（或陈皮）	橘及其栽培变种	理气调中，降逆止呕，燥湿化痰	芸香科	成熟果皮	
76	薄荷	薄荷	疏散风热，清利头目，利咽透疹，疏肝行气	唇形科	地上部分	
		薄荷		唇形科	叶、嫩芽	仅作为调味品使用
77	薏苡仁	薏苡	利水渗湿，健脾止泻，除痹，排脓，解毒散结	禾本科	成熟种仁	
78	薤白	小根蒜	通阳散结，行气导滞	百合科	鳞茎	
		薤		百合科		
79	覆盆子	华东覆盆子	固精缩尿，益肝肾明目	蔷薇科	果实	
80	藿香	广藿香	化湿，止呕，解暑	唇形科	地上部分	
81	乌梢蛇	乌梢蛇	祛风通络，止痉	游蛇科	剥皮、去除内脏的整体	仅限获得林业部门许可进行人工养殖的乌梢蛇
82	牡蛎	长牡蛎	平肝潜阳，收敛固涩，软坚散结，镇惊安神	牡蛎科	贝壳	
		大连湾牡蛎		牡蛎科		
		近江牡蛎		牡蛎科		

序号	物质名称	植物名/动物名	功效	所属科名	使用部分	备注
83	阿胶	驴	补血，滋阴，润肺，止血	马科	干燥皮或鲜皮经煎煮、浓缩制成的固体胶。	
84	鸡内金	家鸡	健胃消食，通淋化石，涩精止遗	雉科	沙囊内壁	
85	蜂蜜	中华蜜蜂 意大利蜂	补中缓急，润肺止咳，润肠通便	蜜蜂科 蜜蜂科	蜂所酿的蜜	
86	蝮蛇（蕲蛇）	五步蛇	祛风，通络，止痉	蝰科	去除内脏的整体	仅限获得林业部门许可进行人工养殖的蝮蛇
87	人参	人参	大补元气，复脉固脱，补脾益肺，生津养血，安神益智	五加科	根和根茎	该药为新增品种。为5年及5年以下人工种植的人参；食用量每日≤3g；孕妇、哺乳期妇女及14周岁以下儿童不宜食用
88	山银花	华南忍冬 红腺忍冬 灰毡毛忍冬 黄褐毛忍冬	清热解毒，疏散风热	忍冬科	花蕾或带初开的花	该药为新增品种
89	芫荽	芫荽	发表透疹，健胃	伞形科	果实、种子	该药为新增品种
90	玫瑰花	玫瑰	疏肝解郁，活血止痛	蔷薇科	花蕾	该药为新增品种
91	松花粉	马尾松 油松	收敛止血，燥湿敛疮	松科	干燥花粉	该药为新增品种
92	粉葛	甘葛藤	解肌退热，生津止渴，发表透疹，升阳止泻	豆科	根	该药为新增品种
93	布渣叶	破布叶	消食化滞，清热利湿	椴树科	叶	该药为新增品种。仅作为凉茶饮料的原料；使用量每日≤15g
94	夏枯草	夏枯草	清热泻火，明目，散结消肿	唇形科	果穗	该药为新增品种。仅作为凉茶饮料原料；使用量每日≤9g
95	当归	当归	补血活血，调经止痛，润肠通便	伞形科	根	该药为新增品种。仅限用于香辛料；使用量每日≤3g

续表

序号	物质名称	植物名/动物名	功效	所属科名	使用部分	备注
96	山奈	山奈	行气温中，消食，止痛	姜科	根茎	该药为新增品种。仅作为调味品使用；使用量每日≤6g；在调味品中标示"根、茎"
97	西红花	藏红花	活血祛瘀，散郁开结，凉血解毒	鸢尾科	柱头	该药为新增品种。仅作为调味品使用；使用量每日≤1g；在调味品中也称"藏红花"
98	草果	草果	燥湿温中，除痰截疟	姜科	果实	该药为新增品种。仅作为调味品使用；使用量每日≤3g
99	姜黄	姜黄	活血行气，通经止痛	姜科	根茎	该药为新增品种。仅作为调味品使用；使使用量每日≤3g；在调味品中标示"根、茎"
100	荜茇	荜茇	温中散寒，下气止痛	胡椒科	果实或成熟果穗	该药为新增品种。仅作为调味品使用；使用量每日≤1g

（二）剂型及用法

剂型是在方药确定之后，根据调治未病需要和药物特性，加工制成的一定形态的制剂形式。《黄帝内经》中就已有汤、丸、散、膏、酒、丹等剂型。后世医家不断发展，创制如锭、线、条、露、熏洗剂、坐浴剂等剂型。随着制药工业的发展，又研制出片剂、冲剂、注射剂等。

1. 剂型

（1）液体剂型

1）汤剂：将药物饮片加水或酒浸泡后，再煎煮一定时间，去渣取汁而制成的液体剂型。主要供内服，外用的多作洗浴、熏蒸及含漱。其优点是吸收快，迅速发挥药效，尤其是能根据病情变化而随证加减，切合患者及其具体病证阶段的特殊性，更宜于病证复杂或病情不稳定的患者。但制备相对不便，服用口感欠佳，携带贮存受限。

2）酒剂：将药物用白酒或黄酒浸泡，或隔水炖煮，去渣后供内服或外用。酒有活血通络、易发散和助药力的作用。外用酒剂可祛风活血、止痛消肿，但酒剂使用时存在个体局限性。

3）酊剂：以不同浓度乙醇为溶媒，经不同方法浸出中药有效成分所得到的液体，多为外用。酊剂具有有效成分高、用量少、作用快、不易腐等特点。

4）露剂：选取新鲜并含有挥发性成分的药物，用蒸馏法制成的具芳香气味的澄明水溶液。一般作为饮料及清凉解暑剂，气味清淡，口感适宜。

5）糖浆剂：将药物煎煮、去渣取汁、浓缩后，加入适量蔗糖溶解制成的浓蔗糖水溶液。具有味甜、量小、服用方便、吸收较快等特点，尤其适于儿童。

6）口服液：将药物用水或其他溶剂提取，经精制而成的内服液体制剂。具有剂量较小、吸收较快、服用方便、口感适宜等优点。

7）注射液：将药物经过提取、精制、配制等步骤而制成的灭菌溶液、无菌混悬液或供配制成液体的无菌粉末，供皮下、肌内、静脉注射的一种制剂。

（2）固体剂型

1）散剂：将药物粉碎，混合均匀，制成粉末状制剂。分内服和外用两类。内服散一般是将药物研成细粉，以温开水冲服，量小者亦可直接吞服；亦有制成粗末，水煎取汁服者，称为煮散。散剂制作简便、吸收较快、节省药材、便于服用与携带。外用散一般用作外敷，掺撒疮面或患病部位；亦有作点眼、吹喉等。

2）丸剂：将药物研成细粉或用药材提取物，加适宜的黏合剂制成的球形固体剂型。丸剂与汤剂相比，吸收较慢，药效持久，节省药材，便于服用与携带。适用于慢性、虚弱性疾病。但也有些丸药比较峻猛，多为芳香类或毒性较大的药物，不宜作汤剂，如安宫牛黄丸、三物备急丸等。

常用的丸剂有蜜丸、水丸、糊丸、浓缩丸等。①蜜丸：是将药物细粉用炼制的蜂蜜为黏合剂制成的丸剂，分为大蜜丸和小蜜丸。蜜丸性质柔润，作用缓和持久，并有补益和矫味作用，宜长期服用。②水丸：俗称水泛丸，是将药物细粉用水或酒、醋、蜜水、药汁等作黏合剂制成的小丸。与蜜丸相比，水丸崩解、溶散、吸收、起效等速度均快，易于吞服，适用于多种疾病。③糊丸：是将药物细粉用米糊、面糊、曲糊等为黏合剂制成的小丸。糊丸黏合力强，质地坚硬，崩解、溶散迟缓。内服可延长药效，减轻剧毒药的不良反应和对胃肠的刺激。④浓缩丸：是将药物或方中部分药物煎汁浓缩成膏，再与其他药物细粉混合干燥、粉碎，用水或蜂蜜或药汁制成丸剂。其体积小、有效成分高、服用剂量小，用于治疗多种疾病。此外，亦有蜡丸、水蜜丸、微丸、滴丸等。

3）丹剂：有内服和外用两种。内服丹没有固定剂型，有丸剂，有散剂，每以药品贵重或药效显著而名之曰丹，如至宝丹、活络丹等。外用丹亦称丹药，是以某些矿物类药经高温烧炼制成不同结晶形状的制品。常研粉涂撒疮面，治疗疮疡痈疽，亦可制成药条、药线和外用膏剂。

4）茶剂：将药物粉碎加工制成的粗末状制品，或加入适宜黏合剂制成的方块状制剂。用时以沸水泡汁或煎汁，不定时饮用。多用于治疗感冒、食积、腹泻等病证。

5）条剂：亦称药捻，是用桑皮纸粘药后搓捻成细条，或将桑皮纸捻成细条再粘药粉而成。用时插入疮口或瘘管内，能化腐拔毒、生肌收口。或将艾叶和药研成粗末，用纸裹制成圆条，供灸治使用，也称"艾条"。

6）线剂：亦称药线，是将丝线或棉线置于药液中浸煮，经干燥制成的外用制剂。用于治疗瘘管、痔疮或赘生物，通过药物的轻度腐蚀作用和药线的机械紧扎作用，使引流通畅或使赘生物萎缩、脱落。

7）锭剂：将药物研成细粉，加适当的黏合剂所制成规定形状的固体剂型，有纺锤形、圆柱形、条形等，可供外用与内服。内服研末调服或磨汁服，外用磨汁涂患处。

8）片剂：将药物细粉或提取物与辅料混合压制成的片状制剂。片剂用量准确，体积小，异味少，服用和储存方便。如需在肠道吸收，可包肠溶衣，使之在肠道中崩解。此外，尚有口含片、泡腾片等。

9）冲剂：将药材提取物加适量赋形剂或部分药物细粉制成的干燥颗粒状或块状制剂，用时以开水冲服。冲剂体积较小，服用方便。

10）栓剂：古称坐药或塞药，是将药物细粉与基质混合制成一定形状的固体制剂，用于腔道在其间融化或溶解而释放药物，有杀虫、止痒、润滑、收敛等作用。栓剂药物通过直肠（也有用于阴道）黏膜吸收后，有 50% ～ 70% 的药物不经过肝脏而直接进入大循环，减少药物在肝脏中的"首过效应"，也减少药物对肝脏的毒副作用，还可避免胃肠液对药物的影响及药物对胃黏膜的刺激。婴幼儿直肠给药尤宜。常用栓剂有小儿解热栓、消痔栓等。

11）胶囊剂：分为硬胶囊和软胶囊（胶丸），多口服应用。①硬胶囊：是将药材提取物与药粉或辅料制成均匀的粉末或颗粒，填充在空心胶囊中而成；或将药材粉末直接分装于空心胶囊中。亦可用于腔道给药。②软胶囊：是将药材提取物密封于球形或椭圆形的软质囊材中，可用滴制法或压制法制备。软胶囊易于服用，可掩盖药物的不良气味。

（3）半固体剂型　主要是膏剂。膏剂是将药物用水或植物油煎熬去渣制成的剂型，有内服和外用两种。

内服膏有流浸膏、浸膏、煎膏三种。其中流浸膏与浸膏多用于调配其他制剂，如合剂、糖浆剂、冲剂、片剂等。煎膏又称膏滋，是将药物加水反复煎煮，去渣浓缩，加炼蜜或炼糖制成的半液体剂型。煎膏体积小、含量高、口味甜、便于服用，有滋补作用，适宜较长时间用药。

外用膏分软膏、硬膏两种。①软膏：又称药膏，是将药物细粉与适宜基质制成适当稠度的半固体外用制剂。其中用乳剂型基质的，亦称乳膏剂。软膏具有一定的黏稠性，外涂后渐渐软化或溶化，使药物被慢慢吸收，持久发挥疗效，适用于外科疮疡疖肿、烧烫伤等。②硬膏：又称膏药，古称薄贴，是以植物油将药物煎至一定程度后去渣，再煎至滴水成珠，加入黄丹等搅匀、冷却制成的硬膏。用时加温摊涂在布、纸上，软化后贴于患处或穴位上，治疗局部或全身性疾病，如疮疡肿毒、跌打损伤、风湿痹证及腰痛、腹痛等。

（4）气体剂型　主要是气雾剂，是将药物与抛射剂一同封装于具有特制阀门系统的耐压密闭容器中，使用时借抛射剂的压力将内容物呈雾粒喷出的制剂。按用途及性质，气雾剂分为吸入气雾剂、表面气雾剂和空间气雾剂等。

除以上剂型外，尚有灸剂、熨剂、搽剂、灌肠剂、海绵剂等。近年来，新的剂型不断涌现，质量标准也不断提高，便于临床使用。

2. 汤剂煎法　汤剂是临床最常用的剂型，历代医家对方剂的煎法非常重视。

（1）用具　宜用有盖的陶瓷砂锅或搪瓷器皿。这类用具性质比较稳定，能避免或减少药物在煎煮过程中与用具发生化学变化。

（2）用水　现常用自来水、井水或蒸馏水等。用水量视药量多少而定，一般以浸过药面 3 ～ 4cm 为宜。

（3）火候　有"武火""文火"之分。一般来讲，先用"武火"，后用"文火"。亦有单纯用"武火"煎者，如解表药；也有单纯用"文火"煎者，如补益药。

（4）方法　先将药物加冷水浸过药面，浸泡半小时左右，使药物浸透后再煎煮。一般煎煮两次，混合分 2 ～ 3 次服用。煎煮时间根据药物的不同而有所不同，如补益类或经煎煮有效成分不易破坏的药物，可以久煎；含挥发性药物或有效成分经煎煮易破坏的药物，煎煮时间不宜过长。有些药物还需特殊处理，如先煎、后下、包煎、另煎或磨汁、烊化、泡服、冲服等。

3. 服法　即服药方法。一剂方药一般分 2 ～ 3 次服。汤剂多温服。解表药宜热服，服后应温覆取微汗。热证用寒药，宜冷服；寒证用热药，宜热服。通常服药宜在饭前；对胃肠道有刺激的药宜饭后服；滋补药宜空腹服；安神药宜睡前服；急病服药不拘时间；慢性病应定时服；有的可以煎汤代茶，不拘时服。

4. 其他用法　指内服以外的用法，常见的有外敷法、熏洗法、点眼法、取嚏法、塞耳吹耳法、脐疗法、药枕、佩戴法等。

二、适宜人群

药物调治未病广泛用于促进儿童少年生长发育、青春期体质增强、中老年人延缓衰老、孕妇及产后养护、更年期的顺利度过、常见病的预防、大病后的康复、慢性病的调治，以及各年龄段亚健康人群，但各类药物功效不同，适宜人群也各不相同，须辨证应用。

1. 补气药　适宜于气虚所致面色淡白或萎黄、肌肤虚浮、倦怠乏力、脘腹虚胀、食欲不振、大便溏薄、少气懒言、声音低怯、动则气促、多汗怕风、容易感冒等表现的人群。

2. 补血药　适宜于血虚所致面色淡白、唇甲色淡、头晕眼花、心悸、健忘、多梦、失眠、四肢发麻，以及女子月经量少、延期甚或闭经等表现的人群。

3. 补阳药　适宜于肾阳不足所致神倦畏寒、四肢不温、腰膝酸软、尿频遗尿、男子阳痿早泄、女子宫寒不孕，脾寒泄泻，肾虚喘促等表现的人群。

4. 补阴药　适宜于肾阴虚潮热、盗汗、遗精，肺阴虚干咳、虚热、烦渴，胃阴虚唇赤、舌红、苔刺、津少口渴、不知饥饿、胃中嘈杂、干呕，肝阴虚两眼干涩、视力减退、头晕眼花等表现的人群。

5. 化痰止咳药　适宜于体有痰浊，咳嗽、咯痰、哮喘、胸闷、眩晕、头痛、惊悸、失眠、呕逆、肥胖等表现的人群。

6. 活血化瘀药　适宜于瘀血内停，胸腹诸痛，瘀阻经脉，半身不遂，妇女痛经、闭经、产后恶露不行，以及瘀积癥块，外伤瘀肿等，较重者则见口唇青紫，面色黧黑，肌肤甲错，或有紫斑、红痣赤缕等表现的人群。

7. 清热药　适宜于热病、瘟疫、痢疾、痈肿疮疡、目赤咽痛及阴虚发热等里热证人群。

8. 泻下药　适宜于大便秘结、胃肠积滞、实热内结及水肿停饮等里实证人群。

9. 祛风湿药　适宜于风寒湿痹所致肢体疼痛、关节不利、筋脉拘挛或麻木不仁及腰膝酸软等表现的人群。

10. 化湿药　适宜于脾为湿困所致胃脘胀满、呕恶泛酸、食少体倦、大便溏薄、口淡不渴等表现的人群。

11. 利水渗湿药　适宜于水湿停蓄，或湿热互结，或寒湿内盛，如小便不利、淋浊、关节肿痛、黄疸、湿温、泄泻、痰饮、水肿，以及湿热疮疡等证候的人群。

12. 理气药　适宜于脾胃气滞所致脘腹胀满、食欲不振、嗳气吞酸、恶心呕吐、大便失调等，肝气郁滞所致胸胁胀满、疝气疼痛，以及妇女月经不调，乳房胀痛或结块，肺气壅滞所致呼吸不畅、胸闷气塞、咳嗽气喘等表现的人群。

13. 消食药　适宜于宿食不消，积滞不化所致脘腹胀满、嗳腐吞酸、恶心呕吐、大便失常及消化不良的人群。

14. 安神药　适宜于心神不宁、烦躁不安、心悸怔忡、失眠多梦、健忘、头痛眩晕、惊风等表现的人群。

三、注意事项

药物四性各有所能，药物五味各有所用。中药资源有限，非常宝贵，药物调治未病须把握适当，当用则用，不需则不用。用之得当，可起到增强体质、延年益寿、防治疾病的作用；用之失当，不但无益，而且会引起相反的作用，有害健康。

1. 虚补实泻，辨证用药 用补养类中药强体益寿是中医调治未病的常法。但人食酸甘苦辣，有喜怒哀乐，感六淫之气，有邪实者并不少见，泻实之法也是祛邪治未病，延年益寿的重要方法。正如《中藏经》所说："其本实者，得宣通之性，必延其寿。"严格掌握各类药物的适应证，虚则补之，实则泻之，补不过偏，泻不伤正，辨证用药，是中医治未病的基本原则。

2. 用药养生，不宜过急 用药养生是药物调治未病的重要内容。任何养生的方法都不是一朝一夕即能见效，中药养生也不例外。用药养生，是一个渐进的过程，要合乎医理，贵在坚持，缓图其功，不能急于求成。若不明此理，欲速则不达，非但无益，反而有害。

3. 禁忌 为了确保中药治未病的安全，避免毒副作用，在辨证用药的基础上，必须注意用药禁忌，主要包括配伍、妊娠用药和饮食等方面。配伍禁忌是指某些药物合用会产生剧烈的毒副作用或减弱甚至失去药效，因而应该避免一起应用。某些药物有损害胎儿甚至堕胎的副作用，如通经、破滞、滑利、猛烈之品，在妇女妊娠期必须加以注意。另外，服药要注意饮食禁忌，一般来讲，服药期间均应忌食生冷、油腻、腥膻和刺激性食物，具体包括不同体质或病证的饮食禁忌和服用某些药物时的饮食所忌。如据中药学著作记载，甘草、桔梗、黄连、乌梅忌猪肉，大黄、何首乌忌葱、蒜、萝卜，蜜反生葱，柿反蟹等等，在服用这些药物时应注意避免食用这些食物。

第六节 针灸调治

针灸由"针"和"灸"构成，采用针刺或艾灸人体穴位来治病。针刺是应用毫针等针具刺激人体的经络腧穴，运用针刺手法激发经络气血，以通行经气、调整脏腑、平和阴阳，达到强身健体、延年益寿与促进疾病康复的目的。灸法是通过艾绒的燃烧来烧灼、温熨或熏烤身体某些特定部位，以达到温经散寒、消瘀散结、调整脏腑、扶正祛邪、防病保健的目的。

一、针刺调治

针刺调治，是指运用毫针施以提、插、捻、转、迎、随、补、泻等不同手法，以刺激特定的腧穴或疾病反应点，激发人体经气，从而达到疏通经络、调畅气血、补虚泻实、调养脏腑、调和营卫、却病益寿目的的一种调治方法。针刺调治，历史悠久，早在《灵枢·逆顺》中就有"上工刺其未生者也，其次刺其未盛者也，其次刺其已衰者也……上工治未病，不治已病。此之谓也"的记载，说明古代医家所说的"上工"为高水平的医生，"上工治未病"则说明高水平的医生是预防疾病发生，而针刺调治就是中医防治疾病与养生保健的方法之一。

（一）调治方法

1. 选穴及配穴 根据不同的体质，不同的调治需求，针刺调治可选用单个穴位，也可选用几个穴位进行配伍组合。

2. 施针 针刺调治的施针手法宜和缓，刺激强度宜适中，不宜过大，且根据具体情况决定留针时间，一般情况下，得气后即可出针，留针不宜过久，但是体虚者可适当延长留针时间。针刺深度也应因人而异，小儿、年老及身体消瘦者进针不宜过深，形体肥胖者可适当深刺。

（二）适宜人群

针刺调治的适宜人群非常广泛，对于某些急性病症、疼痛性病症及功能失调性疾病，可视为首选疗法。也可用于内、外、妇、儿等各科疾病的预防，还可用于多种慢性病的康复，如中风、高血压、风湿痹痛、月经不调、痛经、小儿疳积等。

（三）注意事项

1. 过饱、过饥、大惊、大怒、醉酒及劳累过度等情况，不宜立即针刺。孕妇慎用针刺。体质虚弱者，不宜强刺激针刺。

2. 小儿囟门未合时，头顶部的腧穴不宜针刺。

3. 皮肤有溃疡、感染、瘢痕或肿瘤部位，不宜针刺。伴有自发性出血或损伤后出血不止的患者，不宜针刺。

4. 对胸、胁、背部等脏腑所在之处的穴位，不宜直刺、深刺。

5. 针刺时应严格进行无菌操作，以防感染。

6. 针刺过程中，密切观察受术者，防止或及时发现晕针情况。若出现晕针现象，应立即停止针刺，让患者平卧，头部放低，注意保暖，给予热茶或温开水饮之，或掐人中、内关及涌泉等穴。必要时按急症处理。

二、艾灸调治

艾灸调治，是利用艾绒的燃烧来烧灼、温熨或熏烤体表一定部位，以达到温经散寒、调整脏腑、扶正祛邪、防病保健目的的一种调治方法。灸法调治范围非常广泛，不仅用于强身健体，亦可用于久病体虚之人的康复，一般以虚证、寒证及阴证为主。其具体作用包括：温通经脉，行气活血；健脾和胃，培补后天；升举阳气，扶阳固脱；培补元气，预防保健等。

（一）调治方法

1. 艾条施灸　将艾条的一端点燃，对准应灸部位，距离皮肤 2～3cm 处进行熏灼，使患者局部有温热感而无灼痛为宜，至皮肤出现红晕为度。也可将艾条点燃的一端与施灸部位皮肤的距离并不固定，而是像鸟雀啄食一样，一上一下地移动施灸，至皮肤出现红晕为度。或者将艾条点燃的一端与施灸部位皮肤虽保持一定距离，但艾条并不固定，而是向左右方向移动或反复旋转施灸，至皮肤出现红晕为度。一般每穴灸 10～15 分钟。

2. 艾炷隔物施灸　在艾炷与施灸穴位皮肤之间垫上某种药物或其他材料而进行施灸，常用的方法有隔姜灸、隔蒜灸、隔盐灸和隔附子饼灸等。

3. 温灸器灸　温灸器又称灸疗器，是一种专门用于施灸的器具，用温灸器施灸的方法称为温灸器灸。施灸时，将艾绒或艾条装入温灸器，点燃后置于腧穴或施灸部位进行灸治。临床常用的温灸器有温灸架、温灸盒和温灸筒等。

（二）适宜人群

艾灸适宜人群非常广泛，可调治寒凝血瘀、经络阻滞引起的各种病证，如风寒湿痹、痛经、经闭、胃痛、寒疝腹痛等；还可用于防治中气下陷引起的胃下垂、子宫脱垂、脱肛，以及脾肾阳虚导致的久泄、久痢、遗精、阳痿、早泄、遗尿等的早期调理。亦可用于外感风寒表证及日常的强身保健等。

（三）注意事项

1. 邪热内炽及阴虚阳亢的患者，禁施灸法；孕妇的腹部和腰骶部也不宜施灸；面部穴位、乳头、大血管等处不宜使用直接灸。

2. 一般空腹、过饱、极度疲劳和对灸法恐惧者，应慎施灸。对于体质虚弱者，艾灸时艾炷不宜过大，刺激量不宜过强，以防晕灸。

3. 在施灸过程中，要防止燃烧的艾绒脱落烧损衣物和灼伤皮肤。

4. 施灸完毕，应确保燃着的艾条或艾炷彻底熄灭，以防止复燃而发生火灾。

5. 如施灸过量、时间过长而使皮肤出现水疱时，水疱小者可不必处理，任其自然吸收；水疱大者可用消毒毫针刺破并放出水液，再涂以烫伤油或消炎药膏等。

三、针灸调治常用穴位

（一）头面部

1. 印堂　在额部，当两眉头的中间。
主治：①眩晕、头痛、鼻渊等头面五官病证；②失眠，小儿惊风。

2. 太阳　在颞部，当眉梢与目外眦之间，向后约一横指的凹陷处。
主治：①目赤肿痛，视物不清，迎风流泪；②头痛；③口眼㖞斜。

3. 睛明　目内眦角稍上方凹陷处。
主治：①目眩、目赤肿痛等目系病证；②心悸；③急性腰扭伤。

4. 攒竹　在面部，当眉头陷中，眶上切迹处。
主治：①眉棱骨痛，头痛；②口眼㖞斜、眼睑𥆖动、目赤肿痛等目系病证；③呃逆。

5. 四白　在面部瞳孔直下，当眶下孔凹陷处。
主治：①口眼㖞斜、面肌痉挛等头面部病证；②眼睑𥆖动等目系病证；③胆道蛔虫症。

6. 鱼腰　在额部，瞳孔直上，眉毛中的凹陷处。
主治：①三叉神经痛，面神经麻痹；②目翳、眼睑下垂等目系病证。

7. 丝竹空　当眉梢外侧凹陷处。
主治：①头痛，齿痛；②癫痫；③眼睑𥆖动，目赤肿痛。

8. 瞳子髎　在面部，目外眦旁，当眶外侧缘处。
主治：①头痛，三叉神经痛；②目翳、目赤肿痛等目系病证。

9. 迎香　鼻翼外缘中点旁，当鼻唇沟中。
主治：①口㖞、䶖衄等局部病证；②胆道蛔虫症。

10. 颊车　在面颊部，下颌角前上方约一横指（中指），当咀嚼时咬肌隆起，按之凹陷处。
主治：牙关不利，口眼㖞斜，齿痛等局部病证。

11. 地仓　在面部口角外侧，上直瞳孔。
主治：口眼㖞斜、流涎、三叉神经痛等局部病证。

12. 人中　嘴唇沟的上 1/3 与下 2/3 交点处。
主治：①中暑、昏迷等急危重病证，急救要穴；②癫痫等神志病证；③口㖞，面瘫；④腰背强痛。

13. 百会　在头部，当前发际正中直上 5 寸，或两耳尖连线的中点处。
主治：①头痛、眩晕等肝阳上亢证；②健忘、痴呆、不寐等心脑病证；③中风，癫痫；④脱肛、子宫下垂等中气下陷证。

14. 四神聪　在头顶部，当百会前后左右各 1 寸，共四穴。

主治：失眠、健忘、头痛等神志病证。

15. 翳风 耳垂后方，当乳突与下颌角之间的凹陷处。

主治：①头痛，眩晕；②暴喑，舌强不语；③癫痫。

（二）项背部

1. 哑门 在项部，当后发际正中直上 0.5 寸，第 1 颈椎下。

主治：①头项强痛；②癫痫，癔病；③失音。

2. 风池 在项部，枕骨之下，与风府相平，当胸锁乳突肌与斜方肌上端之间的凹陷处。

主治：①头痛、眩晕等头面五官病证；②不寐、癫痫等神志病证；③感冒，颈项强痛；④视神经萎缩。

3. 风府 在颈部，当后发际正中直上 1 寸。

主治：①中风、癫狂、痴呆等脑部病证；②项强、头痛、眩晕等头项病证；③咽喉肿痛。

4. 天突 在颈部，当前正中线上，胸骨上窝中央。

主治：①支气管哮喘、咽喉炎、支气管炎等肺系病证；②梅核气；③胸痛，咯血。

5. 肩井 在肩上，前直乳中，当大椎与肩峰端连线的中点。

主治：①肩背不适、上肢不遂、颈项强痛等上肢病证；②瘰疬；③乳痈，乳癖，乳汁不下；④难产，胞衣不下。

6. 大椎 在后正中线上，第 7 颈椎棘突下凹陷中。

主治：①感冒、咳嗽等外感病证；②小儿惊风、癫狂等神志病；③风疹、痤疮等皮肤病证；④头项强痛；⑤疟疾。

7. 大杼 在背部，第 1 胸椎棘突下，旁开 1.5 寸。

主治：①项背强痛；②咳嗽。

8. 肺俞 在背部，第 3 胸椎棘突下，旁开 1.5 寸。

主治：①咳嗽、气喘等肺部病证；②潮热、盗汗等阴虚之证。

9. 心俞 在背部，第 5 胸椎棘突下，旁开 1.5 寸。

主治：①心痛、失眠等心系与神志病证；②咳嗽；③遗精，盗汗。

10. 膈俞 在背部，当第 7 胸椎棘突下，旁开 1.5 寸。

主治：①呃逆、呕吐等上逆之证；②贫血；③潮热，盗汗；④瘾疹；⑤血瘀诸证。

11. 肝俞 在背部，第 9 胸椎棘突下，旁开 1.5 寸。

主治：①胁痛、黄疸等肝胆病证；②目赤肿痛、迎风流泪等目系病证；③背脊痛。

12. 胆俞 在背部，第 10 胸椎棘突下，旁开 1.5 寸。

主治：①肺痨，潮热；②胁痛、黄疸等肝胆病证。

13. 脾俞 在背部，第 11 胸椎棘突下，旁开 1.5 寸。

主治：①纳呆、腹胀、腹泻、便血等脾胃肠腑病证；②背痛等局部病证。

14. 胃俞 在背部，第 12 胸椎棘突下，旁开 1.5 寸。

主治：①胃痛、腹胀、肠鸣等胃肠病证；②背痛等局部病证；③失眠，糖尿病。

（三）胸腹部

1. 中府 位于胸部，横平第 1 肋间隙，锁骨下窝外侧，前正中线旁开 6 寸。

主治：①咳嗽、胸痛、胸闷等肺部病证；②肩背痛。

2. 乳根　乳头直下，乳房根部，当第 5 肋间隙，距前正中线 4 寸。

主治：①乳痈、乳少、乳癖等乳房病证；②咳嗽、气喘等肺部病证。

3. 期门　乳头直下，第 6 肋间隙，前正中线旁开 4 寸。

主治：①癃闭，遗尿，肾炎；②乳痈；③胸胁胀痛；④腹胀、呃逆等脾胃病证。

4. 日月　乳头直下，第 7 肋间隙，前正中线旁开 4 寸。

主治：①呕吐、呃逆、黄疸等肝胆病证；②胃脘痛。

5. 章门　侧腹部，当第 11 肋游离端的下方。

主治：①黄疸、胁肋疼痛等肝胆病证；②腹胀、呕吐等脾胃病证。

6. 带脉　在侧腹部，当第 11 肋骨游离端下方垂线与脐水平线的交点上，章门穴下 1.8 寸处。

主治：①月经不调、闭经、带下等妇科病证；②膀胱炎；③腰腿疼，下肢无力。

7. 膻中　前正中线上，平第 4 肋间，两乳头连线的中点。

主治：①胸痛、咳嗽、气喘、心悸等心肺部病证；②乳少、乳痈等胸乳病证；③呃逆、呕吐。

8. 中脘　在上腹部，脐中上 4 寸，前正中线上。

主治：①胃痛、腹胀、泄泻等脾胃病证；②脏躁，癫狂。

9. 神阙　在腹中部，脐中央。

主治：①中风脱证、虚脱等元阳暴脱证；②腹痛、腹胀、腹泻、便秘、痢疾等肠腑病证；③水肿、小便不利等肾系病证。

10. 气海　在下腹部，脐中下 1.5 寸，前正中线上。

主治：①虚脱、羸瘦、脏器衰惫乏力等气虚病证；②水谷不化、绕脐腹痛等肠腑病证；③小便不利、遗尿等泌尿系病证；④阳痿，疝气；⑤月经不调、崩漏、带下、胞衣不下、产后恶露不止等妇科病证。

11. 关元　在下腹部，脐中下 3 寸，前正中线上。

主治：①中风脱证、虚劳无力等元气虚损病证；②少腹疼痛，疝气；③腹泻、痢疾、脱肛、便血等肠腑病证；④尿血、尿频等泌尿系病证；⑤遗精、阳痿、早泄、白浊等男科病证；⑥月经不调、痛经、崩漏、恶露不尽等妇科病证。

12. 中极　在下腹部，脐中下 4 寸，前正中线上。

主治：①遗尿、小便不利、癃闭等泌尿系病证；②遗精、阳痿、不育等男科症证；③月经不调、崩漏、阴挺、阴痒、不孕、产后恶露不尽、带下等妇科病证。

13. 天枢　在腹中部，横平脐中，旁开 2 寸。

主治：①腹痛、腹胀、便秘、腹泻、痢疾等胃肠病证；②月经不调、痛经等妇科病证。

（四）腰骶部

1. 命门　在腰部，当第 2 腰椎棘突下凹陷中。

主治：①腰骶疼痛，下肢痿痹；②尿频，遗尿；③阳痿、早泄等男科病证；④月经不调、赤白带下等妇科病证；⑤泄泻，小腹冷痛。

2. 腰阳关　在腰部，当第 4 腰椎棘突下凹陷中。

主治：①遗精、阳痿等等男科病证；②月经不调等妇科病证；③耳聋，耳鸣；④腰痛。

3. 肾俞　在腰部，当第 2 腰椎棘突下，旁开 1.5 寸。

主治：①遗尿、遗精、不育等泌尿生殖系病证；②月经不调、带下等妇科病证；③耳鸣、耳聋等肾虚病证。

4. 大肠俞 在腰部,当第4腰椎棘突下,旁开1.5寸。

主治:①阳痿、遗精等男科病证;②月经不调、赤白带下等妇科病证;③尿频、遗尿等泌尿系病证;④下肢痿痹;⑤小腹冷痛。

5. 腰眼 在腰部,当第4腰椎棘突下,旁开约3.5寸凹陷中。

主治:①腰痛;②月经不调,带下;③遗尿,尿频。

6. 八髎 上、次、中、下,左右共八穴,合称八髎。①上髎:当髂后上棘与后正中线之间,适对1骶后孔;②次髎:当髂后上棘内下方,适对第2骶后孔处;③中髎:当次髎内方,适对第3骶后孔处;下髎:当中髎下内方,适对第4骶后孔处。

主治:腰骶部疾病,小便不利,月经不调,下肢痿痹。

7. 长强 在尾骨端下,当尾骨端与肛门连线的中点处。

主治:①痔疾、便秘、脱肛等肠腑病证;②腰骶部疼痛。

8. 夹脊 第1胸椎至第5腰椎棘突下旁开0.5寸,一侧17个穴,左右共34穴。

主治:①上胸部穴位治疗上肢及心肺病证;②下胸部穴位治疗胃肠病证;③腰部穴位治疗腰腹及下肢病证。

(五)上肢部

1. 肩髃 在肩部,三角肌上,臂外展,或向前平伸时,当肩峰前下方凹陷处。

主治:①肩臂挛痛等上肢病证;②瘾疹。

2. 肩髎 在肩部,肩髃后方,当臂外展时,于肩峰后下方凹陷处。

主治:①肩重不能举,臂痛;②胁痛。

3. 尺泽 在肘横纹中,当肱二头肌腱的桡侧凹陷处。

主治:①咽喉肿痛、咳嗽、气喘等肺系病证;②急性吐泻,小儿惊风;③小便失禁;④肘臂挛痛。

4. 曲池 在肘横纹外侧端,屈肘,当尺泽与肱骨外上髁连线的中点。

主治:①上肢不遂、手臂痹痛等上肢病证;②咽痛、齿痛等五官热性病证;③腹痛、呕吐、泄泻等胃肠病证;④热病;⑤高血压;⑥湿疹、瘾疹、瘰疬等皮肤外科病证。

5. 外关 在前臂背侧,当阳池与肘尖的连线上,腕背横纹上2寸,尺骨与桡骨之间。

主治:①手指屈伸不利;②头痛、目赤肿痛等头面五官病证;③瘰疬;④热病;⑤胁痛,上肢痿痹不遂。

6. 阳溪 在腕背横纹桡侧,手拇指向上翘起时,当拇短伸肌腱与拇长伸肌腱之间的凹陷中。

主治:①手腕痛;②癫痫;③目赤肿痛、耳聋、头痛等面部五官病证。

7. 合谷 在手背,第1、2掌骨间,约当第2掌骨桡侧的中点处。

主治:①头痛、目赤肿痛、齿痛、口眼㖞斜、鼻衄等头面五官病证;②恶寒、发热等外感病证;③经闭、滞产等妇科病证;④落枕,腰扭伤;⑤热病无汗或多汗。

8. 内关 在前臂掌侧,当曲泽与大陵的连线上,腕横纹上2寸,掌长肌腱与桡侧腕屈肌腱之间。

主治:①心悸、心胸痛等心胸病证;②胃痛、呃逆、呕吐等脾胃病证;③失眠、癫狂等神志病证;④手指麻木等局部病证。

9. 大陵 腕掌横纹的中点处,当掌长肌腱与桡侧腕屈肌腱之间。

主治：①心悸、胸痛等心胸病证；②胃痛，呕吐；③癫狂，痫证；④咽炎。

10. 劳宫　在掌心，当第 2、3 掌骨之间偏于第 3 掌骨，握拳屈指时中指尖处。

主治：①中暑、中风昏迷等急性病证；②口疮，口臭；③心痛、癫狂等神志病证；④鹅掌风。

11. 神门　在腕部，腕掌侧横纹尺侧端，尺侧腕屈肌腱的桡侧凹陷处。

主治：①心悸、怔忡、健忘等心与神志病证；②胸胁疼痛；③高血压。

12. 鱼际　在手拇指本节（第一掌指关节）后凹陷处，约当第 1 掌骨中点桡侧，赤白肉际处。

主治：①小儿疳积；②咳嗽，咽喉肿痛，口舌干燥；③手指肿痛；④多汗症。

13. 少商　拇指末端桡侧，距指甲角约 0.1 寸处。

主治：①咽喉肿痛；②癫狂；③高热，神昏。

14. 落枕穴　在手背侧，当第 2、3 掌骨之间，掌指关节后 0.5 寸（指寸）处。

主治：①落枕；②手指麻木、屈伸不利；③手背肿痛。

15. 腰痛点　在手背侧，在第 2、3 掌骨及第 4、5 掌骨之间，当腕横纹与掌指关节中点处，一侧 2 穴，左右共 4 穴。

主治：急性腰扭伤，耳鸣，眩晕。

（六）下肢部

1. 环跳　在股外侧部，侧卧屈股，当股骨大转子最凸点与骶管裂孔连线的外 1/3 与中 1/3 交点处。

主治：下肢痿痹，腰骶疼痛。

2. 梁丘　屈膝，在大腿前面，当髂前上棘与髌底外侧端的连线上，髌底上 2 寸。

主治：①急性胃痛，腹痛，腹泻；②下肢不遂等下肢病证；③乳痈、乳癖等乳疾。

3. 犊鼻　屈膝，在膝部髌骨与髌韧带外侧凹陷中。

主治：膝痛、下肢麻痹、屈伸不利等下肢、膝关节病证。

4. 足三里　在小腿前外侧，当犊鼻下 3 寸，距胫骨前缘 1 横指（中指）。

主治：①诸劳虚证，为强壮保健要穴；②胃痛、呕吐、痢疾、便秘等胃肠病证；③失眠、心悸等心脑病证；④肠痈，乳痈。

5. 丰隆　在小腿前外侧，当外踝尖上 8 寸，条口穴外，距胫骨前缘 2 横指。

主治：①咳嗽痰多等痰饮病证；②眩晕，头痛；③便秘，阑尾炎；④下肢痿痹；⑤高血压。

6. 阳陵泉　在小腿外侧，当腓骨头前下方凹陷处。

主治：①下肢痿痹、膝痛等下肢疾患；②口苦、胁肋疼痛、黄疸等肝胆病证。

7. 悬钟　在小腿外侧，当外踝尖上 3 寸，腓骨前缘。

主治：①胁痛，颈项强痛；②中风，痴呆；③高血压。

8. 委中　腘横纹中点，当股二头肌腱与半腱肌肌腱的中间。

主治：①遗尿、小便不利等泌尿系病证；②腰腿痛、下肢痿痹等下肢病证；③急性腹泻，腹痛；④丹毒。

9. 血海　屈膝，在大腿内侧，髌骨内侧端上 2 寸，当股四头肌内侧头的隆起处。

主治：①闭经、痛经等妇科病证；②丹毒、瘾疹等皮肤病证；③贫血，膝关节炎。

10. 阴陵泉　在小腿内侧，当胫骨内侧髁后下方凹陷处。

主治：①下肢痹痛等腰腿病证；②小便不利、腹泻、腹胀、黄疸等脾不运化病证；③失眠。

11. 三阴交　在小腿内侧，当足内踝尖上 3 寸，胫骨内侧缘后方凹陷处。

主治：①月经不调、崩漏、痛经、难产、不孕等妇科病证；②遗精、阳痿等男科病证；③腹胀、泄泻等胃肠病证；④湿疹，荨麻疹。

12. 太溪　在足内侧，内踝后方，当内踝尖与跟腱之间的凹陷处。

主治：①失眠、健忘等肾精不足病证；②头痛、齿痛、耳聋、耳鸣等肾虚病证；③女子月经不调、男子遗精等肾虚性泌尿生殖系疾患；④胸痛、气喘等肺部病证。

13. 内庭　在足背当第 2、3 趾间，趾蹼缘后方赤白肉际处。

主治：①腹泻、痢疾等胃肠病证；②足背肿痛；③齿痛、鼻衄等面部五官热性病证；④三叉神经痛。

14. 太冲　在足背侧，当第一跖骨间隙的后方凹陷处。

主治：①中风、癫狂痫、口眼㖞斜、目赤肿痛、小儿惊风等肝经风热病证；②黄疸、呃逆、呕吐等肝胃病证；③癃闭，遗尿；④下肢痿痹，足跗肿痛；⑤月经不调、崩漏、经闭等妇科病证。

15. 涌泉　在足底部，卷足时足前部凹陷处，约当足底 2、3 趾趾缝纹头端与跟腱连线的前 1/3 与中 1/3 交点。

主治：①小儿惊风等急性病证；②中暑、昏厥等神志病证；③小便不利，便秘，遗尿；④咽喉肿痛；⑤子宫下垂，风疹，心肌炎。

第七节　推拿调治

推拿调治是指在中医理论指导下，通过推拿作用于人体以调整机体状态，放松肌肉，消除疲劳，促进气血运行，防止积劳成疾，从而达到调治未病目的的方法与技术。《金匮要略》云："若人能养慎，不令邪风干忤经络，适中经络，未流传脏腑，即医治之；四肢才觉重滞，即导引、吐纳、针灸、膏摩，勿令九窍闭塞。"明确指出推拿是治未病的重要手段之一。推拿手法是推拿调治疾病的核心，即运用推、拿、按、揉、搓、拍等形式多样的手法，作用于机体，以期达到疏经通络、行气活血、理筋整复、调理脏腑的作用，不仅有较好的治疗效果，更具有预防疾病、祛病延年的功效，在治未病领域独具优势。

一、调治方法

1. 按法　用指或掌在治疗部位进行由轻到重，再由重到轻，均匀而有节律地反复性按压的手法，称为按法。操作时要按"轻—重—轻"的节奏进行操作，切忌暴力按压，又可分为指按法和掌按法。如点按足三里可健脾助运，点按头面部经穴可防治头痛、失眠、目赤肿痛，掌按腰部可缓解腰部疲劳，预防腰肌劳损、腰椎间盘突出等疾病。

2. 揉法　用掌、指或肢体其他部位着力于治疗部位，做轻柔灵活地上下、左右或环旋揉动，带动治疗部位皮肤及皮下组织一起运动的手法，称为揉法。操作时肩、肘、腕关节放松，缓和而有节律地进行环形揉动，主要包括指揉法、掌揉法、前臂揉法和肘揉法。如揉太阳穴可防治头痛、失眠，全掌揉于脘腹部可防治便秘、腹泻，掌根揉于腰臀部可防治腰肌劳损、臀部软组织损伤，大鱼际揉于面部、胸胁部可聪耳明目、疏肝理气。

3. 摩法　以指腹或掌面在体表做环形或直线往返摩动的手法，称为摩法。操作时肩、肘、腕关节放松，前臂带动腕关节进行被动环形摩动，可分为指摩法和掌摩法。如摩胸胁可宽胸理气，防治胁肋胀痛；摩腹部可防治胃痛、食积胀满、腹泻、便秘等。

4. 擦法 以第5掌指关节背侧吸附于治疗部位上，通过前臂旋转摆动和腕关节的屈伸运动，使得小鱼际和手背尺侧部分在治疗部位上进行滚动性压力刺激的一种手法，称为擦法。操作时以肘部为支点，前臂旋前旋后推动手腕，前滚和回滚轻重比为3：1。如擦颈项部可防治颈椎病、落枕、头痛、眩晕、失眠，擦肩背部可防治肩周炎、项背部筋膜炎，擦腰部可防治腰肌劳损、腰椎间盘突出、下背部软组织损伤等。

5. 一指禅推法 手握空拳，拇指伸直盖住拳眼，腕关节屈曲，以拇指指端吸定于体表施术部位和穴位上，操作时沉肩垂肘悬腕，以肘部为支点，前臂有规律地主动摆动。如一指禅推印堂穴可防治感冒、失眠、近视，一指禅推百会穴可防治健忘、痴呆、头痛，一指禅推中脘穴可防治腹胀、腹泻、便秘、胃痛等。

6. 擦法 用指或掌着力于治疗部位，做较快速的直线往返运动，使指或掌着力面与体表肌肤反复摩擦产生热效应的手法，称为擦法。操作时压力应适中，不可过大或过小，以透热为度，包括指擦法和掌擦法两种。如指擦额部可用于防治健忘、失眠、感冒、头痛，指擦背部可防治胸闷、气短、咳嗽、背肌劳损，掌擦命门穴可防治腰肌劳损、月经不调、痛经、阳痿、早泄等。

7. 扳法 用双手向同一方向或相反方向用力，使关节伸展、屈曲或旋转的手法，称为扳法。术者要一手固定住患者关节的近端，另一手作用于关节的远端，然后双手做相反方向或同一方向相互用力，使关节慢慢被动活动至有阻力时，再做一短促的、稍增大幅度的、有控制的、突发性的扳动。如颈项扳法可以纠正颈椎错缝，扩大椎间孔，减轻颈神经根压迫与刺激；肩部扳法可应用于肩周炎后期关节周围组织粘连的恢复。

8. 拿法 用拇指与其他四指相对用力，提捏肢体肌筋，称为拿法。施术时用力缓慢柔和而均匀，由轻到重，再由重到轻，揉捏动作连贯。拿法刺激量较强，常与其他手法配合应用于颈项部、肩背部及四肢部的肌肉酸痛等症。如拿肩井穴可以防治颈椎病、落枕、眩晕、失眠、肩臂不举等病症。

9. 推法 用指掌或其他部位着力于人体一定部位或穴位上，做单方向直线或弧线移动，称为推法。操作时需用一定的压力，且用力要平稳，推进速度要缓慢。如拳推法推腰背部及四肢部，对于腰背部及四肢部的劳损、宿伤及风湿痹痛具有防治作用；肘推法推腰背脊柱两侧及两下肢大腿后侧，对于脊柱强直或感觉迟钝患者具有防治作用。

10. 搓法 用双手掌面夹住躯干或肢体一定部位，相对用力交替或往返快速搓动，称为搓法。操作时两掌协调用力，搓动要快速均匀，移动要缓慢。施力深沉，紧贴治疗部位，动作连续。如搓肩、上肢，对于肩周炎、上肢痹痛具有防治作用；搓胁肋部，对于胸胁迸伤、肝气郁结具有防治作用；搓下肢，对于下肢痹痛具有防治作用。

11. 其他手法 除以上手法外，复合类手法也常用于疾病的防治，即由两种或两种以上的单式手法结合而成的手法，如按揉法、点揉法、推摩法等。几种手法相结合时，手法作用层次更加丰富，手法愈加细腻、精准，操作更加柔和深透，具有较好的改善局部血液循环、加速代谢、缓解疲劳的功效。

二、适宜人群

推拿保健手法用手、肘或其他部位，按照特定的操作刺激机体的经络、穴位及特殊部位，加之其无创、安全的优势，临床被广泛应用于内、妇、儿、骨伤等科的治疗及预防。按法、揉法、拿法、推法等作用于头面、腹背部可防治内科疾病，如感冒、咳嗽、腹痛、便秘；按揉、拔伸、拿法、摇法等可治疗外科疾病，如各种关节置换术后、腹部术后肠粘连后；摩法、拿法、点按法、一指禅推法等作用于腰腹部可防治妇科疾病，如月经不调、痛经、带下病；推法、揉法、摩法、拿法、运法等作用于幼儿可防治儿科疾病，如咳嗽、发热、脑瘫；一指禅、擦法、按揉、弹拨等作用于骨关节处可防治骨伤科疾病，如颈椎病、腰椎间盘突出、膝关节炎等。故而推拿作为一种高效、绿色的预防保健手段，可广泛应用于健康人和处于亚健康状态的人群。

三、注意事项

1. 有急性损伤史，患有关节活动功能障碍、肢体异常活动或非关节部位出现异常活动时，应先进行 X 线、CT 等检查明确诊断，排除骨折、关节脱位后，方能考虑进行推拿操作。

2. 骨关节或软组织肿瘤的患者、骨结核患者不能行推拿治疗。

3. 溃疡性或化脓性皮肤病、烫伤、烧伤等各种皮肤破损患者，不宜在病损部位及其周围进行推拿治疗。

4. 有严重的心、脑、肝、肾、肺等脏器病症及有血液病或出血倾向的患者，不宜行推拿治疗。

5. 过度疲劳、精神高度紧张、过度饥饿、饱食后不宜进行推拿操作。女性在月经期、孕期不宜在其腹、腰、骶等部位进行推拿操作。严重骨质疏松、年老体弱者不宜行推拿治疗，尤其是重手法操作。

第八节　动功调治

动功是指在练功时躯体在空间位置上不断发生变化，并配合调整呼吸、意念活动的一类功法，中医导引术属于此类功法。动功调治就是运用动功方式进行锻炼，以疏通经络，行气活血，和调脏腑，调治未病。《庄子释文》云："导气令和，引体令柔。"提出动功调治可调和气血，舒筋壮骨。动功调治兼顾形体、呼吸、精神，动中有静、外动内静、形动神静，使内外兼修、形神共养，从而达到防治疾病、却病延年之功。

一、调治方法

1. 八段锦　八段锦是我国古代传统功法之一，注重肢体运动与呼吸配合，因其形体动作优美轻盈如精美的丝绸锦缎而得名。其八个动作为"两手托天理三焦，左右开弓似射雕，调理脾胃须单举，五劳七伤往后瞧，摇头摆尾去心火，双手攀足固肾腰，攒拳怒目增气力，背后七颠百病消"，分别作用于人体三焦、心肺、脾胃、肾腰等脏腑器官，可调理脏腑、宽胸理气、清心安神、健运脾胃、益肾壮腰，还可防虚劳损伤而强身健体。

（1）预备姿势　松静站立，两足并拢，膝微屈，但膝尖不超过足尖，五趾抓地，头正颈松，虚灵顶劲，含胸拔背，沉肩，两臂自然松垂，置于身体两侧。松静自然，凝神调息，舌抵上腭，气沉丹田，目视正前方。

（2）第一势：两手托天理三焦　左足向左横开一步，两足距离与肩同宽。两臂缓缓自左右侧方上举至头顶，然后两手十指交叉，翻掌，掌心朝上，用力向上托，如同托天状，双臂充分伸展，同时慢慢仰头注视手背；两脚跟随两手上托时顺势渐渐提起离地，脚五趾抓地。稍停片刻，松开交叉的双手，两臂顺着原来的路线缓缓放下置于体侧，同时两足跟顺势下落着地。上托时深吸气，复原时深呼气。

（3）第二势：左右开弓似射雕　左足向左横开一大步，两足距离与肩同宽，两腿下蹲成马步，两膝蓄劲内扣，上身正直，两臂相平屈肘于胸前，十指尖相对，掌心朝下，左手握拳，食指与拇指上翘呈"八"字撑开，并缓缓向左水平推至手臂完全伸直；同时，右手变拳，拳眼朝上，展臂屈肘向右拉，如拉弓状，头随左臂伸出时向左旋转，目平视左手拇指、食指之间。复原，右足向右迈出一步，两腿屈曲呈马步，重复上述动作。左右动作交替进行，拉弓时吸气，复原时呼气。

（4）第三势：调理脾胃须单举　左足向左横开一大步，两足距离与肩同宽，左手掌心朝上自左侧前方随左臂缓缓上举，过头后翻掌，掌心朝上，并继续上举至最大限度，五指并拢，指尖朝向右，力达掌根。同时，右手下按，指尖向前，掌心朝下，右手掌根向下按，左手掌根上撑，双手配合，上下同时用力，目视正前方。稍停片刻后，随呼气，左手从头顶自原路缓缓下落，左右手复原。右式动作相同、方向相反。

（5）第四势：五劳七伤往后瞧　左足向左横开一大步，两足距离与肩同宽，两手缓缓自左右体侧上抬，与肩相平时成立掌，掌心分别向左右两侧，然后，身体慢慢向左旋转，头部亦向左尽量旋转至最大限度，目视左侧后方。稍停片刻，复原，身体慢慢向右尽量旋转，动作与左侧相同、方向相反。

（6）第五势：摇头摆尾去心火　左足向左横开一大步，两足距离与肩同宽，屈膝下蹲成马步，两手扶住大腿部，虎口朝内，两肘外撑，头和上身前俯，随即向左作弧形摇转，头与左膝、左脚尖呈一直线，臀部向右摆动，右腿及右臂适当伸展。复原，上身前俯，随即向右作弧形摇转，动作与左侧相同、方向相反。头和上身作侧向摇转时吸气，复原时呼气。

（7）第六势：双手攀足固肾腰　两手腹前交叉，上举至头顶，掌心向上，上身略后仰，仰头。稍停片刻，躯干缓缓前俯，两手随上身前俯至足尖，手指攀握住两足尖，两膝关节伸直。上身慢慢抬起，同时两手沿着足外侧划弧至足跟，沿腿后膀胱经上行至腰部，按压肾俞穴，上身后仰、仰头。稍停，两手自然下落，成站立姿势，身体后仰时吸气，身体前俯时呼气。

（8）第七势：攒拳怒目增气力　左足向左横开一大步，两足距离与肩同宽，屈膝下蹲成马步，两拳置于两腰际，拳心向上，两目平视前方，左拳向前用力冲击，拳心由向上变为向下，左拳收回至左腰际，右拳向右用力冲击，拳心由向上变为向下。右拳收回至右腰际，左拳向左用力冲击，拳心由向上变为向下，左拳收回至左腰际，右拳向右侧用力冲击，拳心由向上变为向下。

（9）第八势：背后七颠百病消　两足跟同时提起，离开地面1～2寸，然后踮足，足趾抓地，两手掌面按于两侧腰部，上身保持正直，挺胸收腹，头向上顶，似全身向上做提举势，背部肌肉轻度紧张，同时吸气。背部肌肉放松，足跟轻轻下落，但不能落地，意念随之下落至足跟，同时呼气。最后恢复至预备姿势。

2. 五禽戏　五禽戏是东汉名医华佗对自然界中不同动物的活动姿势进行长期观察，并总结前人导引功法的经验而创立的一套功法。五禽戏效仿虎、鹿、熊、猿、鸟五种动物，其动作生动形象、自然活泼。

《养性延命录·导引按摩》记载其操作方法。

（1）虎戏　"虎戏者，四肢距地，前三掷，却二掷，长引腰，侧脚，仰天即返，距行，前、却各七过也。"

具体动作：①左式：两腿慢慢弯曲，呈半蹲姿势，随即身体重心移至右腿，左足前脚掌点地，呈虚步置于右足内踝处，同时两掌握拳慢慢提起置于左右腰际，拳心朝上，目视左前方或正前方；左足向左前方或正前方前进一步，呈左虚步，身体重心前三后七，同时，双拳提至胸前，两拳面相对，随即两拳变为虎爪扑食式向左前方或正前方用力按出，伴随短促而响亮的丹田发声，高与胸齐，掌心朝前，两掌虎口相对，目视左手指尖。②右式：动作相同、方向相反。

（2）鹿戏 "鹿戏者，四肢距地，引项反顾，左三右二，伸左右脚，伸缩亦三亦二也。"

具体动作：①左式：右腿屈曲，身体后坐，左腿前伸，左膝关节微屈，左足尖虚踏，呈左虚步姿势，左手前伸，左臂微屈，左手掌心朝向右，右手置于左肘内侧、掌心向左；两臂在身前，同时逆时针方向旋转，左手绕环较右手稍大，同时腰胯、尾闾部逆时针方向旋转，锻炼日久后要过渡到以腰胯、尾闾部的旋转带动两臂的旋转。②右式：动作相同、方向相反。

（3）熊戏 "熊戏者，正仰，以两手抱膝下，举头，左擗地七，右亦七，蹲地，以手左右托也。"

具体动作：①左式：两腿慢慢弯曲，呈半蹲姿势，随即身体向左转，右肩向前下晃动，晃动幅度要大，右臂随之下沉，身体重心移至右腿，左足足尖点地，左肩向外舒展，左臂微屈上提，掌心朝上，拇指外展，目视左前方。②右式：动作相同、方向相反。

（4）猿戏 "猿戏者，攀物自悬，伸缩身体，上下一七，以脚拘物自悬，左右七。手钩却立，按头各七。"

具体动作：①左式：两腿屈曲，左足向前轻灵迈出，同时左手如猿猴取物状自胸前向前探出，将至终点时五指撮拢成勾手，指端朝下，手腕自然下垂；右足随即收至右足内踝处，左足前掌虚步点地，同时右手如猿猴取物状自胸前向前探出，将至终点时五指撮拢成勾手，指端朝下，手腕自然下垂，左手同时收回至左胁下；左足向后退一步，身体后坐，右足随即退至左足内踝处，右足前掌虚步点地，同时左手如猿猴取物状自胸前向前探出，将至终点时五指撮拢成勾手，指端朝下，手腕自然下垂，右手同时收回至右胁下。②右式：动作相同、方向相反。

（5）鸟戏 "鸟戏者，双立手，翘一足，伸两臂，扬眉用力，各二七。坐伸足，手挽足趾各七，缩伸二臂各七也。"

具体动作：①左式：左足向左横开半步，与肩同宽，然后左足向前迈进一步，右足随即跟进半步，重心在右腿，左足尖点地成左虚步，两臂从身前缓缓抬起，高与肩平，掌心朝上，随之两臂外展至向左右侧方，并深吸气；右足前进与左足相并，随即双掌翻掌向下，两臂同时自左右侧方缓缓下落，身体屈曲下蹲，两臂在膝关节下交叉，掌心向上，随之深吸气。②右式：动作相同、方向相反。

3. 六字诀 六字诀是我国古代流传下来的一种吐纳养生功，是在呼气时发出"嘘、呵、呼、呬、吹、嘻"六个字的不同发音以震动并调动不同脏腑经络气血的运行，从而达到调节脏腑、调和气血、平调呼吸的功效，故又称六字气诀。

（1）"嘘"字功 两唇微合，嘴角后引，舌后部稍抬起，上下牙间有微缝，槽牙与舌头两边也留有微缝。呼气吐字时气主要从上下槽牙的两边与舌头的缝隙间缓缓吐出。

（2）"呵"字功 两唇和牙齿稍微张开，舌抵下腭，舌边靠下牙齿。呼气吐字时气从上腭和舌面间缓缓吐出。

（3）"呼"字功 撮口如管状，两唇呈圆形，舌体置于口中央向上微卷，用力前伸。呼气吐字时气流从喉部经撮圆的唇部呼出。

（4）"呬"字功 上下齿相合而不接触，舌尖插入上下齿的缝隙。呼气吐字时气从门牙缝隙间吐出。

（5）"吹"字功 口微微张开，两嘴角稍向后，舌微微上翘并微后收。

（6）"嘻"字功 两唇上下相对但不闭合，舌微伸，舌尖向下，似嬉笑自得之意。气流经舌尖到门牙后排出。

二、适宜人群

动功功法形体动作或柔美舒缓，或刚劲有力，适宜人群广泛。健康人群可塑形美体，病者弱者可防病祛病，体力从业者可增力强劲。

如八段锦"两手托天理三焦""左右开弓似射雕"式对颈肩腰背退行性疾病有良好的防治作用，同时可调理心肺功能；"调理脾胃须单举"式可调理中焦脾胃功能，以防治胃肠肝胆等消化系统疾病；"五劳七伤往后瞧"式能有效增强颈项腰背肌肉力量和改善脊柱活动功能，以防治颈椎病；"摇头摆尾去心火"式除能有效改善颈腰椎疾患，同时对心火亢盛所致的心烦、失眠、多梦等有良好的防治作用；"双手攀足固肾腰"式可疏通任督二脉及带脉、壮腰，以预防腰肌劳损及腰椎间盘突出症；"攒拳怒目增气力"式可疏肝理气、调畅情志。

五禽戏之"虎"戏能疏肝解郁、强筋壮骨，用于防治肝气不舒、体质虚弱患者；"鹿"戏可防治肾虚腰痛、下肢痿软无力等；"熊"戏能调理脾胃，用于防治慢性胃炎、胃下垂、便秘等胃肠疾患；"猿"戏能有效改善心悸、失眠、多梦、盗汗等，亦能预防便秘、腹泻等；"鸟"戏可调节心肺功能及疏肝理气，能有效防治肺虚咳喘、胸闷、肝郁气滞等。

六字诀之"嘘"字功可疏肝理气，常用于治疗肝胆疾患及头晕目眩等；"呵"字功可降心火，用于防治心悸、心绞痛及失眠健忘等；"呼"字功可健脾和胃，常用于治疗腹胀、腹泻、食欲不振等脾胃疾患；"呬"字功可清肺宣肺，用于治疗外感伤风、咳嗽喘促等肺系疾患；"吹"字功可壮腰膝，常用于治疗腰膝酸软、子宫虚寒、遗精等肾虚症状；"嘻"字功可调理三焦，调治胆经及胆囊疾患。

三、注意事项

1. 遵循"循序渐进、动静结合、意气相随、练养相兼"的原则。
2. 选择合适的环境，室内温度适宜、空气清新。
3. 练功前要宽衣松带，身心放松，忌憋尿便、过饱过饥。
4. 练功时要精神集中，排除杂念，呼吸自然。
5. 练功切忌汗出当风、贪凉饮冷。

第九节　静功调治

静功调治相对于动功调治而言，是肢体不运动，而以站、坐、卧等外表上静止的姿势配合意念活动、呼吸吐纳的一类功法。静功调治就是运用静功方式进行锻炼，以调心、调息、调身，达到调治未病的目的。《素问·上古天真论》云："恬惔虚无，真气从之，精神内守，病安从来。"因此，静功调治静中有动、外静内动，强调"意守"，对于清净修为、培补元气、宁心安神有显著的作用。

一、调治方法

1. 放松功　是功法练习的入门功法，也是深入高级功法学习的基本功。通过有步骤、有节奏地意守，放松身体各部位，结合默念"松"字诀，把全身调整到轻松、舒适、自然的状态。

（1）姿势　①坐式：两足分开，与肩同宽，双手掌心向下置于大腿之上。头微上顶，微收下颌，闭口松齿，舌抵上腭，面带微笑，双目轻闭或微开一线。含胸拔背，沉肩坠肘。②卧式：仰卧于床上，床不宜过软，头部正直，枕头高低适宜，不宜过软，四肢自然伸直，双手置于身体两侧，或重叠置于脐上，闭口松齿，舌抵上腭，面带微笑，双目轻闭。

（2）呼吸 初学者以自然呼吸为主，随着练习的逐渐熟练，可采用腹式呼吸。在吸气时，意守放松部位，呼气时默念"松"字，并感受该部位的轻松舒适感。

（3）意念

1）三线放松法：将身体分为前面、后面、两侧三条线，从上到下按照部位依次进行放松。①第一条线（前面）：面部→颈前部→胸部→腹部→大腿前部→膝前部→小腿前部→足背部→十趾。②第二条线（后面）：枕部→项部→背部→腰部→大腿后部→腘窝→小腿后部→足跟→足底。③第三条线（两侧）：头部两侧→颈两侧→肩→上臂→肘→前臂→腕→手→十指。

2）分段放松法：将身体分为若干节段，由上至下按节段依次进行放松。常用的分段方法有以下2种：①第一种：头部→两肩→两手→胸部→腹部→两腿→两足。②第二种：头部→颈部→两上肢→胸腹腰背→两大腿→两小腿→两足。

3）整体放松法：此法将整个身体视为一个整体进行意守，伴随呼吸，配合默念"松"字诀，进行放松。其方法有3种：①第一种：由头至足笼统地似流水一般地进行放松。②第二种：由内至外笼统地进行放松。③第三种：由头至足，似流水一般，沿三线放松法的三条线进行放松。

4）局部放松法：在三线放松的基础上，对某一病变局部或单一紧张点进行放松。吸气时意守该局部，呼气时默念"松"字诀。

5）倒行放松法：将身体分为前后两条线，由下而上进行倒行放松。①前线：足底→足背→小腿前部→两膝→大腿前部→腹部→胸部→颈前→面部→头顶。②后线：足底→足跟→小腿后部→腘窝→大腿后部→骶尾部→腰部→背部→项部→枕部→头顶。

2. 内养功 是以吐纳为主的传统静功功法，强调呼吸停顿、腹式呼吸、舌体起落、意守丹田，具有宁心安神、调理脏腑、培补元气之功。

（1）姿势 ①侧卧式：侧卧于床上，头微前俯，头下垫枕，头部保持在稍抬高的位置。脊柱微向后弓，呈含胸拔背之势。右侧卧时，则右上肢自然弯曲，五指舒展，掌心向上，置于耳前。左上肢自然伸直，五指松开，掌心向下，放于同侧髋部。右下肢自然伸直，左下肢膝关节屈曲，左足背置于右下肢腘窝或小腿后侧，左膝部轻放于右下肢膝部。若为左侧位，四肢体位与上相反。双目轻闭，或微露开一线之光。②仰卧式：平身仰卧于床上，头微前倾，枕高适中，躯干正直，两臂自然伸展置于身体两侧，十指松展，掌心向上，或重叠置于丹田（脐下1.5寸）。下肢自然伸直，足跟相靠，两足尖自然分开。双目轻闭，或微露开一线之光。③端坐式：端坐于椅上，头微前俯，含胸拔背，松肩垂肘，十指舒展，掌心向下，轻放于大腿膝部。双腿及足平行分开，与肩同宽，小腿与地面垂直，膝关节屈曲90°，双目轻闭，或微露开一线之光。④壮式：平身仰卧于床上，头项肩背垫高垫实呈坡形，躯干正直，两臂自然舒伸置于身体两侧，掌心向上，紧贴大腿，或重叠于丹田，下肢自然伸直，两足跟相靠，两足尖自然分开，双目轻闭，或微露开一线之光。

（2）呼吸 呼吸的练习是内养功练习的主要组成部分。本功法采用的是停顿腹式呼吸法，常用的练习方法有三种：①吸—停—呼—吸：以鼻呼吸，先行吸气，吸气时舌抬起抵上腭，同时以意领气至小腹部，腹部鼓起。吸气结束后，停顿片刻，停顿时舌不动。再把气徐徐呼出。呼气时将舌放下，同时收腹。②吸—呼—停—吸：以鼻呼吸，先行吸气，随之缓缓呼出，后再行停顿，停顿时舌不动。吸气时舌抬起抵上腭，以意领气至小腹部，腹部鼓起。呼气时将舌放下，同时收腹。③吸—停—吸—呼：用鼻呼吸，舌抬起抵上腭，先吸气少许即停顿，停顿时舌不动，停顿后再行较多量的吸气。同时用意念将气引入小腹，然后将气徐徐呼出。呼气时将舌放下，同时收腹。

（3）意念　内养功常用的意守法有三种：①意守丹田法：意念集中于脐下 1.5 寸处的气海穴处，即丹田处。想象以此为中心形成一个球形。经过一段时间后，吸气时好像有气入小腹的感觉，即所谓"气贯丹田"。②意守膻中法：两眼轻闭，意念集中于两乳之间以膻中穴为中心的一个球形区域。③意守涌泉法：两眼轻闭，意念集中于两足涌泉穴。吸气时想象气息流经下肢经脉，直透涌泉。

3. 站桩功　是以站式为主，躯干、四肢保持特定的姿势，使全身或某些部位的松紧度呈持续的静力性的运动状态，以达强身健体、防治疾病目的的静功功法。

（1）自然式站桩　①姿势：身体自然并步站立，气静神怡，形神放松。然后左足向左横跨一步，两足平行，与肩同宽或略宽于肩。双膝微屈，放松两髋。两臂自然下垂，肘部微屈，两手置于大腿外侧，掌心向内。十指分开，指部关节略微屈曲，掌心内凹，掌面距大腿外侧 15cm 左右。保持头正身直，虚灵顶劲，沉肩虚腋，坠肘悬腕，含胸拔背，直腰收腹，两足扣地，两膝微展，轻提肛门。齿轻合，口稍张，舌微卷、轻抵上腭，下颌略内收，双目微合，或凝视正前方较远处某一目标。②呼吸：开始时宜自然呼吸，随着练习的深入，呼吸越来越绵长，频率减低，幅度加大，吸气时鼓小腹，呼气时收小腹，逐步过渡为腹式呼吸。③意念：吸气时鼓小腹，以意领气，纳入下丹田；呼气时，意守下丹田，感受小腹的充实感及温热感。

（2）休息式站桩　①姿势：本桩功姿势、呼吸均以轻柔和缓为原则，如休息之状。站姿同自然式站桩。双臂屈曲后伸，以双掌背面置于腰眼处，腕关节微屈，五指自然弯曲，掌心微凹。头正项直，沉肩、虚腋、坠肘。自然呼吸，放松静守。②呼吸：采用自然呼吸法。③意念：意守两腰眼，至发热为度。

（3）下按式站桩　①姿势：身体端正站立，两足平行分开，与肩同宽。双臂自然下垂于体侧，沉肩坠肘，双腕略背伸，掌心向下，五指平伸，自然张开，指尖朝前，双掌如按两侧气柱于手心。两膝微屈，松胯圆裆，含胸拔背，头上顶。双目轻闭，微露开一线之光，轻视两眉间或鼻端，或目视前方。②呼吸：采用顺腹式呼吸法，并延长呼气时间。③意念：吸气时鼓小腹，以意领气，纳入下丹田。呼气时，则意守下丹田，感受丹田之气如雾露蒸腾，弥漫全身，濡养四肢百骸、五官九窍。结束时收功，以意领气，归入丹田。双掌下按，似有阻力。

二、适宜人群

放松功可放松身心、调节精神，对于消除疲劳、改善睡眠疗效显著，适宜神经衰弱、冠心病患者习练。

内养功可宁心安神、调理脏腑、培补元气，可防治胃下垂、消化不良等消化系统疾患，亦适宜支气管炎、肺气肿等呼吸系统患者习练。

站桩功能增强体力及体质，适用于神经衰弱、体质虚弱者。

三、注意事项

1. 练功当遵循"循序渐进、意气相随、形神合一、松紧自然"的原则。
2. 练功环境要温度适宜、空气新鲜。
3. 练功时要穿着宽松合体，饥饱适度。

4. 练功时精神意念要高度集中，排除杂念。

5. 练功后要适度放松休息，如散步、慢走，切忌劳逸失度。

第十节　雅趣调治

雅趣调治，又称志趣调治、娱乐调治、休闲调治，是通过培养不同的兴趣爱好，在进行娱乐活动中达到精神愉悦的状态，使情志舒畅、气血调和，从而达到移情易性、益智强身、未病先防、减缓病情、促进康复、延年益寿的目的。《荀子·乐论》曰："夫乐者乐也，人情之所不能免也，乐必发于声音，形于动静，人之道也。声音动静，性术之变，尽于此类……故乐者，天地之命，中和之纪，人情之所不能免也。"指出娱乐活动带来的欢乐，是生活中不可缺失的部分。人们根据自己不同的性格特征、先天禀赋、年龄阶段、劳逸状况、情志因素、所处时间季节及地理环境等方面的差异，选择适宜的娱乐活动。

一、调治方法

1. 音乐调治　指将中医传统的音乐疗法与现代音乐治疗学相结合，通过聆听音乐，以期达到心身同调、维护健康、防治疾病目的的治未病方法。《礼记·乐记》曰："凡音，生于人心者也；乐者，通于伦理者也……乐者，天地之和也。"聆听优美的音乐可以使人保持愉悦且良好的精神状态，调养身心，保持健康。优美动听的旋律能缓解烦恼所带来的不良情绪，调畅情志，净化心灵。古人以礼乐并重，以音乐来陶冶心性。王安石《临川先生文集·礼乐论》曰："礼者，天下之中经，乐者，天下之中和，礼乐者，先王所以养人之神，正人气而归正性也。"《黄帝内经》等中医典籍将角、徵、宫、商、羽五音与木、火、土、金、水五行相对应，与人体内肝、心、脾、肺、肾五脏相呼应，同时亦与人的怒、喜、思、忧、恐五志相连。并提出"五脏相音""五音疗疾"的观点。故音乐能影响人体气机运化，平秘阴阳，调理气血，保持体内气机动态平衡，改善人体的健康状况，有缓解焦虑、改善睡眠、心理疏导之功用。

2. 书画调治　指通过凝神静气，挥毫书写汉字、调和色彩，描绘事物及情景，在艺术作品的创作中表达个人情感的过程，是陶冶性情、活跃心智、愉悦心理的一种方法。《老老恒言·消遣》曰："笔墨挥洒，最是乐事。"书法养生可以调节气血、畅通经脉，有助于调畅血液循环和新陈代谢，从而达到祛病防病、益寿延年的作用。书画创作时唯聚精会神、凝神静气、全神贯注，方能写得一手好字，绘出一幅佳画。这种对于专注力的练习，有助于养人之心神。由于书写时手腕肘背和腰膝协调配合，运动有法，看似是静，其实是静中有动，是宁心安神与肢体运动的结合。清代刘熙载《艺概·书概》中说："正书居静以治动，草书居动以治静。书凡两种：篆、分（隶）、正（楷）为一种，皆详而静者也；行、草为一种，皆简而动者也。"无楷书之静则无草书之动，以楷书为活水源头方有草书之行云流水。不同字体风格的书法练习中动静相对，又相互依附。所以说书法是纸上进行的气功，既练静功又练动功，静中有动，动中有静，既调心神，又动身形，神志畅达，气血流通，对心身健康大有裨益。

3. 旅游调治　指离开居住地去感受大自然或人文风情，去领略名山大川以及名胜古迹。通过长距离的旅游，或短距离的远足郊游，不仅使个人身体素质得到锻炼，而且能增强体魄，了解不同地域文化差异，开阔眼界，丰富知识。它是以观赏风景、游乐的方式，达到舒缓心情、缓解压力、恢复精力、愉悦心情目的的调治方法。观赏古建筑和文化艺术品可感受已往的时代特点，慨叹人类的智慧结晶。如中国的故宫，法国的凡尔赛宫、卢浮宫，拥有丰富的历史内涵与富丽堂皇的外形，尽显帝王家的恢宏气魄。中国的万里长城是中华民族勤劳与智慧的象征，登万里长城，可从中获得精神力量。通过参观这些古建筑，能使人们更直观地感受到人类历史文明的发展，真切地得到精神的升华。游览古迹还能调动人们的怀古情绪，面对历史遗迹，浮想联翩，使人们的情感得到彻底宣泄，身心得到放松，从而达到养生的作用。如苏轼《赤壁赋》："寄蜉蝣于天地，渺沧海之一粟。哀吾生之须臾，羡长江之无穷。"通过游历名山大川，感受大自然的绮丽风光与鬼斧神工，可以使人心胸阔达，畅调情志，吐故纳新，调节全身气机，安五脏和六腑。

4. 弈棋调治　指通过进行棋类游戏，享受其中的乐趣，从而使精神情绪得到放松，脏腑功能与阴阳气血等得到调和，达到身心健康的调治方法。弈棋不仅仅是一种智力游戏，更是有益于身心健康，有延年益寿作用的调治活动。棋的种类繁多，有围棋、象棋、军棋、五子棋、跳棋等，均属此类调治范畴。围棋博大精深，历史悠久。据说是古代尧帝所发明，具有开发智力与陶冶情操的功效。明代才子谢缙用围棋的别名连成《观弈棋》七律一首："鸡鸭乌鹭玉楸枰，群臣黑白竞输赢。烂柯岁月刀兵见，方圆世界泪皆凝。河洛千条待整治，吴图万里需修容。何必手谈国家事，忘忧坐隐到天明。"棋类活动的思维方式是人类最典型的思维方式，对弈中包含着连续不断的矛盾发展过程，具有深刻且丰富的文化内涵。对弈要求精神专一，凝神静气，消除杂念。全神贯注以决胜负，时而紧张时而轻松，与气功的调息吐纳有异曲同工之妙，益于健康。棋局中千变万化的局势，让人的思维不得不专注，一张一弛的对弈，锻炼人的应变能力，故而弈棋是绝佳的益智养生活动。棋盘上有瞬息万变的态势，对弈双方必须全力以赴，集中所有精力，是智力上的角逐；行兵布阵，是思维之间的较量，可以对人的大脑起到锻炼作用。经常下棋的人可以常保聪慧，特别是中老年人，经常下棋也可以活跃脑神经，预防老年痴呆。同时以棋会友，朋友间相互切磋棋艺也可使人精神愉快，有所寄托，心神安定。

5. 花卉调治　指通过养植花卉，愉悦身心，以达到却病防病的目的。自古以来培植花卉就是一种高雅的情趣，陆游诗曰"芳兰移取遍中林，余地何妨种玉簪。更乞两丛香百合，老翁七十尚童心"就反映了这种乐趣。当代人的生活压力巨大，城市中空气污染较为严重，使人容易烦躁，情绪不稳定，影响正常心理健康。侍弄花草，欣赏美丽的植物，呼吸花草带来的清新空气是一种难得的享受。养花不仅能调节生活压力，增添生活乐趣，而且在养花时需要根据植物的生长进行换盆、松土、施肥、浇水、修剪枝叶等，也是一项很好的健身活动。鲜花中含有的芳香精油是一种能净化空气、杀菌灭菌的物质。古代名医华佗曾将丁香、香草、檀香等置于丝绸袋中，悬挂于室内，使患者闻其香味以治疗肺痨。现代研究表明，人闻到芳香精油的气味时，嗅觉神经会给大脑皮层传递一种愉悦的感觉，对延缓大脑衰老有一定帮助。不同的花品，因含有不同精油，对人产生的影响也各异。如天竺花可以镇静安神；荷花香味能消暑；豆蔻花的香味能和胃；胡萝卜花、南瓜花、百合花的香味均有益于糖尿病患者；玫瑰花用于治疗气血不和引起的乳腺增生、月经不调等妇科疾患；桃花中含有的香豆精、三叶豆苷等有效成分可以帮助人疏通经脉，改善血液循环。

6. 垂钓调治　指通过静坐钓鱼，享受垂钓的闲适与惬意，沉醉于周围环境，乐在自身宁静，使情绪精神得到放松，从而达到愉悦心身以防治疾病的目的。正如陆游《秋日郊居》："山雨霏微鸭头水，溪云细薄鱼鳞天。幽寻自笑本无事，羽扇筇枝上钓船。"钓鱼可逸情养性。垂钓通常在湖畔、河边进行，那里风景优美、空气清新，环境幽雅安静，手持鱼竿置身于幽静、光明、芳香的大自然之中，既可领略大自然之美，又陶冶了性情，尤其是鱼儿吞钩之际，往往会激起无比的欢快之情。唐代郑谷《淮上渔者》："白头波上白头翁，家逐船移浦浦风。一尺鲈鱼新钓得，儿孙吹火荻花中。"唐代李郢《南池》："小男供饵妇搓丝，溢榼香醪倒接罹。日出两竿鱼正食，一家欢笑在南池。"都言明了钓鱼这种休闲娱乐方式使人身心愉悦，益于肝气条达。由于垂钓运动的特质，垂钓者必须将自己融入天地之中，与大自然浑然一体，做到"天人合一"。这样，天地之灵气、万物之精华必将为垂钓者所汲取，使生命处于一种自然状态，只有使人体与自然保持和谐才能得到健康。唐代胡令能《小儿垂钓》："蓬头稚子学垂纶，侧坐莓苔草映身。路人借问遥招手，怕得鱼惊不应人。"说明垂钓的过程就是一个守静的过程。关于守静对养生的重要性，中医古代医著中有许多论述，如："静则明，动则眩"（明·方孝孺）；"养静为摄生首务"（清·曹庭栋）；"静"可戒：躁心、浮气、浅衷、狭量（明·吕坤）。由此可见，清静养神，有利于防病祛疾，促进心身健康。

二、适宜人群

雅趣调治适宜于一般人群，但根据个人的性格特点及个人喜好不同可有所倾向。如性格安静内向的人，具有少言寡语、沉稳含蓄、喜独处、不喜吵闹的特点，适合他们的多是氛围平和、安静雅致的活动类型，如象棋、围棋、书法、绘画、垂钓、茶道、插花等，能使他们放松心情，怡情养性，排解日常生活的烦扰。

三、注意事项

1. 培养个人志趣时不宜影响他人。如音乐养生时不宜音量过大，空腹及饮食和情绪愤怒时不宜听节奏激烈的音乐；对弈不可争强好胜，不可计较得失，争执胜负。

2. 培养个人雅趣，宜选择休闲安静、环境优美、空气新鲜的环境。

3. 从事自己志趣时，不可过于放纵自己，忌时间过久、过长，如弈棋久坐会出现下肢麻木、疼痛，甚至脑力疲累。

第十一节　熏浴调治

熏浴调治是用水、药液或某些特定物质熏浴全身或局部，通过温度刺激、机械刺激和化学刺激等，达到疏通经络、调畅气血、解毒化瘀、消肿止痛、祛风止痒、怡神安志、扶正祛邪等作用，以改善局部或全身的功能，强健身体、促进健康、延年益寿、防治疾病。

一、调治方法

熏浴调治未病的方法种类繁多，本节选择常用的水浴、水疗和药浴的操作方法予以简要介绍。

1. 水浴　包括温水浴、冷水浴、热水浴、冷热水交替浴。

（1）温水浴　用接近体温的温水进行淋浴、浸浴。时间根据需要灵活掌握，浴后以感觉舒适为宜。

（2）冷水浴　用水温不超过20℃的清水进行擦浴、淋浴、浸浴的方法。冷水浴要循序渐进，应先从用冷水洗脸、洗足、擦身，逐渐过渡到用冷水淋浴、浸浴。开始采用冷水浴时水温宜稍高，在30℃左右，渐次降低水温，直至15～20℃。洗浴时间开始也宜稍短。逐渐延长，从1～2分钟延长至4～5分钟。洗浴后用干毛巾擦身，擦至皮肤发热微红为度。冷水浴的时间一般以早上为佳，从夏季开始，经过秋季，每日1次，坚持过冬。

冷水浴包括擦浴、局部或全身冷水浴、浸浴三种方式。①擦浴：先用温水擦湿身体，然后用冷水由四肢沿向心方向用力擦浴。在擦浴过程中，不断用冷水浸泡毛巾，擦至以全身发红为度，最后用干毛巾擦干。②局部冷水浴：可选用敏感性较高的脸部和脚部。洗脸时，宜先按摩脸部，再用冷水洗脸、耳、颈部，直到皮肤发红，再用干毛巾擦去水。洗脚时，宜先按摩脚部，再用冷水洗脚，并两手不停地搓脚，以促进血液循环。最后用干毛巾擦干即可。③浸浴：经擦浴和局部冷水浴锻炼一段时间后，若身体状况可以耐受，可进入浸浴阶段。先做一定量的准备活动，再进入冷水浴池中洗浴。浸浴的同时，要用毛巾用力擦全身，时间以 2 分钟为宜。出浴后，用干毛巾擦干身体，以皮肤微红为度。

（3）热水浴　热水浴又称高温水浴，是指在水温 40℃ 以上进行的一种洗浴方法，包括淋浴和浸浴两种方式。①淋浴：将水温控制在 39℃ 左右，先淋浴 3～5 分钟，使全身汗出，然后将水温加至 40～42℃，淋浴 5～15 分钟，最后擦干身体。②浸浴：将水温控制在 40～42℃，将身体慢慢浸入热水中，时间 5～10 分钟，也可时间更短，以全身汗出为度，出浴，用毛巾擦身。

（4）冷热水交替浴　用 40℃ 左右的热水和 15℃ 左右的冷水交替洗浴的一种方法。先用 40℃ 左右的热水浸浴 10 分钟左右，出浴，用拧干的热毛巾擦身使遍身微红；再用 15℃ 左右的冷水洗浴 1 分钟，再用 40℃ 左右的热水洗浴 1 分钟，如此冷热水反复交替洗浴 3～5 次，最后一次热水浸浴后，用干毛巾擦干身体，并使皮肤微红。

2. 水疗

（1）盐水浴　在温水浴液中加粗制食盐，配成 1%～2% 的浓度，进行沐浴。

（2）松脂浴　亦称芳香浴，在温水浴液中加入松脂粉剂，进行沐浴，浴水呈淡绿色，有芳香气味。

（3）碱水浴　在温水浴液中加入非精制的重碳酸钠，又称苏打浴。还可同时加入氧化钙、氧化镁等。

3. 药浴　用含有一定浓度的药物的浴液，通过熏洗或浸浴身体，使药浴液中的有效成分不仅直接作用于皮肤和皮肤病变部位，也通过皮肤吸收进入血液循环，到达人体各个组织器官，发挥药物调治作用。药浴可分为全身浴和局部浴。其中局部浴可根据接触的方式或部位不同，分为头面浴、目浴、手足浴、坐浴、半身浴。药浴液在按保健养生和防治疾病的目的处方配药后（不能选择对皮肤有刺激性和腐蚀性的药物），可分别通过水煎、水浸、酒浸等方式制成原液，再按比例稀释使用。按温度分为热水药浴（40～42℃）、温水药浴（36～39℃）和凉水药浴（25～33℃）。水温接近体温时熏浴时间可长，一般为 20～30 分钟；水温偏高或偏低时，熏浴时间均不宜太长，一般为 5～10 分钟。以午后或晚间进行为宜，躯干及肢体暴露较多时要控制好室温，一般为 23～25℃。使用的器具要提前消毒。

（1）全身药浴　将中药浴液倒入已消毒好的大浴盆、浴桶中，将全身浸入药浴液，药浴结束后可以用清水冲洗，用干毛巾擦干身体。

（2）头面药浴　将药浴液倒入已消毒好的脸盆中，待温度适宜，再进行熏洗头面或沐发。

（3）药液目浴　将药物煎剂滤过后熏、洗眼部。熏洗眼部时，可用消毒器具装药液适量，将眼窝缘紧贴盛药器具进行熏蒸，然后仰首，并频频眨眼，也可用消毒纱布蘸取药液，反复熏洗眼部。

（4）手足药浴　将手、足患病部位浸泡在药液中，药浴结束后可以用清水冲洗，用干毛巾擦干手、足。

（5）药液坐浴　坐浴于已盛好药浴液的盆中，使药液直接浸入肛门或阴部。

（6）半身药浴　将中药浴液倒入已消毒好的大浴盆中，坐浴于其中，使浴液高度到达脐部。

在熏洗的同时，可活动下肢。每次浸泡 30 分钟左右，药浴结束后可以用清水冲洗，用干毛巾擦干身体。

二、适宜人群

1. 水浴　水浴适宜人群较广。但冷水浴、热水浴、冷热水交替浴有明确的禁忌证，仅适用于健康、亚健康人群和除禁忌证外的体质较好的慢性病患者。

（1）温水浴　不仅可使皮肤清洁，还能提高神经系统兴奋性，促进血液循环，改善组织营养状态，降低肌肉张力，减轻肌肉痉挛，使肌肉放松，有利于消除疲劳，使人身心愉悦、精神焕发、气血调畅。广泛适用于健康、亚健康人群及各系统疾病患者。

（2）冷水浴　能刺激皮肤，引起神经兴奋和皮肤血管收缩、血液回流加速，使吸气呼气加深，使肠蠕动增强，使人肌肤润泽、腠理致密，提振精神，增进食欲，增强御寒祛邪和抗病能力，对全身功能均有改善作用。适用于健康、亚健康人群和体质较好的慢性病患者，提高机体耐寒能力，预防心脑血管、呼吸系统疾病，促进消化吸收功能。

（3）热水浴　能放松肌肉、加速血行、兴奋精神，起到舒筋活血、消除疲劳的作用。适宜于健康、亚健康人群和感冒初期、过劳损伤、风湿痹证、跌打损伤等及部分皮肤疾病的人群。

（4）冷热水交替浴　使皮肤血管收缩与扩张交替进行，能增强血管弹性及防止血管内血栓形成，有利于提高心脏、血管功能，还能促进机体新陈代谢，增强皮肤弹性。适宜于健康、亚健康人群，增强抗寒能力，预防胸痹、中风等疾病，并美容健体。

2. 水疗　水疗适宜于非急性期（受伤 48 小时之后）之软组织损伤，如肌肉拉伤、肌肉痉挛、韧带扭伤、疼痛等，以及非急性期之退行性关节炎、类风湿关节炎，行动不便、肌力不足等。

（1）盐水浴　具有促进血液循环、提高机体代谢的作用。适宜于风湿和类风湿关节炎患者。35% 高浓度盐水浴对银屑病有较好的疗效。

（2）松脂浴　具有静镇作用。常用于高血压病初期、兴奋过程占优势的神经质症、多发性神经炎、肌痛等。

（3）碱水浴　具有软化皮肤角层和脱脂作用。用于多种皮肤病，对红皮病（剥脱性皮炎）、毛发红糠疹有一定疗效。

3. 药浴　数千年前，我国民间就盛行香汤沐浴。《老老恒言·盥洗》说："枸杞煎汤具浴，令人不病不老。"药浴不但能够起到普通水浴的作用，而且通过发挥药物的作用达到防治疾病的效果，如保护皮肤、杀菌消炎、止痛止痒、改善循环、促进消化、降脂减肥、养颜乌发、缓解疲劳、增进睡眠及提高免疫力等。不同药物配伍的药浴，其作用亦各不相同。所以应当辨证用于健康、亚健康人群防治临床各科疾病，尤其是在妇科、皮肤科、肛肠科、五官科应用较广泛，如高血压、神经官能症、脑血管意外后遗症、局部软组织损伤、风湿性关节炎、类风湿关节炎、腰腿痛、坐骨神经痛、风疹、湿疹、银屑病、皮肤瘙痒、外阴瘙痒、痔疮、肥胖症等疾病的治疗。

三、注意事项

总体来讲，对冷热觉过于敏感或不敏感者，以及对水惧怕等心理障碍者，不宜进行熏浴。

1. 水浴

（1）温水浴　①过饥过饱不宜进行沐浴。另外，老年人沐浴不宜过于频繁，以免过度洗净皮脂，造成皮肤干燥。②禁忌人群：皮肤有破溃或创面者，局部禁浴。

（2）冷水浴　①饭后、剧烈活动后不宜立刻进行冷水浴；另外，睡前也不宜进行冷水浴。冷水浴前应进行准备活动如全身按摩等，使机体易于适应冷水刺激。浴中、浴后不能太冷。②禁忌人群：有心脏病、高血压病、肾病、贫血、风湿病、坐骨神经痛、肺结核、高热等患者，以及病后初愈者。

（3）热水浴　①饭前饭后、空腹时不宜应用热水浴。热水浴时间不宜过长，尤其是体弱患者应减少洗浴时间和次数。浴中、浴后不能太热。在洗热水浴时，应注意补充水盐。②禁忌人群：心血管、呼吸系统疾病及脑血管疾病、低血糖患者。

（4）冷热水交替浴　①饭前饭后、身体虚弱者不宜进行冷热水交替浴。浴后注意保暖。②禁忌人群：脑动脉硬化、高血压病、心功能不全患者及年老体弱者均不宜应用冷热水交替浴。

2.水疗　发烧、恶性肿瘤、急性期发炎（受伤48小时之内）、严重高血压、低血压、心脏病、糖尿病、动脉硬化、静脉血栓、循环不良等患者禁忌水疗，否则可能会导致病情恶化。

3.药浴　①过饥、过饱、醉酒、极度疲劳等状态下不宜进行药浴；浴中应注意补充水分，浴后应注意保暖，避免风寒；浴后不宜进行剧烈运动。②药浴熏洗时，宜加盖被单，或用厚纸等卷成筒状，罩住盛药液的器具和患部（如目浴），以避免药液蒸汽走散。药液蒸汽的热度要适中，并调整好患部与盛药液器皿的距离，防止烫伤或灼伤患部。③禁忌、慎用人群：结核、骨髓炎、有出血倾向、中重度高血压患者、女性妊娠期及对药浴液过敏者禁用药浴。皮肤有破溃或创面者，局部禁用。女性月经期禁用坐浴。低血压、肝肾功能不全及严重心脑血管疾病患者慎用。

第十二节　其他调治

一、刮痧

刮痧是以中医经络皮部理论为指导，通过特制的刮痧器具和相应的手法，蘸取一定介质，在体表进行反复刮动、摩擦，使皮肤局部出现红色粟粒状或暗红色出血点（"痧象"），从而起到活血透痧作用的一种外治疗法。目前，最常用的刮痧器具是用水牛角、玉石或砭石经过精心制备而成的各种刮痧板。

（一）调治方法

1.握持刮痧板方法　单手握板，将板放置掌心，一侧由拇指固定，另一侧由食指和中指固定，也可由拇指以外的其余四指固定，利用腕力进行刮拭，刮痧板移动方向与皮肤之间夹角为45°左右。

2.刮痧基本手法

（1）轻刮法　刮痧时刮痧板接触皮肤面积大，移动速度慢或下压刮拭力量小，一般受术者无疼痛或其他不适感。适宜于妇女、儿童、老年体弱者及面部的刮拭。

（2）重刮法　刮痧时刮痧板接触皮肤面积小，移动速度快或下压刮力力量较大，以患者能承受为度。适宜于体质强壮者或背部的刮拭。

（3）快刮法　刮拭的次数每分钟30次以上，力量有轻重之别。力量重者，多用于体质强壮者，主要刮拭背腰、下肢或其他疼痛明显的部位；力量轻者，多用于体质虚弱者，主要刮拭背腰部、胸腹、下肢等部位，以患者舒适为度。

（4）慢刮法　刮拭次数每分钟30次以内，力量也有轻重之别。力量重者，多用于体质强壮者，主要刮拭腹部、关节部位和一些疼痛明显的部位；力量轻者，多用于体质虚弱者，主要刮拭背腰部正中、胸腹、下肢内侧等部位，以患者能耐受为度。

（二）适宜人群

可用于感冒、发热、头痛、头晕、中暑、胃肠疾病、落枕、肩周炎、腰肌劳损、风湿性关节炎等病症的防治。还可用于日常保健，头面部刮痧有显著的醒脑与抗疲劳等保健作用，还有面部美容功效。

（三）注意事项

1. 刮痧治疗时应注意室内保暖，避免风寒侵袭。

2. 刮痧时要掌握手法轻重，同时蘸取适量的润滑剂（如油剂、水剂等），以免刮伤皮肤。沿同一方向刮，不可来回刮，力量要均匀，一般每个部位刮拭 10 ～ 20 次，以皮肤出现紫红色斑点或斑块为度。

3. 刮痧出痧后 4 小时以内忌洗凉水澡。

4. 出痧后的 1 ～ 2 天，皮肤可能会出现轻度发痒或疼痛，部分体虚患者会于刮痧后 24 小时出现疲劳反应或类似感冒样症状，此属正常现象，不需做特殊处理。

5. 前一次刮痧部位的痧斑未退之前，不宜在原处进行再次刮拭出痧，需间隔 3 ～ 6 天，皮肤上痧退以后，方可再次刮痧。

6. 部分受术者在刮痧过程中出现类似针刺时的晕针反应，如头晕或晕厥等，应立即停止治疗，嘱其平卧，注意保暖，必要时可掐水沟、合谷及内关等穴，并饮温开水或糖水。

7. 饱食及饥饿时慎用刮痧疗法；新发生的骨折患部不宜刮痧；外科手术瘢痕处应在 2 个月以后方可局部刮痧；恶性肿瘤患者手术后禁用此疗法。

8. 有出血倾向的疾病，如血小板减少性疾病、血友病等，忌用或慎用本法。传染性皮肤病如疖肿、痈疮、溃烂及皮肤不明原因的包块等，不宜直接在病灶部位刮拭。

9. 孕妇、妇女经期慎用此疗法。

二、拔罐

拔罐，古称角法，是一种以罐为工具，采用燃烧或抽气等方法，排出罐内空气产生负压，使罐吸附于腧穴或病变部位，使局部皮肤充血、瘀血，以防治疾病的一种外治疗法。该疗法具有疏通经络、行气活血、祛风散寒等作用。

（一）调治方法

1. 火罐法 ①闪火法：用镊子或止血钳夹住 95% 乙醇棉球，点燃后立即深入罐内摇晃数圈或稍作停留后，迅速退出并及时将罐扣于应拔部位。②投火法：将易燃软纸片或 95% 乙醇棉球点燃后投入罐内，迅速将罐扣于应拔部位。此法由于罐内有燃烧物质，容易落下烫伤皮肤，故适宜于侧面横拔。③贴棉法：将直径 1 ～ 2cm 的 95% 乙醇棉片贴于罐壁内，点燃后迅速将罐扣于应拔部位。此法多用于侧面横拔。

2. 抽气罐法 先将准备好的抽气罐紧扣在施术部位上，然后用抽气筒将罐内空气抽出，使罐内形成负压而吸拔住皮肤。其特点是安全，无烫伤之隐患。此法适用于任何部位。

3. 水罐法 将竹罐放入沸水或药液中煮沸 2 ～ 3 分钟，然后用镊子将罐倒置（罐口朝下）夹起，迅速用多层干毛巾捂住罐口片刻，以吸去罐内的水液，降低罐口温度（但保持罐内热气），趁热将罐吸拔于相应部位。此法适用于任何部位，但吸拔力小。

（二）适宜人群

拔罐应用广泛，多用于：①疼痛类疾病的防治，如风寒湿痹、颈肩及腰背痛、软组织损伤等；②内科疾病的防治，如伤风感冒、头痛、咳嗽、胃脘痛、呕吐、腹痛、泄泻、中风偏瘫；③妇儿科疾病的防治，如痛经、绝经前后诸证、小儿遗尿及消化不良；④皮外科疾病的防治，如湿疹、皮肤瘙痒、痤疮等。此外，还可用于健康人群的日常保健、缓解疲劳等。

（三）注意事项

1. 皮肤有溃疡、感染、瘢痕、高度过敏及肿瘤（肿块）部，以及心尖搏动处、大血管分布部位、五官孔窍部禁拔罐。

2. 有自发性出血倾向疾病、高热抽搐者均不宜拔罐；孕妇的腹部及腰骶部不宜拔罐。

3. 施术部位多选择肌肉丰厚、富有弹性、毛发较少部位，而骨骼凸凹不平及毛发较多处不宜选用。

4. 留罐时间一般为 10 分钟左右。

5. 若起罐后出现水疱，只要不擦破，可任其自然吸收。若水疱过大，可用消毒针从疱底刺破，放出水液后，再涂以烫伤油、消炎药膏等，并覆盖消毒纱布，以防感染。

三、砭石

砭石又称"砭术"，为我国六大传统中医疗法（砭、针、灸、药、按跷和导引）之首，是古人用石制工具在患病部位压、刺、擦等，从而防治疾病的一种方法。研究证实，砭石疗法具有疏通经络、扶正祛邪、调和气血、逐寒除湿、潜阳安神等作用。

（一）调治方法

1. 患处局部操作　于患部体表处施以相应手法。如肩周炎引起的疼痛，可在肩部痛处施以砭石刮、擦、滚、刺等手法，调理时间为 20～30 分钟。

2. 远端穴位操作　除在患部操作外，还应选择病灶所在经脉通达的远端穴位进行操作。如治疗腰痛时，除砭石刮擦腰部痛处外，还可压、刺、刮、擦腘窝中央的委中穴和小腿后面正中的承山穴等。

3. 循经操作　沿病灶所在经脉上下大范围施以手法。如膝关节炎的治疗，除在膝关节周围用砭石刮、擦、划、刺等手法外，还可沿膝盖向上至大腿根部，向下至踝关节，进行刮、擦等操作，从而起到更好疗效。

4. 对侧操作　除在患部进行操作外，还应在患部对侧相应部位施以手法，可起到沟通左右气血、调节整体的作用。如面神经麻痹、三叉神经痛等，可先在患侧局部及翳风、风池等穴施以砭石刮、擦、划、刺等手法，后在健侧相应部位及穴位施以相同手法，以加快病症康复。

（二）适宜人群

1. 软组织损伤类疾病，如肌肉拉伤、急慢性腰扭伤、膝关节脂肪垫劳损等病症的预防与早期康复。

2. 骨伤类疾病，如退行性骨关节炎、颈椎病、腰椎间盘突出或腰椎管狭窄引起的坐骨神经痛等病症的防治及病后康复。

3. 风湿类疾病，如风湿性关节炎、类风湿关节炎、膝关节滑膜炎、肩周炎等病症的预防与康复期调治。

4. 各种功能性失调，如慢性疲劳、失眠、神经衰弱等亚健康状态的调理与保健。

5. 健康人群，用于美容及减肥。

（三）注意事项

1. 手法要均匀、有力、持久、和缓，以求达到"力至病所"的深透力。

2. 用力当轻而不浮、重而不滞，由轻到重，切忌野蛮粗暴。

3. 因砭石石质较硬，故施术者在操作过程中，对年老体弱者及人体皮肉较薄、骨骼显露等脆弱部位要慎重掌握施术力度，以免造成皮肉损伤。

4. 孕妇腰腹部不能做砭石疗法；化脓性疾患未成脓时忌用此疗法。

四、穴位贴敷

穴位贴敷是以中医经络学说为理论依据，把药物研成细末，用水、醋、酒、蜂蜜、蛋清、清凉油、植物油、药液甚至唾液等调成糊状，或用呈凝固状的油脂（如凡士林等）、黄醋、枣泥、米饭制成软膏、丸剂或饼剂，或将中药汤剂熬成膏，或将药末散于膏药上，再直接贴敷穴位或患处，用来防治疾病的一种无创痛穴位疗法。常见的穴位贴敷方法有三伏贴、三九贴，即在三伏天和三九天进行中药贴敷，起到散寒止痉、通络止痛、扶正祛邪、镇静安神等作用。

（一）常用制剂类型及调治方法

1. 散剂　散剂是穴位贴敷中最基本的剂型。根据辨证选药配方，将药物研成细末，过筛后直接敷在穴位上或用水等溶剂调和成团后贴敷，外用纱布、胶布固定，或将药末撒布于普通黑膏药中间贴敷穴位。

2. 糊剂　将散剂加入赋形剂，如醋、酒、姜汁、鸡蛋清等，调成糊状敷于穴位上。外盖消毒纱布，再用胶布固定。

3. 膏剂　有软膏和硬膏两种。软膏是将药物粉碎为末过筛后，加入酒或醋，入锅加热，熬成膏状，用时摊贴于穴位，定时换药。硬膏是将药物放入植物油内浸 1～2 日后，加热，过滤，药油再加热煎熬至滴水成珠，加入铅粉或广丹收膏，摊贴于穴位。

4. 丸剂　将药物研成细末，以水、蜜或酒、醋、米糊等调和制成球形固体剂型，贴敷于穴位。丸剂贴敷通常选择小丸药。

（二）适宜人群

穴位贴敷应用广泛，可用于感冒咳嗽、气喘、胸痹、自汗、消化不良、小儿疳积、子宫脱垂、脱肛、风湿骨病、肿块等病症的防治。

（三）注意事项

1. 凡用溶剂调敷药物时，应随配随敷，以防蒸发。

2. 若用膏药贴敷，在温化膏药时，应掌握好温度，避免烫伤或贴不住。

3. 对毒性大、刺激性强的药物，贴敷穴位不宜过多，贴敷面积不宜过大，贴敷时间不宜过久，以免发泡过大或发生药物中毒。

4.对于久病体虚、年老体弱及有严重心脏病、肝脏疾病等患者，使用药量不宜过大，贴敷时间不宜过长，并在贴敷期间注意观察病情变化和有无不良反应等。

五、药枕

药枕疗法是将具有芳香开窍、疏通经络、调畅气血、强壮保健、益智醒脑等作用的药物经过炮炙后装入枕芯，制成药枕，通过药物作用于经络，从而达到防治疾病和延年抗衰的目的。药枕的防病保健原理在于枕内的中药不断挥发，其微细粒子借助头颈部皮肤及孔窍吸收并透入体内，通过经络疏通气血、调整阴阳。

（一）调治方法

将相应药物冲洗干净，晒干，装进小纱布袋里，再缝进枕头当中，每晚枕之睡觉。

（二）适宜人群

头晕、头痛、失眠、高血压、颈椎病、肩周炎、风湿等病症的预防或早期康复，亦可用于健康人群的防病保健。

（三）注意事项

1.药物过敏者、孕妇及小儿禁用药枕。

2.选择充当枕芯的药物时，通常选用质地轻柔的花、叶、籽类药物，不可过硬。

3.如果使用质地较硬的药物，要将其研为粗末后再装入枕芯，枕套宜使用真丝软缎最佳，枕巾最好使用纯棉面料。

4.药物也有保质期，在不使用药枕时，为防止有效成分挥发，应当用塑料袋将药储存好，一般 1 ～ 3 年更换一次枕内药物。

六、温泉浴

温泉浴是一种通过全身或局部浸浴，使机体接受温泉的温度、压力、化学成分等各种理化因素刺激，从而对人体起到治疗、康复和保健作用。李时珍《本草纲目》记载，温泉主治"诸风筋骨挛缩，及肌皮顽痹，手足不遂"等。

（一）调治方法

先用手或脚探测泉水温度是否适宜，切忌迅速跳进温泉池中。坐在池边，脚先入池，慢慢浸泡双脚，然后用手不停地将温泉水泼淋全身，最后逐渐让全身浸入到泉水中。一般温泉浴每次为 20 ～ 30 分钟。

（二）适宜人群

温泉适用于神经衰弱、失眠、肥胖症、心脏病、高血压、风湿病、腰膝疼痛、皮肤病、轻度心血管系统疾病及痛风患者等的早期康复，亦可用于健康人群的日常保健。

（三）注意事项

1. 避免空腹、饭后、酒后进行温泉浴。温泉浴与进食时间应至少间隔 1 小时。

2. 选择温度适宜的温泉池，一般以 30 ～ 45℃为宜。

3. 进行温泉浴时浸泡时间不宜过长，否则会引起头晕、胸闷、口渴等现象。

4. 高血压、心脏病患者起身时应缓慢谨慎，以防血管扩张、血压下降而导致头昏眼花或跌倒。

5. 孕妇、经期最好禁泡温泉。

七、足疗

所谓"足疗"，是指运用各种物理或化学性刺激手段作用于足部反射区或经络腧穴，以启动机体自我调节功能，从而疏通全身经络、调节脏腑功能、促进气血运行，使机体恢复阴阳平衡，达到防病强身目的的一种自然疗法。足疗的实施方法有很多，包括药浴、足部按摩、针灸、敷贴（药、磁等）、电疗、运动等。

（一）调治方法

1. 足部反射区分布规律　人体各组织器官在足部均有相对应的固定反射区，其具体分布规律为："足底是内脏，足背是躯面，足内是脊中，足外是四肢，足跟是盆腔；上下对应，头部交叉，同左同右。"

2. 调治手法

（1）按摩方向　一般是向心按摩，沿着静脉、淋巴回流的方向按摩。

（2）按摩时间　进行足疗保健按摩时，按摩时间一般控制在 30 ～ 40 分钟。对于重病患者，按摩 10 ～ 20 分钟即可。

（3）按摩力度　足疗按摩力度不宜过轻，也不宜过重，以出现酸胀感为度。若体质强盛者，则可适当加力；若是虚证、重症及体质虚弱者，则适当放缓力度。

（4）足部按摩的补泻手法　按手法方向，顺时针为补，逆时针为泻；按手法轻重，轻者为补，重者为泻；按节奏快慢，缓慢为补，急速为泻；按血流方向，向心为补，离心为泻；按经络走行，顺经络为补，逆经络为泻。

（二）适宜人群

足疗用于小儿呼吸道和消化道的调治，还可用于急性病症的防治，如感冒、头痛、中暑、急性胃肠炎、牙痛、落枕、急性腰扭伤、腰背疼痛、痛经、急性乳腺炎等。此外，对于某些慢性病症，如顽固性头痛、眩晕、失眠、高血压、低血压、哮喘、过敏性鼻炎、月经不调、遗尿、水肿等病症的早期调治，效果也很显著。

（三）注意事项

1. 进行足浴时温度保持在 40 ～ 45℃。

2. 饭前、饭后 30 分钟内不宜进行足疗。

3. 凡足部有外伤、溃烂、感染或足癣者，应避开此处施术。

4. 足疗时若出现头晕、恶心、口干、目眩等症状，应停止操作。

【学习小结】

本章从情志、起居、饮食、药物、针灸推拿、气功与娱乐等多方面介绍了中医治未病的方法和技术及其适宜人群与注意事项。本章所涉及调治方法为中医治未病方法与技术的基础，诸多调治方法与技术未列详尽，还需广泛了解。

情志调治，通过主动的修德怡神、协调情志、积精益气等，保护和调节人体精神心理的平衡，以达到形神一体、脏腑协调、气血通顺、阴阳调和的"调神""养心""养性"的目的。

起居调治，重视生活环境、日常琐事、作息睡眠、衣着装饰和健康的生活习惯，使个人起居规律健康、符合自然、顺应四时，以达到强身健体、祛病防病、益寿延年的目的。

饮食调治，按照食物特有的"四气五味"性质，注意饮食宜忌，合理选择膳食，利用食物来影响机体各方面的功能，调整机体阴阳气血，达到防病治病、强健体魄、延年益寿的目的。

药物调治，运用中药来调整机体状态，以增进健康、延缓衰老、养生防病和及时治疗已病。治未病药物调治是按照辨证论治的原则，选用适宜的药物，采用方剂常用的剂型进行内服或外用。

针刺是应用毫针等针具刺激人体的经络腧穴，运用针刺手法激发经络气血，以通行经气、调整脏腑、平和阴阳，达到强身健体、延年益寿与促进疾病康复的目的。灸法是通过艾绒的燃烧来烧灼、温熨或熏烤身体某些特定部位，以达到温经散寒、消瘀散结、调整脏腑、扶正祛邪、防病保健的目的。

推拿调治，通过推拿作用于人体，以调整机体状态、放松肌肉、消除疲劳、促进气血运行、防止积劳成疾，从而达到调治未病的目的。推拿手法是推拿调治疾病的核心，即运用推、拿、按、揉、搓、拍等形式多样的手法作用于机体，在治未病领域独具优势。

动功调治是指在练功时躯体在空间位置上不断发生变化，并配合调整呼吸、意念活动的一类功法。动功调治兼顾形体、呼吸、精神，动中有静、外动内静、形动神静，使内外兼修、形神共养。静功调治相对于动功调治而言，是肢体不运动，而以站、坐、卧等外表上静止的姿势配合意念活动、呼吸吐纳的一类功法。静功调治静中有动、外静内动，强调"意守"，对于清净修为、培补元气、宁心安神有显著的作用。

雅趣调治，是通过培养不同的兴趣爱好，在进行娱乐活动中达到精神愉悦的状态，使情志舒畅、气血调和，从而达到移情易性、益智强身、未病先防、延年益寿的目的。

熏浴调治是用水、药液或某些特定物质熏浴全身或局部，通过温度刺激、机械刺激和化学刺激等，达到疏通经络、调畅气血、解毒化瘀、消肿止痛、祛风止痒、怡神安志、扶正祛邪等作用。

其他调治方法与技术包括刮痧、拔罐、砭石、穴位贴敷、药枕、足疗等。

【复习思考题】

1. 简述五色饮食调治的方法。
2. 简述针灸调治的注意事项。
3. 简述五禽戏的调治方法。
4. 简述刮痧调治的基本操作手法。
5. 简述贴敷穴位调治剂型的分类及调治方法。

第六章
中医治未病的应用

扫一扫，查阅本章数字资源，含PPT、音视频、图片等

学习目的

　　通过本章的学习，知晓不同时令、不同地域环境、不同类别的人群及人体不同部位与中医治未病的关系，以及相关调治措施和注意事项；明确中医治未病的应用对象和适宜人群，知晓中医"治未病"健康服务体系及中医治未病的具体路径和对实施者资质、资格的要求。

学习要点

　　掌握：中医治未病的应用对象和适宜人群、相关调治措施和注意事项。

　　熟悉：不同时令，不同地域环境、不同类别的人群及人体不同部位与中医治未病的关系。

　　了解：中医"治未病"健康服务体系及其具体实施路径和对实施者资质、资格的要求。

　　中医治未病的应用就是在中医治未病的理论指导下，运用中医治未病及其相关的方法与技术，根据中医学三因制宜的疾病防治原则，对人们全生命周期进行养生保健、防治疾病、健康维护的具体应用。如本章中"不同时令的中医治未病"体现了因时制宜的疾病防治原则，"不同地区人群的治未病"体现了因地制宜的疾病防治原则，"不同类别人群的中医治未病"和"人体不同部位的治未病"体现了因人制宜的疾病防治原则。它也是中医学的整体观念和辨证论治思想在中医治未病中的具体体现。中医治未病应用对象很广，适用于各类人群全生命周期对疾病的防治。中医治未病的应用是中医治未病的最后实施环节，只有通过普及中医治未病知识，培养中医治未病人才，构建中医治未病健康服务体系，制定合理规范可行的中医治未病实施路径，才能保证中医治未病的应用和中医治未病健康工程的有效实施。

第一节　不同时令的中医治未病

　　时令，又称节令，是古时按季节制定有关农事的政令。最早见于《礼记·月令》："天子乃与公卿大夫共饬国典，论时令，以待来岁之宜。"很早人们就认识到，时令的变化或反常极易造成疾病的发生或流行。但这里所说的"时令"是一个的大概念，还包括昼夜时辰、四季节气、月相轮回、五运六气。

　　《黄帝内经》认为人依赖天地而生，其中《素问·宝命全形论》曰："人以天地之气生，四时之法成。""人生于地，悬命于天，天地合气，命之曰人。"同时认为人还可以通过自我调摄的方法，让自身的生活状态和体质与自然界各种规律相协调，使精神饱满，形体坚实，不受外界邪气的侵害，达到预防疾病的目的。正如《素问·生气通天论》所说："苍天之气，清净则志意治，

顺之则阳气固，虽有贼邪，弗能害也，此因时之序。"

自然界的变化错综复杂，一年中有四时的变化，一日有昼夜的变化，它们对人体生理活动和日常生活均会产生极大的影响。中医学强调治未病首先要做到"顺时养生"，掌握自然规律，了解天地阴阳四时的变化，掌握不同的调摄方法，以防病治病、摄生保健。

一、按昼夜变化调治

白天和黑夜统称为昼夜。地球在自转过程中受到阳光照射而产生昼夜交替的自然时序变化。朝向太阳的地区处于"昼"，背离太阳的地区处于"夜"。一年之内昼夜时长处在变化中。春分以后，北半球夜短昼长，南半球则相反；秋分以后，北半球昼短夜长，南半球则相反。昼夜是与人关系最为密切的自然时序变化，它反映了自然界的阴阳规律，人的衣食住行等时间作息都要遵循昼夜变化的规律。随着昼夜变化，人体阴阳也随之有规律地波动。《素问·生气通天论》曰："故阳气者，一日而主外，平旦人气生，日中而阳气隆，日西而阳气已虚，气门乃闭。"人体的阳气，昼行于体表，夜归于内里。人体各项功能旺于晨，盛于午，午后转弱，夜半最衰。人体阳气的这种昼夜变化，反映了遵循昼夜自然时序时，机体生理活动的适应性改变。

昼夜是生命活动最基础的循环周期。《素问·金匮真言论》曰："鸡鸣至平旦，天之阴，阴中之阳也。故人亦应之。"人体阳气的强弱变化是随着天地间昼夜晨昏时序而变化的，因此人的生活起居必然要顺应天时、顺应昼夜变化。《灵枢·顺气一日分为四时》曰："夫百病者，多以旦慧昼安，夕加夜甚。"诸多疾患，多为白天病情平缓，夜晚加重。基于中医治未病理论，结合昼夜阴阳消长进退的时序变化规律，可采取以下调治措施。

1. 早晨　昼属阳，人体阳气受天地间阳气的影响而比较旺盛，尤其是在上午人体阳气最盛。《增广贤文》曰："一年之计在于春，一日之计在于晨。"早晨人们精神抖擞、体力充沛，此时人体抗病能力较大，所以有许多疾病在早晨病情较轻。早起醒后在床上进行简单的拉伸运动，不仅能促进血液流动，还能够缓解身体拘挛，让身体更加柔韧健康。西医学研究显示肺通气阻力的峰值约在早晨5点，中医学认为肺经的气血流注亦旺盛于寅时（凌晨3～5点）。早晨起床后进行深呼吸或者适当的咳嗽，可以快速地排出肺部浊气，增加胸腔容量，达到清肺养肺的目的。晨起时的血液黏稠度为一日的最高水平，早晨饮用适量的温水可调节血液黏稠度并且有效防治心脑血管疾病。晚饭后直至次日早上至少相隔8小时以上，胆囊内储存了一定量的胆汁。此时吃早餐，可刺激肠粘膜，十二指肠可以分泌胆囊收缩素，使胆囊收缩，胆汁可及时排入肠道，帮助消化。如果经常不吃早餐，空腹时间过长，胆汁就会长期贮存于胆囊内形成淤积，容易形成胆结石。

2. 中午　中午天地间阳气升发达到顶峰，人体各项功能随之变化，处于最旺盛的状态。天地之气在这个时间段转换，此时我们要主动适应这个时段天地阴阳之气的变化，调节自己的作息。经过上午的工作后身体略感疲惫，午睡可以在缓解疲劳的同时为下午的工作做好充足准备，即古人所说的子午觉。午睡可促进阴阳消长和气机的转换，既能使上午耗散的阳气得以培补，亦可保证午餐被有效地消化吸收。中午是一天阳气最旺盛的时候，消化功能强劲，下午人们由于工作或学习体能消耗较大，因此午餐应当丰富。午睡后应慢慢起身，初醒时人易产生恍惚感，因此勿立即从事复杂和危险的工作。

3. 夜晚　夜属阴，太阳落山后，自然界阴寒之气渐盛，气温会逐渐降低，并在半夜达到最低。天地间阳气低弱而致人体阳气相对低弱，邪气渐盛，患者的病情往往会加重。夜晚人体营养需求相对较少，所以晚餐摄入宜少。夜晚体表阳气开始内敛，以午夜前为主，所以有些急性病，如颅脑出血等在夜间比较容易发病；到了深夜，阳气降到最低点，体内阴气较盛，此时不宜进食夜宵，不但妨碍消化吸收，还会影响睡眠。《素问·举痛论》曰："余知百病生于气也。怒则气上，喜则气缓，悲则气消，恐则气下，寒则气收，炅则气泄，惊则气乱，劳则气耗，思则气结。"所以在黑夜万物归隐之时，可饮用中药代茶饮来疏肝理气、调和情志。平素患有高血压、糖尿病等基础疾病或长期酗酒、吸烟的人群，应在夜间万物寂静之时注意舒缓情志，更应注意保暖，切勿因寒凝、气滞、血瘀等病邪而诱发颅脑出血或梗死。

　　总之，要根据昼夜时序变化制定生活节律，顺应其变化，合理安排学习、工作、生活。健康人可保持和提高对自然环境的适应能力，做到无病养生，预防疾病；患者可以依据这种规律配合相应的中医疗法，做到既病防变、既变防渐。因此，认识并把握昼夜变化与机体生理变化的关系及其规律，并积极顺应其规律，对养生治未病具有重要意义。

二、按月相变化调治

　　治未病与顺应自然有着不可分割的联系。月相变化为自然界变化的重要组成部分，人存在于自然之中，与天地相参，与日月相应，月的阴晴圆缺变化会影响人体的生理功能，对于疾病的预防、发生发展及预后也有一定的影响。因此，按照月相的变化结合治未病理念，可以有效地对人体进行周期调治。

（一）月相变化对人体的影响

1. 月相的变化　　月亮围绕地球运转，同时也随着地球绕太阳公转，三者位置的规律改变而使月亮呈现出规律性的变化，此为月相变化。月相变化具有周期性，一个循环周期为一个月（农历），29～30天。

　　月相变化的顺序是：新月（朔）—蛾眉月—上弦月—盈凸—满月（望）—亏凸—下弦月—残月—新月（朔）。参见图6-1。

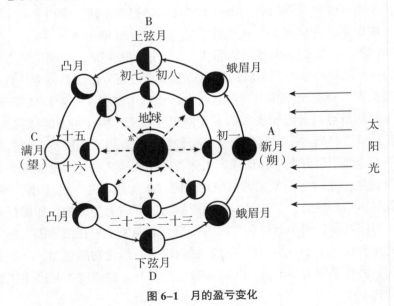

图6-1　月的盈亏变化

2. 对人体的影响

　　（1）对人体气血的影响　　《素问·八正神明论》中记载了"月始生""月郭满""月郭空"等月相盈亏虚实变化的内容，即月之盛衰变化，这种月相周期性变化与人体生理有着密切的联系。

月始生，人体气血逐渐充盈，卫气亦开始流畅运行；到月圆之时，人体内气血盛实、肌肉筋骨强劲，之后开始衰减；至月缺无光时，人之肌肉筋骨减弱，卫气也衰弱消减。即《素问·八正神明论》所谓："月始生，则血气始精，卫气始行；月郭满，则血气实，肌肉坚；月郭空，则肌肉减，经络虚，卫气去，形独居。是以因天时而调血气也……是谓得时而调之。因天之序，盛虚之时，移光定位，正立而待之。"

（2）对人体抗邪能力的影响　月相变化是引起大海潮汐的主要因素，依照"天人相应"的理念，一般成年人体内约60%为液体，月亮引力也会引起人体的"生物潮"。月圆时，月之引力最大，海水涨潮时，人的气血亦随之浮泛于肌表，皮肤腠理致密，肌肉充实且毛发坚韧，卫气盛而御邪固表，贼风外邪不得入，即使不慎感邪，也邪浅病轻，难于入里，此时人体的抗病能力增强。当月郭空，海水落潮时，浮泛于体表的气血也随之退而减少，卫气趋向于内，卫外之力不足，肌肉失于温养，肉减骨消，皮肤腠理不密，毛发不荣，机体抵抗力下降，则易生病邪，更易传里，预后不良。即《灵枢·岁露论》所谓："故月满则海水西盛，人血气积，肌肉充，皮肤致……当是之时，虽遇贼风，其入浅不深。至其月郭空，则海水东盛，人气血虚，其卫气去，形独居，肌肉减，皮肤纵，腠理开……当是之时，遇贼风则其入深，其病人也卒暴。"

（二）朔日、望日及上弦日、下弦日

中国古代哲学认为天人合一，人与世界万物皆有密切联系，所以月相变化也时刻影响着人体功能。月相是周而复始的规律性变化，其中根据朔日、上弦日、望日、下弦日的特殊月相导致外界阴阳变化，对于治未病的指导极为重要。

1. 朔日　每月农历初一无月之日，月绕转至地球、太阳中间，即三者基本共线时，出现的月相叫朔月或新月，这一天叫做朔日。朔月之始，经络之气血开始渐渐充盛，但人体经络尚虚，气血尚弱，御邪之力较差，此时人体更易生病。（另有晦朔，为朔的前一日，农历每月的最末日，人之正气最虚、外界阴气最盛之时。）研究显示，缺血性中风的发作，往往出现在月空之时。这时期最好避免夜间活动，防止感受阴邪；不妄作劳，节制房事，以免耗伤正气；针刺治疗时应注意"月生无泻""月郭空无治"，慎用泻法，以免使人体更虚；未病状态者可在此期间服用黄芪、当归水煎剂或代茶饮，以顾护正气；对于虚性病证者，此时应注意调整用药，可根据病情适当加入补益气血之药；此外，可做振奋阳气的活动，如敲背等。

2. 望日　每月农历十五、十六月满之时，月绕转至地球另一侧，即地球处于月亮与太阳中间，且三者基本共线时，出现的月相称望月或满月，这一天叫做望日。望月之时，是人的气血最充盛之际，虽抵御外邪力强，但易从内而伤人。因体内气血涌动，人的情绪亢奋易激动，对外界事物反应强烈，情志与五脏六腑的生理功能有密切的联系，持续的情志刺激会导致人体生理功能异常，使原有疾病加重。应注意舒缓情志，调畅身心。研究显示，女性的月经量在望月之时会较平常多，这也说明了月满时气多实盛，血易妄行。同时现代研究也发现，出血类疾病（如脑出血、消化道出血）患者往往在望月之时易出现出血倾向，导致病情恶化。此时对于治疗出血性疾病应缩短服药间隔，或者酌情增加药量以确保疗效。此外《黄帝内经》中提出"月满无补"，本已气血壅盛，若补之，或可致使"血气扬溢，络有留血"。

3. 上弦日、下弦日　当月转到与太阳呈90°时出现的月相叫上弦月（左暗右明），这一天叫做上弦日，日期一般在阴历初八前后；当月转到与太阳呈270°时出现的月相叫下弦月（右暗左明），这一天叫做下弦日，日期一般在阴历二十三前后。上弦、下弦分别是由朔到望、由望到朔（晦）而过渡的中间节点，此时人体正气不虚不实，上弦至望人体气血开始激增，下弦至朔（晦）

人体正气骤减。因此在这一时期，应注意观察人体的生理功能及外界邪气的变化情况，以做到"未病先防"。辨证施治时，应及时预判病者体内气血变化，避免内、外致病因素侵袭，防止发生变证，并提前调整针刺或用药方案，切记"虚虚实实"之戒。预后调护方面，上弦日之后，气血渐充，切勿补之太过；而下弦日之后，人体渐虚，凡病后气血虚弱、脏气亏虚者可继续补益脏腑气血以固本调元。

三、按节气变化调治

节气是根据地球在黄道（即地球绕太阳公转的轨道）上的位置变化而制定的，每一个节气分别相应于地球在黄道上每运动15°所达到的一定位置。地球绕太阳运行的轨道古人称之为"黄道"，"黄道"面的圆周角是360°，将"黄道"等比例分成24份，每隔15°，划分一个节气，每个节气相隔15天，每个月就有两个节气，1年12个月，就形成了24个节气，依次为立春、雨水、惊蛰、春分、清明、谷雨、立夏、小满、芒种、夏至、小暑、大暑、立秋、处暑、白露、秋分、寒露、霜降、立冬、小雪、大雪、冬至、小寒、大寒（表6-1）。自然界的周期性、节律性变化，四季的寒热变化等，均与人体的生长收藏有着密切的联系，影响着人体疾病的发生，同时也是中医治未病必须遵循的自然规律。

表6-1　二十四节气表

春季	日期	夏季	日期	秋季	日期	冬季	日期
立春	2月3～5日	立夏	5月5～6日	立秋	8月7～8日	立冬	11月7～8日
雨水	2月18～20日	小满	5月20～22日	处暑	8月22～24日	小雪	11月21～23日
惊蛰	3月5～6日	芒种	6月5～7日	白露	9月7～9日	大雪	12月6～8日
春分	3月19～22日	夏至	6月21～22日	秋分	9月22～24日	冬至	12月21～23日
清明	4月4～5日	小暑	7月6～8日	寒露	10月8～9日	小寒	1月4～6日
谷雨	4月19～21日	大暑	7月22～24日	霜降	10月22～24日	大寒	1月19～21日

1. 立春　立春为二十四节气之首，万物复苏之始。此时天气回暖，白昼明显延长，日照时间增多。春在五行所应为肝，春季本为肝气旺盛的季节，若此时产生懊恼、愤怒的情绪，则会引起肝气过盛，从而影响肝的疏泄功能，故而应力戒暴怒，更忌忧郁，保持心情舒畅。此外，肝气亢盛，则会对脾克伐太过，即所谓"肝乘脾"。《金匮要略·脏腑经络先后病脉证第一篇》曰"见肝之病，知肝传脾，当先实脾，四季脾旺不受邪。"立春之饮食，当以清淡、易消化之品为主，更可兼食具有补脾功效的食物，如山药、芡实之类，助脾胃健运，防肝盛乘脾。立春为一年劳作的开始，此时若不劳逸结合，极易导致精血的耗伤，可表现为乏力气短、神疲倦怠、两目干涩，甚则肢体麻木等症状，因此应保持充足的睡眠，注意适当休息。

2. 雨水　雨水是反映降水现象的节气。雨水节气到来后，降雨量逐渐增多，因而雨水湿气为盛；若久雨不止，湿气易转为湿邪。脾喜燥而恶湿，故湿邪常先困脾，且湿邪重浊、黏滞，不易祛除，因此应注意顾护脾脏。雨水节气要预防"倒春寒"。初春时节降雨后，气温会大幅度下降。春季为阳气生发之时，腠理较为疏松，若衣着轻薄，最易感受寒邪。在这一阶段，胸痹、真心痛（老年人为主）及感冒、咳嗽（儿童为主）等疾病的发病率明显上升。应注意防寒保暖，锻炼身体，增强抵抗力，预防疾病的发生。

3. 惊蛰 《月令七十二候集解》曰："二月节……万物出乎震，震为雷，故曰惊蛰，是蛰虫惊而出走矣。"惊蛰节气的气候特点为雨水渐多，气温回暖。温暖的气候条件为病虫害蔓延提供了有利条件，流行病学研究显示，惊蛰为诸多传染病的高发时期，流感、水痘、流行性出血热、病毒性肝炎等传染病在这一节气均呈爆发趋势。这一期间，调摄应以预防为先，注意保持室内及个人卫生，保持空气流通，减少病原体的繁殖与传播的可能。在室内培植绿色植物，可净化空气，调节湿度；常常观赏植物亦可抒发情绪，使心情舒畅。惊蛰期间，肝阳逐渐升发，此时应顺乎阳气升发的特点，保持自身情绪舒畅条达，顺应肝气。

4. 春分 《春秋繁露·阴阳出入上下》曰："春分者，阴阳相半也，故昼夜均而寒暑平。"此节气为阴阳之间的平衡点。《素问·生气通天论》曰："阴平阳秘，精神乃治。"因此人们无论在饮食、生活、精神情志等方面，均应遵循平衡协调的原则，使"内在运动"（即脏腑、气血、精气的生理运动）与"外在运动"（即脑力、体力、体育运动）相协调一致。春分饮食应以平补为宜，重在养肝补脾。酸味入肝，为肝之本味，但若过食酸味之品，易导致肝气过旺，伤及脾脏，从而影响对饮食物的消化吸收，因此应少食酸味，多食甘味的食物以滋养肝脾，如食用黄芪白莲粥，可达到补益气血、养心安神之功效。运动是调畅情志的重要方法，中医运动项目中的八段锦、太极拳、易筋经等运动方式，不仅可以强身健体、疏通筋骨、调和气血，且对于患有精神疾病、失眠多梦的患者还能起到养神柔筋、安神助眠的效果。

5. 清明 清明养生，贵在与自然变化同气相求，此时人体肌肤腠理舒展，五脏六腑内外条达，清气润濡和展，情志明快愉悦。此时正值冷暖交替之际，预防天气变化尤为重要。清明期间，天气骤然变化，容易引起血压不稳定，因此清明为高血压病易发期，应格外注意防寒保暖，实时监测血压。清明空气较为湿润，可适当增加外出踏青的次数，令人体与自然之气相和，但也应注意空气中飘浮的柳絮、花粉等，此类物质容易引起过敏性疾病的发生，如过敏性哮喘、过敏性鼻炎。有过敏史的人应避免接触过敏原，做好防护措施，提高自身免疫力，必要时去医院进行脱敏治疗。

6. 谷雨 谷雨后降雨显著增多，空气中的湿度明显提高。因此谷雨时节，湿邪便成为致病的主要因素。湿邪易困阻气机，气机不通则可能导致痛症，谷雨为神经痛疾病的高发期，肋间神经痛、三叉神经痛等疾病多于此节气发病。谷雨期间，老年人常因为感受湿邪而引发头痛如裹、身体困重等症状，从而引起头痛、眩晕等疾病。拔罐、刮痧为祛除湿邪的主要治疗方式。推拿按摩也可生发体内的阳气，使人精神焕发。谷雨前后15天，脾气正处于旺盛时期，此时消化功能较佳，若在此时选择进补，能够有效地吸收食物、药物中的营养，因此这一阶段可以进服具有特定功效的膳食，如菊花鳝鱼、生地鸭蛋汤等具有补气血、祛风湿、养胃健脾功效之品。

7. 立夏 《岁华纪丽》曰："斗指东南，维为立夏，万物至此皆长大，故名立夏也。"立夏气温逐渐上升，初至立夏，人们易贪凉喜冷，穿着较为单薄，此时人体常常汗出，腠理开泄，若暴露于冷气之中，容易外感。若不慎生病，当慎用辛散发汗之药，以防过度发汗损伤心阳。根据天人相应理论，心气通于夏，故立夏应注意调养心神。心主血脉，心脏的阳气能够推动血液循环，维持人体基本的生命活动；若心阳不足，则易引起气血瘀滞，从而导致心血管疾病的发生。且气温的逐渐升高也易引起人们心情烦躁，致使心气受损。因此应注重精神方面的调养，戒骄戒躁，保持心态平和，遇事沉着冷静，切勿大喜大悲，以免伤心伤神。

8. 小满 小满的气候特点为气温升高，雨水增多，由此产生的闷热环境会使人精神不振。小满期间易生湿邪，若湿邪侵犯关节，会引起风湿性关节炎等疾病；湿邪侵犯脾胃，会导致痞满、腹泻等疾病。《金匮要略·中风历节病脉证并治》曰："邪气中经，则身痒而瘾疹。"湿邪侵犯皮肤，则会出现风疹、湿疹。因此小满最重要的治未病原则为"健脾祛湿"。在生活环境方面，要保持室内环境干燥，避免空气潮湿。《素问·生气通天论》曰："魄汗未尽，形弱而气烁。"汗出量大会导致气随汗脱，因此需要保证室内温度凉爽适宜，避免过多汗出。同时可进行适当的保健疗法，如按揉足三里、涌泉等保健穴位，进行艾灸、拔罐等保健疗法，可有效祛除体内湿气，补气健脾。"湿邪困脾""脾喜燥而恶湿"，湿热之邪易导致脾胃功能减弱，因此饮食应清淡易消化，忌肥甘滋腻、生湿助湿之物。

9. 芒种　芒种气候同小满，气温升高，空气中湿度增加，使人身之所及、呼吸之所受均不离湿热之气，致使体内汗液无法顺畅排出，导致人们头晕头痛、神昏乏力、精神倦怠。且湿邪重浊黏腻，易伤脾胃，使人饮食不佳，故应多食用一些祛暑益气、生津止渴的食物，使人体湿气得以排出。潮湿闷热的天气常常使食物极易发霉变质，应当忌食变质食物，适当食用大蒜、生姜，有杀菌之效。进入芒种，暑湿之邪越加亢盛，"暑易入心"，心火旺盛则易导致口舌生疮、心神不宁，为了使五脏平衡协调，应注意养心护心。

10. 夏至　夏至日，太阳直射北回归线，是北半球中白昼最长的一天。从中医理论讲，夏至是阳气最旺的节气。稽康《养生论》曰："更宜调息静心，常如冰雪在心，炎热亦于吾心少减，不可以热为热，更生热矣。"应静养心神，调息静气。夏季阳气盛于外，且夏至天气相对较热，汗出随之增加。饮食应多以清泄暑热、增进食欲为目的，应多食一些清补或苦味食物，如绿豆芽、苦瓜、冬瓜等，也可适当服用藿香正气水（液），起到祛暑益气、生津止渴之功效。切忌食用或饮用冰镇之品，以免引起肠胃不适。

11. 小暑　民间有"小暑大暑，上蒸下煮"之说。《素问·阴阳应象大论》曰："壮火食气。"暑性升散，耗伤气津，即损伤阳气，丢失阴液，最易导致心悸、怔忡等病证。此时应多注意饮水，饮用时需小口慢饮，以补充津液，切勿大口饮水，易造成饮留伤正。不宜做剧烈运动，以慢走、游泳为宜，避免汗出过多，损伤心阳。《灵枢·岁露论》曰："暑则皮肤缓而腠理开，贼风邪气因得以入乎？"由于天气炎热，人们有时会把室内的空调温度调得较低，或冲凉水澡、饮冰水以缓解炎热之感，以上做法都使人体易受到寒气的侵扰而致病，应采用适当的方式进行消暑。

12. 大暑　一年的气温在大暑达到顶峰，此时正值"三伏"，此节气是一年中日照最多、气温最高的时节。由于天气炎热，人体内水液蒸发速度过快，易出现乏力、头昏、心悸、胸闷、恶心、呕吐等症状，此多为中暑先兆，应立即将其挪至通风处休息，补充淡盐水、糖水、茶水等，维持电解质平衡。同时避免阳光直射皮肤，长时间太阳照射易引起紫外线过敏、日光性皮炎等疾病。

"冬病夏治"是中医学"天人合一"的整体观和"未病先防"的疾病预防观的具体运用，通过在夏季阳气最旺盛之时对人体进行药物或非药物疗法，达到益气温阳、散寒通络的功效，对冬季易发疾病进行防治。许多呼吸系统疾病、风湿痹证、脾胃疾病均可通过穴位贴敷进行治疗，大暑是治疗此类疾病的最佳时期。

13. 立秋　《素问·脉要精微论》曰："夏至四十五日，阴气微上，阳气微下。"立秋是四气由温热转向寒凉的时节。中医讲天人相应，与自然界相呼应，人体阳气此时开始内敛。阳气者，若天与日，此时需要开始注意固护人体之元阳，固护人之根本。《素问·灵兰秘典论》曰："肺者，相傅之官，治节出焉。"肺具有治理调节全身功能的作用，尤其是津液的代谢，肺主宣发肃降，初秋时节，暑热还未消退，燥邪袭来，肺失宣肃，肺津亏耗，外感六淫之燥往往多兼热邪致病，发为温燥病邪。症状可见干咳少痰、鼻咽干燥、身热咽喉疼、脉浮数等。此时需要在解暑热的同时注意滋阴润燥，养阴清肺。

14. 处暑 《说文解字》记载，"处"含有躲藏、终止之意。"处暑"表示暑之炎热的终止，寒冷天气逐渐袭来。处暑时节，炎热减退，随着降水量的减少，六淫邪气中的燥邪更加猛烈，加之天气寒凉，极易发生凉燥病证。症状可见干咳少痰、鼻咽干燥，伴有恶寒发热、脉浮紧等表证。处暑是肺病患者，特别是肺阴虚患者补养的极佳时节，应选择方药来补养肺阴，如养阴清肺汤、清燥救肺汤等。《素问·宣明五气》曰："辛走气，气病无多食辛。"辛辣刺激伤肺阴，因此应当避免过度食用辛辣刺激食物，以免伤及肺之气阴。

15. 白露 天气下降，地气上升，天地二气相互交感。白露正是处于天气交换的节点，天气浮动较大，因天人相应理论，人体自身的平衡也随之变化。若适逢白露当日下雨，寒湿邪气流于肌体，内入肺脏，则易伤及人体肺阳，肺阳受损易引发肺失宣降，引起肺系诸病，严重者邪气内陷，甚则迁延不愈。古语常说："白露不露身，寒露不露脚。"此时在体育活动方面，应减少运动量及运动次数，可采用散步等平缓的运动方式。由于天气逐渐变冷，此时消化功能较差的人群最易出现寒湿困脾的证候，出现食少、纳呆、腹胀、便溏、脘腹冷痛、喜温喜按等。此时更需要避免剧烈运动，注重保暖。

16. 秋分 秋分作为一年中的重大气候节点，是一年寒热变化的重要分界线，是阴阳平衡的节气点。秋分处于阴阳平衡状态，自然界寒热均衡。《春秋繁露·阴阳出入上下》曰："秋分者，阴阳相半也，故昼夜均而寒暑平。"秋分之"分"为"半"之意。此时，人体之阴阳气血也处于一个相对平衡的状态。然而秋分节气的特点为先热后凉，气温冷热交替，变化非常剧烈。正气与邪气相斗争，往往会诱发许多疾病的发生，如慢性支气管炎、支气管哮喘等。因此在生活中要注意防风防寒，避免冷热交替引发疾病。

17. 寒露 寒露是二十四节气中气温由凉转寒的重要标志，从这一天开始，自然界气温陡然下降，人体明显感觉寒冷。深秋燥兼寒，燥性干涩，寒性收引，燥寒相合，发为凉燥。此时燥淫邪气已完全显露，应格外注意对凉燥证的防治。此时应当选择长裤卫衣，代替夏季的单薄衣物，以此来温养全身阳气。选择滋阴润燥、养阴生津的护肤品，对皮肤起到滋润保护作用，以预防凉燥邪气。

18. 霜降 霜降为秋天最后一个节气。天气渐冷，开始下霜，应该注重对于秋燥和寒邪的共同防治。霜降是一年之中补益身体的绝佳时节，此时应选择补肺佳品，多食用润燥滋阴的食物，如栗子、枸杞、百合、银耳等。同时配合其他补益五脏的食品，如鸽子肉，其味甘咸，性平，归肝肾经，有补五脏、益气血、清热解毒之功效，可以适当食用。运动时间适当延长，可提高心肺功能，又可使人心情愉悦。此节气应注意防治未病，选择服用左归丸、十全大补丸，用来滋阴补肾，补脾益气。

19. 立冬 立冬的开始代表着冬天的到来，万物应顺应自然，以收藏为主。应顺应冬季之寒凉闭藏之性。《素问·四气调神大论》曰："冬三月，此谓闭藏，水冰地坼，无扰乎阳，早卧晚起，必待日光。"此时应注重对阳气的保护，因为阳气为人身体之根本，其中尤以肾阳为关键。冬季最易导致肾阳虚，症状可见形寒肢冷、腰膝酸软、口淡不渴、尿清便溏，甚则五更泄泻等。立冬意味着万物收藏的开始，此时宜补养身体。选择相对静态的运动方式，如太极拳、八段锦等，达到微微似汗出为最佳。切忌大量运动，可能导致出汗后引发感冒。冬季感冒往往以风寒感冒最为多见，可以选择红糖生姜水辛温解表，也可以选择荆防败毒散、桂枝汤等方剂达到治疗作用。

20. 小雪 《二如亭群芳谱》曰："小雪气寒而将雪矣，地寒未甚而雪未大也。"此时天气逐渐寒冷，与自然界相应，人体应当顾护阳气，保养肾中阳气，注意防治肾脏病，同时预防感冒。由于天气的变化，预防感冒时，应该根据天气变化及时增减衣物，对于慢性肾脏疾病的患者，更应该防寒保暖，做好预防措施。保养肾脏可以通过按摩理疗等方式，对肾经穴位进行按揉，如涌泉穴、太溪穴等。饮食应当清淡，少食辛辣油腻之品。

21. 大雪 《月令七十二候集解》曰："大雪，十一月节。大者，盛也。至此而雪盛矣。"大雪时降雪量逐渐增多，降雪开始普遍起来。此时人体阳气往往不足，是温养人体阳气的最佳时机。中医学认为，肾为人一身阴阳之根本。针对肾阳虚弱者，应补肾阳、益气血，如选择薛己之法，朝服补中益气丸、夕服崔氏八味丸以防治肾脏病。加强体育锻炼，如简单易行的八段锦，仅简单的八招便可以达到强肾保健的作用。

22. 冬至 冬至作为二十四节气中最重要的节气之一，是阴最盛之时，也是从这一天开始，阳气开始逐渐上涨，天气逐渐由寒冷变为温暖。人体也应顺应节气变化，顾护阳气，维系人身之根本。冬至是调理身体的绝佳时节之一。《素问·脏气法时论》曰："毒药攻邪，五谷为养，五果为助，五畜为益，五菜为充，气味合而服之，以补精益气。"冬至节时节饮食宜多样，谷、果、肉、蔬合理搭配。此时是进补的最佳时令，可根据每个人体质不同选择不同的膏方。在我国北方地区每年冬至日人们有吃水饺的习俗。也有一些地区冬至喜食用羊肉、馄饨等温热性味的膳食，有利于温补人体阳气，抵御严寒。

23. 小寒 小寒为一年中气温最低的节气，气象显示，小寒时节气温只有少数几年高于大寒时节。此时寒邪最盛，需要注意防寒保暖，防止寒邪侵袭。寒性凝滞，血得温则行，得寒则凝，若血气不通，往往诱发疾病的发生。凝滞关节则引发痹证，凝滞心脉则引发胸痹心痛。小寒时节宜适当锻炼，微微汗出最佳。对于有慢性肾脏病、心脏病患者，更应注意温补心肾阳气，防治疾病。可以服用远志枣仁粥、太子参炖鹌鹑等补五脏，益中气。

24. 大寒 大寒作为二十四节气中的最后一个节气，此时做好疾病的防治尤其重要，应重视人体先后天之本，即脾肾疾病的防治。大寒时节寒冷，最易发生畏寒肢冷、大便溏泄、神疲乏力、不思饮食等症状。大寒虽然不及之前的小寒节气寒冷，但也要注意防寒保暖，注意天气变化。适度运动，顺应自然，调理五脏元气，迎接春天的到来。此时是心血管疾病患者补益的绝佳时期，中医学提倡"夏病冬治"，此时可以选择温补心阳之保元汤、补益气血之圣愈汤等，起到防治作用。

四、按运气变化调治

中医学认为，人体生命活动与天时、气候等自然变化密切相关。运气学说是古人探讨自然变化的周期性规律及其对人体影响所创造的气象医学，又称五运六气学说。五运即木运、火运、土运、金运、水运，是五行之气在天地运化中形成的五个具有各自气候特征的时令节段。将五运与天干相配，可以用来推测各年及一年五个节段的气候变化与疾病变化规律。六气以中医的阴阳理论为基础，将风、热、火、湿、燥、寒与三阴三阳对应，划分出六气时段，分别命名为厥阴风木、少阴君火、少阳相火、太阴湿土、阳明燥金、太阳寒水。将六气与地支相配，可以用来推测各年六气节段的气候变化与疾病变化规律。《黄帝内经》中的五运六气理论蕴含医学、气象、天文、地理、物候等诸多领域，是天人合一思想最集中的体现，其系统论述了自然的周期变化规律，以及这些规律对人体生命活动的影响，长期以来一直指导着中医学认识、预测与防治疾病。运气学说源于中华传统文化，反映了人们对自然规律的认识。

（一）运气变化对人体的影响

天地之气，化育万物。宇宙万物与天地之气变化，人亦应之，都是气化作用的结果。自然之气化影响着人体生命健康，人类生命源于气的演化，人体活动基于气的升降出入。五运六气的周期性变化通过天地气化直接影响人体脏腑气化，导致先天胎孕禀赋、后天体质差异及各种疾病的发生。《素问·宝命全形论》曰："天覆地载，万物悉备，莫贵于人。人以天地之气生……命之曰人。"人虽父母所生，但天地相参，故天人合一。人的生命运行规律是天地运行规律的一部分，受自然界包括气象在内的各种因素影响，形成风、寒、热、湿、燥、火等或平和不同的体质。体质有差别，一生所患疾病亦不相同。《素问·五运行大论》曰："帝曰：病生之变何如？岐伯曰：气相得则微，不相得则甚。"说明来气与主时之方位相合，则病性轻微，来气与主时方位不相合，则病性严重。人必须顺应自然，才能健康少病。

运气理论运用干支模式记录自然之气的周期性变化规律，具体表现为岁运、五运的主运与客运、六气的主气与客气。生物从孕育到繁衍发展，直至凋零死亡，生命各个阶段的特质均会在不同的干支运气年份里呈现出差异性，同时与疾病的罹患倾向也具有密切关系。

岁运具有五行属性，以五行相生的次序往复循环，一年运的状态太过，次年必定不及，十年为一周期。《素问·天元纪大论》曰："甲己之岁，土运统之……戊癸之岁，火运统之。"丙辛之年，大运为水，故人易患肾系疾病与寒病；丁壬化木，逢丁壬之年，其大运为木运，也易患风病、肝病。依次分别对应人体的体质类型为：湿土太过或不及运、燥金太过或不及运、寒水太过或不及运、风木太过或不及运、热火太过或不及运。岁运太过之年，不但本气本脏受病，他脏亦被波及。阳干主太过，阴干主不及，相应地遇不及之年出生时，就会产生五脏最薄弱的一方"弱脏"。如金运太过之年，本脏肺为强脏，肝木被克为最弱脏，心火被反侮为次弱脏，易患肺、肝、心系病证。相反，金运不及之年，肺金为最弱脏，心火为最强脏，肝木被克为次强脏，也易患肺、肝、心系病证。可据此判断一个人五脏的健康状态，脏腑过强过弱都易发病，尤其是弱脏更易发病。

丙申年，为水运太过之年，其四季的气候存在寒盛的特殊变化。同时因五行之间相克关系，除寒气偏盛外，湿热之气亦不容忽视，因此除肾脏易患病外，心脾两脏也会受影响。丁酉年，岁运为木运，为木运不及之年，丁酉年的气候出现风不及的特殊变化，同时燥湿之气流行，因此丁酉年的气候主要表现为风气不及，燥气、湿气偏胜。相应的除肝脏易患病外，肺脾两脏也易生病或致疾病加重。复气产生于某气太过或不及时，以制约偏胜之气。如丙申水运太过之年，其终之气又是太阳寒水，故患肾病的风险将大大提高。

基于运气学说，客气中司天之气和在泉之气与各年气候和疾病方面的特殊变化紧密相关。上半年受制于司天之气，下半年受制于在泉之气，一年之内人体健康受此二气影响。如丙申年为少阳相火司天，厥阴风木在泉，所以上半年为火气主事，表现为热病、心病较多；下半年风气主事，风病与肝系疾病盛行。综合全年，应为风火相煽，心、肝两脏易病。丁酉年为阳明燥金司天，少阴君火在泉，所以上半年为燥气主事，表现为燥病、肺病较多；下半年火气主事，火病与心系疾病盛行。综合全年，应为燥火相兼，心、肺易病。肝系疾病在厥阴风木时受影响最多；心系疾病主要在少阳相火时受影响；脾系疾病在少阴君火时受影响最重；肺系疾病主要在阳明燥金时受影响；太阳寒水时对肾系疾病的影响最为显著。

（二）按运气变化调治

1. 从五运太过与不及变化调治　基于运气学说，每逢土运值年，以湿气为重；金运值年，以燥气为重；水运值年，以寒气为重；木运值年，以风气为重；火运值年，以暑热之气为重。根据不同年的各自气候特点，结合五行、五脏之间的联系可知：

（1）（甲己）土运年　若岁土太过，湿气为盛，阴湿易侵肾水，可致水肿腰痛、腹痛寒厥、泄泻等病症。平素应温阳护肾、培补厥阴；治病时应利脾运湿为主，兼以他治。若岁土不及，易受风气寒邪所袭，可致肢冷乏力困重、情志不舒、霍乱吐泻等病症。未病状态时应温补脾胃，舒缓情志；治病时应健脾温阳化湿为主，兼以他治。

（2）（乙庚）金运年　若岁金太过，燥易伤肺、伤津，亦可侮肝木，可致咳嗽、咯血、胁肋胀满、目赤、耳聋等病症。未病状态时应养肺津、补肝阴；治病时应润肺宁金为主，兼以他治。若岁金不及，则火炎盛行，肺虚易感热邪，可致咳喘、流涕喷嚏、发热汗出、衄血、心痛等病症。平素应清心益肺，治病时应补肺泻火为主，兼以他治。

（3）（丙辛）水运年　若岁水太过，寒气盛行，肾水寒，心火易受寒水之邪，可致畏寒怕冷、水肿、气短自汗等病症。平素可御寒水以护肾，防水气凌心；治病时通阳散寒利水为主，兼以他治。若岁水不及，则土湿盛行，肾虚易受湿邪，可致周身困重浮肿、腰膝不利、腹胀、腹泻等病症。未病状态时应温化助阳，防水湿泛溢；治病时应补肾温阳，散寒化湿。

（4）（丁壬）木运年　若岁木太过，则风气盛行，易横犯脾土，可致胁满、眩晕、易怒、飧泄、纳少等病症。平素应疏肝气、健脾气、调畅情志；治病时应知"见肝之病，知肝传脾，当先实脾"。若岁木不及，则燥气盛行，肝气虚，伤以燥热之邪，可致胁肋痛、肠鸣泄泻；亦可被火邪所复，可致发热、疮疡等症。未病状态时可补肝阴、滋肾水，以防燥热火邪；治病时应滋补肝肾，兼以清热润燥。

（5）（戊癸）火运年　若岁火太过，火热邪盛，其性炎上，易伤肺阴，可致喘咳、咯血、发热、咽干、胸闷痛连肩背等。平素应养肺阴、滋肾水以防心火太盛；治病时应益肺清心火为主，兼以他治。若岁火不及，寒水乃盛，心火虚为寒水所乘，可致胸痛、痛连肩背、胁下满、神识不清等症。未病状态时应温肾水、助心阳；治病时应温阳散寒利水为主，兼以他治。

2. 从六气胜复变化药食调治　《素问·至真要大论》曰："夫百病之生也，皆生于风寒暑湿燥火，以之化之变也。"司天在泉之气偏胜、邪气反胜，都打破人体阴阳平衡，导致疾病的发生。

（1）按五行相生相克的关系，突出药之"五味"的作用　《素问·阴阳应象大论》谓"木生酸…辛胜酸…火生苦…咸胜苦…水生咸…甘胜咸"，阐明了五行与五味的关系及五味之间的相乘规律。五脏病变时，用所需之"味"纠正其偏胜，如《素问·脏气法时论》中所言："肝苦急，急食甘以缓之…肝欲散，急食辛以散之，用辛补之，酸泻之。"这种理论同样适用于六气胜复变化中。例如，厥阴之气司天，风气太过，气候随之变化，出现木旺乘土，即风淫土的病证。治疗上，对于"司天之气，风淫所胜"，则"平以辛凉，佐以苦甘，以甘缓之，以酸泻之"。辛属金，风属木，金克木，风淫太过，所胜平之，故用辛，肝木喜条达而恶抑郁，辛味能散能行，故可散肝气之太过。甘入脾，风木过而伤脾，根据"脾欲缓，急食甘以缓之"，故风淫所胜，以甘缓之。其余之气偏胜，亦可仿照此法进行调治。若邪气反胜，则自然气候严重失常，即"不能淫胜于他气，反为不胜之气为邪以胜之"，治疗上应治以主岁之味，平以所不胜之味。

（2）药物寒热温凉合理应用是关键　若司天在泉之气偏胜，则风胜不离凉药，热胜不离寒药，湿胜不离热药，火胜不离冷药，燥胜不离温药，寒胜不离热药。即"诸气在泉，风淫于内，治以辛凉……热淫于内，治以咸寒……寒淫所胜，平以辛热……"当司天或在泉之气本气不足，邪气反胜时，应遵循"风司于地，清反胜之，治以酸温……热司于地，寒反胜之，治以甘热……寒化于天，热反胜之，治以咸冷"的用药方法。

总之，在治未病时，遵循运气的变化规律，先推演五运六气的变化，判断运气对常人和患者身体功能的影响，再进行早期预防调护，或结合患者病情制定治疗原则而后进行药石等干预。即"先立其年，以明其气，金木水火土运行之数，寒暑燥湿风火临御之化，则天道可见，民气可调"（《素问·六元正纪大论》）。

第二节　不同地区人群的治未病

我国地域辽阔，地形气候复杂多样，不同的地区由于所处地理位置的不同，以及长期的历史变迁，在气候、水文、土壤、植被、人文、风俗等多方面均具有不同特点，在一定程度上对当地人群在体质、生理、病理等方面都有影响。因此，不同地区的发病情况也不尽相同。以"人与天地相参"的整体观为指导，重视地域性差异与疾病发生的关系，在治未病中也是不容忽视的方面。针对不同地区的人群，在治未病方面也应采取适宜的方法，利用有利于个体健康的环境，避开不利于健康的条件，而达到"因地制宜"治未病的目的。同时，要加强对环境的保护和生态文明建设，打造有利于人体健康的绿水青山。

早在两千多年前的《黄帝内经》中，就有关于地理环境与健康关系的描述。《素问·异法方宜论》将我国地理划分为东、南、西、北及中央五方，讨论和分析了不同地域与居民体质和疾病发生发展的关系，形成了相对成熟的理论。本节内容参考《素问·异法方宜论》中相关观点，并结合我国实际情况，从沿海地区、湿地地区、高原地区、丘陵地区、平原地区、沙漠地区、森林地区、不同国家等不同区域，并结合六淫致病的地域特点，将不同地区人群的人体健康和治未病调治措施阐述如下。

一、沿海地区人群的调治

（一）沿海地区的环境特点

《素问·异法方宜论》指出"东方之域，天地之所始生也，鱼盐之地，海滨傍水"，概括了我国东南沿海地区的气候特点。我国海岸线长，沿海地区地域广阔，大多为环境优美、经济发达、人口密集的地区。由于海洋巨大的水体对气温的调节作用，沿海地区为海洋气候，突出特点是昼夜、季节温差都比较小，一年当中的最高和最低温度差较小，每天的温差变化也较小，极值温度出现的时间较内陆地区更晚。从降水量来看，沿海地区大多降水丰沛，雨量一年四季分配较均匀，另外云雾出现频数较多，湿度较高。从空气质量来看，由于海陆之间的热力差异带来海陆风环流，空气流动性较大，使沿海地区空气质量普遍较好。

（二）沿海地区对身体的有利因素

1. 气候宜人、风景优美　首先很多海滨地区由于风景优美，气候宜人，成为度假的理想目的地，水天一色的壮阔景观，令人心旷神怡。沙滩、浴场、充足的日光、舒适的温度和湿度，为度假的人们提供了身心放松的自然条件，从情志上具有较好的调节作用，还可以协调机体内各组织器官的功能，对很多慢性疾病如心血管系统疾病、神经系统疾病、呼吸系统疾病、各种皮肤病及各类心身疾病都有一定的防治作用。

2. 物产丰富，营养均衡　沿海地区盛产各类海产品，食物种类繁多，饮食结构更为合理，居民营养较为全面和均衡。研究表明，海产类食物与人们的幸福感呈正相关，是一种正向预测变量，其中所指的幸福感包括积极情绪和生活满意度两个方面。鱼类不饱和脂肪酸、蛋白质、微量元素硒等物质含量较高。《2015—2020 年美国居民膳食指南》指出，建议居民每周食用 8 盎司海鲜产品，孕妇及哺乳期女性应每周食用 8 ～ 10 盎司，对心血管疾病预防和肥胖症预防等大有裨益。

此外，沿海地区的气候适宜多种水果的生长，当地盛产各种水果，既是难得的美味，更为机体提供了丰富的营养。

（三）沿海地区环境危害健康的因素及健康维护和治未病

1. 台风、海啸等极端天气　台风是沿海地区常见并影响较大的一种特殊天气现象，四季均有发生，夏秋居多。台风过境时，通常带来狂风、暴雨和巨浪，严重威胁渔业生产安全，同时也对人民生命财产安全造成危险。海啸也是一种影响较大的灾害天气，大多由于海底火山爆发、海底地震引发，带来巨大的海水波动，危害更为严重。沿海地区居民由于经常应对这种极端天气，经验较为丰富，但是到海滨疗养度假者缺乏应对经验，应注意收听当地气象预报广播，有防范意识和应对常识。医护人员应该加强应对台风、海啸等极端天气措施的宣传和学习。

2. 海洋污染　长期污染物排放、滥捕，使我国沿海地区面临严重的海洋污染危机。每年都有大量的各类污水排放入邻近海域，使水体中重金属如铜、锌、汞、铅、镉等超标，污染日益严重。如果摄入这类受污染的海产品，将会对食用者身体健康造成不同程度危害。有研究指出，广州地区食品中砷摄入主要来源是海鲜类食物，其中濑尿虾、红虾、红蟹、花蟹砷含量较高，建议控制摄入量。另外养殖海产品也由于存在抗生素污染等问题，而带来一定的食用风险。近年来，在"绿水青山就是金山银山""保护海洋、关爱海洋"等生态文明思想的指引下，我国海洋生态保护和修复工作不断推进。

3. 饮食习惯　《素问·异法方宜论》云："其民食鱼而嗜咸，皆安其处，美其食。鱼者使人热中，盐者胜血，故其民皆黑色疏理，其病皆为痈疡，其治宜砭石。故砭石者，亦从东方来。"沿海地区盛产鱼类等水产品，因此很多沿海地区的居民有吃生鱼片的习惯，如港、澳、南海、广州及台湾等地。寄生在鱼体内的肝吸虫藏在鱼的血肉中，不煮熟而食，寄生虫或卵就会在人体肝脏中生长繁殖，造成肝吸虫病，严重危害健康。有些沿海地区居民有生食或半生食小海产的习惯，副溶血性弧菌所致的食物中毒等事件也时有发生。因此应加强食品卫生宣教工作，避免进食生鲜或加热不彻底的海产品等不良的饮食习惯，提高人们的自我防范意识。另外海产品大多性味寒凉，因此不宜贪多，脾胃虚寒者尤应注意。食用时宜配合生姜、黄酒等温热性质的食物佐制寒凉，如食用螃蟹可以配姜末。

4. 高碘与地方性甲状腺肿　沿海地区由于饮用水、空气、海产品中都富含碘，长期饮用高碘水、食用高碘食物，甲状腺疾病发病率高。因此生活在高碘区的居民，应根据碘摄入的不同途径采取相应措施，调整碘摄入量，预防高碘性地方甲状腺疾病。

5. 传染病　我国沿海地区大部分是经济技术比较发达的区域，随着经济的快速发展，对外贸易较为发达和频繁，一些国外传染病传入国内的概率大大提高，需提高警惕并严加防范。如艾滋病、梅毒、登革热、疟疾、霍乱等，以及一些新发传染病如甲型流感等，都有逐渐增多的趋势。这些常见或新发传染病的病死率高、传染性强、传播速度快，一旦传入国内导致流行，将严重影响人民健康、社会稳定和国家安全，应加强对这类疾病的诊断和防治措施。

6.岭南地区温病多发　岭南，是我国南方五岭以南地区的概称，现在特指广东、广西、海南、香港、澳门三省二区。这一区域由于地理位置的原因，炎热多雨，无寒冷冬天，因此造成了炎热潮湿的气候特点，古时候被称为蛮瘴之地，多疫疠温病邪气。地理气候条件造就了岭南地区人群体质偏于气阴两虚、湿热内郁之型多见的特点，因此这一地区温病不拘于时令，一年四季皆有发生。与其他地区不同，岭南温病的病因病机及证治具有自身独特的地域性特色，其中以湿温、暑湿或温病夹湿为多见。因此从古至今的医家治疗岭南温病均重视治湿，并尤其注重湿热，形成了岭南温病学派的重要学术特点。岭南湿热证型多变，在选方用药时应注重以调畅气机为本，辅以轻清渗湿、甘淡护阴、调畅气机、分解湿热。日常应注重以健脾利湿等方式调摄，芳香化湿健脾土，如食疗可选用佛手、冬瓜、赤小豆、绿豆、薏米、竹笋、白扁豆、玉米须、荷叶等药食同源类食物。

二、湿地地区人群的调治

（一）湿地地区环境特点

湿地通常是指不论其天然、人工、长久或暂时的沼泽地、湿原、泥炭地或水域地带，带有静止或流动的淡水、半咸水或咸水水体，包括低潮时水深不超过6米的水域。因此，无论是湖泊、河流、沼泽、滩涂，还是鱼塘、稻田和水库，都属于湿地的范畴。湿地是人类赖以生存的自然环境之一，与人类生存和生产生活都有密切关系。湿地具有补充地下水、涵养水源、调节气候、维持生物多样性、储存碳元素、减轻温室效应等多种生态调节功能，在环境保护方面具有重要作用，被誉为"地球之肾"。三江源、黄河三角洲、辽河三角洲、青海湖等都是中国著名的湿地。湿地地区水分丰沛、气候宜人、空气清新、自然环境舒适，不但是鸟类和多种生物的重要栖息地，且适合人类居住和发展旅游康养产业，同时具有生态效益和社会经济效益。另外，健康的湿地生态系统对建立和维护国家生态安全具有重要作用，是社会经济可持续发展的重要基础性保障之一，与生态文明建设密切相关。

（二）湿地地区对身体的有利因素

湿地地区具有充足的、人类赖以生存的自然水源，从历史发展来看，湿地往往也是人类文化的发源地。湿地一方面为人类的生产生活提供多种资源，另一方面起到调节气候、净化空气、美化环境的作用。如湿地地区空气质量更好，湿度大，有利于保持皮肤和呼吸道的湿润，人体水分不容易散失，唇鼻咽干燥、皮肤干燥甚至皲裂、干咳少痰、便秘等情况较其他区域相对较少。

（三）湿地地区环境危害健康的因素及健康维护和治未病

湿地地区水网密布，江河纵横，湿度非常大，湿气偏胜，湿邪易于侵袭人体。从外因来说，湿地地区气候环境比较潮湿；就内因来说，湿地地区大多处于经济较为发达区域，生活、工作节奏快，压力大，饮食肥甘厚味，饥饱不调之人较多，故外部湿邪易侵袭人体，内生湿热或寒湿的现象也日益增加。内外合邪，临床常见湿阻之病。因此调摄方面应注重清淡饮食，避免过食肥甘厚味，重点加强后天之本即脾胃的调摄。"四季脾旺不受邪"，脾旺一方面可避免湿邪侵袭，另一方面使水液得以运化而不生内湿。治未病可运用食疗方、药膳来调摄，如白术、党参、茯苓、扁豆、佩兰、紫苏叶、怀山药、芡实、赤小豆、薏苡仁等均可使用，健脾祛湿以治未病；同时适当的运动也利于升阳化湿。

另外，湿邪与寒热之邪常胶着而侵袭人体，因此素有肢体困重、关节疼痛、皮肤病湿疹者应注意远离湿地，并注意饮食、起居调摄。特别是雨季、夏季尤须注意防湿。

三、高原地区人群的调治

（一）高原地区环境特点

1. 降水少，气候干燥 我国的高原地区大多深居内陆，与海洋距离遥远，高原、山地地形对来自海洋湿润气流也有一定的阻隔作用，导致高原地区降水稀少，气候干旱，形成了沙漠广袤、戈壁沙滩的地形环境。由于气候影响，久居高原地区的人群体质一般腠理致密、体格壮实，故《素问·异法方宜论》云："其民华食而脂肥，故邪不能伤其形体。"

2. 昼夜温差大 通常气温的高低与海拔高度成反比，海拔高度每增加 1000 米，气温平均下降 6.2℃。因此高原山区的气温一般比较低，并且山上和山下的气温差距很明显。由于高原高山上的空气稀薄干燥，使日照的强度增加，且日照时间较长，因此接受太阳辐射的热能较多，故白天地面气温上升很快；夜间由于高原高山风速较快，大气澄清，地面向大气的热辐射也大大增加，气温又急剧下降。由于干旱少雨、气候干燥、地面储存能量少，形成了白昼炎热、夜晚寒冷、昼夜温差较大的气候特点。这种昼夜气温急剧变化的情况，容易诱发上呼吸道感染、冻伤、日照皮炎等高原疾患。

3. 海拔高，气压和氧分压低 高原地区海拔高，空气稀薄，气压较平原低，氧分压也较低。缺氧环境可造成人体的供氧不足，从而引起在高原山地生活人群机体的一系列变化。

4. 多民族聚居，文化多元，体质不同 由于我国历史悠久，历史变迁导致我国西北高原地区成为多民族聚居区，回族、蒙古族、维吾尔族、哈萨克族、藏族、土族等众多少数民族聚居于此，此外还有许多流动人口的少数民族居住在此区域。经过千余年各民族的相互交往、融合，西北高原地区形成了丰富的多元化地域文化和民族文化。包括生活、饮食等各方面的习惯都非常具有特色，独具少数民族风情，因此西部也成为旅游者喜爱的目的地。如饮食方面，西北一带的饮食主食为玉米和小麦，也兼顾其他杂粮。饮食风格自然、朴实、粗犷。面条、小米饭醇厚香甜，油茶脍炙人口。槐花蒸面、黄桂柿子馍、牛羊肉泡馍口味诱人，脍炙人口，闻名全国。

另外，高原地区人群体质和易患病证也略有不同，如有的西北燥证易感体质为阴虚，燥证罹患者整体体质状态也较差。同时，由于不同族群的生活方式、习惯等的差异，体质倾向性也略有不同。因此，对不同族群的治未病、养生策略也应该根据不同体质进行合理调整。

（二）高原地区对身体的有利因素

海拔 2000 ～ 3000 米的地区，以林区和山区分布较多，降雨、云雾较多，利于避暑；植被较好，空气清新，可增强人的呼吸功能；空气中负离子含量高，含氧量高，能够促进人体新陈代谢，提高免疫系统功能。另外，这些地区远离都市喧嚣，民风淳朴，生态环境较好，工业污染少，空气质量高，噪声污染少，鸟语花香和美丽的自然景观非常有益于人们的情志养生，置身其中心旷神怡。

（三）高原地区环境危害健康的因素及健康维护和治未病

1. 燥证多见 高原大部分区域降水少，气候较为干燥，风沙大，大风使人体体表及呼吸道水分散失，尤其运动时更为显著。同时由于缺氧及寒冷等促利尿因素的影响，使机体水分更容易丢失。轻则致使呼吸道黏膜和全身皮肤干燥，导致干咳、少痰、鼻衄和皮肤干裂等症状；重则与哮喘、过敏性鼻炎、支气管炎、荨麻疹、便秘、糖尿病、高血压、失眠等疾病的发生和疾病进展过程密切相关，既是危险因素也是临床表现。

燥证相关的中医和西医临床病种都分布广泛，无法以确切的病因、病机，或者说病理机制来划分。但这类疾病的共同特点是表现出燥证的一系列临床表现，从燥证辨证进行论治和遣方用药，疗效较好。西北诸燥证，可归为一种中医证候群，界定发病区域为西北地区，多伴有口鼻、咽喉、肌肤干燥等不适，是西北地区亚健康人群中较为多见的临床表现。有研究表明，燥证在冠心病的发生、发展中存在相关性。因此在临床治未病方面应充分考虑西北诸燥证和体质在疾病发生发展中的影响，阻止外燥侵袭和燥邪内生。人体变化与天地四时相应相参，故从外因上要避免燥邪侵袭，适寒暑、增减衣物，加强体育锻炼。内因上通过食用生津润燥、清心润肺之品，如银耳、白梨、甘蔗等食物和黄精、生地黄、玉竹、沙参等中药补充人体的阴液，少食花椒、辣椒、烧烤、油炸食品等辛温燥热的食物。

2. 低压缺氧和高山病　高原地区危害健康的主要因素之一是低压缺氧，进而会诱发高山病的出现。轻者出现一系列身体不适的表现，如头晕、头痛、呼吸困难、心慌、气短、食欲不振、恶心、呕吐、腹胀、腹痛、失眠或嗜睡、鼻衄、手足麻木或抽搐等；严重者还可能出现高原肺水肿和高山昏迷而危及生命。海拔越高，反应越重，发病率也越高；在剧烈气候变化如暴风雪、雷雨之际，更容易诱发；冬季比夏季容易诱发；精神紧张、体力劳动、素有慢性心肺疾患容易诱发。高山反应轻者一般在一周内由于机体逐步适应可自行缓解和消失。久居高原者因生理适应而不发生高山反应，但是到低海拔地区短期居住后重返高原，反应往往比初次严重；多次往返高原者，反应往往比初次严重，还可能出现逐次加重的现象。

高山病分为急性高山病和慢性高山病，二者发病机制和预防略有不同。慢性高山病以系统性血管功能障碍为主要表现，易于罹患心血管疾病。加强对高原适应不良人群的研究，对于发现低氧血症相关疾病的潜在发病机制具有重要意义，便于指导临床及时采取有效防治措施。建议合理安排工作和运动，避免过度疲劳；合理和适当吸氧，有效提高血氧饱和度；积极治疗，控制血压；可通过安排在平原地区的休假或疗养，帮助改善慢性高原病症状和降低发病率。由于经济社会发展的原因，以及我国对口援疆、援藏政策的实施，近年因商务、医疗、旅游、务工等多种原因往返于高原与内地的人数逐年增加，分析高原病发病规律和临床特征，对提高人民的整体健康水平、减少高原病危害、确保边防安全、维护高原地区社会稳定、促进民族团结具有重要意义。

研究表明，一般未经阶梯性习服的平原地区人员如快速进入海拔 3000m 以上的高原，急性高山病发病率可达到 50% ～ 70%，经过一周左右的习服后症状可逐渐减轻并消失，能够逐渐适应高原环境。急性高山病的发生存在较多的影响因素，如吸烟、饮酒、基本体质、BIM 指数，以及心理状况、海拔高度、交通方式等，这些危险因素显著影响急性高山病的发生和发展。基础预防手段包括健康知识普及教育、体能训练等；危险因素预防包括防寒保暖、消除疲劳，以及服用红景天、复方丹参片、复方丹参滴丸等中药、中成药；针对易感者，可使用地塞米松、乙酰唑胺等药物来针对性预防和降低急性高山病的发生。

3. 强辐射和强紫外线　高原地区太阳辐射强，空气稀薄、清洁、粉尘少，紫外线被空气吸收减少，积雪反射强，紫外线辐射明显高于平原地区。尤其是雪线以上地区积雪对紫外线反射量高，入射和反射量叠加在一起，紫外线强度会明显加强，容易对皮肤和眼睛造成损害。因此野外作业、训练或旅游，应注意加强遮挡、涂抹防晒霜等预防措施。

四、丘陵地区人群的调治

（一）丘陵地区环境特点

丘陵是世界五大陆地常见地貌之一，是一种由各种岩类组成的低矮起伏、崎岖不平、总体和缓、形态多样的组合地形。在我国约有 100 万平方公里丘陵地形，主要分布于东南、江南、江淮、浙闽、两广、山东、辽东、辽西、川中等地区。丘陵地区，尤其是靠近山地与平原交界的地区，地上和地下的水量都较为丰富。依山傍水区域自古就是人类重要栖息之地，具有水源丰沛、植被丰富、风景别致、气候宜人的特点。

（二）丘陵地区对身体的有利因素

丘陵地貌形态多样、风景别致，如江南、浙闽的丘陵地区都不乏风景秀丽的旅游胜地。另外，丘陵地区由于降水较多，海拔适宜，适合多种经济果树的栽培和生长，物产较为丰富，利于促进地区经济发展。可充分利用自然条件做短期疗养，适宜避暑、爬山、游览和散步，一方面可舒缓压力，达到情志养生的目的，另一方面也可以强健体魄。

（三）丘陵地区环境危害健康的因素及健康维护和治未病

我国丘陵地区分布较为广泛，主要集中在经济较为发达的中东部地区，气候较为宜人，是较为适宜人群居住和生活的地区。其区域因素对健康的危害并不十分明显。在不同丘陵地区人群的调摄上，主要是根据季节、气候进行，特别是要注意各种传染性疾病、风湿与类风湿疾病发生，日常调摄需要注意避风寒、慎饮食、强体质，防止各种疾病的发生与演变。丘陵地区长寿老人较多，要做好养老工作，及时关注他们的身心健康，合理调配饮食，按时体检，做好治未病工作。

五、平原地区人群的调治

（一）平原地区环境特点

1. 地势低平，水域广阔　平原地区地势平缓，沉积物深厚，许多地方矿泉蕴藏丰富，分布的河流蜿蜒曲折，水域广阔，河槽湖泊众多，阡陌纵横。

2. 经济发达，人口密集　平原地区土地富饶、交通便利，工业、农业、经济文化事业都较发达，历史名城云集，人口密集。

（二）平原地区环境对身体的有利因素

平原地区对人体健康的有利因素是多方面的。一是富饶的土地、丰富的物产，给人们的衣食住行提供了很多方便；二是开放的经济、发达的交通及悠久的文化底蕴，全方位满足人们的精神物质生活需求；三是平原地区优美宜人的湖滨风景和气候适宜健康疗养。这些疗养地区气候湿润，景色秀丽，湖光山色相映生辉，令人心旷神怡。优美的的环境作为良性刺激，能使人心情舒畅，精神振奋，对许多慢性疾病都有较好的防治作用。

（三）平原地区环境危害健康的因素及健康维护和治未病

1. 地方性疾病　流行病学数据显示，中国是亚洲地方性氟中毒的重要发病区域之一，全国有

21个省（市）区有地方性氟中毒发生，松嫩平原、辽河平原、华北平原及河西走廊等处为重病区带。因此，预防氟中毒就应监测水质，改善水源，降低水和食品中的氟含量，多吃一些维生素A和维生素C含量丰富的食物，如鸡蛋、猪肝、瘦肉、新鲜绿叶蔬菜、水果等。同时要严格限制工矿企业中含氟废水、废气和固体废弃物的排放。

2. 部分传统食物应适量　平原区域广泛，经过长期的历史发展，膳食结构丰富多样，其中不乏具有特色的传统食物，例如腌熏制品、辛辣食物等。气候较为潮湿的区域如湖南地区，长期以来形成对辛辣食物的嗜好，食用辛辣食物是当地人为适应寒冷潮湿环境而养成的饮食习惯，适合地域气候和人们的体质特点。但各种辛辣味食物刺激性强，阴虚、湿热体质，或素有痔疮和消化道溃疡患者则应禁食或慎食。如火腿、腊肉及酸菜都是颇有地方风味的食物，但这些腌制、熏烤的食品里亚硝酸盐含量较高，不可长期过量食用。

3. 环境污染　平原地区大多为经济较为发达的区域，也是大气污染较为突出的区域，雾霾天气的出现呈增多和加重的趋势，大气环境污染对人体健康有显著危害。大气颗粒物（APM）是指空气中分散的固体、液体悬浮物或固液颗粒混合物，而PM2.5是空气动力学直径小于2.5μm的颗粒物质，又称为细颗粒物，是近年来我国雾霾天气形成的主要元凶。PM2.5组成复杂，容易富集空气中的有毒有害物质，其粒径小，可随呼吸而进入肺泡深部，甚至透过呼吸膜进入循环系统，可对呼吸系统直接造成损害，也可对其他系统功能造成影响。研究表明，短期或长期暴露于PM2.5都对呼吸系统疾病的发生、发展和结局有明显影响。雾霾防治问题已成为治理环境污染的重要任务，也是推进我国人民美好生活建设的重要工作。中部地区是雾霾最为严重的区域。为降低雾霾对健康的危害，应从源头抓起，根据污染的来源特征，从颗粒物的源头进行控制预防。平时加强对雾霾相关知识和预防措施的科普宣传，在雾霾天气发生时，应尽量减少外出活动，做好个人预防措施，如使用防尘口罩、空气净化器等。日常可服用提高正气、清肺润肺、抗雾霾的食物，如银耳、百合、燕窝、梨、麦冬、枇杷等。雾霾病的辨证施治不尽相同，应根据病情进展程度制定适宜的治疗方法。

六、沙漠地区人群的调治

（一）沙漠地区环境特点

沙漠是地表主要生态系统之一。沙漠地区大部分是被沙覆盖、植被稀少、降雨少、空气干燥的荒芜地区。中国西北干旱区是中国沙漠最为集中的地区，自然环境恶劣，地广人稀。

（二）沙漠地区对身体的有利因素

沙漠地区由于气候恶劣，有利的调摄因素不多，但随着经济和旅游业的发展，沙漠旅游也展现出独特的吸引力。沙漠壮阔的景观和特殊的地貌，瑰丽多姿的塞上风景、大漠孤烟，沙漠绿洲的秀丽风光，适合于开展沙漠探险、观光等旅游活动项目。此外，有些沙漠地区有沙疗的传统，就是将裸露的身体埋在被阳光照射后的热沙中，利用沙土的理化特性来增强体质，舒缓疲劳，防治多种关节疾病等。这也是沙漠地区独特的养生治未病和健康旅游资源。

（三）沙漠地区环境危害健康的因素及健康维护和治未病

沙尘暴天气主要发生在沙漠及其临近的干旱与半干旱地区，是一种危害人体健康的灾害天气。沙尘暴中的PM2.5是造成大气污染和危害人体健康的主要因素。沙尘暴PM2.5组成成分复杂，影响范围广，进入机体可引起人体多系统的健康损伤。另外，亚洲沙尘暴携带着各类污染物质，包括致病菌等，严重影响下风向地区大气过程及生态系统和相关人群的健康。沙尘暴可造成烟尘与粉尘携带细菌侵入人体呼吸道，引起感染和粉尘沉积，长期积累会引起肺组织慢性纤维化等。相关部门应加强和完善沙尘灾害预警措施和建立空气传播性疾病的防控机制。目前国内外基础和临床研究结果提示 PM2.5 可引起多系统损伤，但主要集中于呼吸系统，对心血管系统、神经系统、消化系统等呼吸系统之外的生物学效应和作用机制的研究仍需进一步深入。

沙漠地区燥证治未病可参考高原地区燥证治未病的内容。调摄方面，注意预防津液耗损及温差变化导致的风寒外邪，注意补充水分和衣物增减。此外，稀少的植被和以肉、乳制品为主的饮食结构易致火热内生或滋生痰热，当注意饮食的多样性，如增加蔬菜水果的摄入等。在沙漠地区工作的人群由于长期面对气候干燥、日照时间长、日辐射强烈、几乎无降雨的特殊环境，很容易产生不良情绪，因此还应注重精神情志调摄。

七、森林地区人群的调治

（一）森林地区环境特点

森林是以多年生木本植物为主体的生物群落，具有物种丰富、结构复杂、功能多样的特点。森林能够增加雨水下渗，涵养水源，调节气候，吸烟除尘，净化空气，防风固沙，维持大气碳氧平衡，因此也被誉为"地球之肺"。森林地区清新的空气、静谧的环境、优美的景色，是提供康养的优良资源。

（二）森林地区对身体的有利因素

1. 适宜开展森林康养和夏季避暑　森林康养又称"森林医疗"或"森林疗养"，是主要依托多彩怡人的森林景观、优质富氧的森林环境、健康安全的森林食品、深厚浓郁的森林养生文化等主要资源，辅以医学疗养技术和必要的设施设备，以增强人们的身心健康，并实现养生养老目标的所有活动的总称。它起源于德国，流行于美、日、韩等多国。绿色的森林环境在一定程度上可降低人体交感神经的兴奋性，使人内心平静，压力得到舒缓，获得愉悦的心情。森林中的植物，如杉树、松树、桉树、杨树、圆柏树、橡树等能分泌出带有芳香味的单萜烯、倍半萜烯和双萜类气体，能杀死空气中某些病菌。森林释放富余的氧气、负氧离子形成天然氧吧，能够促进人体新陈代谢，使呼吸平稳、血压下降、精神旺盛，并提高人的免疫力。另外，山间泉水潺潺、空气清新、环境静谧，置身其中，使人心旷神怡，有助于调畅情志，舒缓压力，对呼吸、循环、免疫、内分泌等系统的功能都大有裨益。

森林地区夏季气候宜人，空气相对湿度不高，降雨量适中，是夏季避暑养生非常适宜的地区。如黑龙江省境内的大兴安岭地区，夏季气候凉爽，光辐射不强，通常达到地面辐射的 30%。

2. 丰富的温泉资源　森林地区有丰富的温泉资源，五大连池、阿尔山圣泉、长白山温泉等都是较为知名的温泉。随着人们生活质量的提高、人口结构的老龄化和亚健康现象的日渐普遍，养生旅游成为热潮，温泉旅游就是一个非常好的选择。《本草纲目》记载温泉"主治诸风筋骨挛缩，及肌皮顽痹，手足不遂"，由此可见在我国利用温泉资源治疗疾病由来已久。温泉发挥养生作用是多方面的，其主要是通过热疗效应、水压和浮力产生的机械力学效应及温泉中化学物质或微量元素，刺激人体自主神经，调节内分泌及免疫系统，从而起到治疗作用，对风湿、神经和心血管及消化系统等多种疾病具有医疗康复作用，特别是对于防治关节炎、皮肤病效果较好；同时，温泉旅游也具有舒缓精神和工作压力的作用。

（三）森林地区环境危害健康的因素及健康维护和治未病

1. 寒湿侵袭　森林地区地势较开阔的地方湿度高，湿邪较重，尤其在北方的冬天环境较为寒冷潮湿，阴寒湿邪容易聚集。日常尤其是冬季调摄应注重防寒保暖，预防风寒湿痹等疾病的侵袭。

2. 某些元素富集　森林地区存在某些元素富集，如大兴安岭东部地区常见饮水型氟中毒。应加强生活在此地区人群防病知识的普及，以及医护人员对地方病相关防控知识的培训，加强地方病预防。

3. 预防有害生物侵袭　生活在森林地区还须注意防范蚊虫等有毒动物的攻击，可以服用芳香除湿之品以预防危害。森林脑炎是一种有严格的地区性特点的急性传染病，凡是进入疫区的林业工作人员和其他人员，都应及时接种森林脑炎疫苗，做好个人防护，注意工作场所周围的环境卫生，加强防鼠、灭鼠、灭蜱工作。

八、不同国家人群的调治

全世界共有 233 个国家和地区，地理环境各异，几乎涵盖了地球上所有的环境、气候和地貌。与中国国内不同的是，各国有不同的文化背景和历史渊源及生活习惯，旅居国外的人也有各自不同的目的和条件，应当针对所处的人文和地理环境等因素，结合自身的特殊情况，加以分析和调整，调畅情绪，以达到治未病的目的。

第三节　不同类别人群的中医治未病

一、不同年龄人群的调治

不同年龄阶段人群的心理、生理特点不同，治未病方法也应有区别。根据不同年龄阶段的生长发育特点，可将人的一生分为以下六个阶段：婴幼儿、儿童、少年、青年、中年、老年。

（一）婴幼儿（0～3 岁）

婴幼儿生机蓬勃，发育迅速，对营养需求高。其神经系统发育还不健全，神气怯弱，故易因受惊吓而致病。

具体而言，出生 28 天内的新生儿，需要适应母体外环境，又因其大脑皮质大部分时间处于抑制状态，患病后反应性差，死亡率比其他时期高，故新生儿保健是儿童保健的重点，而出生后 1 周内新生儿的保健更是重中之重。1 周岁以内的婴儿，从母体获得的免疫力逐渐消失，抗病能力低，容易感染疾病，消化功能的不健全又易导致腹泻及营养紊乱。1～2 周岁的幼儿处于断奶期，断奶后的合理喂养非常重要。同时，由于其动作发展迅速，户外活动的增多导致其接触感染的机会也相应增加。为了保证婴幼儿身心健康成长，必须针对其生理、心理特点，采取合理的预防保健措施。

1. 寒温调护　新生儿居室温度以 20～22℃为宜，体温不足者，应注意保暖。同时，小儿"宜频见风日"，"天气和暖之时，宜抱向日中嬉戏"，可令小儿肌肤坚实而更耐受风寒。

2. 合理喂养　提倡母乳喂养。母乳中含有多种营养物质，不仅能为婴儿提供充足且易吸收的营养，还可使其抗病能力得到增强。人工喂养的婴儿，应根据年龄合理选择配方奶粉，宝宝的奶瓶、奶嘴要注意及时消毒。4个月以后的小儿，可逐步添加辅食，由一种到多种，由少量到多量，由稀到稠，由细到粗。添加辅食应注意：须于小儿健康、大便正常时添加辅食，生活条件改变时，如遇送托或预防接种时，不宜添加辅食；对旧辅食适应后，再添加新辅食；添加多少，应据喂养节律及小儿年龄而定。断乳后，仍需为小儿提供乳制品，同时补充足量的优质蛋白及富铁食物，防止发生缺铁性贫血。另外，还应适当摄入鱼虾类食物，尤其是海鱼类，以利于儿童神经系统发育。注重培养小儿良好的膳食习惯，吃饭定时定量，七分饱为宜。

3. 预防感染　重点预防新生儿脐带感染及皮肤感染。脐带应进行科学无菌处理，衣物应柔软、舒适，勤换尿布。新生儿居室应阳光充足，通风良好，尽量减少亲戚、朋友探望次数。接触新生儿之前，要保持手部洁净，不要亲吻宝宝的面颊，以预防感染。注意培养小儿良好的卫生习惯，如不吮手指、饭前洗手、饭后漱口等。

4. 预防接种　此期需接种乙肝疫苗3次、卡介苗1次、脊髓灰质炎糖丸4次、百白破疫苗4次、麻疹疫苗2次、流脑疫苗2次、乙脑疫苗3次等，以预防各种传染病的发生。

5. 安全防护　幼儿胆小怯弱，易受惊吓，对外界危险事物没有识别能力，容易发生异物吸入、烫伤、跌伤等意外事故，须谨慎看护。

（二）儿童（4～6岁）

4～6周岁为儿童期，又称学龄前期。学龄前儿童体格持续生长，较成人需要更多的营养素。此阶段精神神经发育迅速，是性格形成的关键时期。儿童对外界新鲜事物充满兴趣，初步具有某些抽象概念，理解和模仿能力较强。应针对上述生理、心理特点，采取适宜的预防保健措施。

1. 营养均衡　食物应多样化，不挑食，不偏食，防止因营养不均衡、营养不良而影响发育；注意饮食卫生，少食油炸食品、糖果及含糖饮料，不喝咖啡和含咖啡因的饮料，少喝冷饮。此外，需保证幼儿的饮水量，多饮白开水，也可选择矿泉水、蔬菜汁、鲜榨果汁等。

2. 起居调摄　合理穿衣，不宜穿着过多过厚。儿童要有适度的户外活动，同时做好防暑、防蚊工作，尽量不要在流行病爆发季节带儿童去人口密集的公共场所，避免交叉感染。

3. 身心调养　注重形成和谐的亲子关系，使儿童能够充分表达情感，疏泄不良情绪，同时也要使其学会控制情绪。此外，要净化生活和学习环境，选择健康的电视节目及画册等，多接触正面人物形象。

4. 预防接种　此期需接种流脑疫苗2次、脊髓灰质炎糖丸1次、麻疹疫苗1次、精白破疫苗1次、乙脑疫苗1次等，以预防各类传染病。

（三）少年（7～14岁）

7～14周岁为少年期。少年期体重、身高增长快，加之入学后脑力劳动加重，对营养需求增大；学龄期初涉课业，用眼时间需要逐渐增加，如果不注意用眼卫生，易发生近视、散光、斜视等眼部问题；此期，脊柱和两侧的肌肉都在发育阶段，骨化还没有完成，若身体姿势不正确，易发生脊柱变形；12～13岁，恒牙更换完毕，更应注意口腔保健，防止发生龋齿；12～14岁的少女，即将迎来初潮，相关的身心健康指导十分重要。

1. 饮食规律　保证充足的蛋白质和钙的摄入，少吃高糖食品，以防引起龋齿和肥胖。早餐要保质保量，课间可适当补充点心，学校午餐要注意质量及卫生，晚餐不宜吃得过饱、油腻过重，晚饭后最好不再进食。

2. 预防近视　看书写字时，环境光线亮度要适合，姿势要端正，注意用眼卫生。眼离书本一尺，胸离书桌一拳，握笔手指离笔尖一寸；不要躺在床上看书，不要在乘车或走路时看书；近距离用眼时间不宜过长，每隔 45 分钟休息 10 分钟为宜，并于休息时远眺；增加户外活动，放松眼部肌肉和神经；缩短看手机、电脑、电视的时间，减少蓝光辐射；坚持做眼保健操，缓解眼睛疲劳。

3. 预防脊柱变形　随时纠正不良姿态。侧卧睡眠时，身体不要蜷缩；阅读和书写时，身体坐正，两臂放在桌面上的长度一致，胸部跟桌边保持一拳距离，桌椅的高度要随着身高的变化进行调整。

4. 预防龋齿　饮食方面，要多吃黄豆、豆制品、海产品、牛奶、鱼肝油和含有大量维生素与无机盐的新鲜蔬菜及水果等，以补充钙、磷及维生素，从而有利于牙齿发育及钙化；适当进食粗糙的、富含纤维的食物，以摩擦牙面，促进牙面清洁；减少零食和糖果的摄入，睡前尤其不要吃糖果、糕点等零食。口腔卫生方面，宜养成饭后漱口、早晚刷牙的习惯，选择含氟牙膏。此外，还可利用窝沟封闭以封闭牙齿的点隙裂沟，以防止龋齿的发生。

5. 健康教育　应使初潮少女了解青春期生理、性心理知识，懂得月经初潮是身体发育的必然，对月经初潮时的腹胀腰酸、嗜睡乏力等不适症状做好充分的心理准备，并掌握经期调护方法。

（四）青年（15～35 岁）

青年阶段分为青春发育期、青春期及成熟期。具体而言，15～18 岁为青春发育期，19～24 岁为青春期，25～35 岁为成熟期。青春发育期是生长发育高峰期，生殖系统逐渐成熟，第二性征发育明显；进入青春期，阳气旺盛，多动少静，常引起心理、行为等方面的不稳定；成熟期的青年人，身体发育成熟，进入最旺盛的生育期。

1. 心性养生　青年热情奔放，积极进取，但同时也好高骛远，不易持久，容易冲动，情绪波动大，看问题容易偏激。他们有强烈的独立意愿，但因缺乏社会经验，极易受外界环境的影响。可从以下三个方面培养其心理素质：首先，尊重青年人独立发展的意向和自尊心，以说服、劝导等方式为主，强迫、压制的方式不可取。其次，加强自身修养，力争养成独立、坚强、开朗的个性，提高抗挫折能力。再有，开展青春期性知识和性道德教育，解除青年人因性成熟造成的好奇、困惑、羞涩、焦虑、紧张的心理，教育男青年不要染上手淫习惯。

2. 饮食调摄　注意进餐定时定量，注意低脂饮食，不酗酒，少食辛辣，避免体重超标，亦不可过度节食减肥。

3. 起居有常　读书、写字、站立时应保持正确姿势，促进骨骼正常发育。变声期时少说话、不吸烟、不饮酒，保护声带。女青年不可束胸紧腰，男青年不要穿紧身衣裤，以免影响发育或诱发疾病。

4. 运动保健　注意身体的全面锻炼，选择兼顾力量、速度、耐力、灵敏度等各项素质的运动项目，同时注意运动安全。

（五）中年（36～60 岁）

中年阶段是生命历程的高峰期，也是人生的重要转折点。生理上，中年人基础代谢率下降、免疫功能下降，易患多种疾病。心理方面，中年要承担来自多方面的压力和重任，心理负担较重。做好这一阶段的保健，有利于防止早衰、预防老年病。正如《景岳全书·中兴论》指出：

"人于中年左右，当大为修理一番，则再振根基，尚余强半。"

1. 静养心神，平和心态　中年人要知足常乐，不要争强好胜，斗气斗勇，否则容易导致冠心病或高血压。中年时期，还应注意合理用脑，学会释放焦虑情绪，通过种花养鱼、作画习字、欣赏音乐等，调摄精神，缓解心理压力，从而从心理上缓解早衰。

2. 劳逸适度，切勿过劳　要注意劳逸结合，科学合理地安排工作，善于忙里偷闲。可于脑力劳动之余，从事适当的体力劳动，切忌久坐，切忌通宵达旦地工作。应进行适度的体育锻炼，可选择太极拳、八段锦、五禽戏等中国传统保健功法，以及快走、游泳、登高、垂钓等现代体育运动。运动切忌逞强，尽量避免对关节伤害较大的运动。

3. 饮食调摄，防止早衰　中年人易发生肥胖症、糖尿病、高血压、心脏病、骨质疏松症等疾患。故此阶段，应控制热量摄入，限糖少脂，同时保证摄入适量蛋白质，适当补钙，增加膳食纤维的摄入，多补充水分。

4. 起居有常，节欲保精　人到中年，性能力逐步衰退，应根据个人身体状况适当减少房事，防止因房劳过度而导致早衰。

5. 习惯良好，定期检查　中年人应根据自身情况，每一年或半年进行一次体检，以便早发现早治疗。有心脑血管或肿瘤等疾病家族史者，还应补充选择相应体检项目。

（六）老年（60岁以上）

人到老年，机体生理功能和形态学方面均发生退行性变化，其适应环境及自我调控能力低下，易发多种疾病。心理方面，老年人容易产生孤独垂暮、忧郁多疑、烦躁易怒等情绪。由此制订的预防保健方法如下：

1. 调畅情志　培养乐观情绪，保持神志安定，是老年人心理调摄的关键。具体可从以下三个方面进行调摄：一为少思。老年人应遵从"恬惔虚无，真气从之"的理念，放松心情，摒弃杂念，少思节虑，宁静淡泊，学会适可而止。二为不怒。遇愤怒之事，要学会控制自己的情绪，以柔克刚。三为不求。老年人要减少欲望，持有一颗平常心，切忌斤斤计较。此外，老年人应做到心境平和，正确对待生死，如身体出现不适，应尽快就医，切忌胡思乱想而产生心理恐慌。

老年人要学会寻找精神寄托，培养广泛业余爱好，可选择欣赏音乐、习字作画、垂钓等活动。老年人要广交益友，遇到不快及时倾诉，对于培养健康的心理大有裨益。

2. 合理膳食　老年人的饮食应保证营养丰富、清淡易消化。具体要求如下：第一，食宜多样。年高之人，精气渐衰，应保证营养丰富全面，以延缓衰老。第二，食宜清淡。老年人味觉功能减退，常常感觉食而无味，因此饭菜要注意色、香、味俱全，不可过咸或过于油腻。但需注意，饮食清淡不等于吃素。第三，食宜熟软。饭菜要做得软烂，烹调多采用焖、炖、蒸、煮等方法。粥是最适宜老人的食品，不仅易于消化，且可养护脾胃。第四，食宜定时定量。老年人进食要有规律，需防止因暴饮暴食而诱发心肌梗死。

3. 调摄起居　起居作息要有规律，做到定时睡眠，早睡早起。因调节能力差，应注意随季节、气候变化增减衣物。老年人动作要慢，宜穿着布底鞋，防止滑倒跌伤。应按时排便，排便不畅时，不能过分用力，否则可能会诱发心脑血管疾病。

4. 合理用药　老年人常因患多种慢性病而需长期同时服用多种药物，用药时需遵循以下原则：先取食疗，而后用药；多用成药，少用汤剂；药量宜小，品种宜少，疗程宜短，首选长效制剂；治疗宜适可而止，不必苛求痊愈。

5. 运动锻炼　在医生的指导下，选择运动量小且动作缓慢有节律的有氧运动，辅以适当的肌力练习。运动时，要根据主观感觉及心率、体重等变化，酌情调整运动量。如出现身体不适，应及时就诊。

二、不同性别人群的调治

（一）男性

男性之生理，阳刚有余、柔韧不足，其性格彪悍勇敢、争强好胜，且有吸烟饮酒之好，如调摄不慎，易致精损阳耗。据此，男性保健应以顾护阴精、养护阳气为原则，具体方法如下：

1. 顾护阴精　男子以精为本，肾精对男子身体健康至关重要，故顾护阴精为男性保健之重。首先，节欲以防精泻。性生活应适度，以防精竭气衰。其次，调神以防精泻。精可养神，神可御精，积精可全神，宁神可保精。少思寡欲，戒除杂念，安定情绪，可使精气内守而不外泄。

2. 养护阳气　男性为阳刚之质，阳气旺盛的程度决定其是否强健，故养护阳气为男性保健之要。于气候寒冷之时注意防寒保暖，于气候炎热之时切忌贪凉饮冷，于气温骤增之时不可顿减衣物，防止寒凉伤及阳气。

3. 戒烟限酒　烟酒过度对健康有害。吸烟伤及多系统功能，尤以呼吸系统、循环系统为甚。过度饮酒最易伤肝，中枢系统及神经系统毒性亦不可忽视。对男性而言，吸烟还可能导致精液质量降低，或诱发精索静脉曲张而致不育。而过量饮酒也可使精子畸变、活力减弱。由此可见，男性应戒烟限酒，在防止自身罹患疾病的同时，对后代之康健也大有裨益。

（二）女性

经、孕、产、乳是女性重要的生理过程，做好相关防护工作，不仅关乎其自身健康，而且影响其后代的体质和智力发展。心理方面，女性情感丰富，多愁善感，加之较男性承担更多的家庭琐事，因此更易导致肝郁气滞、气血失和。《备急千金要方》中说："女人嗜欲多于丈夫，感病倍于男子，加以慈恋、爱憎、嫉妒、忧恚……所以为病根深，疗之难瘥。"女性预防保健，重点应做好经期、孕期、产褥期、哺乳期的调护。

1. 经期调护　首先，经期要保持外阴清洁，禁止性交、盆浴和游泳。其次，经期不宜从事重体力劳动和剧烈体育运动，以防耗气动血，使经期延长、经量过多，甚或导致血崩。其三，经期注意保暖，贪凉饮冷易致气血凝滞，由此发生月经后期、月经过少或痛经。其四，经期宜调畅情志，因情志不调，易致气血运行逆乱，从而引起月经失调或闭经。

2. 孕期调护　首先，注意定期产检。及时了解孕妇身体情况及胎儿的生长发育情况，可使母亲和胎儿的健康和安全得到保障。其次，注意孕期营养。营养要全面均衡，摄取足量的蛋白质、杂粮、蔬菜及水果，不仅可保障孕妇、胎儿的营养，也为分娩过程提供足够的能量。再次，注意安全用药。妊娠早期，胎儿脑部、神经管、器官发育，若非病情所需，尽量避免用药。必须用药时，一定要在医师指导下合理用药，中药亦不可滥用。再有，孕期谨防伤胎。孕妇应避免做放射线检查，戒烟禁酒，以防造成胎儿宫内发育迟缓综合征及发育畸形。孕期不可过度劳累、过度紧张，应保持心情愉快，睡眠充足，同时适当活动，以减少流产、早产、难产的发生率。

3. 产后调护　首先，产后应充分休息，保证充足睡眠，避免过度劳累，同时鼓励孕妇尽早下床活动，但持续时间不宜过长，以防诱发子宫出血及子宫脱垂。其次，产后要避免受寒。产后百脉空虚，如感受风寒则易导致恶露不行。因此，室内空调不可直吹，不宜见穿堂风；洗澡水温控制在37℃左右，以淋浴为宜，时间不宜过长，洗后及时擦干；洗脸刷牙均须使用温水，饮食亦忌生冷。其三，适当进补。产妇在分娩过程中消耗的大量气血，需及时得到补充。应注意营养丰富、热量充足，容易消化，以促使身体迅速恢复。其四，注意卫生，防止感染。产妇出汗多，分泌物多，要经常洗头、洗脚、清洗外阴，勤换内衣裤，保持体肤清洁；每天早晚用软毛牙刷轻柔刷牙，进食后漱口，以保持口腔卫生；恶露未净或产后6周内，禁止性生活，以防产褥期感染。再有，应保证产妇心情愉悦。轻松愉快的家庭氛围，有助于产妇心情愉悦，防止发生产后抑郁。

4. 哺乳期调护 首先，产后应尽早哺乳，不仅可刺激乳汁分泌，还可促进子宫收缩。其次，哺乳前后，产妇要注意清洁手部及乳头，以防乳腺感染和新生儿肠道感染的发生。其三，哺乳期妇女要补充丰富的蛋白质、热量及水分，如鸡蛋、瘦肉、鱼等，戒烟、酒、浓茶，避免饮食寒凉。其四，哺乳期间用药应遵医嘱，至少在服药3～4小时后再行哺乳，以降低乳汁中药物浓度。再有，哺乳期应注意避孕，但不宜采取药物避孕。避孕药不仅会抑制泌乳素生成，减少泌乳量，乳汁中的避孕药成分还会影响婴儿内分泌。

三、不同职业人群的调治

不同职业劳动者的工作环境有差异，调治方法也各不相同。脑力劳动者工作时间不规律、肌肉活动少，对热量的需求相对不高。体力劳动者从事比较繁重的工作，肌肉、骨骼活动多，代谢旺盛，需要较多的热量。特殊职业者可能接触一些有害物质，如有害粉尘、化学毒物等，或常身处高寒、高温、缺氧等不良环境中。因此，需结合不同职业特点进行调摄，以防罹患疾病。

（一）脑力劳动者

有研究表明，近90%的脑力劳动者处于不同程度的亚健康状态。因此，对脑力劳动者进行身心调摄至关重要。

1. 健脑益智 脑力劳动者用脑多，饮食应注重健脑。如食用鱼类、乳类、瘦肉，以补充优质蛋白，增强脑血管功能；食用鱼虾、坚果、植物油等，以补充不饱和脂肪酸，提高脑细胞的活性，增强记忆力和思维能力；食用动物脑髓及蛋黄、大豆等，以补充脑磷脂和卵磷脂，改善大脑功能，增强专注力和记忆力。

2. 动静结合 脑力劳动者常需伏案工作，颈、肩部肌肉持续处于紧张状态，从而导致颈椎病、脊柱变形等疾病。为此，脑力劳动者应注意动静结合，在用脑之余，适当进行有氧运动，不仅有助于机体各器官、系统功能的增强，还可促进脑细胞代谢，提高工作效率。

3. 协调身心 脑力工作时间不可过长，以不超过2小时为宜。长时间从事脑力劳动时，可选择一些轻柔舒缓的音乐作背景，以减轻思维中枢的压力，提升工作专注力。不可经常熬夜，应保持良好睡眠。

4. 合理用药 在医生指导下选用健脑药物，如核桃、黑芝麻、龙眼肉等。针对健忘、头晕、神经衰弱等症状的人群，可选用人参制剂。

（二）体力劳动者

体力劳动者从事生产劳动时，常需长时间采取某个固定姿势，或不断重复单一动作，局部筋骨、肌肉持续紧张，久而久之导致劳损。《素问·宣明五气》云："久视伤血，久卧伤气，久坐伤肉，久立伤骨，久行伤筋，是谓五劳所伤。"体力劳动者消耗的热量较脑力劳动者多，物质代谢旺盛。针对上述特点，体力劳动者应做到合理膳食、适当运动、劳逸结合，防患于未然。

1. 合理膳食 体力劳动者正常工作需要消耗大量的热量，要保证膳食中足够的热量供给。为此应注意膳食的合理烹调、品种多样，使劳动者食欲旺盛，以保证其摄取所需热量及各种营养素。

2. 适当运动　工人工种不同，生产劳动时采用的姿势或体位不同，导致身体某一部分肌肉持续紧张，肌群失去均衡发展。因此，应根据工种合理选择锻炼方式。如长时间站位工作者，可选择散步、慢跑、打拳、摆腿、体操等活动，以缓解腰腿肌肉紧张疲劳，防止发生驼背、腰肌劳损及下肢静脉曲张等；长时间坐位工作者，可选择球类运动等全身性活动，不仅使手指、手腕更加灵巧，敏感性增强，还可健脑益智、改善微循环；司机、纺织工、缝纫工等工种，劳动技术性强，既耗体力又费脑力，宜选择太极拳、保健气功等运动量小、动作柔和的运动，有助于放松精神，舒筋活血。

3. 劳逸结合　体力劳动者局部肌肉长时间处于紧张状态，可通过更换工作体位，变换身体重心，工间休息时稍做活动等方式，放松局部肌肉。其次，工作之余应安排自我放松的时间，如跳舞、养花等，同时还要保证睡眠充足。

（三）特殊职业者

从事特殊职业者，除遵循上述方法外，还应根据特殊工作环境，如矿山、低温、高温、深水、缺氧、太空、粉尘等，有针对性地进行调摄。

1. 饮食调摄　需根据不同工种选用相应的食物，目的是使有害因素的危害降到最低。矿井工人，应注意补充维生素 A 与维生素 D。低温环境工作者，应增加脂肪和蛋白质的供给量，以提高机体防寒力；增加维生素 A 的供给量，以提供机体抵抗力和应激能力。从事高温作业的工人，应注意补充含盐饮料，多喝菜汤、鱼汤、鸡汤，多吃新鲜蔬菜和水果等，以补充出汗损失的水分、无机盐及水溶性维生素。高、低压环境下作业人员，可通过摄入优质蛋白质，促进机体平衡能力的恢复；同时增加新鲜水果和蔬菜的摄入，以补充维生素和微量元素，从而应对气压变化对身体的影响；为预防高原反应，应适当减少食盐摄入量。粉尘环境劳动者，应增加维生素 D 的摄入量，以促进肺组织病灶的钙化愈合。

2. 起居调摄　特殊职业者，应根据自身工作特点调摄起居。粉尘、放射、噪声、有毒物质环境作业下的人员，要注意佩戴防护用具，防止各种污染。井下工作者，要加强户外活动，多晒太阳。高温环境工作者，宜穿宽松透气的工装；低温环境工作者，应注意保暖。太空员，可采用自行车功量计、跑台和穿着企鹅服等方法，适度增加心血管系统和肌肉的负荷，以减轻失重引起的心血管紊乱。

3. 定期体检　不良工作环境可能损害特殊职业者的身体健康，劳动者应有针对性地进行定期体检。如长期工作在噪声环境中的工作者，应定期检查听力；放射工作者，应定期检查皮肤、血液、神经系统等；接触有害化学物质的工作者，应定期检查血、尿及肝肾功能等。

四、不同体质人群的调治

体质，是指源于先天禀赋和后天因素获得的，在形态结构和功能活动方面的相对稳定的特性。王琦 9 种中医体质分类法将体质分为平和质、气虚质、阳虚质、阴虚质、痰湿质、湿热质、血瘀质、气郁质、特禀质。平和体质之人无明显的气血、阴阳偏盛偏衰倾向，而其他 8 种体质均有气血、阴阳、寒热的不同偏颇情况。只有根据不同体质特点进行调治，才可获良效。

（一）平和体质

平和体质者，形体匀称，体力强壮，面色、肤色润泽，眠安食佳，二便正常；脉象平和。平和体质之人虽无明显气血、阴阳偏颇，但也会出现意外情况。调摄方法应做到以下几点：

1. 饮食调摄　注意五味调和，合理搭配，平衡膳食。还应注意因人施食，小儿要摄入充足的蛋白质、维生素、无机盐、卵磷脂，以利于大脑和身体各器官的成熟与发育；老年人饮食宜清淡、温热、熟软；女性应根据经带胎产各生理时期的特点调配饮食。

2. 起居调摄　应做到起居有常，劳逸适度。居处要采光充足、空气流通、安静舒适，着衣宜宽松舒适。

3. 精神调摄　当受到强烈精神刺激时，应注意及时调摄、宣泄不良情绪，防止七情过极。

4. 体育锻炼　以动静结合、练养相兼、循序渐进、持之以恒为原则，顺应自然界节律变化，选择适宜的锻炼方法。如天气寒冷时，可选择运动量大的项目，加强耐寒训练，以提高人体的抗寒能力，增强并保护人体的阳气；天气炎热时，则选择运动量小的功法运动。

（二）气虚体质

气虚体质者，语声低弱，精神不振，易疲劳，易汗出，易感外邪，病后康复慢；舌淡苔白，脉弱。调摄方法应做到以下几点：

1. 饮食调摄　宜食用补气健脾之品，如糯米、小米、黄米、大枣、香菇、鸡肉、鹅肉、鹌鹑、兔肉、牛肉、鲫鱼、鲢鱼等。气虚明显者，可食用补气药膳，如黄芪蒸鸡、乌鸡豆蔻、黄芪猴头汤、人参莲肉汤、健胃益气糕等。少食空心菜、槟榔、萝卜等耗气之物，忌生冷、辛辣之品。

2. 起居调摄　劳则气耗，气虚体质者不宜过劳，以免再伤正气。气虚体质者卫气不固，故应注意保暖，切忌劳汗当风；否则，腠理开泄，更易感邪。

3. 精神调摄　气虚体质者，性格内向，不喜冒险，故应注重培养豁达乐观、稳定平和的性格。不宜过思或过悲，防止过思伤脾、过悲伤肺。

4. 体育锻炼　气虚体质者，气机运行失畅，可选择广播操、散步、慢跑及太极拳等柔缓的方式小役形体，以流通气血。

（三）阳虚体质

阳虚体质者，形体白胖，面色淡白，肌肉松软，畏冷喜温，喜热饮食；舌淡胖嫩，脉沉迟。调摄方法应做到以下几点：

1. 饮食调摄　宜食用甘温补阳之品，如羊肉、狗肉、鹿肉、韭菜、茴香、香菜、辣椒、生姜、花椒、核桃、荔枝、龙眼、榴莲等。阳虚明显者，可食用补阳药膳，如鹿角粥、当归生姜羊肉汤、壮阳狗肉汤、杜仲腰花、虫草炖鲜胎盘等。阳虚体质之人，气化不及，易生寒湿，不宜过食苦寒黏腻之品，如田螺、螃蟹、苦瓜、西瓜、绿豆、绿茶及冰冻饮品等寒凉之品，以防再度伤阳助湿。同时，应减少盐的摄入，以免发生肿胀或小便不利。

2. 起居调摄　阳虚体质者畏寒喜温。秋冬时节应温食暖衣以养护阳气，春夏则应以日光浴培补阳气。夏季暑热，腠理开疏，汗液外泄。此时，切不可贪图一时之快而贪凉饮冷，否则更伤阳气，亦不可过于劳作而致大汗伤阳。切忌不宜长期待在阴暗、潮湿、寒凉的环境中。

3. 精神调摄　阳虚体质者性格沉静、内向，情绪易低沉。应善于自我调整，多与他人交流沟通，以排解不良情绪，也可通过收听激扬、高亢、豪迈的音乐，调动自己的情绪。

4. 体育锻炼　锻炼应以振奋精神、提升阳气为目的。短距离跑和跳跃运动等项目，有助于振奋阳气，促进阳气的升发和畅通，正所谓"动则生阳"。切忌运动量过大、出汗过多，导致汗出伤阳。

（四）阴虚体质

阴虚体质者，形体偏瘦，手足心热，口燥咽干，喜冷恶热，大便干结；舌红少津，脉细数。调摄方法应做到以下几点：

1. 饮食调摄　应多食滋补阴津之物，如龟肉、鳖肉、蟹肉、鸭肉、猪肉、乳品、鸡蛋、黑芝麻、蜂蜜、甘蔗、梨、杏、银耳、百合等。阴虚明显者，可食用药膳，如莲子百合煲瘦肉、清蒸人参元鱼、益寿鸽蛋汤、生地黄鸡、秋梨膏、怀药芝麻糊、龟肉炖虫草等。同时，应减少温燥之品的摄入，如葱、姜、蒜、韭菜、花椒、茴香、桂皮、辣椒、羊肉等，防止损伤阴津。

2. 起居调摄　阴虚体质者，阴津不足，虚火内生。此类人冬寒易过，暑热难捱。夏季应注意避暑，秋冬要注意养阴。应节制房事，戒烟限酒，以惜阴保精。其他加重阴虚体质偏颇的因素也应避免，如工作紧张、熬夜、剧烈运动，或于高温酷暑环境下工作等。居住环境宜安静，最好选择坐南朝北的房子。

3. 精神调摄　阴虚体质者，性情急躁，外向好动。因此，应注意加强自我修养，阅读修身养性的书籍，收听舒缓的音乐，少参加争胜负的文娱活动，少与人争辩，逐渐养成沉着冷静的性格。

4. 体育锻炼　应选择中小强度、动静结合的健身项目，如太极拳、八段锦、内养操等，锻炼时要及时补充水分。阴虚体质者，不宜选择激烈的运动形式，不宜在闷热的环境中运动，否则汗出过多，更损阴津。

（五）痰湿体质

痰湿体质者，形体肥胖，肌肉松弛，懒动嗜睡，嗜食肥甘，口中黏腻，便溏；苔腻，脉滑。调摄方法应做到以下几点：

1. 饮食调摄　饮食宜清淡，选择健脾、利湿、化痰之物，如扁豆、鲫鱼、白萝卜、橘子、橙子等。痰湿明显者，可食用药膳，如山药冬瓜汤、荷叶粥、茯苓粥等。少吃肥甘、滋补、寒凉之品，如肥肉、油炸食品、冰激凌等，不宜多饮酒及饮料，切勿过饱，以防伤及脾阳，湿邪内生。

2. 起居调摄　居住环境应通风良好、光照充足，忌阴冷潮湿，防止因湿邪外袭而加重体质偏颇。平时应多进行户外活动，使气机得以舒展。气候湿冷之时，应减少户外活动，避免受寒、雨淋。注意个人卫生，衣着应透湿散气，防止皮肤疾病。

3. 精神调摄　痰湿体质者，性格温和，处事稳重，善于忍耐。可多参加社会活动，培养兴趣爱好，以舒畅情志，疏利气机，从而纠正体质的偏颇。

4. 体育锻炼　应长期坚持体育锻炼，逐渐增加运动量，可选择散步、慢跑、球类、武术、八段锦、五禽戏等。运动环境应光照充足，时间选择在下午 2～4 点，此时阳气盛极，可助阳长。

（六）湿热体质

湿热体质者，形体偏胖，面垢油光，身重口干，便黏尿赤，男性阴囊潮湿，女性带下量多；舌质偏红，苔黄腻，脉滑数。调摄方法应做到以下几点：

1. 饮食调摄　宜选食清利化湿之品，如薏苡仁、赤小豆、豌豆、冬瓜、丝瓜、黄瓜、芹菜、荠菜、莲藕、枇杷、鲤鱼、泥鳅等。湿热明显者，可食用药膳，如薏苡仁粥、赤小豆鲤鱼汤、滑石粥等。少食肥甘厚腻之品，尤忌油炸、煎炒、烧烤之物，忌暴饮暴食，否则可能因脾胃运化不及而生湿化热。

2. 起居调摄　要保持二便通畅，防止因湿热郁聚而加重体质的偏颇。注意个人卫生，预防痤疮、痈疽等病变。酒性热而质湿，恣饮无度，必助湿生热，故湿热体质者必须戒酒。

3. 精神调摄　湿热体质者多急躁，应注意修养心性，通过阅读文化典籍以增强文化底蕴，运用节制法、疏泄法、转移法等情志调摄法，化解或释放不良情绪，防止因五志过极，助火生热，加重湿热体质倾向。

4. 体育锻炼　可选择中长跑、爬山、各种球类等强度、运动量较大的锻炼，以消耗体内多余的热量，排泄多余的水分，达到清热除湿的目的。暑湿较盛之时，不宜运动。

（七）血瘀体质

血瘀体质者，多形瘦，肤色晦暗，色素沉着；唇舌暗，或舌有瘀点，舌下络脉紫暗或增粗，脉涩。调摄方法应做到以下几点：

1. 饮食调摄　宜食用活血化瘀之品，如洋葱、生山楂、黑豆、香菇、油菜、红糖等。酒可少量常饮，醋可多吃。瘀血明显者，可食用药膳，如山楂红糖汤、黑豆川芎粥、丹参烤里脊、益母草煮鸡蛋、红花当归酒、玫瑰露酒、牛膝复方酒、桃仁粥等。忌食有涩血作用的食物，如乌梅、柿子、李子、石榴、苦瓜、花生米等。

2. 起居调摄　应避免寒凉刺激，不可贪凉，防止寒凉凝血。不可贪图安逸，应动静结合，以使气血畅行。

3. 精神调摄　要培养乐观的情绪，保持精神愉快，防止忧郁、苦闷使气血不畅，从而加重瘀血倾向。

4. 体育锻炼　以有益于全身气血流通为原则，并坚持长期锻炼。年轻人可选择跑步、登山、游泳等运动量大的项目，中老年人心血管功能不强，加之存在瘀血倾向，易患胸痹，故运动量不宜过大，可选择易筋经、保健按摩术、太极拳、五禽戏等。运动时，如出现胸闷、呼吸困难、脉搏加快等，需立即停止运动，并及时就医。

（八）气郁体质

气郁体质者，多体瘦，时或性情急躁，易激动，时或忧郁不乐，善太息；舌淡苔白，脉弦。调摄方法应做到以下几点：

1. 饮食调摄　多食理气解郁之品，如佛手、萝卜、大蒜、刀豆、豆豉、荞麦、橘子、柑皮等。气郁明显者，可食用药膳，如姜橘饮、疏肝粥、玫瑰花鸡肝汤等。不宜食用收敛酸涩之物及冰凉食品，以防涩滞气机，加重气郁倾向。

2. 起居调摄　衣着应宽松舒适，居处应宽敞明亮。注意劳逸结合，过度贪图安逸，会加重气机怫郁。

3. 精神调摄　气郁体质者，性格忧郁脆弱，敏感多疑，对精神刺激适应性差。应主动寻找生活乐趣，多参加有益的社会活动，广泛结交朋友，看喜剧，听相声，塑造开朗、豁达的性格。

4. 体育锻炼　尽量增加户外运动，可选择大强度、大负荷的运动方式，如跑步、登山、游泳、球类活动等，以便更好地鼓舞气血，舒畅肝气。多参加旅游活动，呼吸新鲜空气，欣赏自然美景，有助于情绪舒畅。

（九）特禀体质

特禀体质包括先天性、遗传性的生理缺陷与疾病、过敏反应等。该体质，或以先天性、家族性为特征，或以母体影响胎儿个体生长发育及相关疾病为特征；过敏体质者可表现为多种过敏反应，如药物性过敏、食物性过敏等。调摄方法应做到以下几点：

1. 饮食调摄　应根据个体情况进行饮食调摄。其中，过敏体质者饮食宜清淡，应多吃益气固表之品，如糙米、蔬菜和蜂蜜等，还可食用药膳以扶正祛邪，如固表粥、葱白红枣鸡肉粥等。忌食生冷、辛辣、油腻及腥膻发物等，如辣椒、酒、浓茶、咖啡、肥肉、鱼、虾、蟹等，以免引动伏痰宿疾。

2. 起居调摄　应根据个体情况进行起居调摄。其中，过敏体质者，应减少户外活动，避免接触各种致敏原；季节交替之时，应注意及时增减衣被；室内要保持清洁，被褥经常洗晒；家居装修选择绿色环保材料，装修后至少通风 3 个月以上才可入住，以减少过敏发作的概率。

3. 精神调摄　特禀体质的心理特征虽因其特异情况而不同，但多有内向、敏感、多疑、焦虑、抑郁等表现，应针对性地进行调摄。

4. 体育锻炼　应根据个人情况，选择适合自己的运动项目，并长期坚持，以增强体质。对花粉过敏者，春秋季节应避免长时间户外锻炼；对冷空气过敏者，不宜在寒凉的环境中锻炼；对紫外线过敏者，应做好防护，避免强光下的暴晒等。

第四节　人体不同部位的治未病

一、头面颈项部位的调治

（一）头发

发为血之余，与人体脏腑关系密切，头发外在局部的枯荣状态变化，均与内在脏腑气血的盛衰和功能活动有关。临证时，通过观察头发的局部症状，可以测知人体脏腑可能发生的病变。情志是引起人体发生疾病的重要因素，任何一种情志的过度兴奋或抑制，都会引起头发的变化；从一定程度上讲，头发的变化同样可以反映出情志的变化，如哀思、忧虑过度，常导致"少白头"或大量脱发。目前在很多人身上出现的头发颜色逐渐由黑变白的过程，反映了人体精气由盛转衰的过程，亦即身体状态由盛到衰的变化过程。因此历代医家对于头发的治未病十分重视，将头发的保养方法归纳到了防病治病的措施中。头发的治未病方法包括以下几个方面：

1. 梳理、按摩梳头　能够疏通头部气血，起到祛风明目、荣发固发、改善睡眠的作用，具有良好的治未病效果。梳头的正确方法为：由前向后，再由后向前；从左至右，再从右至左；循环梳理头发数十次甚至数百次，将头发梳理至光滑平整为宜。梳头时间可以不固定，选择任何空闲时间均可。梳头时还可结合手指按摩，具体操作方法为：双手十指自然张开，以手指指腹由前发际向后发际均匀地用力缓慢点按、揉按，然后再由头部两侧向头顶部做均匀地用力缓慢点按、揉按，如此反复操作至头皮微微发热为宜，能够缓解疲劳，活血通络。

2. 洗发、烫发　随着成年妇女对于美丽外表的追求，烫发已成为保持发型美观的主流趋势。但烫发要适度，以 4 ～ 6 个月 1 次为宜，尤其干性发质者不宜勤烫。孕产妇及儿童不宜烫发。

3. 饮食调治　日常饮食结构应均衡化、多样化，合理搭配，能够起到健发美发的作用。可食用含有丰富蛋白质及多种维生素的天然食物，如海鲜、鸡蛋、豆类、绿色蔬菜、杂粮等。食疗药膳等对于头发治未病调治也具有一定作用。常用的有仙人粥、芝麻核桃糖蘸等，长期服用可起到健脑补肾、乌须黑发的作用，能够调治健忘、失眠、头发早白等症状。

4. 药物调治　中药美发可分为外用及内服两种途径。外用药能发挥润发、洁发、香发及乌发等作用。明代《普济方》记载：取猪胆1枚，将其胆汁全部溶于水中或将其置于乳香油中浸泡7日以上，于洗头发干后取适量猪胆汁或乳香油涂抹于毛发上可起到润发之效。《慈禧光绪医方选议》曾记载一药方，名为令发不落方，具有止落发、防白发之功用，尤其对于血热发落者效果更佳。

内服药主要是通过综合调整机体生理功能，促进周身气血运行，从而实现健发作用。古方有瓜子散（《千金翼方》），长期内服具有补血活血、美发荣肤之功，能够起到预防毛发早白、抗衰老等作用。此外，一些内服的药酒也有补益通脉的功效，有助于白发变黑，如地黄酒、黄精酒、枸杞酒等；七宝美髯丹、首乌延寿丹等作为美容养颜的经典方药，具有强筋骨、益精血、乌发明目之功效，亦可择用。

5. 气功调治　气功是日常治未病调治的方式之一，能够综合调整机体的精、气、神，同时还能够直接调整体内经脉气血流注，起到润发、生发的作用。《诸病源候论》中记载一功法，名为导引生发，能够起到浓密毛发的作用。该功法主要采取下列两种姿势：一是两脚并拢，双手按于小腿上，腰向前俯，以头部着地；二是两脚与肩同宽距离约一尺，双手握住小腿，用头部顶地。上述动作各做12遍。

此外，平时应保持心情愉悦，避免情志过极，加强运动锻炼，戒除烟酒、熬夜及暴食暴饮等不良生活习惯，也是促使头发茂盛秀美的重要调治方法。

（二）颜面

人体脏腑气血上注于面部，致使面部血液循环丰富，而脏腑气血的盛衰也能够在面部的不同区域表现出来，即左颊属肝，右颊属肺，头额属心，鼻属脾，下颏属肾。心主血脉，其华在面，因此五脏之中尤以心与颜面关系最为密切，心脏经络气血盛衰和病变均可通过面部的变化反映出来。颜面是反映机体健康状况的窗口，颜面衰老标志着人体的健康出现了问题。随着年龄的不断增长，很多生理老化现象逐渐出现，这些都属于正常的生理现象。但是如果因为生病或不注重身体调摄，颜面皮肤衰老的情况就会提前出现。当机体有慢性疾病时，由于长期耗伤气血津液致使体质虚弱，颜面部的衰老情况就会较早出现。饮食失调、肌肉失养、六淫侵袭、防护不周、阳光暴晒均易使皮肤老化。此外，抽烟、睡眠不足、长期情绪不佳也会导致容颜提前老化。因此，颜面的调摄在日常生活中也十分重要。

1. 科学洗面　经常洁面能够疏通颜面局部气血，促使五脏精气外荣于肌表。洗面时应注意根据机体生理特点选择合适的水质、水温及洁面次数。

2. 饮食调养　饮食对面部皮肤有很大的影响，要注意饮食营养平衡，做到饮食有节，多食对皮肤有保养作用的食物，不可偏嗜辛辣之品。科学研究显示：富含多种维生素、氨基酸、酶及矿物质的食物可以适当多食，能够使肌肤白嫩、红润、有光泽。

3. 药物调治　传统中药治疗能够在祛除颜面部皮肤疾患的同时，起到滋养肌肤、去皱防皱的作用。传统中药治疗在使用上可分为内服与外用两类。①内服：白芷、白附子、玉竹、枸杞子、杏仁、桃仁、黑芝麻、防风、猪肤、桃花、辛夷等药材，能够起到润泽肌肤、增强皮肤弹性的作用；②外敷：绿豆粉、白芷、白及、白蔹、白僵蚕、白附子、天花粉、甘松、山奈、茅香、零陵香、防风、藁本、肥皂荚、桃花、荷花、芙蓉花等，能够起到祛风通络、润肤香肌的作用。

4. 按摩通络 局部面部经络按摩能够达到美容的目的，而远部经络按摩同样也能够达到美容的效果。清晨起床后可闭目静坐，排除杂念，双手掌心相对摩擦，待掌心摩热后擦面，双手摩擦双耳，轻轻牵拉耳郭，在此过程中配合揉按头皮，梳理头发，最后摩热掌心，以热掌擦面，每日可自上至下操作 14 次。

5. 针灸美容 传统针灸理论认为，手三阳经经脉、足阳明胃经经脉、足太阳膀胱经经脉、足少阴肾经经脉及足厥阴肝经经脉对美容均有良好的效果。可根据人体差异进行辨证论治，适当调整针刺处方。例如，除皱防皱的针刺处方主穴可选取攒竹、丝竹空、太阳、迎香、颊车、翳风穴等，配穴可根据辨证选取中脘、关元、足三里、漏谷、合谷、曲池等，该处方可起到益气养血、嫩肤除皱的作用。除针刺外，艾灸也能够除皱防皱。

6. 气功美容 练习气功可以通过自我调控、自我身心锻炼达到驻颜长寿的目的。童面功是佛家的一种功法，在美化面容方面功效显著。具体功法如下：自然盘坐，聚焦心神，摒除杂念，两手掌心置于双膝，端正上身，双眼闭合，舌触上腭，意守丹田，缓慢深长呼吸。用意念引导气血至丹田处：两眉之间谓上丹田；心窝谓中丹田；脐下小腹谓下丹田；命门谓后丹田。以意领气，口中默念"上丹田，中丹田，下丹田，后丹田"，意念引导气血沿任督二脉循行至相应丹田位置，如此循环一圈视为一个周期，如此反复 18 个周期，能够起到旺盛气血、振奋阳气的作用。此功法能改善面部气血状态，起到面如童颜的功效。

此外，注意避免直接将肌肤暴露于日光下，时刻保持心态乐观，养成良好的生活作息规律，避免熬夜、吸烟、酗酒等不良习惯，对预防面部早衰均有重要意义。

（三）眼睛

眼睛能够反映出人体的精气神，与脏腑经络关系密切。《灵枢·大惑论》指出："五脏六腑之精气，皆上注于目。""目者，五脏六腑之精也，营卫魂魄之所常营也，神气之所生也。"因此，眼睛的治未病调治不仅要从眼睛局部做起，同时还要综合调整机体各脏腑气血状态。眼睛的调治可以从以下几个方面做起：

1. 运睛远眺 运睛即运转眼珠，如此做能够提高眼睛的灵敏性，同时还能改善眼部气血，增强眼珠光泽、祛除内障外翳，从而矫正视力。每日晨起后，可先闭目活动眼球，使其按逆时针、顺时针的方向各旋转 10 次；然后睁开双眼，使眼睛依次看向左、右、左上角、右上角、左下角及右下角，如此循环 4～5 次；晚睡前也可进行运睛锻炼，先睁目操作 10 次，后闭目操作 10 次。除此之外，还可进行其他的眼部锻炼，如眨眼、虎视、瞪目、顾盼等，能够促进眼周肌肉活动，增强局部气血运行，使眼睛得到滋润濡养，增强视力。日常空闲时间可选择眺望蓝天、白云、树木、明月、星空等，达到活动眼球、缓解眼部疲劳的目的。

2. 熨目捏眦 熨目即睁眼时将搓热的手掌置于两目上，令摩擦产生的热气煦熨双目，待温度稍冷后再摩再熨，每日可做数次，每次按上述方法操作 3～5 遍，具有温通阳气、明目提神的作用。《圣济总录·神仙导引》中曾提到捏眦有助于视力的提高。在闭气时捏按两目之四角，当微感憋闷至换气时即可停止，每日可行数次，每次可反复上述操作 3～5 遍。

3. 点按穴位 眼周腧穴时常按揉可起到明目保健、治疗眼疾的作用。按揉手法宜由轻逐渐加重，以食指指腹或拇指背侧曲骨点按穴位直至出现明显的酸胀感，然后再做几次局部抚摩。《圣济总录·神仙导引》曰："常以两手按眉后小穴中，二九，一年可夜书。"

近代人基于古代眼部保健理论，不断创立出一些新的眼部保健法，如"眼保健操"对保障青少年视力、预防眼部疾患起到了十分重要的作用。

4. 闭目养神　《素问·宣明五气》指出"久视伤血"，即视物过久易耗血伤神。因此在学习、工作及日常活动中，明目不宜时间过长，当眼部感觉疲劳时应闭目养神 3 ～ 5 分钟，摒除杂念，全身心放松；或每天定时做几次闭目静养。闭目养神能够很好地消除眼部疲劳，保护视力，对眼部疾患具有辅助治疗作用。

5. 饮食调养　食物中富含多种营养物质，而这些物质对增强视力起到了关键性的作用。多吃蔬菜瓜果，适量服食动物肝脏、鱼肝油等，能够起到提高视力的效果。菊花粥（《长寿药粥食谱》）作为养肝明目的食疗方，尤适用于高血压病患者。

6. 药物调治　清目养阴洗眼方（《慈禧光绪医方选议》）外用可起到疏风清肝、养阴明目的功效，此方水煎后可先熏蒸后洗。除外用熏洗药物外，药枕也能起到明目保健作用。《外科寿世方》中记载用荞麦皮、绿豆皮、黑豆皮、决明子、菊花制成"明目枕"，具有疏风散热、明目退翳的作用，长期枕用可至老目明。明目保健的内服中药种类繁多，剂型各异，如六味地黄丸、石斛夜光丸等，长期服用能起到滋阴益肾、护肝明目的作用。

（四）耳

耳主听觉，其功能与人体五脏皆有关，尤与肾精、肾气的盛衰最为密切。《灵枢·脉度》曰："肾气通于耳，肾和则耳能闻五音矣。"中医理论认为，肾开窍于耳，心神能主宰和调节耳的功能。因此，只有肾精及肾气充盈，髓海得养，才能听觉灵敏；反之，若肾精肾气虚衰，则髓海失养，听力减退，耳鸣甚至耳聋。此外，噪声、环境污染、药物副作用等也在不同程度上造成听力的损害，导致听力下降，甚至是耳聋。因此，耳的调治至关重要。

1. 控声护耳　人的耳器官比较脆弱，不可长时间听那些微弱、断续不清的音响，同时也不可听超过耳膜负荷能力、震耳欲聋的声响，这些声响会耗伤人体的精、气、神，从而影响耳部功能。耳部长期受到噪声干扰后会逐渐产生进行性损伤。因此，若必须长期在噪声环境下工作或学习，就必须要在现有环境的基础上做出必要的保护措施，同时要通过一些途径控制噪声源、减少噪音入耳。

2. 按摩健耳　按摩是治未病的重要方法之一。按摩功法可如下操作：双手食指指腹在耳根前、后进行按摩，各 15 次；以两手按压耳轮，一上一下按摩 15 次；以双手拇指及食指轻拉两侧耳郭，各 15 次；以双手中指分别弹击两耳，各 15 次；以双手掌捂住两侧耳孔，将五指置于脑后，以食指、中指及无名指轻微敲击后脑部 24 次，然后手掌连续开合 10 次。此方法名为"鸣天鼓"，能够通过耳道鼓气致使耳膜震动。

3. 防药损耳　导致耳聋的致病因素有很多，在诸多因素共存的情况下，病理性耳聋大多数都是因药物使用不当所引发，特别是具有耳毒性的抗生素易损伤听力，如链霉素、万古霉素、庆大霉素等。此外，水杨酸盐类药物、奎宁、氯喹及抗肿瘤药物等均具有一定的耳毒性。因此临床在使用上述药物时应严格按照药品说明书执行，严格控制其治疗剂量，避免造成听力下降甚至引发耳聋。

此外，应注意保持耳部清洁、卫生，避免使用火柴杆、棉签等物品挖耳。注意节制房事，可适当进食补益肝肾之品。

（五）鼻

鼻是呼吸道的门户。《黄帝内经》曰："肺气通于鼻。"从生理解剖结构来看，鼻，外通于自然界，内连于脏腑器官。鼻腔与颅脑邻近，鼻借鼻泪管与眼睛相通，鼻咽部与咽喉相接，气管与食管在此分道。因此，当鼻发生病变时会威胁到其相邻器官的健康。从鼻的功能性角度分析，鼻是呼吸道的出入口，人体通过鼻吸入生存必需的氧气，也通过鼻排出体内呼出的废气，鼻是人体完成新陈代谢的重要枢纽。鼻腔内有鼻毛，且又能分泌黏液，因此鼻能阻止致病菌、灰尘等进入人体，成为人体抵御外邪的第一道防线；但同时也有许多细菌和脏物，有时会成为播散细菌的疫源。鼻的调摄可从浴鼻、按摩、气功入手。

1. 浴鼻　鼻外通于自然界，提高鼻适应外部环境的能力，才能够有效地增强其防御功能。浴鼻是锻炼鼻适应能力的一种方式，即用冷水和冷空气浴鼻。长期、规律、强度适中的体育锻炼可以在很大程度上有效地改善鼻黏膜的血液循环，增强鼻对天气变化的适应能力，因而起到预防感冒和其他呼吸道疾病的作用。

2. 按摩鼻部　按摩可通过以下三个动作完成。第一，擦鼻，即双手拇指指背中间一节相互擦热后，摩擦鼻梁两侧 24 次；第二，刮鼻，即用手指刮鼻梁，从上向下 10 次；第三，摩鼻尖，即分别用双手手指摩擦鼻尖各 12 次。此按摩方法能够疏通局部气血，起到润泽局部皮肤、润肺、预防感冒的作用。

3. 气功　健鼻功（《内功图说》）能起到健鼻润肺、预防感冒、强身健体的作用。具体锻炼方式如下：双手拇指擦至微热，揩擦鼻头 36 次，然后静心意守。双眼注视鼻尖，默数呼吸次数 3～5 分钟；去枕俯卧于床，弯曲双膝，使足心向上，然后用鼻进行深吸气及呼气各 4 次；最后恢复正常匀速呼吸。

4. 药物　鼻腔应尽量维持适当湿度。在气候干燥的环境下，可在鼻腔内点少许复方薄荷油或适当服食维生素 A、维生素 D 等药物，达到保护鼻腔黏膜的目的。另外，有些内服中药也能够起到滋润鼻腔、润肺保健的作用。如润鼻汤具有润肺养脾、滋润护鼻之效；健鼻汤以解表药物为主，御风健鼻兼能润肺健脾，尤其对易伤风流涕者效果显著。

鼻毛和鼻黏膜是鼻的重要组成部分，二者遭受损伤后不仅会损害鼻腔，也会引起其他疾患。因此要养成良好的生活习惯，尽量避免经常挖鼻孔、拔或剪鼻毛。

（六）口腔

口腔是人体"对外开放之门户"。做好口腔治未病调治不仅可以预防口腔和牙周疾病，而且可以对多种全身性疾病进行有效的防治。口腔调摄可以分别从牙齿和唾液两方面入手，以固齿和咽唾为切入点。

1. 固齿调摄　牙齿保健是每个人都应该形成的固有理念，从小养成良好的口腔卫生习惯，按时刷牙、洁牙并形成一定的规律，十分有益于健康长寿。老年人要尽量保护自然牙齿，不可单纯依赖于镶配假牙。在保障良好的口腔卫生基础上，重视固齿保健术。

2. 咽唾调摄　唾液为津液所化，俗称口水。中医学认为它是一种与生命密切相关的天然补品。《黄帝内经》认为，脾在液"为涎"，肾在液"为唾"。唾液由脾肾所主，脾为后天之本，肾为先天之本，二者与健康长寿密切相关。中医学认为，吞津咽唾能使人健康长寿。《延寿书》中说："盖口中津液是金浆玉醴，能终日不唾，需含而咽之，令人精气常留，面目有光。"《养性延命录》中也有时常咽唾以延年益寿的记载。

（七）颈项

人的颈项上连头颅，下接躯体，支配着颈部、躯干及四肢的许多活动，在人体生命活动中起着非常重要的作用，是保证人体每日正常运动的重要枢纽。有研究表明，近年来颈椎病的发病率呈现上升趋势，且低龄化。人们对颈部的重视程度低，使颈项部长期处于不正确姿势，导致颈项部生理曲度消失并极易形成慢性劳损和炎症。因此，做好颈项部的日常调摄，可以保证生活质量，还可预防多种疾病。

1. 端正坐姿　经常伏案工作的人群是颈椎病的高发人群，这也从侧面说明姿势不良是颈椎病的重要诱因之一。因此端正坐姿非常重要。大部分上班族因长时间的伏案工作而经常忽略自己的坐姿，久而久之，颈椎和颈背部肌肉长期处于紧张屈曲状态而导致生理曲度变化。正确的坐姿应该是保持自然舒适的端坐位，上身挺直，收腹，下颌微收，两下肢并拢，头微前倾，头、颈、肩、胸保持正常生理曲度。同时注意桌椅的选取，高矮适中且不宜旋转，避免身体过度前倾、后仰或扭转。

2. 功能锻炼　长时间伏案工作者要在每次工作 0.5 小时后就要起身舒展一下筋骨。我们可以根据颈椎运动功能特点进行颈部锻炼，可以进行耸肩、颈部环绕、双臂环绕等局部运动来放松。在此过程中，动作的轻柔、缓慢、连贯与否都决定锻炼效果的好坏，但此过程务必确保在颈椎的生理曲度内进行，否则过犹不及。在适应运动节奏后，可以根据自身的实际情况逐步调整运动强度，在消除疲劳感的同时，防止颈椎病的发生。我们也可以加强斜方肌的锻炼，起到强化肩颈肌肉的作用。

3. 正确用枕　选择合适的枕头是颈部治未病的关键，合适的枕头可以让颈项部得到充分的休息和放松，休息时更要避免颈项持续受到损伤。要做到：枕头大小合适，睡姿宜取仰卧位，勿让颈部悬空，避免受力不均。枕头高度恰当，合适的枕头高度一般为肩宽减头宽除以二，将枕头移至肩与枕后粗隆之间，尽可能使枕头与后项部充分接触，并使局部体位舒适，以保证颈椎的生理前屈位，这样可以使颈后部的肌肉松弛，颈椎保持正常生理弧度。枕头形成中间低两端高的形状，可以对头部起到相对固定作用，可减少在睡眠中头颈部的异常活动并对颈部起到保暖作用。我们还可以制作保健药枕，在睡眠休息的同时接受药物理疗。

4. 自我按摩　在没有外力介入时，自我按摩往往是一个能快速产生即刻效应的方法。常用的具体操作为：抬起右手，弯曲拇指、食指、中指、无名指、小指屈曲，由上到下、由轻到重在颈部做拿捏手法 3～5 遍；然后抬起左手，用同样方法再做一遍。简而言之，就是用左手拿捏右侧颈部 3～5 遍，再用右手拿捏左侧颈部 3～5 遍。若感到颈部疼痛且痛连头部，可用双手拇指按揉风池穴至产生酸胀感为宜。若只是单纯的暂时性疲劳，可用手护住颈项部，然后做颈部前屈后伸、左右侧屈的动作及做头部的环绕运动，顺、逆时针各一圈。

5. 注意颈部保暖　颈部因经常暴露于外，在一定程度上容易受到寒邪侵犯。颈项有供应头部的大动脉血管通行，受寒会引起血管收缩，使血液循环不畅及供血不足。因此注意颈部保暖十分重要，无论是冬日还是夏日，都应该在各种情况下对颈部做出必要的保护措施，夏日避免空调、风扇直吹，冬日要养成外出系围巾的习惯，这些措施都有利于颈椎病的治未病调治。

6. 防止外伤　颈椎及其周围肌肉组织往往会因为头颈部的跌打、撞击、急刹车时颈部的挥鞭动作造成损伤，直接或间接引起颈椎病，故应积极做好预防措施。颈椎错位、椎间盘突出、韧带肌肉拉伤或扭伤等导致颈椎病的发病，小部分由于外伤所致，大部分是由于平日里头部摆动幅度过大或突然负重、手提重物上下楼等过度用力导致，因此在平时生活、工作中应注意避免。

二、胸背腰腹部位的调治

五脏六腑分布在人体的胸、背、腰、腹的内部，这些部位功能的盛衰与人体内部脏腑功能是否正常运行有直接关系。做好胸、背、腰、腹部位的治未病调治，能够达到未病防治，促进局部气血运行，提高脏腑新陈代谢能力等目的。

（一）胸部

《修龄要旨·起居调摄》曰："胸宜常护。"《老老恒言·衣》曰："夏虽极热时，必着葛布短半臂，以护其胸背。"说明日常生活中无论何时，都应该注意胸部的保暖避寒，时常穿着背心、上衣，以起到保护胸背阳气的作用。对于年老体虚、体质偏弱的人群，胸部的保暖尤为重要。除胸部的日常保暖外，常做胸部按摩同样能够起到促进局部血运，振奋胸阳，增强心肺功能的作用。具体方法：取合适体位（如坐位或仰卧位等），双手掌在胸部进行推摩，左手掌沿左上向右下的方向进行，右手掌沿右上向左下进行，然后再进行双手交叉按摩 30 次。最后双手同时按揉乳房，顺时针及逆时针方向各 30 圈，再左、右、上、下各揉按 30 次。女性还可适当选择做抓拿乳房保健：双侧手臂交叠，双手扶对侧乳房，手指做抓拿乳房的动作，一拿一放视为一次，连续完成 30 次。

（二）背部

督脉、足太阳膀胱经循行均过背部，五脏的背俞穴的经气也都汇聚于背部。因此，做好背部的治未病调治，能够促进脏腑气血运行，调整脏腑功能的盛衰。

1. 保暖　保暖与背部的健康关系十分密切。按如下方法操作，可起到守护背部阳气的作用。具体方法：①衣服护背，随时加减；②晒背取暖，使遍体和畅；③慎避风寒，免寒邪内侵。尤其在大量汗出的情况下，不可直接使用电扇、空调等，以免风寒邪气沿开阖的毛孔进入人体，损害人体健康。

2. 按摩　日常进行一些背部的保健按摩，如捶背、搓背、捏脊等，对人体健康大有裨益。①捶背：可由他人捶打，或利用按摩棒等工具自我捶打，能够疏通局部气血，振奋周身阳气，增强机体免疫能力。②搓背：能促进气血循环，减轻腰背酸痛感，可解除胸闷腹胀，防治感冒。③捏脊：取俯卧位，自大椎穴开始捏拿脊柱中间的皮肤直达骶部，自上而下捻动，连续捏拿 3 次。操作时要柔和、缓慢，用力不宜过大、过猛，频率不宜过快。此方法能够振奋周身阳气、疏通背部气血，调理脏腑功能，具有一定的降压效果，适用于所有人群。

（三）腰部

腰是人体运动的重要枢纽，腰部活动是生命活动之本，中国传统武功强调"以腰为轴""主宰于腰"。"腰为肾之府"，时常活动及按摩腰部，可以达到疏通经脉气血、健腰强肾的目的。

1. 腰部运动　中医推拿学中涉及了许多强腰治未病的功法，如五禽戏、易筋经、八段锦、太极拳等。这些功法都强调腰部活动的重要性，通过松胯、转腰、俯仰等活动锻炼腰部。

2. 按摩　对腰部进行一定的按摩，可以达到疏通经脉气血的重要功效。《内功图说·分行外功诀》中明确地记载了关于腰部的按摩方法，即双手掌心相对擦热，随呼吸缓慢进行，将擦热的手掌置于背下腰软处及肾俞穴，两侧各做 120 次。此方法能起到温煦肾阳、缓解疼痛的作用。

（四）腹部

腹部为"五脏六腑之宫城，阴阳气血之发源"。腹部的治未病调治，重在保暖和按摩。

1. 保暖　《老老恒言·安寝》中曾提到腹部喜暖的理论，曰："腹为五脏之总，故腹本喜暖，老年人下元虚弱，更宜加意暖之。"认为对于下元虚弱的老人，更应注意保持腹部的温暖。在日常生活中，年老和体弱者可用"兜肚"或"肚束"护腹。

2. 按摩　腹部是胃肠所居之所，时常按摩能够起到防病保健的作用。《修龄要旨·起居调摄》中就有"腹宜常摩"的理论。腹部按摩能够增强胃肠蠕动，提高胃肠运化功能，有助于食物的消化、吸收及代谢，因此宜于食后进行。《养性延命录·食诫篇》中记载："食毕……使人以粉摩腹数百过，大益也。"

三、四肢皮毛部位的调治

四肢手足是参与人体运动的重要器官，四肢生理功能的强弱体现了生命力的盛衰。一般而言，肢体发达、手足灵活，则生命力旺盛；四肢羸弱、手足笨拙，则生命力衰弱。因此，四肢手足的治未病调治十分关键。

（一）上肢和手

手参与了日常生活的所有活动，由于其直接和外界接触，所以在很多时候都处于被污染的环境，因此做好手部的清洁调治对人的健康十分重要。从中医经络角度讲，手乃手之三阴经、三阳经经脉气血交汇之所，做好上肢及手部的调摄可以起到防治疾病、强健体质的作用。

1. 自主运动　主动运动上肢是最简便易行且保健效果显著的方法，如摇肩转背、左右开弓、托肘抚背、提手摸头等。日常生活中可时常甩动上肢，有利于筋骨关节的舒展、经脉气血的调节，可起到预防上肢各关节疾病、防治高血压等作用。甩动上肢时双手轻握拳，上肢自前而后甩动，先左侧，后右侧，然后自然垂于身体两侧，各24次。

2. 摩擦活动　摩擦能够促进局部皮肤血液运行，增强皮肤的新陈代谢，增强肌肉力量，具有柔润祛皱、防治冻疮、强健肌肉的作用。日常生活中可按下列方式对手及上肢进行摩擦。手部摩擦时，双手合十摩擦生热，然后一手掌面与另一手背面交叠，自指端向手腕部往返摩擦至局部有热感，双手交替进行。上肢摩擦时，一手掌面自手腕向腋窝方向沿上肢内侧面进行摩擦，再由肩部向手腕方向沿上肢外侧进行摩擦，一上一下视为1次，重复24次，双侧交替进行。

3. 梅花针法　取梅花针由手指尖沿手指方向扣至手腕处，每日1次。叩击时手法要轻柔，不宜过重，以手背皮肤达温热感为宜，梅花针叩刺后，取适量润手霜涂于肌表。能够起到活血通络、润肤防皱、健美手部的作用。

4. 药物润肤　日常生活中，除手部护肤品能够起到滋润、美白肌肤的效用外，一些中药方剂也能起到相同的功效。①千金手膏方（《千金翼方》）：桃仁、橘核、赤芍各20g，辛夷仁、川芎、当归各30g，大枣、牛脑、羊脑、狗脑各60g，去皮尖的杏仁10g。将方中药材制成膏剂外用，具有光泽、滋润、防皱的功效。本方忌火炙手。②太平手膏方（《太平圣惠方》）：瓜蒌瓤60g，杏仁30g，蜂蜜适量。将以上药材制成膏剂，于睡前涂抹于手部肌肤，具有柔肤、美肤之效，能够使皮肤富有弹性，防治皲裂。

5. 手部清洁　时常清洁手部不仅能促进手部血液运行，达到健手、美手之效，还能够起到治未病的作用。俗语说："饭前便后洗洗手，细菌病毒难入口。"因此手部清洁是把好"病从口入"

的主要环节。

清洁手部时不宜只用清水，应选取肥皂、香皂等清洁用品，达到去除污垢、杀灭病原菌的作用。一些老年人认为汽油对于清除手上的油垢具有一定的效用，这种认识是极为错误的。汽油对皮肤具有腐蚀性，会使皮肤变得粗糙、干燥，从而引起皮肤疾病。另外，勤剪指甲不仅能够减少细菌的残留，还能够增强局部气血运行，促使筋气更新，荣泽爪甲，强健筋膜。

（二）下肢和脚

作为全身的支柱，全身运动的重担都施于腿脚。中医学认为：十二经络运行人体气血，沟通内外，贯穿上下，而双脚作为足三阳与足三阴经交汇之处，腿脚的保健对人的健康长寿至为重要。运动、按摩、保暖、足浴、药疗等方法，均可起到对于腿脚的调摄作用。

1. 加强运动　下肢宜勤动。步态稳，行如风，常被当做初步判断一个人健康水平的标准。俗话说："人老腿先老。"行动迟缓，步履蹒跚，则提示机体的衰老。因此许多人通过增加"脚劲"和"腿劲"来保持健康。下肢的运动方法丰富，日常跑步、跳跃、爬山、散步等，都可使下肢功能得到锻炼。另外还有一些特殊的训练方法，如：①站立甩腿法：一手扶墙或扶树，一脚站立，另一脚尖向上翘起，向前甩动，然后再绷直脚面向后甩，腿亦伸直，如此前后甩动，左右腿各甩动 20 次。②平坐蹬腿法：上身保持正直，平坐于凳子上，勾脚，由脚尖带动，向前上方缓伸，快要伸直时，脚跟稍用力向前下方蹬出，再换另一脚做，双腿各 20 次。

2. 坚持按摩　按摩下肢有干浴腿法和擦脚心法两种方法。①干浴腿法：平坐，两手先抱一侧大腿根，自上而下摩擦至足踝，然后再往回摩擦至大腿根，一下一上为 1 次，做 20 次，依同法再摩擦另一腿。本方法可以增强腿部肌力，灵活关节，预防肌肉萎缩、下肢静脉曲张等。②擦脚心法：于每夜足浴后，一手固定足部，另一手摩擦足心，以透热为度，两脚轮流摩擦，每脚 100 次左右。本按摩方法可固真元、暖肾气，起到交通心肾、强足健步、防治疾病等作用。

3. 御寒保温　脚下为阴脉所聚，阴常盛而阳不足，膝为筋之府，遇寒则挛急，所以足膝要注意保暖以护阳。现代研究认为，由于脚远离心脏，缺少血液供应，且表面脂肪薄，保温力差，并且足部与呼吸道，尤其是鼻黏膜神经联系密切。因此，脚对寒冷非常敏感。当气温降到 7℃ 以下时，就开始发凉，进而反射性地引起鼻黏膜血管收缩。试验证明，若将双脚置于 4℃ 冷水中，3 分钟后就会出现流涕喷嚏等类似感冒症状。脚部保暖有利于预防感冒、鼻炎、哮喘、心绞痛等疾病。

4. 勤洗多泡　常用温水泡脚可促进血液循环，对心脏、肾脏有益，并且有助于睡眠。常洗脚是古今中外许多长寿老人和学者所公认的保持健康长寿的方法。春天洗脚，升阳固脱；夏天洗脚，暑湿可祛；秋天洗脚，润肺濡肠；冬天洗脚，丹田温灼；睡前洗脚，睡眠香甜；远行洗脚，解除疲劳。若能再配合按摩，则保健效果更好。

5. 药疗护足　秋冬季节，天气干燥寒冷，经脉气血易凝滞不通，导致足部肌肤失养，皮肤枯燥，而出现皲裂。辨证选用中药药膏外涂，可散寒活血、润燥养肤，起到良好的防治效果。古方初虞世方（《古今图书集成医部全录》）：将白盐、腊月猪膏用生姜汁、酒精调和，炒热研烂，擦于脚部。有散寒温经、润肤治裂之功效。

四、脏腑部位的调治

脏腑是五脏六腑的统称。五脏化生和贮藏精气，六腑受盛和传化水谷，五脏以守为补，六腑以通为用，各司其职。脏腑功能健全稳定，则机体抵御外邪的能力就强，疾病预后就好，更易使人体达到阴阳调和的状态。因此，保护脏腑功能是治未病调治的基本理念和切入点。一般来说，病理上，"脏病多虚""腑病多实"；调治上，"五脏宜补""六腑宜泻"。对于脏腑的调治，我们可以从饮食起居、运动保健、自然环境、心态情志等方面进行，并且要以中医的"辨证论治"理念为核心，结合五脏六腑的生理特征和病理特点选取最合适的方法。

（一）心（小肠）

心为"君主之官""五脏六腑之大主也"。心脏的健康程度也直接关乎其他脏腑的状态及人体的生命健康。心与小肠相表里，小肠主受盛化物和泌别清浊，吸收水谷精微和水液，其中浓厚部分经脾气传输于心，化血以养心脉。心在五行属火，为阳中之太阳。心的主要生理功能包括主神明和主血脉两个方面，因此对于心与小肠的治未病调治主要围绕以下三个方面。

1. 合理膳食，调养心血 《素问·生气通天论》曰："味过于咸，大骨气劳，短肌，心气抑。"指出饮食过咸会加重心脏的负担，给机体带来不利影响。心脏饮食保健的基本要求是营养均衡全面，口味清淡，少盐少油。合理膳食是心血管疾病预防的重要环节。从营养学的角度分析，维持心脏健康应提倡高蛋白质，高维生素，低盐低脂饮食。蛋白质对于心肌的发育十分重要，能影响心脏的生理功能和血脉的运行，每日要维持一定的摄入量，不可缺少；对于脂肪，要保证心脏的健康就要严格控制其摄入，若常食用脂肪含量过高的食品，可能导致"脂肪心"的出现，并且易引起动脉硬化。饮食过程中宜适当食用植物蛋白、牛奶、瘦肉之类，并选用一些能降血脂食物，如大豆、菌类、干果、生姜、大蒜、洋葱、茶叶、酸奶、甲鱼、海藻、玉米油、山楂、蜂王浆等。与此同时，低盐饮食对预防心血管疾病也大有好处，钠盐食用过多会增加心脏负担，又易引起高血压等疾病。要避免暴饮暴食，以免加重心脏负担。不可一次性饮用大量的水或饮料，以免迅速增加血容量，增加心血管的负荷，尤其是年纪大或心脏功能欠佳者更应注意。一般而言，一次性饮水或饮用其他饮品不要超过 500mL，可少量多次饮用。同时要减少对于一些刺激性物质的摄入，如辣椒、胡椒等物亦要适量摄取；对于咖啡因、苯丙胺等兴奋性药物更须慎用，尽量在医生的指导下使用。

2. 控制体重，保心养血 体重过重会加重心脏负担，因此青春期以后要防止脂肪赘生，避免发胖。控制体重和减肥的方法多种多样，可因人、因时、因地制宜，如通过运动锻炼、调整饮食结构等来减肥。就饮食而言，限制总热量的摄入和储存，并且要密切关注自身能量的摄入与消耗，保证早餐和午餐的正常摄入及食物的多样性，但晚餐不要过量且就餐时间最好是在晚上 7 点之前，这样有利于控制体重。经常参加体育锻炼，可以增加冠状动脉的血流量，对心脏大有益处。但具体运动项目要根据自身的实际情况辨证施练，中老年不宜进行过于激烈的竞技运动，否则会导致心脏负荷量增加反而产生不利影响，体重过重的人不建议进行长距离长时间的跑步或骑车，以防止对关节的损伤。此外，运动锻炼后结合一定的按摩保健，效果更好。

3. 宁心安神，稳心定志 七情分属相应脏腑，即五脏对人的意识、思维、情志等神志活动具有整体调节作用，但都发于心神，以心为主宰，故心主神志之安宁至关重要。情志平和、心平气和，则气血通畅、神明健旺、思维敏捷，对外界信息的采集和反馈灵敏正常。若七情过极，则可能导致心神失养甚至伤及心神，故应保持心态平和，情绪乐观，避免过喜、过悲、过怒等不良情绪，这就要求我们在生活发生重大变故时保持冷静的头脑，既不能漫不经心，也不必操之过急，要尽可能保证心态的平稳舒畅。

（二）肺（大肠）

肺的主要生理功能是朝百脉，主气司呼吸，主气的宣发肃降，通调水道。肺与大肠互为表里，大肠主要有传化糟粕和主津的功能，肺的肃降与大肠的传导功能相互为用，肺气清肃下降，气机调畅，布散津液，能促进大肠的传导，有利于糟粕的排出，糟粕下行的同时有利于肺气的肃降。肺主呼吸，外合皮毛，开窍于鼻，与外界直接相通，六淫之邪和各种致病微生物、灰尘等有害因素，都时刻影响着肺脏。当肺脏的形态结构和功能发生改变、退化时，则更易受外界有害因素的影响侵袭。因此肺与大肠的治未病调治主要从呼吸、锻炼、饮食、保暖等方面为切入点。

1. 净化空气，避免粉尘　肺主气的宣发肃降，调节气的升降出入，吸清呼浊，吐故纳新，以保证人体呼吸调匀通畅、新陈代谢正常进行，维持人体正常的生命活动。保护肺脏，首先要使自身尽量避免吸入空气中的杂质和有毒有害气体，如二氧化矽、煤尘、棉纱纤维、二氧化碳、一氧化碳、二氧化硫、氯气、甲醛、有机磷农药等，在各种场合、各种环境吸入有害物质都会对肺产生一定的影响。因此，要对空气污染进行治理，选择良好的环境居住，重点对周围的粉尘进行"净化"处理，必要时可以采用防护措施与净化措施，如使用防尘器、防尘口罩、通风设备等，在天气晴朗、环境适宜时多外出呼吸新鲜空气，戒烟并避免二手烟的摄入。

2. 坚持运动，增加肺活量　积极参加体育锻炼，结合自己的兴趣爱好与自身情况选择适当的运动项目。如早晚到空气新鲜的地方散步，多做广播体操或呼吸体操、打太极拳、练气功等慢速有氧运动，可有效增强体质，提高心肺功能。与此同时，有意识地改变呼吸模式，经常训练腹式呼吸以代替胸式呼吸，使我们的呼吸幅度加深，通气量增大，残气量减小，肺功能得以逐步改善。

3. 调理饮食，保肺养肺　肺为娇脏，不可偏食辛辣、过咸、过寒、过热之品，应平衡膳食，合理饮食。《黄帝内经》有"大饮则气逆"和"形寒饮冷则伤肺"之说。因此日常饮食要少吃辛辣过咸食物，清淡饮食为最佳；饮食切勿过寒过热，尤其是避免大量摄入寒凉冷饮。

4. 防寒保暖，护胸暖背　寒冷季节或气温突变是感冒和支气管炎的高发时段。因此，要顺应自然，防寒保暖，根据气温变化随时增减衣服，尤其注意汗出时要避风，以防止六淫之邪透过玄府犯肺。保证室内温、湿度的适宜和良好的通风，但不要直接吹风，以免感受风邪。胸宜常护，背宜常暖，暖则肺气不伤。此外，还要加强耐寒锻炼，以增强机体的抗寒和免疫功能，预防感冒，避免伤及肺脏。

（三）脾（胃）

脾主运化，胃主受纳；脾主升清，胃主降浊；脾主统血，在体合肉，主四肢。脾为后天之本，气血生化之源。脾胃最重要的功能就是受纳、腐熟水谷，运化水谷精微，为整个人体的生命活动提供能源和动力。因此，脾胃调养主要在饮食方面。同时要注意整体调整，内外兼修，积极参加各种有益的健身活动来提高身体素质。如果患病，服用中药时要顾护脾胃，既要防止药物伤及脾胃，又要适当配伍固护脾胃的药物，"实后天以滋先天"。临床常用的阿司匹林、水杨酸制剂、保泰松、消炎痛、红霉素、利血平、激素等西药易引起溃疡，应少用或慎用。

（四）肝（胆）

肝主疏泄、主藏血，肝脏调畅全身气机并协调脾升胃降，是气机升降的枢纽，又是贮藏血液、调节血量及情志的重要器官，因此被称为重要的"生命器官"。肝与胆相表里，胆为六腑之首，主贮藏排泄胆汁，主决断。肝与胆同司疏泄，共主勇怯，两者协调合作，使胆汁疏利到肠道，以帮助脾胃消化食物；若肝气郁滞，可影响胆汁疏利，如胆腑湿热，也影响肝气疏泄，最终致肝胆气滞或肝胆火旺。因此肝胆的治未病调治主要围绕着升举、疏通进行。

1. 健脾助运，养肝疏肝　肝的疏泄功能是脾胃运化功能顺畅的重要保障，而肝脏本身必需的蛋白质和糖类等营养物质要从饮食中获得。因此，平日饮食中宜加大易消化的高蛋白食物的比重，如鱼类、蛋类、乳类、动物肝脏、豆制品等。肝脏需要丰富的营养，但脂肪不宜过量，否则易引起"脂肪肝"。切忌嗜酒，以免导致食欲减退，蛋白质及B族维生素缺乏，发生酒精中毒，造成脂肪肝、酒精肝、肝硬化、急性中毒甚至死亡。

2. 排毒护肝，健体强肝　病毒性肝炎是肝脏常见的传染性疾病。预防肝炎是保护肝脏的一项重要事宜，其有效的方法是做好清洁卫生，把控好饮食卫生，同时配合药物防治。中药如茵陈蒿、板蓝根、金钱草、甘草、焦三仙、大枣合用，水煎服，对预防各种病毒性肝炎具有一定的疗效。太极拳、八段锦、易筋经、气功、导引等有氧运动，具有动作舒展、流畅缓慢、顺应气机的特点，符合肝气升发条达的生理特征，对护肝有一定效果。

（五）肾（膀胱）

肾主藏精，主命门之火，主生殖和生长发育，为"先天之本"。膀胱与肾相表里，膀胱主储存和排泄尿液，肾气主上升，膀胱之气主通降，肾气之升，激发尿液的生成并控制其排泄；膀胱之气通降，推动膀胱收缩而排尿。肾亦主水、主纳气，可调节水液代谢，故肾为"水火之脏"。肾内育元阴元阳，精气相互化生、相互促进，是肾脏生理活动和功能的基础。因此肾与膀胱的治未病调治主要从饮食、保精、药物、运动和按摩等方面切入。

1. 饮食护肾　要维持肾脏本身生理功能的正常运行，需要较大量的蛋白质和糖类，有利于肾脏的饮食宜在合理范围内选择高蛋白质、高维生素、低脂、低盐、低胆固醇的食物。推荐食品有瘦肉、水果、蔬菜、绿豆等。另外，适当搭配一些碱性食物可以缓和酸性代谢产物的刺激，有益于保护肾脏。

2. 节欲保精　精为人身三宝之一，保精固精是强身护本的重要环节。"房室勿令竭乏"，在未婚之前要避免过度"手淫"，已婚则需节欲，绝不可纵欲过度。《素问·生气通天论》曰："因而强力，肾气乃伤，高骨乃坏。"所谓伤肾，实乃因失精过多引起，因此节欲保精乃强肾护肾的重要方法之一。

3. 药物调养　肾阳虚者，可选用金匮肾气丸、右归丸等，单味药如鹿茸、海马、紫河车、巴戟天、冬虫夏草、核桃肉、肉苁蓉等。肾阴虚者，可选用六味地黄丸、左归丸等，单味药如枸杞子、楮实子、龟甲、鳖甲等。阴阳两虚者，可选用全鹿丸、五子衍宗丸等，单味药如何首乌、山药、菟丝子等。应用药物时要做到二者协调、平补阴阳、不可偏嗜。

4. 运动按摩　积极参加各项保健运动，对强肾护身颇为有益。"腰为肾之府"，提高腰部核心肌群力量，可以增强对肾的保护。同时，还可以进行对肾脏有特殊作用的按摩保健。①腰部热敷：取仰卧位，用热水袋垫于腰部，仰卧30～40分钟，使腰部有温热感，每日可做1～2次。此法可缓解腰肌疲劳，温养肾脏，增加肾血流量。②腹压按摩肾脏：取坐位，吸气之后用力憋气3～5秒，同时收缩腹肌增加腹部压力，如此反复并保持一定节奏。此法利用腹压的升高和降低来挤压按摩肾脏，对肾脏产生节奏性的冲击，有补肾固精、通经活络之功。

第五节　中医治未病的应用对象与实施路径

一、中医治未病的应用对象

中医治未病的内涵包括无病养生、欲病治萌、既病防变，以及瘥后防复等多方面。因此，中医治未病的应用对象十分广泛，包括健康人群、亚健康人群、病前状态人群、慢病人群、疾病康复人群，以及老年人群等。根据时令、地域、人体部位，以及人群类别等的不同，对这些应用对象进行调治，就能更好地发挥中医治未病的优势。

1. 健康人群　健康人群虽然在身体、精神和社会适应等方面都处于良好状态，但仍然有必要实施中医治未病的调养干预。对无病健康人群治未病，有助于保养精气，改善功能状态，增强机体活力，增强免疫力，预防疾病，益寿延年。健康人群的治未病，应以偏颇体质者为重点。根据中华中医药学会发布的《中医体质分类与判定》标准，识别气虚、阳虚、阴虚、痰湿、湿热、气郁、血瘀、特禀质等偏颇体质，根据人体的不同偏颇体质类型，采取个体化的治未病措施。在调控饮食、适当运动、改善生活方式的基础上养生防病，治其未生。以痰湿质为例，宜饮食清淡、"四低一高"，进行适当强度和频次、循序渐进的有氧运动，戒烟控酒，采取有规律的健康生活方式。平和质人群的身体状态基本上是阴阳平衡。平和质人群的中医治未病应保养精气，主要从饮食、运动、生活方式等方面保养调治，并避免邪气的入侵。

2. 亚健康人群　亚健康是指人体处于健康与疾病之间的一种过渡状态。亚健康状态者未达到健康标准，他们常表现为在一定时间内活力、功能和适应能力的下降，但不符合西医学相关疾病的临床诊断标准或亚临床诊断标准。亚健康状态有两个主要特点：一是身体或精神上的不适表现，如疲劳、睡眠不良、腰酸背痛、皮肤长斑和痤疮、抵抗力差等；二是组织结构或生理功能与年龄不一致的表现，如记忆力减退、性生活质量下降等。亚健康状态严重影响人们的生活质量和工作效率，是疾病的萌芽状态或者是疾病前状态。亚健康状态如果得不到有效的干预调理，往往很容易向疾病方向发展或成为疾病状态。对亚健康人群进行中医治未病，积极干预调理，有助于杜绝其向疾病方向发展或防止其发作。调查显示，全世界真正健康的人仅占5%，而75%的人处于亚健康状态。因此，亚健康人群迫切需要得到中医治未病人员的关注，亚健康人群是中医治未病的主要应用对象。对于轻度亚健康人群和中度亚健康人群，中医治未病应以非药物调治为主，辅以中药药膳或中药，以阻断疾病的形成。

疾病前状态属于重度特殊亚健康状态。疾病前状态往往具有与特定疾病相关的危险因素或异常的理化指标，但不符合相关疾病的诊断标准。相对于轻度亚健康状态和中度亚健康状态，疾病前状态更容易发展成为疾病状态。疾病前状态人群是疾病发作的危险人群。疾病前状态，诸如临界高血压、血糖调节异常、血脂调节异常、高尿酸血症、代谢综合征、更年期综合征等，如果不及时治疗，极有可能发展成疾病。对疾病前状态人群进行适时调治，是避免疾病前状态人群发展为疾病状态的至关重要的最后一道防线。针对疾病前状态人群，在改善生活方式的基础上以中医药治疗为主，整体调理和改善症状，以期实现临床痊愈，避免发展为相关疾病。

3. 慢病人群　慢病，是指从发现之日开始算起，超过3个月的非传染性疾病，如心血管疾病、肿瘤、慢性阻塞性肺病、精神疾病等。这些疾病主要由生活方式、职业或环境引起，一般无传染性。慢病人群是指已达到慢病诊断标准，处于病情稳定期，愿意接受健康管理的人群。目前，慢病已严重威胁人类健康，并成为我国居民的最主要死因。WHO发布的《2017年世界卫生统计》数据显示：2015 年全球约有 5600 万人死亡，其中 4000 万人死于慢病，占总死亡人数的 70%。有数据统计，中国慢病死亡人数占总死亡人数的约 86.6%。在中国排前四位的慢病是缺血性心脏病、脑血管病、恶性肿瘤和呼吸系统疾病。慢病的病程长，很难彻底治愈，也不能自愈。但通过运用中医治未病的方法与技术，实施积极的干预调理，改变慢病人群的生活方式，辅以自我保健，可以提高慢病人群的生活质量，促进慢病的康复。如果事先预知这些慢病可能累及的其他脏腑，及早对这些部位进行固护，可防生他病，此即"已病早治，防其传变"。中医治未病理论及其方法和技术，在慢病调治方面有着独特的优势。因此，慢病人群成为中医治未病的主要应用对象之一。

4. 疾病恢复期人群　疾病恢复期是指患者在治疗后等待康复的时期。在疾病恢复期，机体处于一个相对稳定的康复阶段，但该阶段机体往往阴阳未复、精气未充、余邪未尽，在一定诱因的作用下，疾病仍有复发的可能。许多常见疾病如乙型肝炎、心脑血管病、糖尿病、恶性肿瘤、慢性阻塞性肺病、精神病等，临床治疗后仍有很长的恢复期。如果日常饮食不注意，过度劳累，情绪刺激，或者季节性气候的变化等，往往引起这类疾病复发。例如，肿瘤的复发率很高，以肝癌为例，一般术后 3 年的复发率为 40% ～ 50%，术后 5 年的复发率在 60% ～ 70%。脑血管意外经抢救而幸存者，在 5 年内的复发率为 20% ～ 47%。疾病瘥后，看似完全康复，其实很多患者仍处于疾病恢复期，在一定诱因作用下仍有复发的可能。应用中医治未病方法和技术对疾病恢复期人群的身体加以调养，提高身体素质，有助于防止疾病复发，亦即瘥后防复。因此，疾病恢复期人群也是中医治未病的主要应用对象之一。

5. 其他特殊人群　除以上类别的人群之外，中医治未病的应用对象还包括一些需要关注健康的特殊人群，如：育龄期女性和男性、老年人。随着经济和社会的发展，这些特殊人群的数量日益庞大。由于社会竞争压力增大，晚育变得更加普遍，生育健康问题日益受到人们的关注。育龄期女性，由于错过最佳育龄期，她们需要得到孕前调治以优育优生，以及产后调治以使身体尽快恢复；育龄期男性，他们需要得到育前保健以维持良好的生殖功能和精子质量。老年人，尤其是老年病患者，他们需要提高生活质量并益寿延年。老年病又称为老年疾病，是指人在老年时所患的、与衰老有关的、具有老年自身特点的一些疾病，如老年性痴呆、脑动脉硬化、老年骨质疏松症、老年性慢性支气管炎、老年性白内障、前列腺肥大等。根据美国人口调查局发布的一份题为《一个正在老去的世界：2015》的报告显示：全球人口老龄化日益显著。目前全球 65 岁以上的人口为 6.17 亿，约占总人口（73 亿）的 8.5%。预计到 2050 年，80 岁以上人口将由目前的 1.26 亿增加到 4.47 亿。中医治未病理论、方法和技术，在老年病的防治方面具有极大的优势。因此，随着医学的发展和人类寿命的延长，越来越多的老年人需要中医治未病干预。

在上述 5 类人群中，慢病人群是中医治未病应用对象中的重点人群。由于这 5 类人群的体质、禀赋、健康状态、气血阴阳等不同，中医治未病从业人员应对各应用对象进行综合评价，实施规范化、个性化的干预，以便达到更佳的治未病效果。其中，个性化不仅指个体的健康差异，还包括健康管理内容和实施方法的不同。

二、中医治未病的实施路径

（一）中医治未病的宣传与教育

1. 中医治未病知识的推广应用与普及　我国政府十分重视中医治未病事业的发展。2008 年国家中医药管理局启动中医治未病健康工程，随后陆续出台《"治未病"健康工程实施方案

（2008—2010 年）》《关于积极发展中医预防保健服务的实施意见》等一系列文件，对实施中医治未病健康工程提出了明确要求，要求二级以上中医院普遍设置治未病科室。2015 年，国务院办公厅发布《中医药健康服务发展规划（2015—2020 年）》，确定了七项重点任务，其中第一项中就提出："开展中医特色健康管理。将中医药优势与健康管理结合，以慢性病管理为重点，以治未病理念为核心，探索融健康文化、健康管理、健康保险为一体的中医健康保障模式。"2016 年，国务院发布《中医药发展战略规划纲要（2016—2030 年）》，明确提出："加快中医养生保健服务体系建设……实施中医治未病健康工程，加强中医医院治未病科室建设，为群众提供中医健康咨询评估、干预调理、随访管理等治未病服务。"2019 年《中共中央、国务院关于促进中医药传承创新发展的意见》明确要求："强化中医药在疾病预防中的作用。结合实施健康中国行动，促进中医治未病健康工程升级。"这些文件的发布和中医治未病健康工程的实施，有效地促进了中医治未病思想的普及和深入人心，使中医治未病进入国家卫生健康战略层面，进一步推动了中医治未病事业的发展。

为了在全世界进一步传播、推广、研究、交流中医治未病的理论、方法和技术，2016 年"世界中医药学会联合会中医治未病专业委员会成立大会暨首届国际中医治未病学术大会"在南京举行。2017 年、2018 年、2019 年世界中医药学会联合会中医治未病专业委员会又分别在中国的昆山、南昌、武汉举行了第二届、第三届、第四届学术年会暨国际中医治未病学术大会。近年来，在中国还陆续成立了其他中医治未病相关的学术团体，并开展了多种学术活动。部分中医高校还开设了中医治未病课程，中国大部分县级以上中医院设立了中医治未病科或开展中医治未病服务。这些学术组织的建立及其学术交流、中医治未病课程的设立、中医治未病服务的开展等举措，对促进中医治未病的传播、推广、应用起到了积极作用。

中医治未病在具有中医特色的预防保健服务体系中占有极其重要的地位，在广大群众中有着巨大的需求，具有很大的发展潜力。社区居民逐渐开始重视健康状况的检查与"未病状态"（亚健康）的调理，对中医治未病健康服务需求日益增加。为了进一步推广和普及中医治未病的知识和应用，有必要加强对社区居民的中医治未病宣传教育，逐步提高中医治未病服务的知晓率。社区居民获得中医治未病知识的主要途径是在社区卫生服务中心，除中医治未病中心外，还应重视电视和网络的使用。电视是最广泛的宣传媒体，通过电视，了解中医治未病服务的人群比例可以迅速增加，政府可以通过公共服务广告引导公众舆论，进一步推广中医治未病的思想和服务。同时，网络作为一种新的媒体，对中青年人群有着较大的影响，也是这部分人群获取信息的主要渠道。我们应更好地利用现有的微信、APP 等网络信息化手段，扩大对这些群体的影响，进一步推广中医治未病的思想理念。我们有理由相信，随着人民生活水平的不断提高，人们的卫生健康理念也从以治病为中心逐步向以健康为中心转变；随着预防保健意识的不断增强，中医治未病理念将逐渐普及，被更多的人接受。

2. 中医治未病人才的培养及师资建设　中医治未病人才培养和师资队伍建设是中医治未病事业发展的重要基础和重要内容。中医治未病学目前还没有独立的本科专业。因中医治未病学与中医养生学的学科性质和内涵有着密切的联系。目前中医治未病本科人才培养和课程知识主要融合在中医养生学专业的人才培养方案之中。2016 年，中医养生学专业建设论证会在南京举行，教育部、国家中医药管理局相关领导及院士、国医大师、全国有关中医院校的专家学者等各方代表出席论证会，建议创办中医养生学五年制本科专业。2017 年，教育部正式批准南京中医药大学、成都中医药大学创办独立设置的中医养生学本科专业（五年制、医学士）并于当年招生。截至2019 年，全国已有 13 所高等中医药院校中医养生学本科专业正式招生，并且组建了专门的教研室和师资队伍。近几年，有关高校的专家还协作编写出版《中医治未病学概论》等创新教材。这些举措和进展，为中医治未病人才培养及师资队伍建设奠定了重要基础。

除此之外，加强中医其他学科的中医治未病人才培养也十分重要。中医治未病学科建设还要进一步根据需要吸收其他相关学科的人才和有关理论及方法与技术。中医治未病学属于中医学的一个重要分支，也是中医学的特色和优势之一，中医治未病人才的培养不仅需要掌握中医理论及临床知识、中医治未病相关理论和方法与技术及应用，随着时代的发展，还要学习吸收预防医学、临床医学、康复医学、健康管理学等相关学科的知识。针对本学科的特点，在中医治未病专业人才培养中，可以采用中医全科加专科的人才培养模式。在全面掌握各中医临床学科疾病的基础上，强调掌握中医的疾病防治理论、方法和技术，并适当掌握西医学的相关疾病防治知识。中医治未病学科人才培养模式必须符合中医药教育的特点，将院校教育与师承教育有机结合，构建全面的中医治未病人才培养体系。

中医药院校可以充分利用人才培养的优势，选派具有深厚理论知识和丰富临床经验的中医药教师，研究制定规范化的培训计划，加强对学生中医治未病思想和内涵的教育，加强中医治未病基本方法和技术的培训。

中医院及各级基层中医服务机构应当建立社区中医治未病服务人员培训制度，培养专业技术人员。中医治未病服务机构可以在社区卫生服务中心通过讲座、会议讨论和实践操作等形式，对医生和社区卫生服务人员进行培训，使他们更深入地掌握常用的中医治未病项目的意义和技能。中医药院校学生在毕业实习期间进入中医治未病科室实习一段时间，通过培训，掌握主要的中医治未病技术，熟悉医院中医治未病的手段和方法，参与中医治未病的宣传教育与应用实践。

（二）构建中医"治未病"健康服务体系

随着中医治未病健康工程的开展，国家中医药管理局要求二级以上所有中医院设立治未病科室。同时，要求在妇幼保健院、疾控中心、精神卫生中心、疗养院和社区卫生服务机构开展中医治未病服务。为了适应中医治未病分级管理的模式，满足不同人群健康保健的需要，必须构建多元的健康服务体系。根据服务类型和应用对象的不同，中医"治未病"健康服务体系可分为以下几种服务模式：

1. 个人自我调养型　个人和家庭在掌握一定的中医治未病基本知识之后，在医生指导下进行个人生活方式调摄和一些非医疗和药物的中医治未病干预。该服务模式的主要应用对象包括一般健康人群及轻度亚健康状态的人群，对个人和家庭掌握治未病方法与技术的要求不高，或者治未病实施人员只需掌握简单的治未病方法与技术即可。

2. 社区（社会机构）调理型　社区、社会专门中医治未病中心、中医门诊部、健康保健中心等根据中医治未病理论和路径，运用相关方法与技术，对相关人群进行有计划、有目的、有周期的系统干预，并定期评估或再干预。该服务模式的主要应用对象包括体质偏颇明显人群、中度亚健康状态人群、有慢病倾向及相关家族病史人群。

3. 医院综合调治型　医院治未病科或慢病调理中心，进行相应的以药物为主的治未病干预及治疗。该服务模式的主要应用对象包括重度亚健康状态人群、慢病早期人群、疾病复发或术后康复人群。

4. 个人-社会（社会机构）-医院"三级"互联共享型（网络智能治未病中心）　运用大数据，通过互联网将个人、社区、医院等治未病相关机构信息和服务实行互联共享，建立智能化互联网中医治未病中心（平台），为人们提供中医治未病服务。该服务模式的应用对象包括各类人群。

（三）中医治未病的具体路径

在中医治未病科（机构）实施中医治未病干预，涉及一系列的规范操作。其具体路径包括：对适宜人群运用中医和现代科技等手段采集健康数据、建立健康档案、中医体质辨识、进行健康评估、制定并实施中医干预方案、健康再评估等（图6-2）。

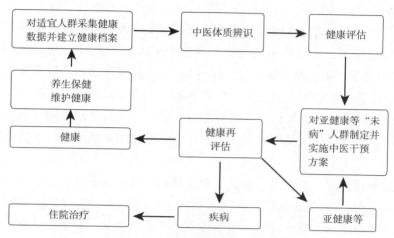

图6-2　中医治未病的具体路径

1. 对适宜人群采集健康数据并建立健康档案　在中医治未病科（机构）接受治未病调治，各类适宜人群首先必须建立健康档案。在录入这些适宜人群的基本信息之后，中医治未病实施人员开始对这些应用对象采集健康数据（图6-3）。中医治未病实施人员可以应用中医健康参数采集仪等智能化设备，并结合传统的中医四诊和现代理化检查，采集这些应用对象的各种健康数据，建立健康档案。随着中医四诊客观化的发展，电子计算机技术、人工智能信息技术等在中医诊断学等领域的应用研究不断深入，越来越多的中医诊断仪器被开发出来并投入应用。这些中医诊断设备是传统中医四诊方法的延伸，为人体健康的诊察提供了大量的、直观的、可供统计分析的数据。对于中医治未病复诊者，中医治未病实施人员可以调看历史资料，为中医治未病方法与技术干预建立全程管理档案。

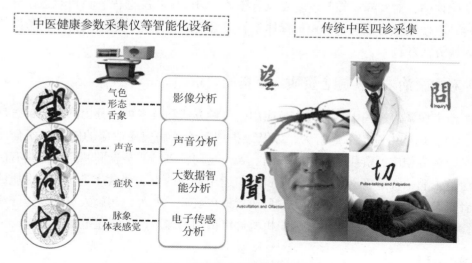

图6-3　对适宜人群采集健康数据

2. 中医体质辨识 由中华中医药学会发布的《中医体质分类与判定》(中华中医药学会标准 ZZYXH/T157-2009)是目前中医体质分类与判定的客观依据。中医治未病实施人员根据预先采集的中医健康信息档案,通过计算和分析而形成中医体质辨识结论。在此阶段,中医治未病实施人员要综合分析各种因素,进一步明确这些应用对象属于哪一种体质或是兼有哪几种体质。如果具有两种或两种以上的体质,称为复合质。复合质的出现非常普遍,说明当前机体阴阳、气血的失衡情况较为复杂。病理情况下,可能存在表寒里热、上热下寒或肝郁脾虚等兼夹证。

3. 健康评估 中医治未病健康评估,是中医治未病实施人员对应用对象的健康状况做出判断的思维过程。在该过程中,中医治未病实施人员以中医体质辨识结论为基础,结合西医学检查(如代谢组学、基因组学、蛋白质组学、影像学等检查),同时评估心理健康及社会适应能力,最后提供《健康评估报告》,判断应用对象是否属于无病(健康)状态、欲病(亚健康)状态、已病(疾病)状态、瘥后(疾病恢复期)未固状态等。健康评估包括对应用对象的健康(未病)状态评估、疾病评估、疾病发展及预后评估。健康评估为后续治未病干预、疾病性质判断及治疗提供指向。

4. 制定并实施干预方案 由中医治未病专业医师根据《健康评估报告》对应用对象健康状态的判断结论,制定饮食、运动、起居、药物,情志(心理)、针灸、刮痧、推拿等全面、综合、系统、科学有效的健康干预方案,并按方案实施调治干预。例如:对高脂血症"未病状态"人群应根据是否存在冠心病或其他动脉粥样硬化性疾病及是否存在危险因素,结合血脂水平,确定血脂目标水平,制定治未病综合调治方案,选用调治措施。高脂血症慢病人群中医干预方案以调控饮食、适当运动、改善生活方式为基础。高脂血症慢病人群宜坚持饮食清淡、"四低一高"(低热量、低脂肪、低胆固醇、低糖、高纤维膳食),适当强度和频次、循序渐进的有氧运动,戒烟控酒、有规律的健康生活方式。药物调治可选用银杏叶、绞股蓝、决明子、丹参泡茶服,或选用消脂片、脂必康胶囊等降脂中成药。亦可配合情志、针灸、推拿、熏浴等调治方法。

5. 健康再评估 对各类应用对象实施中医干预方案之后,必须对他们进行健康再评估。根据健康再评估的结果,中医治未病实施人员可以评判之前进行的中医干预是否有效。如果经健康再评估判断为健康者,应注意养生保健,维护健康,定期再评估;判断为亚健康状态、慢病状态和疾病恢复期者,应对这些应用对象再干预;判断为疾病者,建议其住院治疗。健康再评估,是对健康状况量化评估,对发病、转归、复发风险预警,对健康状况全程监测和动态分析。健康再评估,涉及再一次使用仪器设备、辨识指标体系、数据信息软件等,还涉及食物、药物、生活方式等中医治未病方法和技术。

(四)对中医治未病实施者资质、资格的要求

在中医治未病调治过程中,实施人员应用的各种方法和技术可以分为两大类:医疗行为和非医疗行为。为了规范中医治未病行为,以及维护中医治未病应用对象的健康和安全,中医治未病实施者必须具备相应的资质和(或)资格。如:运用针刺、非药食同源药物等具有医疗性质的行为和方法治未病,实施者必须具备医师资格;运用普通的灸法和食疗等非医疗性质的行为和方法,实施者只需经过适当培训、具备一定资质后即可实施。此外,实施人员必须遵守相应的医疗规范、法律法规、职业道德要求,在相应机构许可范围内施术,不能超范围施术。

【学习小结】

本章的学习内容是治未病的具体应用,主要包括:

根据昼夜变化、月相变化、节气变化、运气变化，调整人体的气血阴阳脏腑，以达到治未病的目的。①昼夜变化对人体的影响：人体的阳气，昼行于体表，夜归于内里；人体各项功能旺于晨，盛于午，午后转弱，夜半最衰；②月相变化对人体的影响：月始生，则血气始精，卫气始行；月郭满，则气血实，肌肉坚；月郭空，则肌肉减，经络虚，卫气去，形独居。

沿海地区、湿地地区、高原地区、丘陵地区、平原地区、沙漠地区、森林地区、不同国家等不同区域的地域风貌、环境特征、六淫致病特点有所不同，在治未病方面也应采取适宜的方法，利用有利于个体健康的环境，避开不利于健康的条件，而达到"因地制宜"治未病的目的；同时，要加强环境保护和生态文明建设。

婴幼儿生机蓬勃，发育迅速，应注意：寒温调护、合理喂养、预防感染、预防接种、安全防护；老年人，机体生理功能和形态学方面均发生退行性变化，应注意：调畅情志、合理膳食、调摄起居、合理用药、运动锻炼；男性治未病应以顾护阴精、养护阳气为原则；女性治未病，重点应做好经期、孕期、产褥期、哺乳期的调护。

现代中医将体质分为 9 种，即平和体质、气虚体质、阳虚体质、阴虚体质、痰湿体质、湿热体质、血瘀体质、气郁体质、特禀体质。平和体质之人，无明显气血、阴阳偏盛偏衰倾向，而其他 8 种体质均有气血、阴阳、寒热的不同偏颇情况。只有根据不同体质特点进行调治，才可获良效。

中医治未病的应用对象：健康人群、亚健康人群、慢病人群、疾病恢复期人群、其他特殊人群。中医治未病的实施路径：中医治未病的宣传与教育，包括中医治未病知识的推广应用与普及、人才培养及师资队伍建设；构建中医"治未病"健康服务体系。中医治未病的具体路径：对适宜人群采集健康数据并建立中医健康档案→中医体质辨识→健康评估→中医干预→健康再评估等。

【复习思考题】

1. 怎样根据五运六气的变化来治未病？
2. 中医学中是否有地理医学的理念？《黄帝内经》中有哪些相关论述？
3. 什么是森林康养？
4. 如何根据体质特点确定中医治未病调治方法？
5. 如何进行肾脏的中医治未病调治？
6. 中医治未病的应用对象有哪些？
7. 试述中医治未病的具体路径。

扫一扫，查阅本章数字资源，含PPT、音视频、图片等

学习目的

通过本章的学习，认识常见病的定义、发病规律和流行规律；学习从中医学角度把握核心病因、病机和病程，据此制定相应的中医治未病策略，从多方面开展中医治未病调治，合理选择和搭配相应的适宜技术与方法。

学习要点

掌握：中医治未病的应用对象和适宜人群、相关调治措施和注意事项；常见病未病状态和主要证型的辨识；相关的情志、起居、饮食、针灸、药物等特色调治方法。

熟悉：常见病的中医病因病机；常见病相应的治未病调治原则和策略。

了解：常见病易发对象的体质、年龄、生活方式等特征。

伴随着人类疾病谱的改变，在从过去以疾病为中心的卫生医疗模式向以健康为中心的健康服务模式转变的过程中，中医治未病的思想及方法、技术在临床对慢性疾病和某些急性病的防治中凸显优势，特别是对多种疾病早期的"未病状态"的调治更具独特优势。本章从临床各个系统疾病中筛选出如原发性高血压、冠状动脉粥样硬化性心脏病、慢性阻塞性肺疾病、糖尿病、慢性胃炎、非酒精性脂肪性肝病、痛风、抑郁症、类风湿性关节炎、骨质疏松症、前列腺增生症、围绝经期综合征、白内障、荨麻疹、痔疮等26个常见病的中医治未病进行系统论述，其中对上述常见病"未病状态"的认识和把握、易发对象的特征和预测，以及运用中医治未病方法与技术对相关疾病的"未病状态"的干预调治是本章的重点内容。

第一节　原发性高血压

高血压是一种以动脉血压持续升高为特征，由多种病因相互作用所致的复杂的、进行性的心血管综合征。临床上高血压分为两类，即原发性高血压和继发性高血压。原发性高血压是病因尚未明确的独立疾病，占所有高血压患者的90%～95%，其常见并发症以脑、心、肾等靶器官损伤为主，如中风、心力衰竭和高血压肾病。此病一般属于中医学"头痛""眩晕""风眩"的范畴。

一、病因病机

从中医病因的角度，高血压的发病以内伤因素为主，包括先天禀赋、饮食厚味、劳倦失度、

情志不调、年老体衰等主要因素。

1. 先天禀赋　高血压发病呈一定的家族聚集性，与遗传背景有关。了解父母等亲属的发病情况和体质特点，有助于治其未成。

2. 饮食厚味　《素问·五脏生成》曰："多食咸，则脉凝泣而变色。"《素问·异法方宜论》又云："盐者胜血。"均指出多食钠盐可导致血脉凝滞。多食厚味肥甘，饮食失节，损伤脾胃运化机制，促生痰浊，导致肥胖，而肥胖与高血压往往相伴而生。肥胖的成因主要是饮食过量摄入和饮食结构不合理。

3. 劳倦失度　《素问·经脉别论》云："生病起于过用。"无论是体力劳动，还是脑力劳动，操劳过度都将导致元气耗伤，脏腑受损。此时人之气血虽不敷于用，却努力鼓动以营养四肢百骸、五脏六腑，反致血压升高。

4. 情志不调　暴怒伤阴，怒则伤肝，肝木过旺，亢则为害，血脉偾张。七情久郁，不得条达疏导，皆能化火而伤阴，是导致体内阴虚阳亢失衡状态的重要原因。

5. 年老体衰　60 岁以上的老年人高血压发病率约为 50%，提示衰老本身是导致高血压的重要因素。《素问·阴阳应象大论》云："年四十，而阴气自半也。"中年以后肾中阴阳自然衰减是导致老年病的共同因素。老年性高血压多虚多瘀，治未病时应给予特别重视。

高血压的主要病机与气机逆乱、肝风内动、肝肾精亏、痰湿内生、瘀血内阻、气血亏虚等有关。《素问·方盛衰论》曰："气上不下，头痛巅疾。"指出气机逆乱，上行至脑是其主要病机。《素问·至真要大论》明确提出"诸风掉眩，皆属于肝"的观点，提示肝火上炎或肝阳上亢是高血压头痛的主要病机。与此相对，《灵枢·卫气》云"上虚则眩"，指出不仅上实可致眩，上虚亦可致眩。简言之，高血压的病性虽有上虚与上实之分，但皆以下虚为本，故其病位虽在脑，与肝肾不足、气血亏虚有关。

《伤寒论》中苓桂术甘汤证有"心下逆满，气上冲胸，起则头眩"之表现，指出胃中有水饮可致头眩；类似的，真武汤证有"心下悸，头眩"之表现。张仲景认识到，脾胃不和、肾阳虚衰均可产生痰饮内停，引起眩晕之症状，为后世从痰治眩提供了理论基础。朱丹溪据此提出"无痰不作眩"的观点，并指出"头眩"是"痰夹气虚并火"相互作用的结果，所谓"痰因火动"。

瘀血内阻也是高血压发病的重要病机。现代中医血瘀证的研究发现，动脉粥样硬化是心脑血管病的共同病理基础，往往既有内在微观的血栓形成，也有外在血瘀体征（舌象、脉象）的表现。瘀血既是高血压的致病因素，又是过程产物。

此外，少阳病提纲证即有"目眩"一证，说明邪在半表半里，少阳枢机不利，气机逆乱容易致眩。太阳病提纲证中有"头项强痛"，因风寒所袭，或中风，或伤寒，提示若高血压患者有头项强痛则需要考虑有外感邪气的因素，属于诱因。对于有高血压倾向的人群和高血压患者，治未病调治也应重视外在气候和环境的诱发因素。

总之，内伤、外感均可致头眩、头痛，但内伤为本，外感为标。内伤病机，以肝阳上亢、肝肾虚损、痰夹内风及气虚血瘀为常见。外感病机，以外风引动内在气机逆乱、经脉阻塞为常见。

西医学认为，高血压是多基因遗传病，发病机制的假说有遗传性钠运转缺陷和饮食钠过多、肾素 - 血管紧张素 - 醛固酮系统平衡失调、高胰岛素血症和胰岛素抵抗、神经源学说等。缺少运动、吸烟、饮酒者也易导致高血压。2012—2015 年我国 18 岁以上居民高血压患病率为 27.9%，患病率仍呈升高趋势。然而，我国高血压患者的知晓率仅为 51.6%，治疗率为 45.8%，控制率更是低至 16.8%，说明高血压防治任重而道远，高血压的治未病策略有待研究和提高。

二、临床表现

临床上，95%的高血压为缓进型高血压，多为青中年发病，起病多数相对隐匿，有一半患者可无明显症状，另一半患者常见头痛、头晕、头胀症状，也可见头枕部或颈项部强痛感（项背强几几），晨起时额部、枕部或颞部头痛较常见，伴发眩晕相对少见。部分患者有乏力、失眠和工作能力下降。有临床症状者，以肝阳上亢、风痰上扰、瘀血阻络、阴虚阳亢为主；无临床症状者，以肝肾阴虚、阴阳两虚为主。

1. 肝阳上亢证 眩晕，严重者有晕仆感，头胀痛，以额部或颞部为主，急躁易怒，面红目赤，口苦口干，胁痛，大便秘，小便黄，烦躁不得眠，辗转反侧，或有肢体麻木感、震颤感；舌质红，苔黄干或黄腻，脉弦大或滑数。

2. 风痰上扰证 眩晕，头痛，头重如裹，胸闷脘痞，心悸，或心下悸，失眠，口淡，食少，手足麻木；舌体胖大，苔白腻，或舌侧有白涎，脉弦滑。

3. 瘀血阻络证 头痛有定处，或刺痛、锐痛，眩晕日久，面晦唇暗，心悸，失眠，胸痛阵作，手足麻木；舌质紫暗，或有瘀斑，舌底静脉曲张，脉细涩。

4. 阴虚阳亢证 眩晕，头痛，五心烦热，头重脚轻，腰酸膝软，心悸，虚烦不得眠，耳鸣健忘；舌质红，苔少，脉弦细而数。

5. 肝肾阴虚证 眩晕，头痛，口干不多饮，两目干涩，目昏耳鸣，视力或听力减退，腰酸膝软；舌质红，舌体瘦，苔薄少而干，脉弦细或沉细涩。

6. 阴阳两虚证 眩晕，头隐痛，疲乏，腰膝酸软，畏寒肢冷，精神萎靡，胸闷气短，夜尿频，耳鸣，心悸；舌质淡嫩，苔白，脉沉细弱。

此外，兼夹证候以痰瘀互结、气虚血瘀为多见，临证时须仔细参酌。高血压的治未病，应该见微知著，但见一症便须仔细察看，知其机转，不可待群症蜂起时才作决断。

高血压的未病状态类似于高血压高危人群的亚临床状态，表现为血压处于临界值，偶见头晕目眩而血压暂未升高，或见头昏闷胀感而可自行缓解，以精神紧张和工作生活压力增大时显露其征兆，而且情绪控制不佳、容易发怒。从生活习惯来说，此类未病人群往往嗜食膏粱厚味、嗜食咸味，食谱偏颇，缺少蔬菜、水果摄入。体重控制不理想，处于超重和肥胖的范围。从中医舌脉来看，舌质偏老，舌色偏暗，舌苔偏腻，提示体内痰凝血瘀的情况；脉象往往可见弦脉、大脉等阳脉，沉取尺脉略显不足。有些高血压未病状态，没有明显的头晕头痛现象，但是可见耳鸣、健忘、失眠、多梦、性情急躁、精神相对亢奋而精力略显不足，人至中年，若其父母有高血压病史，中医师必须警惕可能是阴不涵阳的未病状态和发展为高血压的潜在性。

三、易发对象预测

（一）体质特征

中医体质研究发现，高血压的危险体质按影响度排序依次是痰湿质、阴虚质和湿热质。脾为生痰之源，肾为水脏，脾肾阳虚，痰湿内生，风痰上扰，痰湿体质是当今高血压病的基本体质类型。痰湿质多有超重和肥胖的倾向和特征，其形成与饮食结构和运动习惯密切相关。肝肾阴精不足，则水不涵木，木气偏旺，失于条达，故阴虚阳亢、肝郁化火是高血压的常见体质类型。年老气虚，气为血之帅，则气虚血瘀，痰瘀互结，是老年高血压患者常见的兼夹体质。纠正痰湿质等偏颇体质状态，是高血压治未病的重要策略。

（二）性格情志特征

流行病学研究表明，长期精神紧张是高血压的危险因素。中医证候研究发现，高血压病患者中痰湿壅盛证与抑郁情绪相关，肝火亢盛证与内向型激惹相关，阴阳两虚证与焦虑情绪相关。

（三）年龄与性别特征

临床上，缓进型高血压多为青中年发病，有家族史者发病年龄可较轻。男性与女性的累计高血压发病率分别为 28.9% 和 26.9%，发病率随着年龄的增长而增加。其中，18 ～ 24 岁、25 ～ 34 岁、35 ～ 44 岁的青中年高血压患病率分别为 4.0%、6.1% 和 15.0%。若一级亲属有早发性心血管疾病史，且发病年龄小于 50 岁，提示其可能有类似体质，应该特别关注和预防高血压。

（四）生活方式与环境特征

高钠、低钾膳食，超重和肥胖是我国人群重要的高血压危险因素。钠盐过多摄入与人群血压中位数水平呈正相关，推荐限制每日盐摄入量（每日 6g 氯化钠）。

（五）家族遗传特征

高血压发病有明显的家族聚集性，父母均为高血压，子女发病率高达 46%，父母一方有高血压，子女 30% 发病。

（六）职业与工作习惯特征

脑力劳动者容易长期精神紧张，更易患高血压。

（七）并发疾病特征

血压水平与心脑血管病发病和死亡风险之间存在密切的因果关系。元代医家朱丹溪早已明确指出"眩运者，中风之渐也"。脑卒中至今仍是我国高血压人群最主要的并发症。高血压人群的冠心病事件也有明显上升趋势。其他并发症包括心力衰竭、左心室肥厚、心房颤动、终末期肾病。

四、中医治未病调治

对原发性高血压的中医治未病，以健脾化痰、保精益气、滋阴潜阳、顺气活血为治则，总以改善证候状态、恢复阴阳平衡为要，从而达到减少发病风险、控制血压、缓解症状、防止和减少并发症及提高生活质量的目的。中医药治疗 1、2 级高血压病具有明显的疗效优势，可以使部分患者减停西药，并且稳定血压。因此，对低危、中危的 1 级和 2 级高血压病（轻、中度）患者，建议在改善生活方式的基础上，以中医药治疗为主，降压和改善症状，以期使部分患者临床痊愈，避免长期服用西药降压药。如治疗 3 ～ 6 个月，血压仍不达标时，应开始改为西药降压治疗为主，中医药治疗为辅。

（一）情志调治

《黄帝内经》理论提示治未病时要避免郁怒伤肝而致肝阳上亢、肝风内动而上扰清空。减少工作与生活压力，懂得一张一弛的情志调养之道，避免长期处于精神紧张状态。一方面，注意制怒，保持心态平和，减少容易导致激惹的外部因素；另一方面，也不要过于隐忍，要懂得排遣情绪的途径，避免抑郁情绪的持续存在。这样，则可减少郁怒伤肝的情况，有助于高血压病的防治。

（二）起居调治

机体在正常情况下，血压具有时间生物学特点，遵循醒－睡周期，表现出特征性的昼夜24小时节律变化，呈杓型分布。因此，要避免熬夜或睡眠不足而破坏血压的自然节律。调和阴阳平衡，恢复人体生物节律，必然有助于恢复血压的自然节律，保护心、脑、肾等靶器官。老年人需注意"血压晨峰"现象。居室宜安静，避免噪声，光线不宜太强。寒温调节要适度，冬不极温，夏不极凉。冬主藏精，宜静而少动，当珍惜精气，节戒色欲；夏主阳动，动不欲大汗出，避免发动阳气，肝阳化风。

（三）饮食调治

高血压治未病的饮食调摄原则是严格限盐，减肥调脂，控制体重，戒烟少酒。《备急千金要方·食治》序论中指出："咸入胃也，其气走中焦，注于诸脉，脉者血之所走也，与咸相得即血凝。"《备急千金要方·养性》亦告诫养生者"咸多则伤心"，"食物勿过咸"。低盐饮食是高血压治未病的基础，一般每日摄入总量可控制在5～6g以下。在合理膳食的基础上，要限制脂肪、热量的过度摄入，少食肥甘厚味，不宜耽食美味，以茹饮甘淡为要。一方面，要注意补充具有健脾、益肾、养心、平肝的食物；另一方面，要特别注意补而不滞，补中兼通，或以通为补，加入化痰、祛湿、活血、散结之品。健脾祛湿化痰，可多食萝卜、生姜，适量饮茶；益肾，可食核桃、芝麻、枸杞之类；养心，可以莲子心泡水代茶饮；平肝，以芹菜、菠菜、胡萝卜为好，芹菜籽尤为有益。可适量食用山楂，既可消食，又有活血、降脂之用。化痰散结，以海带、海藻、紫菜等海洋植物佐食，亦有辅助降压、降脂的作用。洋葱含血管扩张成分，香蕉富含钾离子，对于高血压患者有利。

（四）药物调治

1. 药膳　肝阳上亢者，可选用天麻鱼头、罗布麻茶、夏枯草煲猪肉，也可以用决明子或菊花泡茶；气滞血瘀者，可用玫瑰花、西红花配伍，煎水代茶饮；脾虚湿盛者，可食用茯苓饼陈皮茶；心神不宁者，可用柏子仁泡茶。

2. 药物治疗　偏实者，宜化痰活血、祛瘀散结；偏虚者，宜补肾平肝、益气活血。可随证选用复方丹参滴丸、陈夏六君子丸、杞菊地黄丸、十全大补丸等。研究表明，六味地黄丸在延缓和逆转高血压患者肾损害、保护内皮细胞、逆转心肌肥厚等方面具有一定的作用。金匮肾气丸能明显降低高血压患者尿微量白蛋白，保护肾功能。

（五）针灸调治

高血压病是针灸的适应证，其特点是降压作用显效快，以收缩压下降更明显，下降幅度为10～30mmHg。一般每日针刺1次，以10天为1个疗程。

1. 体针　取内关、足三里、太冲、行间等常用穴位，行泻法。阴虚阳亢者，配太溪、三阴交，用补法；痰湿内盛者，取丰隆，用泻法。头痛头晕明显者，取风池，针尖向对侧眼眶进针，平补平泻；失眠严重者，取神门，用泻法。

2. 耳针　取皮质下、交感、降压沟、肾上腺、内分泌、额、心、神门，每次选用 3 ～ 6 个穴，或用王不留行籽按压，或揿针埋藏，可埋针 1 ～ 2 天，两耳交替。

3. 灸法　灸百会穴，1 次 10 壮。用雀啄灸，当患者感觉烫为 1 壮，将艾条提起，再从远端向百会穴接近，如此反复操作 10 次即可停，壮与壮之间应间隔片刻，以免起疱。每日或隔日 1 次。

（六）气功调治

气功可使人体功能处于一种相对"松弛"状态，这一状态可使交感神经兴奋性减弱，副交感神经兴奋性增强，从而使肾素、血管紧张素分泌发生变化，使血管舒张，外周阻力下降，致血压下降。常用的练功方法有三线放松功、站桩功、降压功等。

（七）动静调治

高血压病血压未控制，或眩晕等症状明显时，应卧床静养，闭目养神，减少不必要的旋转、蹲起和弯腰动作，以免加重病情。血压控制后，宜参加适当的体育锻炼，如太极拳、八段锦之类动作比较和缓的运动更为适合，肢体伸展类的运动可以放松紧张的情绪状态，以防用脑过度而致髓海不足。

（八）熏浴调治

药浴方：平肝通络方。组成：桂枝 15g，桑枝 15g，吴茱萸 30g，茺蔚子 15g，磁石 10g，刺蒺藜 10g。煮前取药液 1500mL，然后加入冰片 1g，泡脚 30 分钟，药液温度保持在 39 ～ 45℃，每日早晚各 1 次，10 次为 1 个疗程。

第二节　冠状动脉粥样硬化性心脏病

冠状动脉粥样硬化性心脏病（简称冠心病），指以动脉粥样硬化为病因所致的冠状动脉管腔狭窄或阻塞，继而引发心肌缺血、缺氧的心脏病。冠心病是动脉粥样硬化导致器官病变的最常见类型。冠心病的临床类型，分为慢性心肌缺血综合征（包括隐匿型冠心病、稳定型心绞痛和缺血性心肌病）和急性冠状动脉综合征（包括不稳定型心绞痛和心肌梗死）。冠心病心绞痛和心肌梗死，属于中医学"胸痹""厥心痛"和"真心痛"的范畴。

一、病因病机

冠心病的主要病因有脏腑亏虚、劳倦内伤、心情郁结、饮食伤胃和寒邪外犯。

1. 脏腑亏虚　年老体衰或早衰，肾阳不能鼓舞心阳，心阳不振，血运不畅，脉络痹阻，心失所养，为心痛之本；加之阴寒痰饮凌于胸中，阴乘阳位，为心痛之标。肾阴不足，相火旺盛，损耗心阴，阴血不能营养心之经脉，亦致心痛。其余脏腑亏虚、功能失调，亦能影响心脏：肝气不能条达，心气亦受其制；肺气不能弛张，心血难于敷布；脾气不能运化，浊邪易犯心君。

2. 劳倦内伤　起居不节，过于劳倦，可导致元气受损，脾气虚则气血生化乏源，心血虚则心脉失于涵养。加之气虚则血行不畅，血瘀于络，心脉更损，交相为病。心脉瘀损，则易受寒邪、痰浊等邪气的侵袭和附着。

3. 心情郁结　沈金鳌《杂病源流犀烛·心病源流》认为七情之中，只有"喜之气能散外"，其余诸气"皆足令心气郁结而为痛也"。忧思、恼怒之情过度，则心肝之气郁滞，气滞而血瘀，发为心痛。又肝气通于心气，肝气滞则心气乏。

4. 饮食伤胃　胃处于心下，虽隔而实连，故有饱食而发心痛者。胃气以降为顺，胃气逆则痰涎内生，更阻气机之升降，加之胸阳不振，则邪气上犯，瘀阻脉络，故心痛必有"顽痰死血"。多食肥甘厚味，痰浊内生，血中浊气渐重，则脉道瘀滞，血行不畅，终致心血瘀阻。

5. 寒邪外犯　胸痹之生，胸阳不振为本，寒邪直中心胸为标。寒邪复伤其阳，更相为患。故患者有每因外受寒邪而病甚者。寒主收引，则胸阳不展、血脉不张，心受其邪，发为心痛。

冠心病的病因病机虽然复杂，但是归纳起来不外本虚标实各种因素，导致胸阳空虚、心阳不振、心脉失养、络脉痹阻。本虚包括五脏阴阳气血之亏损，标实包括痰浊、瘀血、气滞、寒凝，虚实夹杂，互为因果，往往交织为病，很少单一因素致病。

西医学认为，冠心病由冠状动脉粥样硬化所致，可能的原因是脂质易侵入冠状动脉内膜，且由于主动脉的血流冲击导致冠状动脉内皮损伤，继而导致炎症细胞迁移，平滑肌细胞增殖，细胞外基质堆积，最终脂质沉积、内膜增厚、血小板聚集导致冠状动脉管腔狭窄和阻塞。一般以左前降支受累最多见。冠心病发病率有明显的地区和性别差异，世界各国10年平均冠心病事件的发生率，男性最高的为芬兰（835/万），最低的为中国（81/万）；女性最高的为英国（265/万），最低的为西班牙（35/万）。我国冠心病发病率和死亡率处于较低发国家的行列，但呈升高趋势，北方省市发病率普遍高于南方省市，最高和最低地区发病率之比可达17～19：1。

二、临床表现

冠心病心绞痛发作特点呈阵发性胸痛，以胸骨后为主，呈压榨性疼痛，可放射至左侧胸胁及左上肢，持续数分钟，休息或含服硝酸甘油、速效救心丸等可迅速缓解。诱发因素有劳累、情绪激动、饱食、受寒、阴雨天气等。新发生心绞痛或原有心绞痛加重，可能是心肌梗死的先兆。心肌梗死的疼痛部位和性质与心绞痛相近，但胸痛程度较重，范围较广，持续时间较长，可达数小时或数天，休息或药物不能缓解，约1/6至1/3的患者疼痛部位和性质不典型，类似胃痛、急腹症、牙痛、颈痛，容易误诊，应转入急诊胸痛中心诊治。

根据冠心病的胸痛特点、诱发因素和体质特征，标实要分清血瘀、气滞、痰浊、寒凝，本虚要分清气、血、阴、阳亏虚。其中，心血瘀阻证为冠心病的基本证型。

1. 心血瘀阻证　胸痛部位固定，以膻中、心前区为主，可见手少阴心经和手厥阴肝经循行路线的放射性疼痛，痛如锥刺，面色紫暗，肢体麻木，口唇紫暗或暗红；舌体有瘀点或瘀斑，舌质暗红或紫暗，舌下静脉紫暗，脉涩或结代。

2. 气滞心胸证　胸中痛，胁下痛，以胀痛为主，情志不遂为常见诱因，喜太息，胸脘痞闷，得嗳气或矢气则舒；舌质紫或暗红，脉弦。

3. 痰浊闭阻证　胸闷痛，体胖痰多，身体困重，头晕多寐，大便黏滞不爽；舌体胖，舌质暗淡苔厚腻，脉滑。

4. 寒凝心脉证　卒然心痛如绞，心痛彻背，喘息不得平卧，感寒痛甚，得暖则缓，形寒肢冷，冷汗自出，面色苍白，心悸气短；苔薄白，脉沉紧。

5. 气虚血瘀证　胸痛胸闷，遇劳则诱发，面色淡白或晦暗，气短乏力，身倦懒言，心悸自汗；舌胖淡暗，脉沉涩。

6. 气阴两虚证　胸闷隐痛，遇劳则甚，口干，心悸，气短倦怠，眩晕失眠，自汗盗汗；舌胖嫩红少津，脉细弱无力。

冠心病的未病状态：可以根据轻微胸痛、左侧胸胁痛、左侧上肢疼痛、胸胁闷胀等症状的出现，疑似心绞痛或中医学的"胸痹"范畴者，结合年龄和家族史，应视为冠心病的未病状态或欲病状态。从疾病发展趋势来看，具有痰湿质和气虚质等冠心病高危体质特征，或有糖尿病、肥胖、高脂血症、高血压病等疾病，伴见体胖、气短、疲乏、心悸、失眠、不耐劳或过度劳累、脉弦细涩者，也属于冠心病的未病状态。

三、易发对象预测

（一）体质特征

冠心病患者中痰湿质、气虚质最多见，其次为阳虚质、血瘀质、湿热质，且存在一定的地区差异。与正常体重相比，超重和肥胖者发生冠心病事件的相对危险分别为 1.33 和 1.74。对冠心病患者中肥胖人群的体质研究发现，痰湿质占比高达 58.5%。动脉粥样硬化斑块形成导致冠状动脉和微循环的变化是血瘀质的微观表现，而由痰湿质、气虚质发展到兼夹血瘀质，是其冠心病的重要特征。血黏度增高也是冠心病的早期预报因素，而痰湿质患者的血液循环就是以血液黏稠性、凝固性和聚集性增高为主要特征。

（二）性格情志特征

在冠心病患者中，A 型人格的比例高达 70.9%；然而近年来发现 D 型人格与冠心病发病率和预后更加密切相关，这种人格的冠心病患者术后复发率和病死率是同期其他人格的 3～4 倍。A 型人格很有紧迫感、不耐烦，并且会给人压迫感；D 型人格属于"忧伤型人格"，焦虑、易怒、孤僻，具有消极情感和社交抑制。

（三）年龄与性别特征

本病多发生于 40 岁以上，随着年龄的增加发病率升高，男性发病率高于女性。女性发病多在绝经期后，此时雌激素水平下降，低密度脂蛋白胆固醇（LDL-C）测定则升高，冠心病发病率明显上升。有资料表明，60 岁以后女性发病率大于男性。

（四）生活方式与环境特征

流行病学研究发现，吸烟和体力活动少是与动脉粥样硬化相关的危险因素。气候因素在冠心病发病中也有一定规律可循，患者常易于在气候突变时，特别是遇到寒冷或阴雨天气，可诱发心绞痛。寒带地区发病率和病死率明显高于热带地区，佐证了《诸病源候论·心痛候》"心痛者，风冷邪气乘于心也"的论断，说明寒邪损伤心阳是关键因素。炎夏酷暑时节，汗出过多则心脏气阴两伤，亦可促使发病。大气污染，特别是 PM2.5 颗粒物污染，可通过氧化应激、炎症反应等生物机制加速动脉粥样硬化发生发展，并诱发冠心病等心血管事件。

（五）家族遗传特征

冠心病是多种遗传因素和环境因素共同作用的多基因复杂性遗传病，涉及脂质代谢、内皮完整、血栓形成及炎症 4 个生物学调控通路的数十个冠心病易感基因相继被报道。具有早发冠心病家族史的个体，发生冠心病的概率是无家族史个体的 1.5～1.7 倍。

（六）职业与工作习惯特征

冠心病以脑力劳动者发病居多，主要原因可能与体力活动少，以及职业紧张导致思虑过度、心神不宁有关。过于劳累，工作时间过长，工作强度过大，必耗伤心气和心阴，使心之脉络失养。中青年人的冠心病发病易受职业紧张和工作压力的影响，当工作能力不能满足工作要求或者回报与付出不匹配时容易发生职业紧张。职业紧张可增加急性心肌梗死的患病率。长期处于职业紧张状态会引发不健康的生活方式，如缺乏体育锻炼、吸烟、暴饮暴食、睡眠障碍、慢性烦恼情绪等，从而间接增加心血管疾病发生的风险。

（七）并发疾病特征

血脂异常、高血压、糖尿病、血同型半胱氨酸升高是冠心病常见的合并症或前期危险因素。心肌梗死、缺血性心肌病和猝死是冠心病的主要并发症。冠心病在成人糖尿病患者中的发病率为55%，是无糖尿病者的 2 ～ 4 倍，而 65% ～ 80% 的 2 型糖尿病患者死于心脏病。糖尿病的发现经常标志着冠心病的来临。因此，在糖尿病流行的今天，应当加强冠心病和糖尿病的双重防治。

四、中医治未病调治

顾护心阳，减少痰浊、瘀血内生，避免寒邪侵袭是冠心病中医治未病的基本策略。《难经》曰"损其心者，调其营卫"，提示可从营卫入手防治心之未病，重点在于从饮食和运动两方面恢复营卫生理功能。控制体重、降低超重和肥胖率是重要的预防措施。适宜的运动不仅有利于患者控制体重，降低血压、血脂水平及提高胰岛素敏感性，而且有助于促进侧支循环的发展，增加运动耐量，减轻患者的症状。

（一）情志调治

《灵枢·口问》曰："心者五脏六腑之主也……故悲哀愁忧则心动。"七情五志过激首先犯心，因此，冠心病的情志调治显得尤其重要。思则气结，气结则血亦结，故不宜过于思虑，脑力劳动不可过，要懂得自我调节。然而，心在志为喜，喜则气缓，故不宜大惊大喜，以免使心气骤缓，给阴邪可乘之机。

（二）动静调治

在冠心病二级预防中，运动带来的生存获益与药物干预基本相似，一般应根据自身气血状态调整劳逸、动静的比例。过于安逸、平日较少运动者，每坐 1 小时，就应该起身行走百步，既可舒筋活络、调营通脉，又可减少专心凝神所致的精神紧张状态。因冠心病患者往往存在心气不足，故运动当根据身体状况有所节制，如运动后心跳加速，有明显的心悸、胸闷或胸痛感，则当歇息以养心气。对于心功能不全者，其运动强度可以参考运动负荷试验结果而确定。

（三）娱乐调治

古琴以五音与中医五脏相通，其中徵调属火、通于心，具有振奋心阳、调畅气血的作用。徵调式音乐适合清晨收听，在古琴的旋律下，全身气机自然升降出入，情志随琴声畅游，适当娱情可转移注意力，减轻心情郁结的程度。南方属火，通于心气，传说舜弹五弦之琴以奏《南风歌》，而天下治。后人据此传说填词曰："南风之熏兮，可以解吾民之愠兮；南风之时兮，可以阜吾民之财兮。"古琴曲《南风歌》或有解忧舒怀之助益。

（四）饮食调治

冠心病的饮食调治原则是少食肥甘厚味，多食通阳益气和滋养心脉的食品。通心阳者，如葱、姜、蒜、花椒、胡椒之类；养心气者，如小麦、小米、大枣、香菇之类；滋心阴者，如银耳、莲子、百合、燕窝之类；通心脉者，如韭菜、洋葱、黑木耳、山楂、黄酒、陈醋等。适当增加水果、蔬菜类的摄入，可疏通肠胃，避免便秘，减少能量摄入。此外，如花椰菜、甘蓝菜具有生津通络之功，西红柿、黄瓜升清降浊，富含维生素和抗氧化成分，对冠心病患者有益。

（五）药物调治

1. 药膳　活血通脉者，可选用丹参绿茶、人参田七炖鸡；通阳散寒者，可选用薤白葱白粥、生姜当归羊肉汤；化痰降浊者，可选用山楂荷叶粥、海藻茶；益气养阴者，可选用人参银耳汤、生脉饮等。

2. 药物治疗　心绞痛发作时，可选用速效救心丸、复方丹参滴丸或麝香保心丸舌下含服，每次 10～15 粒，可常备此类药，随身携带，其具有行气活血、祛瘀止痛的功能。根据体质与证候特点，虚则补之，以益气活血、养心阴、温心阳为主；实则泻之，以活血、理气、化痰、散寒等为主。中成药可选用冠心苏合丸、冠心丹参滴丸、丹蒌片、通心络胶囊、参松养心胶囊等。

（六）针灸调治

1. 体针　可选内关、膻中、心俞、厥阴俞为主穴。《备急千金要方》指出："心痛如锥针刺，然谷、太溪主之。"又曰："胸痹引背时寒，间使主之；胸痹心痛，天井主之。"

2. 艾灸　艾灸关元、足三里，有助于改善气虚状态和心率变异性指标。此外，灸膈俞、神府，有助于祛除寒气、温通胸阳。

（七）气功调治

太极拳、八段锦、易筋经等健身气功可帮助本病患者恢复生理、心理、社交功能状态，提高生活质量，延长寿命。

（八）熏浴调治

全身药浴方：活血通络方。组成：当归 100g，元胡 50g，川芎 160g，丹参 150g，黄芪 200g，冰片、桂枝、桃仁、红花、赤芍、炙甘草各 80g，加水煎至 1000mL。采取全身药浴浸浴，100L 浴水加入药浴液 30mL，水温 37～40℃，每天 1 次，每次 20 分钟，14 次为 1 个疗程。

（九）其他调治

贴敷：川芎、丹参、红花各 10g，细辛、檀香、乳香、没药、延胡索各 5g，冰片 1g，麝香 0.2g。上药研末，醋调为膏，涂于 8cm×5cm 的敷贴上。选膻中、心俞、督俞、郄门、内关等穴贴敷，每日换药 1 次，10 次为 1 个疗程。吴茱萸粉调醋穴位贴敷双涌泉穴，治疗冠心病失眠的效果显著，能有效提升睡眠质量；贴敷内关、心俞也有助于改善冠心病失眠。

第三节 高脂血症

高脂血症是指由于脂肪代谢或运转异常致使血液中的总胆固醇、低密度脂蛋白胆固醇、甘油三酯等升高的病症。其中主要是指高胆固醇血症和高甘油三脂血症。本病常分为原发性与继发性两类。高脂血症是动脉硬化的首要危险因素，常见并发症包括冠心病、脑血管病、代谢综合征等。此病一般属于中医学"膏浊""血浊"等的范畴。

一、病因病机

从中医病因的角度，高脂血症的发病主要与饮食不节、运动过少、年老体虚、体质禀赋、他病累及等因素有关。

1. 饮食不节 长期偏食、恣食肥甘厚味，脾胃运化不及，或嗜酒成癖，损及脾胃，运化失健，聚湿生痰，酿生脂浊，留滞血中。了解饮食情况，对高脂血症的治未病具有重要意义。

2. 运动过少 喜静懒动，或贪睡少动；或因职业工作所限，长期伏案，久坐少动，气机失于畅达，津液输布不利，膏脂利用转化不及，耗少积多，浸淫血中。

3. 年老体虚 年老体虚，脏气衰减。肾阳亏虚，火不暖土，温化不及；肝肾阴虚，虚火炼液成痰浊；脾虚则饮食不归正化；肝弱则津液输布不利。终致痰饮内停，化为脂浊。

4. 体质偏颇 禀赋不足，或禀赋特异，自幼多脂；成年以后，形体丰腴；素体阳气不足，膏脂输化迟滞；或素体阴虚内热，灼津炼液，酿成痰脂，引起血脂升高。

5. 他病累及 消渴、黄疸、胁痛、癥积、水肿等病经久不愈，痰瘀内阻，精微不能输布、转化，脂浊聚积，亦可引起血脂升高。

6. 情志刺激 郁怒伤肝，疏泄失常，肝失条达，胆气郁滞，则清净无权，清浊不分，脂浊难化；思虑伤脾，脾虚气结，失于健运，膏脂运化输布失常，滞留血中，致血脂升高。

高血脂属于中医学"痰"的病理范畴，但不能认为凡痰证皆有高血脂的存在。血脂系阴精所化，具有黏稠、沉着之性。痰积日久，血行瘀滞，痰瘀互结。其病机可归纳为"清从浊化，脂由痰生"；病机的关键是"痰"，病久可夹"瘀"。因此，防治高脂血症必须重视其未病状态，痰瘀内阻是不可忽视的重要因素。

西医学认为，原发性高脂血症是由于单基因缺陷或多基因缺陷，使参与脂蛋白转运和代谢的受体、酶或载脂蛋白异常所致；继发性高脂血症多发生于糖尿病、甲状腺功能低下、肾病综合征、痛风、急性或慢性肝胆疾病等。在全球范围内，高脂血症的患病率超过30%。2012年全国调查结果显示，中国成人血脂异常总体患病率高达40.40%，较2002年呈大幅度上升。

二、临床表现

脂质在真皮内沉积可引起黄色瘤，但临床较少见。脂质在血管内皮沉积可引起动脉硬化，其发生和发展是一种缓慢渐进的过程。因此，高脂血症患者常无明显异常的表现，往往是由于体检或其他原因进行血液生化检验时发现有血浆脂蛋白水平升高。部分患者会出现四肢乏力、头晕、肢体麻木、两目干涩等症状，这些症状并不典型。有临床症状者，以湿热蕴结、痰湿内阻、痰瘀结滞、脾虚湿盛型为主；无临床症状者，以肝肾阴虚、脾肾阳虚型为主。

1. 湿热蕴结证 头晕，口干口苦，肥胖，疲乏，烦热，便干尿赤；舌红，苔黄腻，脉濡数。

2. 痰湿内阻证 胸脘满闷，胃纳呆滞，头晕身重，大便不畅；舌苔白腻，脉濡或滑。

3. 痰瘀结滞证 头晕身重，胸胁胀闷，肢体麻木，口干纳呆，大便不爽；舌质紫暗，有瘀斑，脉弦滑或细涩。

4. 脾虚湿盛证 倦怠乏力，腹胀纳呆，头晕身重，大便溏薄；舌质淡胖，边有齿痕，脉濡缓。

5. 肝肾阴虚证 腰膝酸软，口燥咽干，头晕耳鸣，两目干涩，右胁隐痛，手足心热；舌质红，少苔，脉弦细。

6. 脾肾阳虚证 腰膝酸软，畏寒肢冷，腹部胀满，夜尿频多，大便不实；舌胖嫩，苔白滑，脉沉迟。

高脂血症临床辨证以痰瘀结滞、脾虚湿盛的兼夹证为多见。高脂血症的治未病，应该见微知著，但见一症疑似，必须仔细察看，结合饮食、运动、年龄、体质、生化检查等情况，提前作出决断和干预。

高脂血症的未病状态可见 TC、TG、LDL-C 等生化指标接近正常参考值上限，但未达到高脂血症的临床诊断标准，尚不需要西药降脂治疗；偶见头晕、皮肤黑斑或结节、肌肉痉挛、视力下降、耳鸣、饱餐后腹痛等症状；嗜食高热量、高胆固醇、高饱和脂肪酸饮食，或吸烟，过量饮酒，经常熬夜，缺少运动，生活不规律，体重控制不理想，处于超重和肥胖的范围；舌色偏暗紫，舌苔偏腻；脉象往往可见弦脉或涩脉。

三、易发对象预测

（一）体质特征

痰湿质、气虚质是高脂血症最主要的危险体质，其中痰湿质者形体肥胖，腹部肥满，面部皮肤油脂较多，汗多且黏，口中黏腻，舌胖苔腻，系痰湿凝聚，脾胃运化不利，化为脂浊；脏腑气虚，则津液之气化、输布、转运和利用失常，从而膏脂积而不化，终致清从浊化，浊脂为患。此外，湿热质、气郁质等也是高脂血症治未病需要关注的偏颇体质。

（二）性格情志特征

研究表明，精神紧张与血脂胆固醇、甘油三酯在血液中的含量呈正相关，主要因为神经内分泌改变所致。情绪紧张、争吵、激动、悲伤时均可增加儿茶酚胺的分泌、游离脂肪酸增多。长期处在恐惧、焦虑、忧愁、内疚等情绪中，血中的胆固醇含量将升高。因此，高脂血症治未病必须重视情绪疏导。

（三）年龄与性别特征

胆固醇和甘油三酯的含量均随年龄而增加，在 40 ～ 60 岁年龄区间高脂血症患者达到一个高峰。在中青年人群中，男性高脂血症发病率一般要高于女性，因男性吸烟喝酒的比例较高，精神心理压力较大，夜生活偏多，睡眠不足等。女性在绝经后易患该病，因其在更年期之后，雌激素分泌日渐减少，内分泌系统紊乱，运动量较男性少。

（四）生活方式与环境特征

血浆脂质主要来源于食物，饮食结构可直接影响血脂水平的高低。高热量、高胆固醇、高饱和脂肪酸饮食能够促进胆固醇合成。过量饮酒易造成热量过剩；同时酒精减少脂肪酸的比例，增加酯化脂肪酸的比例，减慢甘油三酯分解代谢。

工作节奏快，经常熬夜，劳累过度，缺少运动，生活不规律，都会影响脂质代谢；不良生活嗜好，如吸烟、饮酒、吸毒，容易损伤血管内皮细胞；毒品还能使神经内分泌功能紊乱，代谢功能下降；经常过夜生活，吃夜宵，易致营养过剩，脂质堆积。

环境污染使人们长时间处于室内，活动减少，能量消耗降低。胆固醇和三酰甘油水平与季节、气候相关。人们习惯于冬天、春天摄入肉类和高热量、高脂肪食物，户外运动不足，有氧运动减少。因而冬春季血脂偏高，夏秋季血脂较低。

（五）家族遗传特征

高脂血症与家族遗传有关。家族性高脂血症是由多个易感基因的多个单核苷酸多态性微效作用的累加。此外，同一家庭的成员往往有着相同的不健康的饮食习惯和生活方式，这也是家族成员往往都患有高脂血症的重要原因。

（六）职业与工作习惯特征

职业类型影响人体的脂质代谢。不同职业者的血脂水平存在差异。脑力劳动者的血脂水平高于体力劳动者，城市居民的血脂水平高于农民，久坐、应酬多、精神压力大、生活不规律者更容易患高脂血症。

（七）并发疾病特征

高脂血症容易导致血管病变，器官受损、老化甚至坏死。常见并发疾病包括高血压、冠心病、动脉粥样硬化、突发性脑梗死、心肌梗死、脂肪肝、肝硬化。高脂血症还可加重糖尿病，诱发胰腺炎。

四、中医治未病调治

高脂血症治未病，以化痰降浊、活血逐瘀、健脾除湿为治则。总以控制血脂水平、恢复脏腑功能为要，从而达到降低发病风险、控制血脂、缓解症状、防止和减少并发症及提高生活质量的目的。根据是否存在冠心病或其他动脉粥样硬化性疾病及是否存在危险因素，结合血脂水平，确定血脂目标水平和调治措施。原发性高脂血症患者应长期坚持综合治疗。继发性高脂血症患者应积极调治原发性疾病。中医药治疗高脂血症具有明显的疗效优势，可以使部分患者减停西药，并且稳定血脂。因此，对低危、中危的高脂血症（轻、中度）患者，建议在调控饮食、适当运动、改善生活方式的基础上，以中医药治疗为主，改善血脂水平，以期使部分患者临床痊愈，避免长期服用降脂西药。如治疗3～6个月，血脂仍不达标时，开始改为中西医结合降脂。

（一）情志调治

我们要重视健康教育，使高脂血症患者及其高危人群了解该病的病因、病理变化及并发症的危害，消除麻痹或恐惧心理，积极配合治疗。避免心理紧张、恼怒、忧虑、抑郁等反应；保持情绪稳定、精神愉悦、乐观开朗的心理状态，这有利于调治本病。

（二）起居调治

建立和实施健康、有规律的生活方式，保持规律饮食和充足睡眠；纠正不良生活习惯，戒烟、限酒、禁毒等。生活在适合运动的绿色环境中，方便体育锻炼；控制饮食，不吃夜宵，少开车，多走路。

（三）饮食调治

高脂血症的饮食原则是"四低一高"，即低热量、低脂肪、低胆固醇、低糖、高纤维饮食。每人每天热量摄入控制在 294 卡／公斤体重以内，盐摄入量控制在 8g 以内。严格控制动物脂肪和胆固醇的摄入，每人每天不超过 300mg，不吃或少吃动物内脏，蛋类每天不超过 1 个。宜增加瘦肉、鱼、海鲜、豆、蔬菜、水果等的比例。食品烹饪宜采用煮、蒸、烩、炖等方法，不采用油炸、炒、烤、熏的方法。有些食物，如茄子、海带、芹菜、荞麦、马兰头、洋葱、苦瓜、大蒜、猕猴桃、葡萄等，以及各种茶类，都有降脂作用。

（四）药物调治

1.药膳　许多药食同源之品，如白果、山楂、茯苓、枸杞、荷叶、黄精、人参等，适用于高脂血症的调治，可单味食用或烹饪加工成为食品、菜肴。常用药膳如白果羹、山楂粥、枸杞瘦肉汤、薏仁山药粥、山楂鲤鱼汤、冬虫夏草汤、人参汤等，都具有一定的降脂作用。

2.药物治疗　临床研究证实，银杏叶、绞股蓝、红花、决明子、蒲黄、三七、丹参、虎杖、川芎等单味中药，当归芍药散、柴胡疏肝散等经方，消脂片、桑葛降脂丸、脂必康胶囊、乐脉颗粒等中成药，以及近现代医家的一些验方，对高脂血症治未病都有较好效果。临床上还可以根据不同体质和证候，分别采取清热化湿、化痰理气、活血化瘀、健脾利水、滋补肝肾、温补脾肾等治疗。

（五）针灸调治

针灸能调节神经和内分泌功能。体针、耳针、梅花针、穴位注射、穴位埋线等多种针灸方法，对高脂血症治未病确有疗效。临床应用时，常常针药结合以加强疗效。

1.体针　多选用具有补益脾肾、化痰降浊、活血通络作用的经穴，取穴常用天枢、足三里、阳陵泉、丰隆、三阴交等。每次选取 3～5 穴，交替使用，每日 1 次，留针 20～30 分钟。亦可用电针或温针。

2.耳针　全息耳针能协调脏腑功能，畅通经络，有升清降浊、化痰通络之效。取胰、脾、胆、交感、内分泌、饥点等耳穴，用短毫针针刺，或用王不留行籽、白芥子贴压。

（六）推拿调治

通过推拿可以改善局部的血液循环，促进新陈代谢，增加热量的消耗，从而减少脂质的堆积。首先在腰部用探法，在背部脊柱两侧施术放松，再用一指禅推法揉摩关元、足三里、丰隆等经穴，以补肾培元、健脾化痰。尤其在全腹部或下腹部实行手法，对高脂血症治未病效果较好。

（七）动静调治

运动可以加速脂质代谢，促进脂质消耗，是高脂血症治未病的基础。有氧运动还能增加高密度脂蛋白含量，预防动脉粥样硬化。运动时心率控制在最大心率的 80% 左右。方式可选慢跑、快慢交替步行、太极拳、跳绳、骑自行车、游泳、跳韵律操等。运动宜安全有效，循序渐进。每次运动控制在 30～40 分钟。有血脂异常伴较严重心脏病、糖尿病时要停止运动，采取静养或室内小强度运动。

（八）熏浴调治

药浴熏蒸用于高脂血症治未病，可以开泄腠理、化脂降浊；且药物不经胃肠道破坏，不增加肝肾负担，与内服药相比，具有见效快、针对性强、毒副作用小的优点。常选用藿香、佩兰、香薷、石菖蒲、艾叶、草豆蔻、桂枝等具有芳香化湿、开窍解表作用的药物。但血脂异常伴有心脑缺血性疾病、心功能不全，以及过敏体质者不宜采用熏浴法。

（九）其他调治

1. 刮痧　刮痧有改善脏腑功能、调节经络气血、健脾益气、疏肝理气、化瘀降浊的功效，适用于高脂血症治未病。临床多采用经脉刮痧与穴位刮痧相配合。可选躯干部的督脉、膀胱经、任脉的穴位，或四肢的特定穴位，还可刮拭手掌和足底部的心脏、肝脏、脾脏反射区，以激发相应脏腑的功能。

2. 拔罐　拔罐能够调动人体对干细胞的修复功能，促进人体脂质代谢。选择合适的罐口，采用火罐、药罐等，在背俞穴走罐以调理各脏腑功能，并在腹部和四肢穴位拔罐以益气活血化痰，有助于高脂血症治未病。

3. 贴穴　通过贴穴，药物通过皮肤进入经络，以激发经气；药物还能直接刺激穴位，以调理脏腑。因此，贴穴能发挥叠加效应。选穴以膀胱经、胃经、脾经为主。常用白芥子、白蔻仁、石菖蒲、吴茱萸、生姜等制成的药饼，贴敷于心俞、膈俞、脾俞、肾俞、足三里、丰隆、公孙等穴，以达到疏经活络、化痰降脂的功效。

第四节　糖尿病

糖尿病是一组多种病因引起，胰岛素分泌和（或）作用缺陷，以慢性高血糖为特征的内分泌代谢性疾病。一般分为1型和2型糖尿病，本节重点叙述最常见的2型糖尿病。糖尿病，一般归属于中医学"消渴病""脾瘅""消瘅"的范畴。

一、病因病机

糖尿病可分为"胖""瘦"两种类型，分别有不同的病机和病程特点。肥胖型糖尿病属"脾瘅"，是临床糖尿病的主体人群，其常见自然病程是"肥胖或超重→脾瘅→消渴→消渴并发症"。消瘦型糖尿病属"消瘅"，其自然病程是"消瘅→消渴→消渴并发症"。消渴病的病因多为内伤因素，有禀赋不足、过食肥甘、久坐少动、情志失调、劳欲过度等。

1. 禀赋不足　先天禀赋不足，五脏虚弱，是引起消渴病的重要内在因素。《灵枢·五变》曰："五脏皆柔弱者，善病消瘅。"其中尤以阴虚体质最易罹患，以阴虚而内火自生也。

2. 过食肥甘　长期过食肥甘、醇酒厚味、辛燥刺激食物，"肥者令人内热，甘者令人中满"，加之"饮食自倍，肠胃乃伤"，损伤脾胃，致中焦运化失司，湿热内蕴，气阴两伤，发为消渴。

3. 久坐少动　脾主四肢、肌肉，若久坐少动，活动减少，则脾气呆滞，运化失常；脾不散精，精微物质不归正化，则为湿为痰、为浊为膏，体丰痰盛，日久化热，发为"脾瘅"。

4. 情志失调　《灵枢·五变》指出，"怒则气上逆，胸中蓄积，血气逆留，髋皮充肌，血脉不行，转而为热，热则消肌肤"是"消瘅"的病因，即指长期过度的精神刺激可诱导发病，尤以郁怒与思虑过度为甚，五志过极而化火，火热内燔，消灼肺胃阴津而发为消渴。正如刘完素《三消论》说："消渴者……耗乱精神，过违其度，而燥热郁盛之所成也。"

5.劳欲过度 肾乃藏精制水之脏。房事不节，劳欲过度，肾精亏损，亏损过度则虚火内生，火因水竭而益烈，水因火烈而益干，终致消渴。

在糖尿病的早、中、后期及并发症期，其病机可以用"郁、热、虚、损"四字概括。疾病早期相当于糖耐量受损期，以胰岛素抵抗为主。中医病机以"郁"为主，实胖型患者六郁相兼为多见，虚胖型患者以脾虚胃郁为本，消瘦型患者多以肝郁为主。疾病中期相当于糖尿病期，以"热"为主，无论气郁、痰湿、瘀血，郁久皆可化热，以胃热、肝热为主，可兼见肠热、肺热。若因年老体衰，肾精损耗，则阴虚火旺与实火相兼为病，亦属常见。疾病后期，"虚"成为主要矛盾，此时糖尿病的病机与传统"消渴病"更为吻合，以阴虚为本，燥热为标；阴虚燥热日久，则气阴两伤，进而阴阳两虚；这一阶段多虚实夹杂，可夹热、夹痰、夹湿、夹瘀。糖尿病的慢性并发症期，以"损"为主，或因虚极而脏腑受损，或因久病入络，络损"微血管病变"、脉损（大血管病变），进而导致脏腑损伤。值得注意的是，糖尿病自身的病理特点决定了"络瘀"贯穿病程始终。

西医学认为，2型糖尿病的发病机制主要是胰岛素分泌障碍和胰岛素抵抗，与基因缺陷和生活方式有关。胰岛素分泌障碍与 b 细胞功能损伤有关，而胰岛素抵抗则主要与胰岛素转运减慢、胰岛素受体基因突变、脂代谢紊乱有关。早在空腹血糖受损（IFG）和糖耐量减低（IGT）阶段，胰岛功能就有 50% 的损伤，主要与脂质过氧化、高血糖症对 b 细胞的毒性有关，也与胰高血糖素样肽 –1（GLP–1）水平下调和衰老氧化应激状态有关。近 40 年来，随着我国人口老龄化与生活方式的变化，糖尿病从少见病变成一个流行病，其患病率从 1980 年的 0.67% 飙升至 2013 年的 10.4%。

二、临床表现

早期糖尿病无特征性症状，应辨识中医体质和证候。但是，重症及有并发症者可见典型症状，如烦渴、多尿、多饮、善饥多食，可伴见疲乏、虚弱、体重减轻、皮肤瘙痒。其他症状如四肢麻木、腰痛、性欲减退、月经失调、视力障碍等。实验室检查方面，空腹血糖超过 7.0mmol/L，或随意血糖超过 11.1mmol/L。IFG 者，空腹血糖 ≥ 6.1mmol/L 但 ≤ 7.0mmol/L；IGT 者，葡萄糖耐量试验中 2 小时静脉血浆葡萄糖 ≥ 7.8mmol/L 但 ≤ 11.1mmol/L。糖化血红蛋白（GHbA1c）反映近 2～3 个月的血糖水平，比血糖指标稳定。

糖尿病的常见中医证型和临床表现如下：

1.痰湿壅滞证 腹型肥胖，脘腹胀满，嗳气、矢气频频，排气后胀满缓解，大便量多；舌淡红，苔白厚，舌体胖大，脉滑。

2.气郁化火证 形体中等或偏瘦，口干口渴，情绪抑郁，喜太息，胁肋胀满，大便干结；舌红，苔薄黄，脉弦。

3.肺胃热盛证 渴喜冷饮，量多，多食易饥，汗多，小便多，面赤；舌红，苔薄黄，脉洪大。

4.气阴两虚证 形体偏瘦，倦怠乏力，口干口渴，夜间为甚，五心烦热，自汗，盗汗，气短懒言，心悸失眠；舌红少津，苔薄白干或少苔，脉虚细数。

5.阴阳两虚证 小便频数，夜尿增多，尿浑浊如脂如膏，甚至饮一溲一,五心烦热，口干咽燥，神疲，耳轮干枯，面色黧黑，腰膝酸软无力，畏寒肢凉，阳痿，下肢浮肿，甚则全身皆肿；舌淡，苔白而干，脉沉细无力。

6. 气虚血瘀证 病程日久，疲乏无力，胸闷气短，目昏，糖尿病视网膜病变，面色黧黑，肌肤甲错，下肢浮肿，或皮肤溃疡，久不愈合，小便不畅，大便难或溏；舌紫暗，有瘀斑或瘀点，舌底静脉曲张，苔薄白，脉虚涩。

糖尿病的未病状态从生化指标上看是糖调节受损（IGR），是正常人发展到糖尿病的中间状态，包括 IFG 和 IGT 两种状态，也称为糖尿病前期。从疾病发展趋势上看还与阳虚体质、痰湿体质、气郁体质等相关，具体表现：情绪抑郁，胸胁满闷，饮食不多而体重不减，胃气上逆而和降不利，食后噫气不除，或多矢气，大便黏滞不爽、排泄不畅，易口渴、汗出，有津液消耗、排泄过多，分布不均而生成不足的倾向。

三、易发对象预测

（一）体质特征

糖尿病前期，平和质占 40%，气虚质合并阳虚质约占 20%，痰湿质约占 12%；气郁质和湿热质亦较为常见。糖尿病期的体质分布与糖尿病前期有一定差异，体质以阴虚质、阳虚质和痰湿质为多见；体重超重者患病率是体重正常者的 3 倍；肥胖的糖尿病患者中，痰湿质占 2/3，且以全身肥胖和腹型肥胖为主。糖尿病病程较长、病机复杂，易导致兼夹体质，如气虚兼痰湿、气虚兼气郁、气阴两虚是常见类型。

（二）性格情志特征

长期过度的精神刺激，郁怒、心气郁结等都容易导致五志过极而化火，火热内燔，消灼肺胃阴津而发为消渴。研究表明，糖尿病患者 D 型性格的比例较多，D 型性格的负面情绪及其不良的生活、行为方式可能会促进糖尿病的发生发展。

（三）年龄与性别特征

糖尿病多发于中年以后。2008、2013 年调查显示：60 岁以上的老年人糖尿病患病率均在 20% 以上，比 20 ～ 30 岁人群患病率高 10 倍。在调整其他因素后，年龄每增加 10 岁糖尿病的患病率提高 68%，说明我国糖尿病的发病有老龄化趋向。糖尿病在性别分布上也存在差异，男性（11.1%）高于女性（9.6%）。

（四）生活方式与环境特征

快节奏的生活使人们长期处于应激环境，人们每天的体能锻炼活动缺乏，加之熬夜加班、暴饮暴食等不良的生活习惯，致使糖尿病患病率长期居高不下。此外，发达地区的糖尿病患病率仍明显高于不发达地区，城市仍高于农村。

（五）家族遗传特征

2 型糖尿病是一种异质性、多基因遗传病。2 型糖尿病患者的 38% 的兄弟姊妹和 1/3 后代有糖尿病或糖耐量异常。单卵双生的发病率为 70% ～ 85%。糖尿病的微血管病变倾向也有一定的遗传因素。

（六）职业与工作习惯特征

在糖尿病发病率上，城市居民高于农村居民，脑力劳动者高于体力劳动者，干部、知识分子、退休工人、家庭妇女较高。

（七）并发疾病特征

血管病变是糖尿病的主要并发症，累及大中小血管、动脉、毛细血管和静脉，常并发许多脏器病变，其中 70% 以上患者死于心血管性病变的各种并发症，其他常见并发症有肾、眼底、神经、肌肉、皮肤等微血管病变。

四、中医治未病调治

糖尿病前期要积极采取非药物治疗方法，如平衡饮食和有氧运动，调整心态和生活方式，控制体重，做到自我管理、自我监测血糖；运用中医辨体施养和辨证施治的原则，合理应用情志疗法、针灸疗法、中药疗法等，努力纠正偏颇体质，损有余而补不足。糖尿病期血糖控制要达标，中医治疗着重减少西药的使用种类和剂量，防治微血管和大血管病变，延缓或逆转自然病程。糖尿病并发症期，根据体质特征，提前了解其并发症倾向，针对性地采取益气养阴、温阳通络的中药。掌握糖尿病的自然进程及其机转，对于治未病策略至关重要。值得注意的是，未诊断的糖尿病患者占总数比例的 63%，针对高危人群进行糖尿病筛查，有助于早期发现糖尿病，及时进行治未病干预，控制血糖，减少并发症的发生。

（一）动静调治

对于糖尿病前期和轻中度 2 型糖尿病患者，尤其是肥胖者，建议实施强度较低、节奏稳定和持续时间较长的有氧运动，如慢跑、骑车、游泳、太极拳、徒手体操等单人运动，以及羽毛球、集体健身操等团体运动项目。每周至少运动 3 ～ 5 次，推荐餐后 60 ～ 90 分钟运动为宜，累计时间 150 分钟为好。其中，太极拳、八段锦等传统健身运动，不仅能够达到一般运动的目的，还有舒筋活络、流通气血的作用，从而达到综合、整体调节的效果。若气阴两虚，则宜静养，避免运动之后耗气伤阴；若血糖控制不稳定者，则宜适量运动，避免过量运动之后致低血糖。

（二）饮食调治

强调营养均衡，戒烟限酒；定时定量，少食多餐。①五谷为养：多食粗粮，但糯米、土豆、番薯之类淀粉含量较高，血糖负荷较高，尽量少吃；面条、馒头、面包比米饭更好。②五果为助：适食水果，虽然水果含糖量稍高，但血糖负荷相对较低，合理食用无妨，从生津滋阴的角度而言，反而有益阴虚者。③五畜为益：应适当补充蛋白质和脂肪，既不可恣食肥甘，也不宜盲目禁食。④五菜为充：纤维素有益于肠道微生态，豆类对血糖负荷较低。可适当食用具有辅助降糖作用的蔬菜，如苦瓜、薏苡仁、葛根、生地黄、山药、黄芪等药食两用之品。

一般而言，糖尿病多有阴虚燥热，故应忌食热性肉食，如羊肉、狗肉、鹿肉、鹅肉等。

（三）起居调治

患者一定要保证充足的睡眠，按时作息，切忌熬夜。注意卧床宜软硬适宜，选择右侧卧位为佳。睡前不可过食，也不宜食用刺激性和兴奋性食物，"胃不和则卧不安"。睡前以温水泡脚

20～30分钟，能改善下肢血液循环，有防治糖尿病足的功效，又可消除疲劳，提高生活质量。

（四）情志调治

不良情绪与疾病的转归及预后关系密切，要加强对糖尿病患者的心理疏导，嘱其平时要自我戒除不良情绪，忌大悲、大喜、大怒。家人应多体贴关心，不要与其针锋相对，宜给予患者精神支持，这对减轻症状、提高生活质量有一定的帮助。有的患者缺少对糖尿病的正确认识，可能造成精神压力，可能存在疑虑或漠视、焦虑和抑郁，甚至悲观和恐惧的情绪，需要医生疏导、家人关心和健康教育。可通过观看喜剧、小品和相声等，保持放松的心态，舒缓紧张的情绪，缓解精神压力。

（五）药物调治

1. 药膳　郁热者，可用玉米须煲黄鳝、苦瓜炒肉、玫瑰五花糕、槐花石斛茶；气阴两虚者，可用人参枸杞茶、西洋参三七茶、生地黄芪猪横脷（猪胰子）汤、石斛鸭子汤；阴阳两虚者，可用洋葱炒胰片、苁蓉猪腰汤；气虚血瘀者，可用山楂枸杞茶、黄芪西红花饮、虫草饮。

2. 药物治疗　糖尿病早期多以"郁"为主，选方用药注重疏肝解郁、调理肝脾；糖尿病中期以"热"为主，治以清热泻火、清热解毒；糖尿病后期以"虚"为主，着重于益气养阴；糖尿病并发症期则以"损"为主，注重滋补肝肾、温经通络。还可辨证使用六味地黄丸、天芪降糖胶囊、金芪降糖片等有效中成药，以及具有降糖作用的单味中药，如黄连、葛根、山药、白术、薏苡仁、山栀、玉竹等。

（六）针灸调治

《针灸甲乙经》最早记载消渴病的具体取穴；《备急千金要方》进一步将《针灸甲乙经》中的6个治疗消渴的穴位扩展为35个，并提出早期治疗的观点。糖尿病前期，应注重扶助正气，及早给予针灸干预，可以有效改善胰岛素抵抗的病理状态，降低糖尿病的发病率，提高患者生活质量，避免西药的不良反应。

1. 针刺　调治糖尿病常用的穴位有足三里、三阴交、曲池、合谷、阳陵泉。背俞穴常用于调节脏腑功能平衡。腹募穴也为临床常用，如关元、中脘。可根据临床证候，辨证取穴治疗糖尿病并发症所致的胃肠病变、神经病变和血管病变。

2. 耳穴　常用取穴有内分泌、胰俞、肺、脾、肾等耳穴。

3. 灸法　取用足三里、关元等穴。

（七）推拿调治

中医推拿适用于调治轻中型糖尿病，以循经按摩、穴位点压为主要方法，重在疏通经络、调理脏腑。嘱患者仰卧于治疗床上，施术者先以手掌着力，做胸腹部的推揉按摩，反复3～5遍，按揉膻中、鸠尾、中脘、梁门、神阙、气海、关元、天枢等穴。并自中脘向上推按至咽部，反复3～5遍；再令患者俯卧，术者以双手拇指着力，反复点揉脊柱两侧华佗夹脊穴及膀胱经五脏六腑俞穴。

（八）气功调治

《诸病源候论》引用赤松子"补养宣导"法调治消渴，法云："解衣倓卧，伸腰䐃少腹，五息止。引肾气，去消渴，利阴阳。"巢元方解释道："解衣者，使无罣碍。偃卧者，无外想，使气易行。伸腰者，使肾无逼蹙。膜者，大努。使气满少腹者，即摄腹牵气使上，息即为之。引肾者，引水来咽喉，润上部，去消渴枯槁病。利阴阳者，饶气力也。"简而言之，放松形骸，借助呼吸从少腹引气上行至咽，意在宣导肾水上行，水火既济。

第五节　痛　风

痛风是由一种单钠尿酸盐晶体沉积所致的晶体相关性关节病，属代谢性风湿病范畴。嘌呤代谢紊乱和（或）尿酸排泄减少所致的高尿酸血症是导致痛风发作的根本原因。临床常见反复急性发作性关节炎、痛风石沉积、痛风石性慢性关节炎和关节破坏，或可引起慢性间质性肾炎，并发尿酸性尿路结石。痛风可分为原发性和继发性，本节重点讨论原发性痛风。此病一般属于中医学"痛风""浊瘀痹"的范畴。

一、病因病机

痛风本为中医病名，近代被西医借用，故古今"痛风"概念有差异。古代中医所谓"痛风"是痹病的一种，清代喻嘉言在《医门法律》中指出："痛风，一名白虎历节风，实则痛痹也。"《素问·痹论》曰："风寒湿邪三气杂至，合而为痹也……寒气胜者为痛痹。"此处痛痹的病机是外感邪气，风寒湿杂合为患，以寒气为主。然而，自元代朱丹溪明确提出"痛风"一病，意在指出其病因乃内伤因素所致。一般认为，痛风的病因主要有脏腑亏损、多食燥热、风寒外搏和浊瘀滞络。

1.脏腑亏损　《医学六要》明确指出脏腑"气血亏损"是痛风的根本原因，或因脾虚不运，或因肾气不化，聚津为痰，或元气亏虚，阴火（湿热）内生，继而内生浊毒化热，流滞经络，发为此病。发于四肢末端者，为关节红肿热痛；客于腰背者，可能伴有肾结石。

2.多食燥热　《万病回春》指出："膏粱之人，多食煎、炒、炙煿、酒肉，热物蒸脏腑，所以患痛风、恶疮痛疽者最多。"燥热伤津，炼液为痰，故不同于普通痰湿，而以痰热津伤为多见。西医学认为，食物中核苷酸分解而来的是外源性尿酸，约占体内尿酸的20%，其中高蛋白饮食可增加尿酸合成，酒类较高蛋白饮食影响更大。

3.风寒外搏　《格致余论·痛风论》云："彼痛风者，大率因血受热，已自沸腾，其后或涉冷水，或立湿地，或扇取凉，或卧当风，寒凉外搏，热血得寒，汗浊凝涩，所以作痛，夜则痛甚，行于阴也。"从临床症状特征看，已经与西医学所说的"急性痛风性关节炎"非常接近。朱丹溪认为，风、寒、湿只是诱因，血热才是内在因素，复合因素致病。有研究发现约10%的女性痛风发作是因外感风寒而诱发。

4.浊瘀滞络　痰浊内生是痛风发作的必要条件，尿酸盐晶体沉积于关节，即浊瘀蓄积阻滞于关节才是痛风发作的主要条件。高尿酸血症患者中，仅有10%的有痛风关节炎的发作。

痛风的病机，主要是先有脏腑气血亏损，产生湿热、痰浊、瘀血等病理因素，再逐渐阻滞于经络、关节，多因劳累、暴饮暴食、饮酒、外受风寒而诱发。从中医病机来看，尿酸即是浊瘀，其排泄不畅究因元气不充、肾不化气，导致清浊不分、浊气不降。

西医学认为，如果摄取低嘌呤饮食5天后，24小时尿酸排泄超过800mg，为尿酸产生过多症，此类高尿酸血症占痛风患者的10%以下；而90%的痛风患者存在尿酸排泄不良，即24小时尿酸排泄量小于600mg。除肾功能不全外，增高的血脂可使体内酮体增多，导致肾小管对尿酸的排泄受到竞争性抑制；高血糖损害肾功能，可致尿酸排泄减少；胰岛素抵抗和高胰岛素血症使尿酸再吸收增加。因此，尿酸的排泄减少、再吸收增多是导致高尿酸血症和痛风的关键因素，受到整体新陈代谢的影响。我国痛风的患病率为 1% ～ 3%，并非所有高尿酸血症者会发展为痛风，仅有 5% ～ 12% 的高尿酸血症患者最终表现为痛风发作。

二、临床表现

痛风的临床表现，一般可分为无症状高尿酸血症、急性痛风性关节炎、慢性痛风性关节炎，痛风性肾病。

1. 无症状高尿酸血症 所谓无症状，是西医学所指的无特征性症状。但往往有脾虚湿阻的表现，如身体困乏，精神倦怠，头晕，腰膝酸痛，纳少，胃胀，舌质淡胖或红胖，苔白腻或黄厚腻，脉细缓或弦滑。

2. 急性痛风性关节炎 突然关节剧烈疼痛，关节及周围软组织出现明显红、肿、热、痛的典型炎症表现，一般发生在夜间，往往因疼痛而惊醒；部位以下肢关节为主，半数首发于跗趾关节，其次为踝、膝、指、腕、肘关节；昼轻夜重。发作持续数天至数周不等，关节炎症可自然缓解。可反复发作，发作间歇期不等，多数在一年内复发。根据局部急性炎症表现和全身症状，中医辨证主要为湿热痹阻证。

湿热痹阻证 受损关节局部灼热，得凉则舒，伴发热口渴，心烦不安，小便黄；舌红，苔黄腻，脉滑数。

3. 慢性痛风性关节炎 关节疼痛持续时间长，间歇期短，关节肿大畸形，屈伸不利，耳郭、关节周围有痛风石，溃破后可排出尿酸盐结晶。中医辨证，主要分为瘀热阻滞证、痰浊阻滞证、肝肾亏损证。

（1）瘀热阻滞证 关节红肿，以刺痛为主，局部肿胀变形，屈伸不利，肌肤色紫暗，按之稍硬，局部或有硬结，肌肤干燥，皮色黧黑；舌质紫暗或有瘀斑，苔薄黄，脉细涩或沉弦。

（2）痰浊阻滞证 关节周围漫肿，色不甚红，局部酸麻疼痛，或见硬结，伴有目眩，面浮足肿，胸闷脘痞；舌体胖，舌质暗，苔白腻，脉缓或弦滑。

（3）肝肾亏损证 病久屡发，关节痛如被杖，局部关节变形，昼轻夜重，肌肤麻木不仁，步履艰难，筋脉拘急，屈伸不利；偏阳虚者，形寒畏冷，得暖则舒，舌淡紫苔白，脉沉弦；偏阴虚者，颧红口干，舌红苔少，脉弦细涩。

痛风的未病状态主要指上述无症状高尿酸血症和慢性痛风性关节炎的间歇期状态，重点从舌脉和皮肤色泽上进行观察：舌色偏红，舌体偏胖大，舌苔偏腻；脉象多见细涩脉，特别是体丰而脉小等形脉不符者尤当留意；尺肤及胫前皮肤可见肌肤纹理增粗、颜色变深，甚至有肌肤甲错的表现。

三、易发对象预测

（一）体质特征

痛风的发病与先天禀赋有关，以湿热质和痰湿质最易发病。超过 50% 的痛风患者为超重或肥胖。

（二）性格情志特征

痛风患者容易伴有抑郁、焦虑等不良情绪，病程越长，越容易出现抑郁、焦虑等不良情绪。情志因素通过对脏腑气机的影响，日久助生痰浊、瘀血阻滞经络，多伴见周身疼痛、麻木、变形等躯体表现。A 型性格的人易发痛风，此类人工作积极进取，多担任管理岗位，对自己的要求较高，心理压力较大，且饮酒、不规律进食的情况较为多见。

（三）年龄与性别特征

痛风多见于中老年男性。痛风发病年龄大部分在 30 ~ 70 岁，我国痛风患者平均年龄为 48.28 岁（男性 47.95 岁，女性 53.14 岁），呈年轻化趋势，男女比例为 15 : 1，男性痛风发病率远高于女性。男女发病诱因有很大差异，男性患者最主要为饮酒诱发（25.5%），其次为高嘌呤饮食（22.9%）和剧烈运动（6.2%）；女性患者最主要为高嘌呤饮食诱发（17.0%），其次为突然受冷（11.2%）和剧烈运动（9.6%）。此外，女性的高发年龄在绝经期后，雌激素对肾脏排泄尿酸有促进作用，绝经期后体内雌激素水平急剧下降，易发生高尿酸血症与痛风。

（四）生活方式与环境特征

嗜食海产品、动物内脏等高嘌呤饮食，饮酒可使尿酸的合成增加，患痛风的风险大幅增加。高原地区相对缺氧，人体血液中红细胞增多，可导致内源性嘌呤产生过多，从而引起血尿酸水平升高和痛风性关节炎。从中医病因的角度来看，高原地区严寒，而食物多辛热厚味之品，外寒内热，最易发作痛风。

（五）家族遗传特征

痛风属于多基因关联遗传性疾病，10% ~ 25% 的患者有痛风家族史，近亲中有 15% ~ 25% 有高尿酸血症。酶缺陷是导致 10% 原发性痛风患者尿酸生成增多的原因。有两种先天性嘌呤代谢异常症是性连锁的遗传，表现为女性携带者，男性发病。

（六）职业与工作习惯特征

从职业上看，痛风多见于脑力劳动者。高尿酸血症和痛风患者在高收入阶层中多见，可能与应酬过多、营养过度、起居无常有关。

（七）并发疾病特征

约 1/3 的慢性痛风患者有肾脏损害，包括慢性痛风性肾病、急性肾功能衰竭、尿路结石。其中，并发尿酸性尿路结石者占原发性痛风患者的 20% ~ 25%。高尿酸血症和痛风患者常并发高血压、高血脂、糖尿病、冠心病、动脉硬化。目前认为，痛风是诱发心血管疾病的独立危险因素。

四、中医治未病调治

痛风的中医治未病，当着眼于内伤病因，恢复脏腑功能，节制饮食，改善其整体代谢状态，促进尿酸代谢恢复平衡，合理运动促进经络、骨节间的气血流通，缓图其本，坚持不懈。

（一）情志调治

风湿热痹的发生与肝脾功能失调有关，忧思郁怒等情志变化常为本病的内在因素，而外邪侵袭只是诱因，因怒致郁，因郁化热，因思致结，因结致湿。特别是暴怒伤阴，阴虚血热，或遇寒凝滞，或凝思气结，则平素所蓄积之痰浊瘀毒痹阻于经脉，发为痛风之证。故平素保持良好的精神状态，恬惔为务，避免精神紧张，做到和喜怒而安居处，使肝气条达，气血流通无阻，也是防治痛风的积极手段之一。

（二）起居调治

《景岳全书》曰："故凡四时之中，皆不得久坐、久立湿冷之地，亦不得因酒醉汗出脱衣洗足，当风取凉，皆成脚气。暑月久坐、久立湿地，则湿热之气蒸人经络，病发必热，而四肢酸疼，烦闷跗肿寒热。"虽论脚气，其起居调养之法亦可适用于痛风患者。对于痛风的诱因有所规避，也是治未病的策略。保持下肢温暖，因为寒冷刺激可导致局部体温下降，尿酸盐呈细小针型结晶，触发急性炎症。避免疲劳，因为疲劳状态容易诱发痛风发作。跖趾关节承压较大，容易引起局部损伤，导致局部尿酸盐容易析出和沉积。所以，经常按摩足部，柔筋正骨，促进局部气血流通，将可能降低痛风发作的风险。

（三）饮食调治

饮食在痛风的未病调治中占有重要地位。发作期，饮食宜素淡，半流质为宜。平时，忌食肥腻、油脂类（肉类、浓肉汁、动物内脏、鱼虾海鲜类）、辛辣，以及豆类、乳制发酵品、香菇、海产品类发物；严格戒酒。忌食以上食物的目的在于减少外源性嘌呤的摄入，常见低嘌呤食物有谷米、蔬菜、瓜果、茶类、咖啡等。因痛风多在夜间发作，且夜重昼轻，故晚餐进食更应注意清淡饮食，严格控制肉类饮食的摄入，多吃新鲜蔬菜、水果、坚果、海藻类食物，如西兰花、芹菜、洋葱、柑橘、草莓、杏仁、核桃、海带等。平日应适当多饮水，每日饮水量1500mL以上，保证每日尿量达2000～2500mL，可促进尿酸排出，减少尿酸性结石的沉积，而且睡前或夜间适量饮水对于预防痛风发作也有一定意义。有利尿作用的食物也比较适合预防痛风，如薏苡仁、玉米须、苋菜、菠菜、冬瓜、黄瓜等。

（四）药物调治

对于湿热或痰湿体质者，土茯苓、薏苡仁是常用的单味中药。土茯苓是最常用的排泄尿酸的中药，重用至60g以上，利湿泄浊之力颇强。薏苡仁具有渗湿宣痹的作用，尤其对脾虚湿阻者最为合宜。二者亦药亦食，可以加入日常食谱，或煮粥，或煲汤，均有效用。对痰浊阻滞证，化痰行瘀，益痹通络，用双合汤。中成药可选用四妙丸、参苓白术丸。

凡有瘀血阻络之象者，无论是否有症状，均可用活血通络中药进行调治，因其血热多见，应用性平或性凉之品，如西红花、泽兰（泡水代茶饮）、丝瓜络（煎水代茶饮）。对瘀热阻滞证，清热通络，祛风除湿，用白虎加桂枝汤，中成药可选用复方丹参滴丸。

对于肝肾亏损证，培补肝肾，舒筋止痛，用补血荣筋汤或独活寄生汤，还可选用桑寄生、杜仲等有补益肝肾、祛风胜湿之功的药物。中成药可选用六味地黄丸或益肾蠲痹丸。

（五）针灸调治

1. 针刀疗法　针刀行闭合式松解术治疗痛风性关节炎疗效满意，可缓解关节腔压力，松解关节周围组织，属于特色疗法。方法是铺无菌巾，于受累关节压痛处或肿胀处进针刀，刀口线与关节纵轴平行刺入，用切开剥离法切割三刀直达骨面，纵行疏通后贴骨面横行铲剥二刀。出针刀后将血液挤出或用负压罐拨出血液，部分患者可引流出黄色黏液。于针刀孔处注入消炎镇痛液。此方法近期疗效满意，6～8个月可明显减少复发。但急性期红肿热痛时禁用此法。

2. 刺络放血　活血祛瘀、通络止痛，可选择曲池、合谷、足三里、三阴交、阴陵泉、太溪、太冲、内庭、丰隆等穴位及阿是穴，以75%酒精消毒后，以皮肤针扣刺阿是穴，局部出血3～5mL为宜，治疗面保持干爽，适用于急性痛风。

3. 艾灸　对于间歇期患者，选取阿是穴、足三里、商丘进行悬灸，每次30分钟，隔日1次，30天为1个疗程，共治疗3个疗程。

（六）推拿调治

有学者以运脾化浊推拿法治疗中老年痛风，以达到疏通经络、调节脏腑、扶正祛邪的目的。主要方法：揉按中脘，双掌叠加运腹，推按肾、胃、脾三经，颤脾区，环揉带脉法，点按章门、梁门、中脘、天枢、大横等穴。10日为1个疗程，3个疗程可缓解症状、降低血尿酸水平。

（七）熏浴调治

1. 急性期　可用双柏散（大黄2份、侧柏叶2份、泽兰1份、薄荷1份），加用热水和少量白酒，趁热熏洗、浸泡关节，每次30分钟，对急性痛风发作有明显的消肿止痛、活血化瘀功效，且比简单外敷效果好。一般20天为1个疗程。

五味甘露药浴颗粒方为藏药浴的基本经典组方，含有刺柏、烈香杜鹃、大籽蒿、麻黄、水柏枝等，有消肿止痛、舒筋活络、化瘀血、通经脉之功效。有报道，五味甘露药浴颗粒对急性痛风性关节炎的症状、体征及急性炎症指标均有很好的疗效，且没有不良反应。每次40g，置于可加热足浴木桶中，加水1000mL，蒸汽熏蒸。

2. 慢性期或间歇期　可选用清热渗湿的土茯苓、萆薢，活血通络的牛膝、泽兰，熏洗、浸泡关节，治其未成，防其复发。

第六节　慢性阻塞性肺疾病

慢性阻塞性肺疾病（COPD）是一种具有气流受限特征的可以预防和治疗的疾病，气流受限不完全可逆、呈进行性发展，与肺部对香烟、烟雾等有害气体或有害颗粒的异常炎症反应有关。慢性支气管炎和肺气肿是COPD常见的病理表现。以反复咳嗽、咯痰或伴喘息，活动后气短、胸闷为主要临床表现。易并发自发性气胸、肺部感染、支气管扩张、睡眠呼吸障碍、继发性红细胞增多症、慢性肺源性心脏病等。本病属中医学"咳嗽""肺胀"范畴。

一、病因病机

本病多因久病肺虚，致痰瘀贮留，肺气壅滞，肺不敛降，渐损及脾肾与心，每因复感外邪而急性发作或病情加重。

1. 久病肺虚 内伤久咳、久哮、久喘、肺痨等肺病，久治不愈，损伤于肺，肺虚失于宣降，津液不布，或肺气虚损，气不布津，聚津成痰，或肺阴虚火旺，灼津为痰。痰浊阻滞，气滞血瘀，痰瘀互结，滞留于心肺，致肺气胀满，不能敛降，而成肺胀。此外，长期吸烟及吸入粉尘，亦可导致肺气损伤，肺失宣降。

2. 感受外邪 久病肺虚，卫外不固，易致六淫外邪反复乘袭。六淫中以风寒、风热多见，以风寒常见，故肺胀于冬春寒冷时节易发。

肺胀病变早期在肺，继则影响脾、肾，后期病及于心。病理因素主要是痰浊水饮与血瘀互为影响，兼见同病。久病肺脾肾俱不足，易感外邪，临床多见感寒诱发，形成表里寒热、虚实夹杂之证。痰浊壅盛，蒙蔽心窍，心神失养，则意识朦胧、嗜睡，甚至昏迷；痰热内闭，热邪耗灼营阴，肝肾失养，阴虚火旺，肝火夹痰上扰，气逆痰升，肝风内动则肢颤、抽搐；迫血妄行，则动血而出血。

西医学认为，慢性阻塞性肺疾病的发病机制与气道的炎症反应、蛋白酶系统、氧化物及前列腺素的变化有关。目前我国 15 岁以上人群患病率为 3.17%，随年龄增加，发病率呈上升趋势，50 岁以上人群患病率增加到 13%。

二、临床表现

慢性阻塞性肺疾病临床表现为慢性咳嗽、咯痰，有时伴有喘息、气促，常在寒冷季节或气候变化时发病或加重，进行性呼吸困难，疲劳，腹胀，食欲不振或体重下降，严重时劳动力丧失，生活不能自理。肺功能检查是判断有无气流受限、诊断慢阻肺的金标准。吸入支气管舒张剂后 FEV_1（第 1 秒用力肺活量）/FVC（用力肺活量）<70%，即可确诊。中医辨证分型如下：

1. 外寒内饮证 咳逆，喘满不得卧，气短气急，咯白色泡沫痰，周身酸楚，恶寒发热；舌淡，苔白，脉浮紧。

2. 痰浊阻肺证 咳嗽痰多，色白黏腻或呈泡沫状，胸闷、短气、喘息，稍劳即著，恶风易汗出，脘腹痞胀，纳少便溏，倦怠乏力；舌淡胖，苔白腻，脉细滑。

3. 痰热郁肺证 咳逆，咯痰黄或白，黏稠难咯，胸满，喘息气粗，身热烦躁，便干溲黄，口干欲饮，或发热微恶寒，咽痒咽痛，身体酸楚，汗出；舌质红，苔黄或黄腻，脉滑数或浮滑数。

4. 痰蒙神窍证 咳逆喘促，咯痰黏稠或黄黏不爽，或伴痰鸣，意识朦胧，表情淡漠，嗜睡，或昏迷，或烦躁不安，谵妄，撮空理线，或肢体抽搐，唇甲青紫；舌质暗红或淡紫，苔白腻或黄腻，脉滑数。

5. 肺肾气虚证 呼吸浅短难续，甚则张口抬肩，倚息不能平卧，咳嗽，痰白如沫，咯痰不爽，胸闷如塞，声低气怯，心悸汗出，面色晦暗，或腰膝酸软，小便清长，或咳则小便自遗；舌质淡或暗紫，苔白润，脉细虚数无力或结代。

6. 阳虚水泛证 喘咳不能平卧，咯痰清稀，胸闷气憋，面浮肢肿，甚则一身悉肿，腹胀尿少，脘痞纳差，心悸，畏寒，面唇青紫；舌体胖质暗，苔白滑，脉细滑或结代。

本病的未病状态类似于 COPD 的潜在高危阶段症状表现，即无肺功能异常及肺气肿的情况下，出现单独且持续呼吸系统症状，中医四诊主要表现为面色淡白，自汗出，恶风，气短不足以息，少气懒言，食少脘痞，便溏，体倦乏力，易感冒，咳嗽、咯清稀痰；舌质淡，苔薄白，脉细弱。

三、易发对象预测

（一）体质特征

COPD 患者的体质主要为气虚质、阳虚质。气虚质、阳虚质患者肺功能较差，免疫力低下，容易出现 COPD 急性加重、低氧血症、呼吸道感染。肺之阳气虚弱，卫外不固，易为邪气所乘，继而造成肺气壅塞，出现咳逆短气，甚至肺气不敛，引发肺胀。湿热质和痰湿质也是 COPD 的易患体质。湿热质者湿热内蕴，痰湿质者痰湿凝聚、黏滞，易致内外合邪而发病，出现痰热郁肺，甚则瘀血、痰浊互结，导致病情复杂难愈。

（二）性格情志特征

焦虑、恐惧和抑郁等情绪是 COPD 患者常见的心理问题，并在急性发作时加剧。不良情绪又进一步阻碍患者人际交往和活动，并加重呼吸困难等症状。患者久卧或长期居于家中，影响在家中和社会中的地位。角色的转变使其对家人的依赖性增加而自主性降低，这样又加重恐惧、愤怒、内疚或抑郁等不良情绪，形成恶性循环。

（三）年龄与性别特征

年龄和性别是 COPD 的独立危险因素。年老患 COPD 危险性增加，70 岁以上人群患 COPD 的危险性为 40～49 岁的 9.94 倍。男性患 COPD 的危险性大于女性，其主要原因是男性吸烟率高于女性。

（四）生活方式与环境因素

吸烟是慢性阻塞性肺疾病最常见的危险因素。此外，被动吸入生物燃料、室内外空气污染导致的烟雾、粉尘与 COPD 发病有关。

（五）家族遗传特征

COPD 具有遗传倾向。COPD 患者各级亲属中 COPD 患病率高于群体患病率。父辈中有 COPD 患者是其子女患上 COPD 的独立危险因素。父母和兄妹中有慢性支气管炎、肺气肿、哮喘和 COPD 病史者的人群中，患 COPD 的危险性是无家族史人群的 2 倍多；与遗传关系较为密切的气道高反应性被认为与 COPD 患病有关。α1 抗胰蛋白酶（α1-AT）缺乏已被明确为 COPD 遗传易感因素。

四、中医治未病调治

本病由咳喘日久发展而成，故预防和及时治疗咳喘等病证，是本病预防的关键。本病发病使肺系受累，反复感邪发作，日久必累及他脏，治未病调治以"扶正祛邪"为原则，从情志、起居、饮食、药物、针灸等方面进行。

（一）情志调治

重视健康教育，让患者正确认识疾病，了解本病的病因、病理变化及并发症的危害性，认清引起焦虑、抑郁心理障碍的原因，通过松弛疗法缓解焦虑等情绪，如腹式呼吸、音乐疗法和系统脱敏等。

（二）起居调治

严格戒烟，注意保暖，预防感冒，保持健康、规律的生活方式。可进行小强度的有氧练习以增强体质和抗病能力，如步行、慢跑、走跑交替、医疗体操、太极拳等，运动时衣服要宽松，饱食后不宜运动。痰多者应尽量鼓励其将痰排出，咳而无力者可通过翻身拍背等以助痰排出，必要时吸痰，避免刺激或损伤咽部。以上运动和呼吸锻炼时，应开窗通风，保持室内空气洁净。

（三）饮食调治

饮食清淡，给予营养丰富、易消化吸收的食物，以熟软为要，如米粥、面条、面包、鲜奶等。进食要有规律，有节制，少食多餐，忌暴饮暴食，避免进食生冷、肥腻、寒凉、辛辣、燥热之品及腥膻发物。

（四）药物调治

1. 药膳 以调理肺脾肾为主，旨在扶正固本，提高机体抗病能力。肺肾气虚者，可选人参、山药、冬虫夏草配合猪肉、猪脊髓、乌鸡，亦可服核桃炖燕窝；阳虚水泛者，可服灵芝羊肉汤、干姜白果猪肺汤。

2. 药物治疗 重在预防上呼吸道感染和慢阻肺急性发作，常用玉屏风颗粒。肺脾两虚者，可选香砂六君丸；肺肾气虚者，可选百令胶囊、河车大造丸、龟龄集；脾肾阳虚者，可选固本咳喘片、蛤蚧定喘丸、桂附理中丸、金匮肾气丸。症状明显者或急性发作时，可根据不同证型辨证治疗。

（五）针灸调治

1. 体针 取肺俞、定喘、膻中等穴，中等强度刺激，平补平泻，留针30分钟，每日1次。表寒里热者，加尺泽、合谷、大椎；痰热壅肺者，加尺泽、合谷、丰隆；痰湿阻肺者，加中脘、丰隆、脾俞、足三里；虚喘者，加膏肓、足三里、脾俞、肾俞、关元、气海。

2. 穴位敷贴 冬病夏治穴位敷贴法，可减轻慢阻肺稳定期的症状，改善免疫功能，减少急性发作次数。三伏天选用白芥子、细辛、甘遂、延胡索等药物，研细粉，用凡士林或生姜汁调成膏状，贴敷于大椎、风门、足三里、定喘、肺俞、脾俞、膏肓等穴位。一般连续进行3年。

3. 穴位注射 药物可选黄芪注射液、丹参注射液、喘可治注射液、复方当归注射液，常用穴位有定喘、肺俞、肾俞等。

4. 埋线疗法 将羊肠线埋入定喘、肺俞、肾俞、丰隆、足三里等穴位治疗6个月，能有效减少COPD急性加重次数，改善咳嗽、胸闷等症状。

（六）气功调治

呼吸训练有利于本病的康复。腹式呼吸能改善膈肌和腹肌的协调性，防止胸腹矛盾运动。缩唇呼吸可增加呼气口阻力，改善不良呼吸方式，减轻呼吸肌呼气时小气道陷闭，保证肺泡气顺利排出，改善气体交换。缩唇呼气训练结合腹式呼吸，则效果更佳。六字诀中"呬"字诀为齿音属肺，"呼"字诀为喉音属脾，"吹"字诀为唇音属肾，均可达到缩唇呼吸的要求，分别适用于咳嗽痰涎、胸膈烦躁，痰湿内生、大便溏泻，筋骨不利、腰膝酸软等相应表现。八段锦、太极拳等健身气功，对于改善肺功能、延缓慢阻肺进程有一定的作用。

（七）其他调治

1. 中药雾化疗法　中药雾化吸入疗法是把药液转变为微小的雾滴后，随着患者呼吸进入肺部，并可进入终末细支气管肺泡，可直接作用于肺部，有利于控制炎症。药物可选当归、桃仁、红花、川芎、浙贝母、炙麻黄、紫菀、款冬花、鱼腥草、苏子等。

2. 拔罐疗法　可选大椎、风门、双侧肺俞、脾俞、肾俞进行拔罐治疗。

第七节　支气管哮喘

支气管哮喘（以下简称哮喘），是由嗜酸性粒细胞、肥大细胞和 T 淋巴细胞等多种炎症细胞参与的慢性炎症性气道过敏性疾病。其临床表现为反复发作的喘息、气急、呼吸困难、胸闷或咳嗽等症状，常在夜间和（或）清晨发作或加剧，多数患者可自行缓解或经治疗后缓解。易感者对各种激发因子具有气道高反应性，并可引起气道缩窄和可逆性气道受限，随着病程的延长可导致一系列气道结构的改变。易并发慢性支气管炎、肺气肿、气胸、纵隔气肿、慢性肺源性心脏病等疾病。本病属中医学"哮病"范畴。

一、病因病机

哮喘的主要病机是宿痰内伏于肺，因外邪侵袭、饮食不节、体虚劳倦等诱因，致痰阻气道，肺气上逆，气道挛急而发病，与遗传、饮食、劳倦、体质、环境等因素有关。病因以肺虚、脾虚、肾虚为本，以风、寒、热、湿、痰、瘀为标。

1. 外邪留恋　《诸病源候论》曰："肺主于气，邪乘于肺则肺胀，胀则肺管不利，不利则气道涩，故气上喘逆，鸣息不通。"外感风寒或风热之邪，未及时表散，邪气内蕴于肺，壅遏肺气，宣降失司，气不布津，水饮积聚生痰而成哮病；或吸入花粉、烟尘、异味等，影响肺气宣降，致津液凝聚输布失常，痰浊内蕴，发为哮病。

2. 痰饮内伏　《普济本事方》曰："此乃肺窍中积有冷痰，乘天阴寒气从背、口鼻而入，则肺胀作声。"此为饮食不当，过食生冷，伤及脾阳，寒饮内停，或平素嗜食酸咸肥甘厚味、海鲜鱼虾等发物，致脾失健运，水湿内停，聚湿成痰，或积痰生热，内伏于肺，壅阻肺气，遇外邪侵袭而诱发。此外，其他脏腑功能失调或不良的饮食习惯也能产生伏痰，如嗜饮茶水、酒浆，外饮不能气化，颇为常见。

3. 情志失调　情志不遂者，平素郁郁寡欢，心情抑郁，善太息，致使肝气郁结，木不疏土；或心情不畅，郁怒伤肝，肝气横逆而犯脾土，致使脾失健运，水湿内蕴而成痰浊，肺气壅遏，宣降失司，发为哮病。

4. 体质虚弱　素体禀赋不足，体质虚弱或病后失于调养，致肺、脾、肾三脏虚损，水湿输布障碍，痰浊内生，以成哮病之因。若肺气耗损，气不布津而生痰饮；或阴虚火旺，炼津为痰，痰热胶固；或脾虚水湿不运，肾虚水湿蒸化不力，痰浊内生。以上均为哮病之因。一般体质虚弱者多以肾虚为主，常见于幼儿，病后所致以肺虚、脾虚为主。

哮喘的病机转化常因感邪不同与体质差异而变化，若因于寒或素体阳虚，则痰从寒化，发为冷哮；病因于热，或素体阳盛，则痰从热化，发为热哮；若痰热内郁，风寒外袭，则发为寒包火证，即表寒内热证。寒热之间可相互转化，寒痰郁久可以化热；热证久延或治不得法，则病从寒化。

哮喘以痰为根本，痰的产生责之于肺不布津，脾失转输，肾失蒸化，致津液凝聚成痰，伏藏于肺，成为哮病发生的"夙根"。发作期和缓解期的病机不同。发作期为"伏痰"遇感引触，痰随气升，气因痰阻，痰气搏结，壅阻气道，肺管挛急狭窄，通畅不利，故发哮喘。缓解期表现为肺、脾、肾的气虚、阳虚，或肺肾阴虚。久则肺病及心，心阳受累，而致"喘脱"危候。

西医学认为，支气管哮喘的发病机制与气道炎症、变态反应、神经因素和气道高反应性有关。哮喘是气道的一种慢性炎症，多因患者对外界某些物质（如尘埃、海鲜、化学气体、动物皮毛、粉尘、花粉、螨、鱼虾等）发生过敏反应而致病，其病理变化过程为急性支气管痉挛、气道壁肿胀、慢性黏液栓形成和气道壁的重建，造成气道狭窄，从而产生气流受限、气道高反应性和相应的呼吸道症状。

二、临床表现

发作前有先兆症状，如打喷嚏、流涕、咳嗽、胸闷等，发作时突感胸闷窒息，咳嗽，随即出现伴哮鸣音的呼气性呼吸困难，严重者出现干咳或咯大量白色泡沫痰，甚则出现紫绀、烦躁、大汗出等。但一般可持续数分钟或数小时后自行缓解或经平喘药物等治疗后缓解，常在夜间及凌晨发作或加剧。本病有显著的间歇性发作特征，间歇期（未病）和发作期（已病）具有不同的状态和证候。

（一）间歇期（未病）

1. 肺虚型 声低气短，咯痰清稀色白，喉中常有轻度哮鸣音，常因天气变化而诱发或加重哮喘，面色淡白，自汗畏风，易感冒，发作前喷嚏频作，鼻塞流清涕；舌质淡，苔薄白，脉细弱。

2. 脾虚型 少气懒言，气短不足以息，每因饮食不当而发，平素食少脘痞，恶心纳呆，可伴大便溏薄，痰多而黏，咯吐不爽，倦怠乏力，面色萎黄，进食油腻食物后易腹泻，或脘腹坠胀，脱肛；舌质淡，苔薄腻，脉细软。

3. 肾虚型 短气喘促，动则尤甚，心悸，形瘦神疲，劳累后易发作哮喘，伴腰膝酸软，耳鸣或畏寒肢冷，面色㿠白，舌淡胖嫩，苔白，脉沉细；或口干，烦热，颧红，汗出黏手，舌质红，苔少，脉细数。

（二）发作期（已病）

1. 寒哮型 呼吸急促，喉中哮鸣有声，胸闷如塞，微咳，咯少量清稀泡沫痰，口不渴或喜热饮，形寒怕冷，遇冷易发，小便清长；舌质淡，苔白滑，脉弦紧。

2. 热哮型 气粗息涌，喉中痰鸣如吼，胸高胁胀，呛咳阵作，咯黄白黏痰，痰量少难咯出，烦闷不安，口苦，汗出面赤，口渴喜饮，或有身热；舌质红，苔黄腻，脉滑数或弦滑。

3. 浊哮型 喘咳胸闷，不能平卧，痰涎涌盛，黏腻难咯，喉中哮鸣声，呕恶纳呆，口黏不渴，神倦乏力，便溏；舌质淡胖或质紫暗，苔厚浊，脉滑实。

4. 风哮型 哮喘反复发作，常倏忽来去，时有喉中哮鸣音，声如拽锯，或鸣声如哨笛，呼吸急促，胸满不能平卧，止时如常人，咳嗽痰少；发前多有鼻痒、咽痒、喷嚏、咳嗽；或精神抑郁，情绪不宁；或伴恶风、汗出；或伴形体消瘦，咽干口燥，面色潮红或萎黄不华；舌质淡或舌质红少津，苔薄白或无苔。脉浮或弦细。

三、易发对象预测

（一）危险因素

支气管哮喘与气道高反应性（AHR）、反复呼吸道感染、遗传和种族因素、吸烟及环境有关。

（二）体质特征

支气管哮喘的"夙根"与体质有一定的关系，宿痰内伏，遇感而发，宿痰的存在就是先天禀赋不耐的表现。体质决定了哮喘的易罹性、病机从化和预后转归，体质是哮喘发病及其证候产生的内在基础。特禀质的发病率最高，其次为气虚质、血瘀质和痰湿质。正是个体的差异性即特殊体质导致其对哮喘的易罹性，并常伴有过敏性鼻炎、荨麻疹、湿疹等其他过敏反应。哮喘患者发病后，或为寒哮，或为热哮，这不仅与感受邪气的性质有关，而且与其自身体质也密切相关。疾病转归受外邪、正气、体质等多种因素的影响，但体质在相当程度上决定着哮喘的转归。哮喘复发的本质是禀赋不足，肺脾肾亏虚，而痰湿质、血瘀质患者易出现病程反复。

（三）年龄与性别特征

支气管哮喘以儿童为多发，儿童期哮喘男孩多见；青春期后女性多见。

（四）家族遗传特征

支气管哮喘是一种多基因遗传性疾病，有着明显的家族聚集倾向，多数可追溯到有哮喘或其他过敏性疾病的家族史。亲缘关系越近，患病率越高。

四、中医治未病调治

遵循《丹溪心法》"未发以扶正气为主，既发以攻邪气为急"的原则，扶助正气，祛除伏痰宿邪，为支气管哮喘治未病调治之要务。

（一）情志调治

重视健康教育，使患者正确认识哮喘的病因及诱因、病理变化及并发症的危害性，消除紧张恐惧或麻痹心理，正确理解并配合调治。精神上减压、减负、放松工作，避免精神紧张、恼怒、忧思、郁闷等，尽可能避免情绪上的应激反应；保持情绪稳定、精神愉悦、乐观豁达的心理状态，对调治本病有益。

（二）起居调治

保持居住环境空气新鲜、流通，适应气候变化。特别是秋冬季节气温变化较大，是本病高发季节，应随时增减衣服，保暖御寒，防止外邪诱发。避免穿着鸭绒、动物皮毛和丝绵制成的衣裤，避免接触刺激性气体及各种过敏原，如汽油、油漆、煤气、杀虫剂、农药及花粉、灰尘等。宜戒烟、禁酒。

（三）饮食调治

饮食宜清淡，宜多食高蛋白、高热量食物，多食富含维生素 A、维生素 C 及钙质食物。忌食生冷、肥甘厚味、辛辣等，以杜绝生痰之源；不宜进食水产品中的鲤鱼、鲢鱼、蛤蜊、带鱼、黄鱼、螃蟹、虾等；禽畜肉类中的狗肉、猪头肉、驴肉、鸡头等；蔬菜中的秋茄子、芹菜、韭菜、笋；调味品中的椒、葱、蒜、甜酒酿等"发物"。忌食过咸，高钠饮食会增加支气管的反应性，从而增加支气管哮喘的发病率和死亡率。哮喘缓解期的药膳疗法常以补益为主，补肺、补脾、补肾；一般不宜进食生冷、寒凉之品；哮喘合并感染时，因咯痰困难、口干、口苦等症状，不宜进食羊肉、麻雀、乳鸽之类燥热生痰的食物。

（四）药物调治

1. 药膳　选用药食同源的药物，制作药膳或直接服用，如生姜、罗汉果、杏仁、紫苏、百合、陈皮、青皮、佛手、白果、川贝母、茯苓、山药、核桃、人参、当归、黄芪、川芎、莲子、芡实、紫河车、淫羊藿等。可制作冬虫夏草炖鸡汤、当归生姜羊肉汤、罗汉果煲瘦肉汤、茯苓大枣粥、山萸肉粥、参苓粥等。急性期针对寒哮予干姜甘草汤（干姜 5g，甘草 10g，水煎去渣）代茶饮；针对热哮，可予五汁饮（鲜茅根 30g，鲜竹叶心 20g，鲜西瓜 40g，鲜马蹄茎 10g，鲜荷叶 20g，煎汁去渣）代茶饮。

2. 药物治疗　常用中成药：①珠贝定喘丸，每次 6 粒，每日 3 次，可治疗各型哮喘引起的呼吸困难。②痰咳净，每次 1 匙，每日 4～6 次，对寒哮疗效较好。③河车大造丸，每次 10g，每日 3 次，可用于治疗缓解期肾虚不足者。④蛤蚧定喘丸，每次 1 丸，每日 2 次，适用于虚喘。⑤参蛤麻杏膏，每日早晚各 1 匙，对支气管哮喘缓解期疗效较好。

药物调治，以"发时治标、平时治本"为哮喘治疗的基本原则。发病时攻邪治标，祛痰利气，寒痰宜温化宣肺，热痰宜清化肃肺，风痰宜祛风化痰，痰浊壅肺者宜化痰降气，正虚邪实者当攻补兼顾。未病时扶正治本，阳气虚者宜温补，阴虚者宜滋养，予补肺、健脾、益肾等法。

（五）针灸调治

1. 寒哮　取督脉、手太阴经、手阳明经的经穴，大椎、肺俞、合谷、列缺、风门为主穴，毫针刺用泻法，并可用灸法，达到解表散寒、宣肺定喘之功效。

2. 热哮　取手太阴、足阳明经穴为主，鱼际、定喘、尺泽、丰隆为主穴，毫针刺用泻法，达到清化痰热、宣肺定喘之功效。

3. 肺脾亏虚证哮病　取手太阴、足阳明经穴，以肺俞、太渊、中府、太白、足三里为主穴，毫针刺用补法，酌用灸法，以补肺定喘。

4. 肾虚证哮病　取足少阴经、任脉经穴，以肾俞、太溪、肺俞、膏肓、膻中、关元、脾俞、中脘为主穴，毫针刺用补法，酌用灸法，以补肾纳气定喘。

（六）动静调治

可根据个人情况，选择八段锦、太极拳、气功、呼吸操、散步或慢跑等方法，坚持长期锻炼，增强体质，预防感冒，劳逸结合。

（七）其他调治

1. 穴位贴敷　三伏天、三九天用白芥子、甘遂、细辛、延胡索等药物，研成细粉，用凡士林或生姜汁调成膏状，贴敷于大椎、足三里、定喘、百劳、风门、肺俞、脾俞等穴位。一般 3 年为 1 个周期。

2. 穴位注射法　在双侧足三里穴位注射黄芪注射液，每侧穴位注射 2mL，1 周 3 次，6 周为 1 个疗程，一般需要 2 ～ 3 个疗程。另有自血疗法防治本病，就是抽取患者自身的静脉血液，然后把血液注射到穴位的一种治疗方法。

3. 穴位埋线法　三伏天穴位埋线，埋线穴位选膻中、大椎、定喘。夏季初伏、末伏时各埋 1 次。

4. 拔罐　患者取俯卧位，暴露背部，先用酒精棉球清洁周围皮肤，然后在督脉（脊柱）两侧背部均匀涂上凡士林膏，用闪火法拔罐。将罐扣在肺俞穴处，待皮肤充血，火罐吸住后，按住火罐由上至下、由内向外慢慢移动火罐，来回推 3 ～ 5 次，以使火罐所到之处皮肤充血为好，然后在肺俞穴处或哮鸣音最明显处留罐，并每隔 3 ～ 5 分钟将火罐慢慢移动，10 ～ 20 分钟后起罐。

5. 中药雾化吸入　采用麻白合剂（麻黄、白果、辛夷花、细辛、杏仁、枳实、黄芩、甘草、丹参、川芎）做超声雾化吸入，以治哮喘急性发作。

第八节　反复呼吸道感染

反复呼吸道感染是指 1 年内发生上呼吸道感染或下呼吸道感染的次数过于频繁，超过一定范围的呼吸道感染疾病。反复呼吸道感染的患儿简称复感儿，易并发肾炎、心肌炎、哮喘等。本病属中医学"体虚感冒""肺炎喘嗽""虚证""自汗"等范畴。

一、病因病机

反复呼吸道感染反映了中医学对"虚邪"的认识，所谓"正气存内，邪不可干"。本病的发生，与脏腑柔弱、先天禀赋、将息失宜及环境失宜等有关。

1. 脏腑娇弱　小儿的生理特点为"肺气娇嫩，脾常不足，肾亦常虚"。脏腑柔弱，形气未充，御病能力较差，易于感邪。肺主气主表，肺气之充沛、调畅，有赖于脾土与肾水二脏的脏气充盛，而小儿先天脾肾常虚，故"肺脏尤娇"，正气不足，最易感邪，加之小儿寒温不能自知，易受外感六淫反复侵袭。

2. 先天禀赋　小儿先天禀赋不同，体质亦是厚薄各异。小儿脾常不足，脾胃运化能力不足，又不知调摄饮食，易致脾虚而积滞内生；且肝常有余，易于侮脾为患，进一步影响脾胃之气血生化，导致肺卫失固。一旦外感引动内邪，则虚实互现，相互转化。

3. 将息失宜　是反复呼吸道感染发病的重要原因。家长宠爱有加，多喜重衣厚帽，或骄纵其嗜食生冷、辛辣刺激、油腻多脂之品，易致脾肺气虚或食积于内，成为易患本病的重要因素。此外，在患儿反复呼吸道感染的治疗过程中，家属过度紧张，容易造成抗生素等药物滥用，而抗生素大多损伤脾胃，故致食欲降低，形体虚弱瘦小，正气虚乏，使疾病易感再发。

反复呼吸道感染的病机本质是肺、脾、肾三脏虚损，致卫外不固，反复感邪；病性多为本虚标实。小儿生理特点是形气未充，脏腑娇嫩，五脏六腑皆不足，尤以肺、脾、肾三脏更为突出。犹如《小儿药证直诀》言："五脏六腑，成而未全，全而未壮。"《黄帝内经》曰："邪之所凑，其气必虚。"本病发病的关键"不在邪多，而在正虚"。总之，先天禀赋不足，后天护养失当，病后调养失宜，或久病失治误治等诸多因素，导致痰饮、瘀血等病理产物积聚，正虚邪恋，迁延不愈。

西医学认为，小儿反复呼吸道感染的致病因素较为复杂，与小儿时期的器官组织结构发育不够完善、特异性免疫能力低下、抗感染能力减弱、营养状况不佳、喂养不当、病原体复杂等因素有关。据统计，在全球范围内，有高达 25% 的 1 岁以下儿童及 18% 的 1 ～ 4 岁儿童反复上呼吸道感染。上呼吸道相较于下呼吸道更容易发生感染，我国反复上呼吸道感染患儿日门诊量占呼吸系统疾病日门诊量的比例高达 10% ～ 20%。

二、临床表现

本病常见发热、鼻塞、流涕、纳差、头痛、咽痛、咳嗽、喘息等症状。因邪正消长的变化较迅速，可按邪实期、正虚期分别进行中医辨证。

1. 邪实期　此期以邪实为主，可按照感冒辨证，分为风寒、风热，以及夹食、夹痰、夹湿等。表现为发热、鼻塞、流涕、喷嚏、咳嗽，若有下呼吸道感染，可有喘息、痰鸣、鼻扇等症状。

2. 正虚期　此期以正虚邪恋为主，湿、热等邪气未尽，而肺、脾、肾虚象渐显。在此阶段呼吸道急性感染的症状大多缓解，部分症状已消失，但仍残留咳嗽、低热、多汗体倦、烦躁、纳呆等症。

本病的未病状态往往见于肺脾气虚和痰食内积者，表现为精力不足，神气不佳，形体瘦弱或虚胖，食欲不振，毛发焦黄，发育稍迟缓，大便秘结或泄泻，小便黄浊；舌淡胖，苔白腻或剥落，脉虚细或细数。

三、易发对象预测

（一）体质特征

体质因素是儿童反复呼吸道感染发生的关键因素。体质制约着疾病的发生、发展与转归，复感儿以偏颇体质为主，阴阳失衡的体质易受外邪侵袭，反复发生呼吸系统疾病。其体质具有以下两个特点：①纯阳之体，敷贴于上述穴位，有振奋阳气、易虚易实。"小儿纯阳之体"，"纯阳"说明小儿阴阳失衡时多往阳亢发展。实热质者，呼吸道感染常表现为高热、咽喉炎、小便黄、大便干结等症。常见类型还有脾虚肝旺，表现为食欲不佳，面色萎黄，形体消瘦，烦躁易怒，夜寐不宁，大便溏薄或先硬后溏。②虚性体质则以肺脾气虚、阴虚多见。小儿"肺常不足""脾常不足"，肺气虚弱难以抵御外邪，脾胃虚弱运化失司。肺脾气虚者，常见疲倦，厌食，便溏；阴虚质常见面颊潮红，手脚心发热，烦躁易怒，形体偏瘦，夜间汗多，唇干苔少等。

（二）年龄与性别特征

小儿反复呼吸道感染受年龄影响，0 ～ 3 岁为高发，与儿童随年龄增长其体质情况、呼吸道生理解剖结构、呼吸道免疫力等的改善有关。性别无差异性。

（三）生活方式与环境特征

小儿反复呼吸道感染的发生与生活方式、环境有关。家庭成员中有吸烟者、出生时低体重、人工喂养、户外活动时间＜ 2 小时、年抗菌药物使用次数超过 3 次、贫血、入托等均是儿童反复上呼吸道感染的危险因素。父母吸烟会导致胎儿呼吸运动疲乏和呼吸道防御功能减低，出生后儿童的呼吸道清除杂质能力降低，病原体容易残留导致反复上呼吸道感染的发生。儿童年使用抗菌药物次数越多，其发生反复上呼吸道感染的概率越大，可能与抗菌药物的滥用导致细菌的耐药性有关。儿童钙、铁、锌的缺乏容易使其患上反复上呼吸道感染。家庭环境中潮湿、螨虫、灰尘等，均对小儿的呼吸道有一定程度的损伤。况且小儿对气候变化的调节能力较差，在北方发病多发于冬春时，在南方则多在夏秋季节发病。当白天与夜间温差加大、气温多变、忽冷忽热时，小儿对外界适应力差，此时易患呼吸道感染。

（四）家族遗传特征

小儿反复呼吸道感染与家族遗传有关。父母患有过敏史，其小儿发生反复呼吸道感染的概率较大。据统计，高达52%的患儿有反复呼吸道感染家族患病史，而健康儿童群体中有家族患病史的仅占21%。说明患儿体内存在反复呼吸道感染的易感基因。

四、中医治未病调治

本病发病的关键"不在邪多，而在正虚"，治未病调治当以扶正固本为要，重点在于调理后天脾胃，恢复气血生化之机，提高卫气防御外邪的能力，并从饮食、起居、药物、针灸、推拿等方面进行综合调治。

（一）起居调治

适当进行户外锻炼，可增强体质，提高机体免疫力。在生活中应保持整洁的生活环境，开窗通风，确保空气新鲜，如避免儿童接触到二手烟；在流感季节时，应避免去人群聚集的场所，以减少儿童与病原体的接触；天气变化时需做好护理工作，如及时给儿童添加衣物；尤其要注意小儿的体温与排便情况，如有发热，及时作退热处理，同时保持大便通畅。

（二）饮食调治

饮食宜清淡，营养要均衡，需保证维生素和微量元素的充分摄取。多饮温开水，常吃健脾益气的食物，如荠菜、油菜、白萝卜、胡萝卜、山药、芦笋、花生、蘑菇、核桃、芝麻、大枣等。

（三）药物调治

1. 药膳 如健脾益气用玉屏汤、山药八宝粥；养阴润肺用二参饮、银耳雪梨粥、百合花生粥；温补脾肾用地黄鸡汤、黑芝麻饼、黄精枣汤；化痰消积用萝卜粥、山楂粥。现举常用药膳的制作方法：①玉屏汤：瘦猪肉30～60g，切成小粒状，先爆炒，另以黄芪15g，白术15g，甘草5g煎汁，约150mL，加入肉中煮汤，待肉熟加盐和味精少许，即可食用，常做菜肴食用。②百合花生粥：干百合20g，花生仁30g，糯米60～80g，煮粥。每日1～2小碗，连续服用一段时间。③黄精枣汤：黄精6g，红枣20g，煮汤，每日1碗，连续服用1个月。

2. 药物治疗 当以扶正祛邪为大法，分期治疗，标本兼顾，针对急性期（邪实期）、迁延期和恢复期（正虚期）等不同阶段进行辨证论治，同时注重肺脾肾三脏的脏腑辨证。常用中成药有玉屏风口服液、参苓白术丸、黄芪精口服液等。此外，膏方能补虚纠偏，改善体质以治其本。

（四）穴位刺激

通过毫针针刺、耳针耳穴及艾灸等传统医学方法对穴位进行刺激，能够在一定程度上增强机体免疫力，可以激发人体经络之气，使正气旺盛或致阴阳平衡，从而起到防病治病的作用。

1. 穴位敷帖冬病夏治 根据中医学"春夏养阳"理论，在夏天阳气隆盛时进行穴位敷贴，以提升卫阳之气和抗病能力，用于治疗反复上呼吸道感染。取穴：肺俞（双）、脾俞（双）、肾俞

（双）。药物：取白芥子、玄胡各21g，细辛、甘遂各12g，共研末，加生姜汁调膏，制成直径2cm的药饼，敷贴于上述穴位，有振奋阳气、驱邪外出之功。

2. 穴位注射法　可取定喘、足三里、丰隆穴等，注射维丁胶性钙注射液。亦可使用卡介菌多糖核酸注射风门、肺俞等穴，有防治小儿反复呼吸道感染的佳效。

3. 针刺疗法　辨证选取大椎、足三里、肺俞、关元、肾俞、脾俞等穴。轻刺，可加灸，每两日针刺1次，常在好发季节前作预防性治疗。

（五）推拿调治

推拿法主要在于补肺、健脾、益肾。其主要操作方式有推肺经，推脾土，推肾经，推上三关，摩丹田，按揉足三里、三阴交，以及捏脊法等。同时可采用清肺利咽、消食导滞、祛除积热的手法进行辨证推拿，并在易感儿发病之前予以保健治疗为佳。

（六）其他调治

1. 刮痧拔火罐法　刮痧取太阳、印堂、攒竹、大椎、膀胱经、三关、六腑、天河水、夹脊穴等，拔罐疗法则以背部督脉及膀胱经走、留罐法，治疗小儿反复呼吸道感染，亦有增强患儿自身免疫力，预防发病的功效。

2. 佩戴中药香袋法　鼻黏膜下血管丰富，挥发性药物可迅速经黏膜血管弥散至全身，同时药物的芳香气味可刺激鼻神经，通过神经－体液反射提高机体免疫功能。药物可选用冰片、山奈、桂皮、丁香、菊花、黄芩等富含挥发油的中药。

3. 其他外治法　中药直肠滴入法、中药离子透入法及中药雾化法对小儿反复呼吸道感染都有很好的临床疗效。

第九节　过敏性鼻炎

过敏性鼻炎是一种吸入过敏性抗原而引起以鼻痒、喷嚏、流清涕为主要症状的疾病。本病属于中医学"鼻鼽"范畴。

一、病因病机

本病与脏腑虚损，正气不足，腠理疏松，卫表不固，风邪、寒邪或异气侵入口鼻及皮毛等因素有关。

1. 脏腑虚损　肺、脾、肾三脏虚损，功能低下，易致本病。肺气虚寒，卫表不固，则腠理疏松，风寒乘虚而入，邪聚鼻窍，邪正相搏，发为鼻鼽。脾虚则九窍不利，清气不升，卫气不足。肾阳虚则一身之阳衰，温煦失职，气化不利，摄纳无权。

2. 邪入口鼻　本病往往与花粉季节、多种过敏原等因素有关。外邪由口鼻而入，犯及鼻窍，肺失通调，鼻窍壅塞而发病。本病与感受寒邪亦密切有关，常常因感寒而发喷嚏、流涕，亦需重视寒邪伤及皮毛之因素。

肺为娇脏、五脏六腑之华盖，病位在肺，与脾、肾相关。脏腑功能失调，肺、脾、肾之虚损为内因，感受风寒、异气等外邪为发病之诱因，肺气失于宣发，发而为病。

西医学认为，过敏性鼻炎属于Ⅰ型变态反应，可常年发作，也可于花粉季节发病，可因气候突变或接触粉尘、不洁气体等刺激而发病。患者与吸入性哮喘一样，有明显的遗传过敏体质，在疾病发作时伴有眼结膜、上腭及外耳道等部位充血和水肿。易并发变应性鼻窦炎、支气管哮喘、过敏性咽喉炎及分泌性中耳炎等。

二、临床表现

发病时鼻痒，连续狂嚏，流涕如清水，可伴有眼结膜、上腭部甚至外耳道的奇痒等临床特征。由于鼻黏膜肿胀，患者常有鼻塞和嗅觉减退现象。通常早晚加重，日间及运动后好转。中医辨证分型如下：

1. 肺热上犯证　鼻痒，喷嚏频作，流清涕，鼻塞，常在闷热天气发作，或伴见咳嗽，咽痒，口干烦热；舌质红，苔白或黄，脉数。检查：鼻黏膜红或暗红，鼻甲肿胀。

2. 肺卫不固证　鼻痒，喷嚏频频，清涕如水，鼻塞，嗅觉减退，畏风怕冷，自汗，气短懒言，语声低怯，面色苍白，或咳嗽痰稀；舌质淡，舌苔薄白，脉虚弱。检查：下鼻甲肿大光滑，鼻黏膜淡白或灰白，鼻道可见水样分泌物。

3. 脾气虚弱证　鼻痒，喷嚏突发，清涕连连，鼻塞，面色萎黄无华，食少纳呆，腹胀便溏，倦怠乏力，少气懒言；舌质淡胖，边有齿痕，苔薄白，脉弱。检查：下鼻甲肿大光滑，黏膜淡白或灰白，鼻道有水样分泌物。

4. 肾阳不足证　清涕长流，鼻痒，喷嚏频频，鼻塞，面色苍白，形寒肢冷，腰膝酸软，神疲倦怠，小便清长，或见遗精早泄；舌质淡，苔白，脉沉细。检查：鼻黏膜苍白、肿胀，有大量水样分泌物。

本病的未病状态多指过敏性鼻炎缓解期，可见面色萎黄，倦怠乏力，少气懒言，反复感冒，汗出咳嗽，口淡纳呆，食后腹胀，大便偏稀或干稀不调，舌淡苔白，脉濡缓等肺脾两虚的临床表现。

三、易发对象预测

（一）体质特征

气虚质、阳虚质、痰湿质、特禀质是过敏性鼻炎常见体质类型。

（二）性格情志特征

过敏性鼻炎患者常有失眠、烦躁、头昏闷、精神不能集中等生理及心理上的不适症状，容易导致忧虑、焦虑、抑郁等心理障碍。而焦虑及抑郁等情绪又可导致机体免疫系统失调，进而促发变应性疾病，加重生理症状，形成恶性循环。

（三）年龄与性别特征

过敏性鼻炎与年龄相关，以 15 ～ 40 岁多见，青少年高发，男女发病率无明显差异。

（四）生活方式与环境特征

季节性过敏性鼻炎常由植物花粉作为季节性变应原引起，在花粉播散季节高发。其他常见变应原，吸入性的有尘土、尘螨、真菌、毛屑、棉絮等，食入性的有牛奶、鸡蛋、鱼虾、水果等。气候相关的危险因素方面，50% 以上的患者在寒冷时、风大时、雨天时都会加重。季节因素方面也以冬天、春天较严重。

四、中医治未病调治

过敏性鼻炎治未病调治的原则是益气固本，重在顾护卫气，增强肺气和脾阳，注意调摄，减少诱发因素和变应原，减少发作，达到自然痊愈的目的。

（一）精神调摄

培养豁达乐观的生活态度，不过度劳神，避免过度紧张，保持稳定平和的心态。

（二）起居调摄

注意保暖，不要劳汗当风，防止外邪侵袭，不可过度劳作，以免更伤正气。如明确变应原后，可尽量避免接触。如断养猫狗，换掉地毯、羽绒被褥，减少室内尘土，室内通风，晾晒衣服，保持室内空气干燥，尽量避免各种花粉吸入，室内不养花。加强锻炼，增强体质，采用散步、慢跑、太极拳、体操等；冷水洗脸，增强机体对气候温差等变化的适应能力。

（三）饮食调治

避免接触或进食易引起过敏的食物，如鱼虾、海鲜等，常食用清淡易消化，富含维生素 B 及维生素 C 的食物，如粳米、小米、山药、红薯、胡萝卜、香菇、豆腐、鸡肉、柑橘、燕麦、牡蛎、番茄、黄瓜、百合、银耳等。

（四）药物调治

1. 药膳 如参苓粥（人参、白茯苓、粳米、生姜）；山药薏仁茶（山药、薏苡仁）；生姜核桃茶（生姜、核桃仁）；山药枣泥糕（山药、大枣、糯米粉）；加味山药饼（山药、补骨脂、面粉、红糖）。

2. 中成药 常用中成药有苍耳子鼻炎胶囊、千柏鼻炎片、香菊胶囊、鼻炎灵片等。

药物调治以益气固表、宣通鼻窍为治则，分别采取清宣肺气、通利鼻窍，温补肾阳、化气利水，益气健脾、升阳通窍，温肺散寒、益气固表等治法。

（五）针灸调治

1. 体针 取迎香、印堂、风池、风府、合谷等为主穴，以上星、足三里、脾俞、肺俞等为配穴，每次主穴、配穴各选 1 ～ 2 穴，施以补法，留针 20 分钟。

2. 天灸疗法 三伏天、三九天用白芥子、细辛、甘遂、延胡索等药物，研细粉，用凡士林调成膏状，贴敷于大椎、风门、足三里、定喘、肺俞、脾俞等穴位。

3. 耳穴 选神门、内分泌、内鼻、肺、脾、肾等穴，以王不留行籽贴压以上穴位，两耳交替。

（六）按摩调治

通过按摩以疏通经络，使气血流通，驱邪外出，宣通鼻窍。方法：患者先将双手大鱼际摩擦至发热，再贴于鼻梁两侧，自鼻根至迎香穴反复摩擦至局部觉热感为度；或以两手中指于鼻梁两边按摩 20 ～ 30 次，早晚各 1 次；亦可用手掌心按摩面部及颈后、枕后皮肤，每次 10 ～ 15 分钟；或可于每晚睡觉前，按摩足底涌泉穴至发热，并辅以按摩两侧足三里、三阴交等。

（七）其他调治

经鼻给药法可以直接作用于鼻窍。滴鼻法（选用芳香通窍的中药滴鼻剂滴鼻）；嗅法（如用白芷、川芎、细辛、辛夷花共研细末，置于瓶内，时时嗅之）；吹鼻法（碧云散或皂角细末吹鼻）；塞鼻法（细辛膏，棉裹塞鼻）。

第十节　慢性胃炎

慢性胃炎又称为慢性胃黏膜炎，是胃黏膜的慢性炎性表现，是临床常见多发病，其发病率在各种胃病中居首位。临床主要分为三类：非萎缩性胃炎、萎缩性胃炎和特殊类型。在中医学中，本病归属于"胃脘痛""嘈杂""痞满""呕吐"等疾病的范畴。

一、病因病机

慢性胃炎发病的基础为脾胃虚弱，其发病关键在于寒邪、痰浊、瘀血、湿热等病理产物的形成。

1. 外邪客胃　胃脘上部以口与外界相通，口腔、咽部的邪气可直接入胃，或误服药物，邪气乘虚而入，均可引起胃腑受损。

2. 饮食不节　饮食不节，暴饮暴食，饮食停滞，致使胃气失和，或五味过极，辛辣无度，或恣食肥甘厚味，或长期饮烈性酒、浓茶、浓咖啡等刺激性物质，蕴湿生热，破坏胃黏膜，皆可导致慢性胃炎。故《素问·痹论》曰："饮食自倍，肠胃乃伤。"

3. 他脏传变　脾胃受纳运化，中焦气机升降，有赖于肝的疏泄，肝胆病变会出现木旺克土，或土虚木乘之变。肾阳不足，火不暖土，可致脾阳虚，而成脾肾阳虚，胃失温养之胃痛；若肾阴亏虚，肾水不能上济胃阴，可致胃阴虚，而成胃肾阴虚。

4. 情志所伤　忧思恼怒，情志不遂，肝失疏泄，肝郁气滞，横逆犯胃，以致胃气失和，胃气阻滞；肝郁日久，又可化火生热，邪热犯胃，导致肝胃郁热，胃络受损。

5. 脾胃虚弱　先天禀赋不足，或劳倦过度，或饮食所伤，或过服寒凉药物，或久病脾胃受损，或胃热火郁，灼伤胃阴，均可引起脾胃虚弱，脾胃运化功能失常。

本病的病位在胃，与肝脾胆肾有关。病因多由饮食、外邪、情志所致，常见饮食停滞、寒邪客胃、肝气犯胃、肝胃郁热等，表现为实证；久则由实转虚，如寒邪日久损伤脾阳，热邪日久耗伤胃阴，导致脾胃虚寒、胃阴不足等，为虚证。可形成虚实夹杂之证，如脾胃阳虚兼见里实寒，胃阴虚兼有实热，以及兼夹瘀、食积、气滞、痰饮等。

西医学认为，慢性胃炎由多种因素造成，包括急性胃炎的演变，食物刺激，精神神经因素，药物、温度、放射线刺激，病原微生物尤其是幽门螺杆菌感染，免疫因素、遗传因素及年龄，物理性、化学性及生物性有害刺激长期反复作用于易感人体等。此外，环境气候突变，可能引起支配胃的神经功能紊乱，使胃液分泌和胃肠运动失调，均可引发本病。随着病变进展，可导致胃黏膜腺体发生不可逆的受损、萎缩，常伴有肠上皮化生、不典型增生等癌前病变，甚至癌变。

二、临床表现

部分慢性胃炎患者发病前有不同程度的消化不良表现，如上腹隐痛、缺乏食欲、饭后饱胀、反酸嘈杂等症状。发病后，上述症状常反复发作，伴有无规律性腹痛，疼痛经常出现在进食过程中或餐后。慢性萎缩性胃炎患者可有厌食、贫血、消瘦等，个别患者伴胃溃疡，明显上腹痛，可见消化道出血症状，如黑便、呕血。中医一般分为以下几种基本证型：

1.脾胃湿热证　胃脘胀痛，食后加重，痞闷灼热，嗳气嘈杂，口中黏腻或口臭；舌质红，苔黄厚腻，脉弦滑。

2.肝胃气滞证　胃脘胀痛，饱闷不适，食后尤甚，痛无定处，攻撑连胁，不思饮食，遇情志不遂则加重，胁肋胀痛，嗳气频作，矢气则舒，大便不畅，时有腹痛欲便，便后痛减，或有恶心呕吐、反酸；舌淡红，苔薄白，脉沉弦。

3.气滞食积证　胃脘部不适或胀满，时有嗳气，偶有轻微疼痛，攻撑不定，食欲减退，多食则易引起食物不化，或呕吐酸腐；舌质淡红，苔厚腻，脉弦滑。

4.气滞血瘀证　平素情志不舒，常情绪低落，易激动，善太息，脘腹胀满，疼痛不适，每遇情志不畅而胃脘部不适、刺痛，疼痛固定不移，按之明显，入夜痛甚，嗳气，心烦少寐，口渴而不欲饮；舌质暗有瘀点，脉细涩。

5.寒热错杂证　胃脘闷胀或脘腹痞满，嘈杂不舒，似痛非痛，饭后饱胀，食欲减退，口苦口黏，大便不畅或时有干结；舌质淡红，舌苔厚腻，脉弦滑。

6.胃热阴虚证　胃脘部不适，时有痞塞或微痛，有灼热感，似饥不欲食，口干不欲饮，五心烦热，食欲减退，形体消瘦，面色潮红，胃痞、胃痛常由热食或热性食物而诱发，大便不畅或秘结，舌质红，少苔或无苔，脉弦细数。

7.脾胃虚寒证　平素四肢不温、怕冷，胃脘部不适或有微痛，喜热食，食冷则不舒或常因多食生冷而发病，疼痛喜用手按或热熨，得按或热熨则痛减，泛吐清涎，大便溏泻；舌质淡白、边有齿痕，苔白，脉迟缓或沉。

8.气血亏虚证　身体虚弱，面色无华，唇色淡白，平素食欲不振，动则气短乏力，头晕心悸，常因过劳而诱发，胃痛隐隐，喜得揉按，空腹疼痛加重，进食可缓解；舌质淡，苔薄白，脉细弱。

慢性胃炎的未病状态往往先出现食后上腹部饱胀感，开始时按摩腹部或饭后散步可以消减和缓解，此后发作频率可能增加或不易缓解，有时可伴有轻微的嗳气、反酸、口苦、恶心、食欲不佳、大便不爽等表现。现代临床研究发现大多数慢性胃炎患者存在有 HP（幽门螺旋杆菌）感染，慢性胃炎与 HP 感染呈正相关。临床上，对胃 HP 感染者，即使无明显症状和不适，亦可视为未病状态。

三、易发对象预测

（一）体质特征

易发慢性胃炎的体质主要有 4 类：阴虚质、阳虚质、气郁质和湿热质。阴虚质者胃阴不足，失于濡养，主要表现为胃虚嘈杂、口燥咽干等；阳虚质者脾胃气虚、脾胃虚寒，运化失职，表现为畏寒怕冷、胃胀口淡等；气郁质者多因精神不愉快、压力过大致气机郁滞，胃失和降，肝气犯胃，主要表现有神情抑郁、忧虑脆弱等；湿热质者湿热内蕴，脾胃受阻，主要表现为面垢油光、口苦纳呆、苔黄腻。

（二）性格情志特征

西医学认为，心理因素对慢性胃炎的形成有很大影响。神情焦虑，精神压力大，或高度紧张，抑郁忧虑，急躁恼怒，易于激动，可影响胃的蠕动及胃酸分泌。研究证明，神经、内分泌的改变可致胃肌收缩或松弛，胃黏膜毛细血管痉挛，胃酸分泌过多而破坏胃黏膜屏障，胃自身保护修复功能减退，胃肠功能紊乱等。

（三）年龄与性别特征

慢性胃炎在不同人种、年龄组、性别均可发病，在我国男性发病率高于女性。随着年龄的增长，免疫力下降，胃黏膜退化萎缩或其他疾病、药物的影响，慢性胃炎特别是萎缩性胃炎的发病率明显上升。

（四）生活方式与环境特征

饮食不规律，暴饮暴食；进食方式不正确，比如进食过快、咀嚼不充分；饮食结构不科学，缺少蛋白质或维生素、铁质等，过食辛辣、酸腐、生冷、煎烤油炸食物；饮酒过量及饮食不洁。以上因素均可导致胃黏膜受损，伴发慢性胃炎。

生活不规律，长期睡眠不足，经常熬夜，工作节奏快，时间紧迫，过度劳累；不良的生活嗜好，如吸烟、吸毒、饮酒，容易损伤血管内皮细胞，毒品更能使神经内分泌功能紊乱，代谢功能下降；喜欢过夜生活、吃夜宵，易致营养过剩；尤其是喜欢聚餐者，其幽门螺杆菌感染的风险增加，引发慢性胃炎的发生。

环境污染易引起口腔、咽喉疾病。化肥、农药残留对胃部影响较大。不同地域人群的生活习俗、气候的寒冷闷热或骤然变化、环境污染尤其是金属污染等，都与慢性胃炎的发病相关。

（五）家族遗传特征

慢性胃炎的发生是否有遗传因素的影响目前尚无定论，但其发病有明显的家族聚集性。同一家庭（家族）的内部人员，往往有相同的不健康饮食习惯和生活方式，尤其是幽门螺杆菌交叉感染，也是导致慢性胃炎的家族聚集倾向的重要原因。

（六）职业与工作习惯特征

不同职业的群体作息、饮食习惯及情志也不相同，对本病的发病率也有一定的影响。如学生、教师、医生、白领等长期用脑过度，精神紧张，久坐少动，作息没规律，熬夜，夜间加餐，早晨起得晚，不吃早餐等工作特点，易造成神经内分泌紊乱；司机、军警等长期饮食不节，饥饱失常；销售、管理人员等社交应酬活动多，精神压力大、生活无规律，且易受到烟酒刺激。以上因素都可伤胃而发病。

（七）并发疾病特征

糖尿病、甲状腺功能亢进、垂体功能减退等内分泌系统疾病及失眠、忧郁、焦虑等神经精神系统疾病，均可引起胃酸分泌功能紊乱。高血压、慢性心力衰竭等心血管系统疾病及肝硬化门脉高压，可致胃黏膜长期充血，血液循环受阻，缺血、缺氧而受损害；胆道及胰腺疾病，引起胆汁或胰液反流，直接损害胃黏膜；鼻腔、口腔、咽部甚至是下呼吸道的慢性感染，细菌或毒素吞入胃内可引起胃黏膜慢性炎症；颈椎病尤其是交感型者，会抑制胃的蠕动和胃液的分泌。此外，免疫系统疾病、营养不良、恶性肿瘤患者，也易伴发慢性胃炎。

（八）其他特征

治疗风湿病或心血管病常用药物如阿司匹林等可直接引起胃黏膜损伤；一些抗癌药，如氟尿嘧啶、氨甲蝶呤、巯基嘌呤类会抑制细胞增殖，影响上皮修复，使胃黏膜修复受损而发病。慢性胃炎一般预后良好，慢性萎缩性胃炎伴有重度肠上皮化生或上皮内瘤样变者有癌变可能。少数萎缩性胃炎可以直接演变为胃癌。

四、中医治未病调治

慢性胃炎的治未病调治，应以调理脾胃、调和气血为基本原则，重点从饮食节律和饮食结构进行分析，了解致病之由，从而可以有的放矢，防止病情进展或反复。情绪障碍对慢性胃炎的发病亦有影响，治未病调治中对患者的心理疏导是必不可少的。幽门螺杆菌（Hp）相关性胃炎需进行根除 Hp 的治疗，消除炎症，减少癌变机会。此外，慢性胃炎的患者往往病史较长，病性寒热虚实错杂，以本虚标实为主。治未病时，应仔细辨别兼夹症状，做到及时预防，超前截断。

（一）情志调治

情志失调是慢性胃炎的重要致病因素。患者要正确认识疾病，了解本病的病因、病理变化及并发症的危害性；重视精神调摄，要愉悦情志，勿抑郁恼怒、忧思悲观，特别要树立信心，克服焦虑恐癌的心理，并注重身心调摄、养生保健以配合治疗。保持良好的精神状态有益于本病的治疗和康复。

（二）起居调治

患者要调整生活规律，按时作息，不熬夜，注意劳逸结合；平时要注意保暖，避免感受风寒；防止幽门螺杆菌交叉感染，尽量实行分餐制，注意餐具的彻底消毒等；避免接触有害物质。

（三）饮食调治

饮食应清淡，定时定量进食，避免暴饮暴食，拒绝对胃有刺激的辛辣、生冷、难以消化的饮食及药物。多食高蛋白质及富含多种维生素的食物，如新鲜嫩叶蔬菜。当胃酸分泌过多时，可喝牛奶、进食馒头或面包等淀粉类食物以中和胃酸；对于一些胃酸缺乏的患者，可适当选择酸性食品及酸性水果，如山楂、橘子等，以刺激胃液的分泌，帮助消化。少食含纤维多、不易消化、脂肪含量过高、亚硝酸盐含量较高的食物，如红烧肉、咸菜。发病时应进食易消化无刺激性的食物，如半流质或少渣饮食。合理饮食，对慢性胃炎的预防、发展、转归有很大的影响。同时要治疗和防预口腔及咽喉部慢性感染等。

（四）药物调治

许多天然的药食同源之品，具有较好的调补胃黏膜的作用，如石斛、芡实、茯苓、大枣、山药、人参、莲子、百合等，都是制作药膳的很好原料。常用的药膳方如芡实山药粥、茯苓薏仁羹、三七薏仁羹、益胃百合饮、白及三七蜜枣粥等。另外，用海螵蛸、浙贝母等份研末口服，可治疗胃酸分泌过多；凤凰衣，烘干研末服用，可修复损伤的胃黏膜。对于症状比较明显的慢性胃炎患者，需要根据不同证候运用中医方药辨证论治。对伴有 HP 感染者，原则上要进行中西医清除 HP 治疗。

（五）针灸调治

1. 针刺 主穴：气海、天枢、上脘、中脘、下脘、脾俞、内关、足三里、公孙。脾胃虚寒者，配以神阙，加灸；胃阴亏虚者，加三阴交、太阴；肝气犯胃者，配以太冲、肝门；瘀血停胃者，可加血海、膈俞。每周施针 1～2 次。

2. 艾灸 取穴分 2 组，第 1 组为中脘、内关、梁门、气海、足三里穴，第 2 组为胃俞、脾俞、肾俞、公孙、内关穴。施灸的时间从三伏天第 1 天开始，每天 1 次，7 天为 1 个疗程，休息 3 天再进行下一疗程。共灸治 3 个疗程，一般连续灸治 3 年。

（六）按摩调治

睡前可用拇指按压中脘、内关等穴，可用右手的掌心在腹部顺时针方向按摩几十圈，也可以从上腹部往下缓慢按摩。每日 1～3 次，每次 5～8 分钟。饭后也可摩腹以消食。

（七）动静调治

适度运动，增强体质，有利于病情的缓解，可采取散步、慢跑、打太极拳、骑车、做养生操等锻炼方式。长期打太极拳，可以促使慢性胃炎患者症状减轻，胃肠功能逐渐恢复正常。散步时，人体的器官都处于轻微颤动状态，配以有节奏的呼吸，可以使腹部肌肉前后收缩，横膈肌上下运动，起到按摩作用，促进胃肠蠕动，从而收到提高胃肠消化功能的效果。

第十一节 功能性便秘

功能性便秘是指缺乏器质性病因，没有结构异常或代谢障碍，又除外肠易激综合征的慢性便秘。本病属于中医学"便秘"等范畴。

一、病因病机

功能性便秘的发生多与饮食不节、情志失调、正气不足、感受外邪等因素有关。

1. 饮食不节 平素阳明热盛，或饮酒过多，过食辛辣肥甘厚味，导致肠胃积热，灼伤津液，失于濡润；或恣食生冷，致阴寒凝滞，胃肠传导失司，造成便秘。

2. 情志失调 忧愁思虑过度，每致气机郁滞，不能宣达，脏腑通降失常，传导失职，糟粕内停，不得下行，而致便秘。

3. 正气不足 素体虚弱，或病后、产后及年老体虚之人，气血两虚，气虚则大肠传送无力，血虚则津枯肠道失润，甚则致阴阳俱虚，阴虚则肠道失荣，阳虚则肠道失温，皆可形成"虚秘"。

4. 感受外邪 外感寒邪，直中肠胃，寒凝胃肠，传导失常；或热病之后，余热留恋，肠胃燥热，耗伤津液，大肠失润，而致排便困难。

便秘的中医基本病机为大肠传导失常，但与肺、脾、胃、肝、肾等脏腑的功能失调有关。便秘总以虚实为纲，热秘、气秘、冷秘属实，阴阳气血不足的便秘属虚。而寒、热、虚、实之间，常又相互兼夹或相互转化，如热秘久延不愈，津液渐耗，损及肾阴，致阴津亏虚，肠失濡润，病情由实转虚；气机郁滞，久而化火，则气滞与热结并存；气血不足者，多易受饮食所伤或情志刺激，则虚实相兼；阳虚阴寒凝结者，如温燥太过，津液被耗，或病久阳损及阴，则可见阴阳俱虚之证等。

西医学认为，功能性便秘的病因并不十分明确，可能是受年龄、食物、精神心理等多因素的影响。如本病老年人发病率高，可能与进食量，老年性胃肠道功能下降（如肠管分泌消化液减少、肠管张力蠕动减弱）及参与排便肌肉张力低下有关。

二、临床表现

功能性便秘主要表现为排便周期延长而便意少，便次减少；粪质干结，排便艰难费力，排便艰涩不畅。患者有时左下腹有胀压感，常有里急后重、欲便不畅等症状。长期便秘者可出现轻度"毒血症"症状，如食欲不振、口苦、精神萎靡、头晕乏力、全身酸痛等。中医辨证分型表现为：

（一）实秘

1.肠道积热证　大便干结，腹胀腹痛，口干口臭，面红心烦，或有身热，小便短赤；舌质红，苔黄或黄燥，脉滑数。

2.气机郁滞证　大便干结，或不甚干结，欲便不得出，腹中胀痛，嗳气频作，或便而不爽，肠鸣矢气，纳食减少，胸胁痞满；舌苔薄腻，脉弦。

3.阴寒积滞证　大便艰涩，腹痛拘急，胀满拒按，胁下偏痛，手足不温，呃逆呕吐；舌苔白腻，脉弦紧。

（二）虚秘

1.脾肺气虚证　大便并不干硬，虽有便意，但排便困难，用力努挣则汗出短气，便后乏力，面白神疲，肢倦懒言；舌淡苔白，脉弱。

2.脾肾阳虚证　大便艰涩，排出困难，小便清长，面色㿠白，四肢不温，喜热怕冷，腹中冷痛，或腰膝酸冷；舌淡苔白，脉沉迟。

3.阴虚肠燥证　大便干结，状如羊屎，形体消瘦，口干少津，头晕耳鸣，两颧红赤，心烦少眠，潮热盗汗，腰膝酸软；舌红少苔，脉细数。

4.血液亏虚证　大便干结如栗，面色无华，头晕目眩，心悸气短，健忘，口唇色淡；舌淡苔白，脉细。

功能性便秘的未病状态主要为便意减弱，便次减少；粪质较干燥，排便出现费力等。不同证型还可提前出现对应的症状群，如气虚证便秘未病状态会同时出现轻微的神疲乏力、肢倦懒言等症状，阴虚证便秘未病状态会同时出现轻微的口干少津、心烦少眠等症状。

三、易发对象预测

（一）体质特征

气郁质者神情抑郁、忧虑，情感脆弱，可复因情志所伤、压力过大致气机郁滞，肠道通降失司；阴虚质者因肠道阴液不足，失于濡养；气虚质、阳虚质者因脾胃气虚，肠道运化失力。以上皆易发本病。

（二）性格情志特征

功能性便秘患者有些发病前曾有心理障碍。研究发现，便秘的发病与儿童时期性格形成有很大的关系，儿童时形成的自闭、胆怯、压抑的性格，长大后便秘的发病率高。性格不开朗，孤僻自负，情绪易波动、多疑多虑者，便秘的发生率较高。精神抑郁或过分激动，使条件反射发生障碍，高级中枢对副交感神经抑制加强，使分布在肠壁的胸腰支交感神经作用加强，因而产生便秘。

（三）年龄与性别特征

功能性便秘与年龄的关系十分密切，随着年龄的增大，由于低纤维素饮食、进食量减少、肠道蠕动减弱、肠道菌群失调等原因，便秘的发病率增高。便秘与性别有关，女性患病率明显高于男性，男女之比为1：2.75。主要原因可能是：①女性由于生殖解剖结构与男性不同，其直肠前突的发生率明显高于男性，经产妇尤为突出，妇女直肠黏膜内脱垂的发病率也高于男性，可导致粪便排出时不顺畅（出口梗阻），久而导致便秘；②女性情绪易波动、运动量少；③女性月经周期的激素变化，妊娠期胎儿对肠道的挤压，影响肠道运输功能，也可导致便秘。老人或女性腹肌及盆腔肌张力不足，排便推动力不足，难于将粪便排出体外，日久而致便秘。

（四）生活方式与环境特征

1.饮食因素 饮食量过少，食物成分不适宜，都可引起便秘。食物中蛋白质多，碳水化合物不足，肠内分解蛋白质的细菌比发酵菌多，肠内发酵菌少，大便就呈碱性、干燥，排便次数就相应减少；食物中纤维素含量不足，使得食物中所含机械或化学的刺激不足，尤其是缺少遗留大量残渣的食物，使肠道所受刺激不足，反射性蠕动减弱，造成便秘；不良的饮食习惯，如嗜好甜食、肉制品、奶制品等由于高能量、高脂肪、低纤维素，使得肠道蠕动变慢，造成便秘。此外，不当的饮食习惯，如喜欢吃辛辣刺激或油炸、煎烤、烟熏、腌制等食物，而食物加工过于精细等，或烹调方法不当，导致高脂高盐，纤维素、维生素丢失，也是引起便秘的原因之一。

2.生活习惯 生活不规律，睡眠不足，过度劳累、运动过度、久坐（久卧）少动，都可引起胃肠道功能紊乱，可致肠道运动减弱，造成便秘。长期快节奏生活，不能按时排便；如厕时边排便边玩手机、看报纸等不良的排便习惯，影响到正常的排便规律，日久易致便秘。

3.环境因素 便秘可受环境的影响，以及不同地域的饮食习惯、气候变化特点的影响而发病。居住寒冷、喧嚣及各种污染等，皆可引起胃肠道功能紊乱而发病。

（五）家族遗传特征

功能性便秘有明显的家族聚集现象，除生活、饮食习惯外，也有遗传因素。有研究报道：28%～50%的儿童功能性便秘有家族史，遗传因素更是儿童便秘的重要原因。

（六）职业与工作习惯特征

从事职业的不同，对本病的发病率也有一定的影响。如教师、医生、学生、IT从业者、记者、白领等长期坐班，缺乏运动，且用脑过度，精神紧张，熬夜，作息和排便没有规律，造成神经内分泌功能紊乱，都容易导致便秘。

（七）并发疾病特征

很多疾病都可并发便秘，如患有肛裂和痔疮等肛门疾病，因恐惧疼痛、害怕出血、不敢大便而拖长大便间隔时间，这都可能使直肠壁上的神经细胞对粪便进入直肠后产生的压力感受反应变迟钝，使粪便在直肠内停留时间延长而不引起排便感觉，形成功能性便秘；肠易激综合征，因结肠运动功能紊乱，结肠及乙状结肠常痉挛而引起便秘；结肠冗长症由于结肠过长，粪便在肠道排泄过程延迟，可致便秘；大量出汗、呕吐、腹泻、失血及发热等，均可使水分过度损失，代偿性引起粪便干结；年老体弱、久病卧床、产后等，可因膈肌、腹肌、肛门括约肌收缩力减弱，腹压降低而使排便动力不足，使粪便排不干净，粪块残留，发生便秘。

（八）其他特征

功能性便秘还与长期使用某些药物有关，如服用碳酸钙、氢氧化铝、阿托品、普鲁本辛、吗啡、苯乙哌定、碳酸铋和收敛固涩类中药等药物，而铅、砷、汞、磷等金属中毒也可并发本病。另外，酚酞、液体石蜡、琼脂、甘油、硫酸镁等，长期应用后可形成药物依赖，降低肠壁神经感受细胞的应激性，使肠蠕动和排便反射麻痹，而肠内有足量粪便，也不能产生正常蠕动及排便反射，故导致本病。又脑与脊髓等神经精神因素病变可抑制副交感神经系统，使交感神经对肠壁的作用过强而产生便秘，如意识障碍、昏迷患者可丧失排便反射，精神上受到强烈刺激、惊恐、情绪紧张、忧愁焦虑或注意力高度集中于某一工作等会使便意消失，形成便秘。

功能性便秘大多预后良好，但久秘患者，由于粪毒素的吸收，有诱发老年性痴呆、肠癌等疾病的风险。

四、中医治未病调治

（一）情志调治

由于现代社会节奏加快，工作、学习、生活等任务繁重，正常的生活习惯不能保持；精神紧张，心理压力过大，易致忧思多虑或抑郁恼怒，肝郁脾滞，气机不调，肠腑传导失司，通降失常，糟粕内滞，而罹患便秘。所以，心理因素在功能性便秘发病、防治中起着重要作用。注意精神调摄，提高患者对本病的认识；调整心理状态，加强对患者的心理疏导和治疗，勿忧思恼怒，保持心情舒畅，调节其心理承受能力，避免受一些大的负性生活事件的影响，建立长期防治的信心和符合实际的治疗期望值；保持乐观的精神状态，缓解紧张心态，全面促进身心健康，对防治便秘也至关重要。

（二）起居调治

重视健康教育，制订并实施有规律的生活起居制度，做到起居有节，睡眠充足，养成良好的生活习惯，早睡早起，无论有无便意，每天早晨均应定时如厕排便，养成定时排便的习惯。蹲便时集中注意力，不看手机、阅读书报等，否则蹲时过长，可导致直肠黏膜松弛，会阴下降，肛门疾病等，引发排便困难；长期有意识地控制排便，导致排便反射减弱或丧失而引发便秘，无论工作、学习、乘车船、坐飞机、看电影，有便意时就去厕所排便，不要忍着不解，久之易形成便秘。同时，生活起居要有规律，合理安排工作和生活，劳逸结合，有利于改善胃肠功能。

（三）饮食调治

饮食调治功能性便秘至关重要。首先要养成合理的膳食结构，主要做到：①多喝水。晨起饮足量的淡盐水或蜂蜜温水，能促进肠蠕动，温和清洗肠道，还有每天要有充分的饮水量，可起到软化粪便的作用，但不宜多饮茶或含咖啡的饮料，以防利尿过多。②食物应粗细搭配。增加膳食中的纤维素含量，多吃富含粗纤维的粗粮、蔬菜（如芹菜、韭菜、菠菜、萝卜、莲藕）、水果（如香蕉、苹果、梨）等食物，粗纤维可增加粪便体积，提高粪便的含水量，促进肠内有益细菌的增殖，刺激肠壁，促进肠道蠕动。③多食用富含植物油脂的食品，如黑芝麻、麻子仁、胡桃仁、松子仁、杏仁、葵花籽、蜂蜜等，有效润肠通便的作用；食用含双歧杆菌、乳酸杆菌、肠球菌等微生物的食品，如鲜酸奶、饮料等，可直接补充肠道有益菌群，改善、调节肠道微生态环境。④改变不良的饮食习惯，不偏食或盲目节食，饮食宜清淡，避免过食辛辣厚味或寒凉生冷之品，戒烟戒酒，减少对胃肠道的损害。

此外，建立规律的饮食习惯也有助于减少便秘的发生。

（四）药物调治

1. 润肠养生散 用黑芝麻、胡桃仁、松子仁、杏仁、葵花籽、花生等，研细末，稍加白蜜冲服，对阴血不足之便秘颇有功效。

2. 红薯膳 红薯、芝麻、梨、香蕉等，可加工成各种药膳食品，如红薯芝麻饼，有滋阴润燥、补脾健胃的作用。

3. 芦荟羹 用芦荟、鲜梨汁、香蕉榨汁制羹作为饮料食用，可用于燥结便秘者。

4. 獐宝散 研末成散服用，有健脾开胃、促进消化的功效，对老年、儿童的功能性便秘有效。

5. 药粥 何首乌红枣粥、生地白蜜粳米粥、麻仁芦荟红薯粥、莲藕花生粥等，均可用于便秘患者。

6. 药茶 热结实秘用决明子、番泻叶等，虚秘则用黄芪、当归、麦冬、熟地黄、枸杞子、肉苁蓉等，泡水代茶，对功能性便秘的防治皆有效。

对运用药膳或其他非药物调治方法便秘或相关状态仍不能缓解或改善的患者，需要根据实秘、虚秘的不同证候，运用中医方药辨证施治。

（五）针灸调治

1. 体针 ①针刺：实证取天枢、支沟、曲池、内庭、足三里等穴，针用泻法；虚证取大肠俞、天枢、支沟、上巨虚、关元、气海等穴，针用补法。②艾灸：可选足三里、神阙、大肠俞、脾俞、肾俞等。

2. 耳针 可取神门、交感、大肠、皮质下、交感等穴，用短毫针针刺或用王不留行籽或白芥子贴压。

（六）推拿调治

可采用按摩揉腹：睡在床上，全身放松，将两手手心叠放按于肚脐上，反复按揉；或从右到左沿结肠走向按摩。也可指压按摩相关穴位，如神阙穴、会阴穴、气海穴、关元穴、曲骨穴、长强穴等。

（七）气功调治

气功的静心调息有助于缓解精神压力，放松心情，并气沉丹田，运气于腹，促进胃肠道蠕动，从而改善便秘的状态。常用的功法举例如下：

1. 平常式 取盘膝坐式或仰卧式或站桩式，肢体放松，宁神调息，排除杂念；口齿轻闭，二目微合，鼻吸口呼，缓慢均匀，自然深长。吸气时，腹凸出，松开腹肌，意想气入丹田，并将丹田之气向肛门推送下压，然后松肛、屏息，慢慢呼气。

2. 便时式　正常蹲位，全身放松，排出小便，口齿微闭，鼻吸鼻呼；呼吸要均缓，吸气时，意念将气吸入丹田；呼气时，意想丹田之气迫使肠中粪便下排，并配合松腹、松肛，如有便意，则将意念加强，排出粪便。

（八）动静调治

长期久坐少动，运动量不足，可致腹肌力量减弱，流向肠道的血液循环减少，肠道蠕动减弱。加强身体锻炼，特别是腹肌的锻炼，如散步、慢跑、体操、仰卧起坐、蹲立、跳绳、提肛运动等，可以加强腹肌、肛门括约肌的收缩力，促进胃肠蠕动和增加排便动力，预防功能性便秘的发生。

（九）娱乐调治

功能性便秘患者可通过部分娱乐活动，如音乐、歌咏、跳舞、游园等来放松心情，陶冶情操，以促进胃肠道运动。对便秘有利的娱乐活动，宜"稍动"，不宜"过静"。

（十）其他调治

1. 刮痧　在患者下脘部至耻骨联合部，用酒精消毒后，用刮痧板由上往下刮动，用力适度，反复至皮肤出现紫红色皮下出血点为度。

2. 熨敷　用食盐或用含有辛温走窜药物的中药如降香、细辛、藿香、佩兰等制成药袋，适量炒热，乘热敷熨腹部。

3. 拔罐　选择合适的罐口，选气海、关元、大肠俞、脾俞、肝俞、足三里等穴，采用火罐、药罐等，对解除便秘、腹胀等症状有一定的帮助。

4. 贴穴　①用藿香、佩兰、乌药、白芥子、麝香、生姜等中药制成的药饼，贴敷于气海、关元、大肠俞、内关、足三里等穴，达到温通经络、行气通便的功效。②用芒硝、皂角（剂量9：1），研细末混匀，水调湿润，用纱布包裹敷神阙穴，能清热通便，主治热结便秘；醋炒葱白适量至极热，用布包熨肚脐部，凉后再炒再熨，能温散寒结、温运通便，主治阴寒积滞及阳虚便秘。

5. 大肠水疗　通过电脑控制的全自动大肠水疗仪对肠道的作用，清腑通便排毒，达到防病治病的目的。针对功能性便秘，使用时先用 A、B 两种平衡液循环清洁肠道，再将相关的中药配方如大黄、金银花、冰片等的煎剂灌入肠道，这样定时给肠道"洗澡"，有较好的防治作用。

第十二节　肠易激综合征

肠易激综合征是一组持续或间歇发作，以腹痛、腹胀、排便习惯和（或）大便性状改变为临床表现的疾病。本病肠道无结构上的缺陷，但对刺激的生理反应过度或出现反常现象。按照大便的性状将肠易激综合征分为腹泻型、便秘型、混合型和不定型四种临床类型，我国以腹泻型多见。本病属于中医学"腹痛""泄泻""便秘"等范畴。

一、病因病机

肠易激综合征的病因主要有外邪入侵、饮食所伤、情志失调、气血不足、阳气虚弱等。

1. 外邪入侵　六淫外邪，伤于风寒，则寒凝气滞，导致脏腑经脉气机阻滞，不通则痛。若伤于暑热，外感湿热，或寒邪不解，郁久化热，热结于肠，腑气不通，气机阻滞，也可发为本病。《素问·六元政纪大论》曰："湿胜则濡泄。"内外水湿聚集肠道，则导致泄泻，大便不成形。反之，肠道失于润泽，水液分布不均，"燥胜则干"，则导致便秘，大便干结。

2.饮食所伤　饮食不节，暴饮暴食，损伤脾胃，饮食停滞；恣食肥甘厚腻辛辣，酿生湿热，蕴蓄肠胃；误食馊腐，饮食不洁，或过食生冷，致寒湿内停等，均可损伤脾胃。

3.情志失调　抑郁恼怒，肝失条达，气机不畅；或忧思伤脾，或肝郁克脾，肝脾不和，气机不利，均可引起脏腑经络气血郁滞。若气滞日久，还可致血行不畅，形成气滞血瘀。

4.气血不足　先天禀赋不足，或病后、产后及年老体衰，气血不足，气虚则大肠传导无力，血虚则津枯肠道失于润泽濡养，皆易引发肠易激综合征。

5.阳气虚弱　素体阳气不足，或过服寒凉，损伤脾阳，或肾阳素虚，或久病伤及肾阳，均可致脏腑经络失养，阴寒内生，寒阻气滞而生本病。

综上所述，肠易激综合征的病因病机不外寒、热、虚、实、外感、内伤、情志等方面，其间常常相互联系，相互影响，相因为病，或相兼为病，病变复杂。肠易激综合征的病位在肠，但与肝、脾、肾功能失调关系密切。发病原因或在脏腑，或在气在血，或在经脉，需视具体病情而定，所在不一。形成本病的基本病机是脏腑气机不利，经脉气血阻滞，脏腑经络失养。

西医学对肠易激综合征的病因和发病机制尚不十分清楚，认为与胃肠动力异常、内脏敏感性升高、脑-肠轴调控异常、肠道微生态、炎症和精神心理等多种因素相关。患者以中青年人为主，发病年龄多见于20～50岁，女性较男性多见，有家族聚集倾向，常与其他胃肠道功能紊乱性疾病如功能性消化不良并存伴发。

二、临床表现

肠易激综合征起病隐匿，通常在未发病时先兆症状不明显，亦有部分患者可出现乏力、多汗、脉搏加快、血压升高等自主神经失调的表现。发病时主要症状表现为腹痛、腹泻、便秘、大便性状和（或）排便习惯改变。常见中医辨证分型表现如下：

1.肝郁脾虚证　腹痛，腹泻，常发生于抑郁、恼怒、情绪紧张等肝气不舒之时，肠鸣，嗳气频作，胸胁胀闷不舒，泻后痛减，纳谷欠佳；苔薄，脉弦。

2.寒热错杂证　腹痛，肠鸣，腹泻，大便黏腻不爽，或腹泻与便秘交替，烦闷不思饮食，口干；苔白或黄，脉紧或数。

3.阴虚肠燥证　长期便秘，大便数日一行，硬结难解，腹部压痛，常伴头痛烦闷；舌红或绛，脉细弱或细数。

4.气滞湿阻证　大便溏薄，泻后不爽，或干稀不匀，便秘与腹泻交替，腹部胀痛，泛恶纳少；苔白腻，脉濡或弦。

5.脾胃虚弱证　饮食稍有不慎，稍进油腻或刺激性食物，即腹泻或完谷不化，食少纳差，腹部隐痛，面色少华，神疲乏力；舌淡，脉细弱。

肠易激综合征的未病状态，往往可见大便排便不规律，时而数日不行，时而一日数行，可见完谷不化，或大便干结，容易因为腹部受凉、食用偏寒或偏热的食物而诱导排便，情绪容易紧张，对外界的反应比较敏感，多愁善感，易生气、胸闷，容易疲乏，汗出；脉弦滑或弦细。

三、易发对象预测

（一）体质特征

气郁质、湿热质、阳虚质、气虚质和特禀质者易患肠易激综合征，其中气郁质者神情抑郁或焦躁，情绪波动即引发腹痛、腹泻，系气机郁阻，气机升降失常，肠道运行不利；湿热质者，口干口苦，舌苔黄腻，进食辛辣油腻食物即发病，系湿热内蕴，脾胃失运，滋生痰浊所致；阳虚质、气虚质者因脾胃气虚，肠道运化失司；特禀质是先天失常，禀受父母，体质特异，稍有外界刺激或饮食不调则发为腹痛、腹泻。

（二）性格情志特征

肠易激综合征患者比正常人更易受到应激事件的影响，症状的严重程度、发作频率和应激强度相关。情感、性、生理虐待史、睡眠剥夺、应激生活事件、长期社会应激及不良的心理应对都可引发或加重病情。如神情焦虑、精神压力大，或高度紧张、抑郁忧虑，或急躁恼怒，易于激动，可致神经、内分泌功能紊乱，影响胃肠蠕动。精神抑郁或过分激动，使条件反射发生障碍，高级中枢对副交感神经刺激加强，使分布在肠壁的胸腰支交感神经作用加强，可发生本病。

（三）年龄与性别特征

肠易激综合征受年龄和性别的影响，随着年龄的增长，胃肠功能减弱。儿童及青少年主要受先天禀赋及幼年喂养的影响；在中青年人群中，男性的发病率一般要高于女性，原因为男性吸烟喝酒的比例较女性高，男性的精神心理压力较女性大，喜欢夜生活者偏多，睡眠不足等。在老年人群中，女性比例高于男性，主要因为老年女性在更年期之后，雌激素分泌日渐减少，内分泌系统紊乱，情绪不稳定，而易导致肠易激综合征的发生。总体来讲，肠易激综合征患者女性比男性多（比例为 1.2 ～ 2.0 ： 1.0），以中青年为主，老年后初次发病者少见。

（四）生活方式与环境特征

饮食不节，过食肥腻之品，如肉类、动物内脏或动物油脂、蛋黄、奶油等高胆固醇、高脂肪的食物；饮食结构不科学，偏食，摄入过多的糖类、淀粉类、煎烤油炸食物；饮食习惯不当，暴饮暴食，咀嚼不充分，饮酒过量。以上均可造成肠易激综合征。

生活起居不规律，经常熬夜，长期睡眠不足，工作节奏快，过度劳神劳力，久坐缺乏运动或运动不合理，都可能引起胃肠功能的紊乱；不良的生活嗜好，如吸烟、吸毒、饮酒，容易使神经内分泌功能紊乱，代谢功能下降，从而发生肠易激综合征。

肠易激综合征可受环境的影响，以及不同地域的饮食习惯、气候变化特点的影响而发病。居住阴冷、喧嚣及各种污染等，皆可引起胃肠道功能紊乱而发病。

（五）家族遗传特征

肠易激综合征有家族聚集的倾向，家族成员中有肠功能紊乱者发生本病的概率增加。其中功能性肠道疾病在同卵双生子中的遗传率显著高于异卵双生子。此外，在同一家庭（家族）的内部人员，往往有相同的不健康的饮食习惯和生活方式，也是导致肠易激综合征的家族聚集倾向的原因之一。

（六）职业与工作习惯特征

不同职业群体，本病的发病率也不相同。久坐少动、社交应酬活动多、精神压力大、生活无规律的职业容易患本病。若因先天禀赋不足，胃肠虚弱者则不受职业影响而发病。

（七）并发疾病特征

多种疾病可诱发胃肠功能紊乱，出现肠易激综合征，如糖尿病、甲状腺功能异常、胰腺炎等。外部的食物、药物、微生物等，也可能在消化过程中产生某些内部物质，改变肠功能，引起疼痛、腹泻或便秘。

四、中医治未病调治

肠易激综合征的治未病调治原则，以恢复肝脾脏腑功能为主，节制饮食、调畅情志为辅，重视解除湿邪致泻、阴虚肠燥和气血不足等相关致病因素。本病多见气、血、痰、火、湿、食等病因相互兼夹，症状表现复杂，临证应仔细鉴别病性、病位，知其病因，方能防患于未然。

（一）情志调治

要重视健康教育，使患者正确认识疾病，了解本病的病因、病理变化及并发症的危害性，消除麻痹心理或紧张恐惧，正确理解并配合调治。精神上要减压、减负，减少工作和生活中的压力，尽量避免精神紧张，心情上的恼怒、忧思、郁闷等，以达到尽量避免情绪上的应激反应的目的；要保持精神愉悦、情绪安定、乐观豁达的心理状态，对调治本病有益。

（二）起居调治

逐步调整生活规律，建立并实施健康且有规律的生活方式，做到起居作息有常，饮食定时定量，睡眠充足且不熬夜；改正不良生活习惯，如戒烟、戒酒、禁毒等。居住在适宜养生运动的绿色环境中，方便体育锻炼；减少外出聚餐次数，尽量不吃夜宵、快餐等影响睡眠及消化的食物；尽量少坐车，多以步行代替，坚持合理有效的运动，并持之以恒。

（三）饮食调治

避免易引起过敏的食物，避免过量的脂肪及刺激性食物如咖啡、浓茶、酒精等，并减少易在消化中产生气体的食物（如奶制品、大豆、扁豆等）的摄取。少食多餐，宜食清淡易消化的健康饮食，如米汤、粥、藕粉等助胃气之品。少吃炒菜，多吃炖菜。高纤维素饮食（如麸糠、玉米、糙米等）可刺激肠道运动，对改善肠动力不足引起的便秘有明显效果。

（四）药物调治

日常调治以药食同源的中药为主，如山药、薏苡仁、茯苓、芡实等。常用的药膳方如凉拌车前草蒜苗、红薯蒸猪排、山药香菇鸡丝粥、银耳香菇鸡丝笋面等。肠易激综合征的药物调治以治疗主要症状及相关证候为主，对腹痛、腹泻、便秘等主要症状及相关状态或证候采取辨证施治。

（五）针灸调治

针灸可调节神经、内分泌功能，对肠易激综合征亦有效。

1.体针　取足三里、天枢、三阴交穴。脾胃虚弱者，加脾俞、章门；脾肾阳虚者，加肾俞、命门、关元，也可用灸法；脘痞者，加公孙；肝郁者，加肝俞、行间。便秘者，取穴大肠俞、天枢、支沟、丰隆。热秘者，加合谷、曲池；气滞者，加中脘、行间；阳虚者，加灸神阙、气海、关元。实证热证用泻法，虚证寒证用补法、灸法。

2.耳针　取耳穴交感、神门、胃、大肠等穴，用短毫针针刺或用王不留行籽、白芥子贴压，或用耳穴治疗仪，两耳交替治疗。

（六）推拿调治

推拿也可作为肠易激综合征的一种调治方法，用一指禅推法揉摩足三里、天枢、神阙、大横、气海、关元、上巨虚、下巨虚、脾俞、大肠俞等穴。

（七）气功调治

气功对神经内分泌系统有直接或间接的影响，对调治肠易激综合征有一定的作用。静功贯气法：通过站桩姿式，锻炼筋骨、腰、腿以疏通下肢经络，配合意念和均匀自然的呼吸，帮助初练者以导引气，调畅气机。行功中，气随着手形变换和口诀默念而旋运，无须意导和吐纳，自然采收天地气，充养人体元气，上丹田贯气盈足，练完功之后有神清气爽之感。

（八）动静调治

通过运动可促进循环和代谢，改善心肺功能，缓解压力，使人心身愉悦。运动因人而异，方式可选慢跑、快慢交替步行、太极拳、跳绳、骑自行车、游泳、跳韵律操等。但肠易激综合征严重的患者有时不适宜运动，而要采取安静休养，或采取室内运动、床上肢体运动等小强度运动。

（九）雅趣调治

部分肠易激综合征患者的发病与情志因素有关，长期的精神紧张、心理压力大、忧郁焦虑易罹患本病，而健康的娱乐活动可陶冶性情、抒发健康的情感、消除神经紧张、调节神经内分泌功能，从而改善胃肠功能。可参加的娱乐活动有音乐、舞蹈、歌咏、书法、电影、戏剧及喜剧表演、相声小品、风筝、下棋、游园等。雅趣调治要因人而异，选择合适的娱乐方式，达到轻松愉悦、解忧除烦的效果。

（十）其他调治

1.刮痧　刮痧选取胃俞、大肠俞、脾俞等背部腧穴，足三里、阳陵泉、阴陵泉等下肢部位的腧穴，天枢、气海等腹部腧穴。刮痧后，腹痛、腹泻、便秘症状均可减轻。

2.拔罐　便秘者取大肠俞、小肠俞、足三里及阳性反应部位。方法：左腹、臀部、大腿后侧阳性反应部位拔火罐 10～15 分钟。腹泻者用口径 6cm 的中型火罐，于神阙包括两侧天枢穴处各拔一罐，隔 1～2 日 1 次，以 3 次为 1 个疗程。

3.贴穴　用白术、白芍、蛇床子、延胡索 2 份，黄连、淫羊藿 1 份，所有中药制成的药粉每次 3g，加少量凡士林，填充于神阙穴，用胶布封贴，48 小时更换 1 次，1 个月为 1 个疗程。

第十三节　小儿腹泻

小儿腹泻，是多病原、多因素引起的以腹泻为主的一组疾病。主要特点为大便次数增多和性状改变，可伴有发热、呕吐、腹痛等症状及不同程度的水、电解质、酸碱平衡紊乱。根据病因，分为感染性和非感染性两类。本病属于中医学"小儿泄泻"的范畴。

一、病因病机

小儿腹泻发生的原因，以感受外邪、内伤饮食、脾胃虚弱、脾肾阳虚为多见。

1. 感受外邪　小儿脏腑娇嫩，肌肤薄弱，冷暖不知自调，易受外邪侵袭而发病。外感风、寒、暑、热等邪气常与湿邪相合而致泻。由于时令气候不同，长夏多湿，故本病以夏秋季节多见；风寒致泻四季均有。病原可由病毒、细菌、寄生虫、真菌等引起；肠道外感染、滥用抗生素所致的肠道菌群紊乱也可导致小儿腹泻。

2. 饮食所伤　小儿脾常不足，饮食不知自节，若调护失宜，喂养不当，饮食失节或不洁，过食生冷瓜果或难于消化的食物，皆会损伤脾胃，发生腹泻。此外，哺乳期，因乳母饮食不节，也可能导致小儿腹泻。

3. 脾胃虚弱　先天禀赋不足，或饮食、他脏疾病伤脾，导致脾胃虚弱，脾虚运化失职，胃弱腐熟无力，清浊相干并走大肠，而成脾虚泄泻。亦有暴泻实证，失治误治，迁延不愈，或风寒、湿热外邪使脾胃损伤，转成脾虚泄泻。

4. 脾肾阳虚　先天禀赋不足或过寒伤阳，使阳气不足，温煦失职，阴寒内盛，水谷不化，并走肠间，而成脾肾阳虚泄泻。

由于小儿稚阳未充，稚阴未长，患腹泻后较成人更易于损阴伤阳发生变证。重症腹泻，因泻下太过，易于伤阴耗气，出现气阴两伤，甚至阴伤及阳，导致阴竭阳脱的危重变证。若久泻不止，脾气虚弱，肝木失养，变为慢惊风；脾虚失运，生化乏源，气血不足无以荣养脏腑肌肤，久则可致疳证。

西医学认为，小儿腹泻可由感染和非感染两大因素引起，感染性腹泻的主要病原为细菌与病毒。引起腹泻的细菌最多见的是大肠杆菌；病毒最多见的是轮状病毒，一般将由轮状病毒引起的腹泻称为儿童夏季腹泻。在我国儿童腹泻是小儿常见病，若治疗不及时有可能会发展成为肝炎、肾功能衰竭或肠套叠等疾病，甚至危及生命。

二、临床表现

临床上，小儿腹泻多发于夏季，患儿未发病时常见发质干枯，精神萎靡，抵抗力低下，易反复外感，喜啼哭；部分患儿发病前表现为睡眠不实，躁扰不安，肠鸣音亢进。发病时主要表现为大便次数增多、排稀便和水电解质紊乱。中医辨证分型及其临床表现如下：

1. 乳食内积证　大便稀薄，夹有乳块，气味酸臭或如败卵，腹痛腹胀，嗳气纳呆，恶心呕吐；苔多白腻或垢腻，指纹滞。

2. 风寒束表证　大便稀薄、色淡夹泡沫，气味稍臭，肠鸣腹痛，兼恶寒发热，咳嗽，流清涕；舌质淡，苔薄白，指纹浮。

3. 肠道湿热证　泻下急迫量多，气味秽臭，粪色深黄，小便短少，食欲不振，精神烦躁或倦怠，口渴欲饮；舌红苔黄腻，指纹紫红。

4. 脾气亏虚证 病程较长，常反复发作，大便溏薄，食后即泻，多吃多泻，食欲不振，面色萎黄，神疲嗜睡，睡时出汗及露睛；舌淡苔白，指纹色淡。

5. 脾肾阳虚证 久泻不止，食入即泻，粪质清稀，完谷不化，或见脱肛，形寒肢冷，面色㿠白，精神萎靡；舌淡苔白，指纹淡紫。

6. 气阴两虚证 泻下无度，精神萎靡，眼眶、卤门凹陷，甚则腹部凹陷如舟，皮肤干燥，消瘦，啼哭无泪，口渴引饮，唇红而干，小便短赤，甚则无尿；舌红少津，苔少或无苔。

7. 阴竭阳脱证 泻下不止，次频量多，精神萎靡，表情淡漠，面色青灰或苍白，四肢厥冷，多汗，气息低微；舌淡，苔薄白。

小儿腹泻的未病状态往往表现为脾气虚，可见体瘦疲倦、食欲不佳、容易感冒；或者为脾阳虚，可见手脚及腹部皮肤较凉、怕冷、小便清长。由于小儿脾常不足，易致饮食不化，可见吐乳、口中酸味、大便酸臭等现象。

三、易发对象预测

（一）体质特征

湿热质、阳虚质和特禀质者易患小儿腹泻。湿热质者形体较胖，不喜运动，舌苔黄腻，湿热内蕴，脾胃失运；阳虚质者温煦失职，粪质清稀，完谷不化；特禀质是禀受父母，先天失常，体质特异，稍有刺激即发病。

（二）性格情志特征

小儿性格难于观察，处在培养阶段。在患病中受性格情志影响不明显。

（三）年龄与性别特征

小儿腹泻多发病于 2 周岁以下，发病率与性别无直接关系。

（四）生活方式与环境特征

饮食不当是造成小儿腹泻的主要原因，小儿免疫力较低，食入不洁、刺激性较强或放置时间长的食物，偏食等很容易导致小儿腹泻。饮食不节，饮食量太多致消化不良而腹泻；饮食量过少引起饥饿性腹泻，大便稀而呈绿色。食入较多油腻食物可以引起脂肪性腹泻；过早给宝宝添加米饭、鱼、肉会加重脾胃负担，导致腹泻；少数婴儿对牛奶中的蛋白质过敏或者对乳类中的乳糖不耐受（缺乏乳糖酶）也可引起腹泻。

不卫生的生活习惯容易导致小儿腹泻，如小儿与成人共用餐具。其中常见的感染途径包括食入的食物或饮入的水被细菌、病毒等感染，或手、玩具、日常用品被病菌污染后，病菌进入消化道而致小儿腹泻。另外，有些病毒性感冒也会导致腹泻。

有些小儿体弱，往往户外活动较少，久居室内而少动，使脾胃运化功能减弱导致腹泻。气候因素也可引起腹泻，如天气转冷使腹部受凉可使肠蠕动加快，天气过热使胃肠道消化液减少，都可导致腹泻。

（五）家族遗传特征

小儿腹泻与遗传关系不大，多由外邪、饮食、体虚影响而发病。但研究表明：乳糖不耐受有遗传倾向。乳糖不耐受表现为当人吃了乳糖或者含有乳糖的食物，出现腹胀、腹痛、腹泻、肠绞痛、大便稀且有泡沫等症状。对于儿童来说，还会溢奶、呕吐，长期出现这种情况，会严重影响到孩子的营养摄取和正常发育情况。

（六）并发疾病特征

小儿虽然所患疾病种类较少，但如患病长期服用广谱抗生素，可引起肠道菌群失调而发生腹泻；小儿患急性上呼吸道感染、肺炎、中耳炎、泌尿系感染、咽炎等病时，由于发热及病原体毒素的影响，均可造成腹泻。小儿腹泻最常见的并发症就是脱水和酸中毒，如果再严重的话，还可以出现休克，甚至造成死亡。

四、中医治未病调治

小儿腹泻的治未病调治，应重视提升脾肾阳气运化水湿的功能，谨慎调节饮食结构，通过非药物疗法增强脾胃功能。

（一）情志调治

对患儿的情志调治，要从患儿家长入手。要重视健康教育，使家长正确认识疾病，了解本病的病因、病理变化及并发症的危害性。家长对患儿的照顾应耐心、细致，但不要过分敏感，矫枉过正。

（二）起居调治

小儿虽不能穿得过多，但一定要注意小儿腹部的保暖。"局部保暖"对预防孩子夏季腹泻至关重要，家长可以选择用小毯子或是给孩子穿上一件小肚兜加盖在腹部。春季天气变化较大，则更应注意小儿腹部的保暖，尤其是夜晚睡觉时，更应注重腹部保暖，避免腹部受寒。需适当给孩子增添衣物，避免因身体着凉而受寒，否则也会导致腹部受凉，从而会引起小儿腹泻。

（三）饮食调治

饮食调理对于小儿腹泻的调治非常重要。平时要注意饮食卫生，不吃不干净的食物，不吃刺激性较强的食物，吃水果前应该将水果清洗干净，不要让孩子吃隔夜的食物，放置时间长的食物内含有多种细菌和毒素，容易导致小儿腹泻。大人和孩子的餐具应分开，不要共用。发病时停止进食高脂肪和难以消化的食物，以减轻胃肠负担。针对不同喂养方式的患儿，应注意：

1.母乳喂养的患儿　继续喂养，对哺乳次数及时间无须调整。若小儿腹泻与乳母饮食不节有关，建议母亲要相对清淡饮食，避免肥甘厚味及刺激性食物。

2.人工喂养的患儿　可将牛奶适当稀释，2～3天后逐渐恢复正常。6个月以上小儿可用平常已习惯的饮食，如粥、面片、蔬菜等，可适当减量。

3.伴频繁呕吐或严重腹胀的患儿　暂禁食，待病情稳定后再恢复喂养。

（四）药物调治

伤食者可用炒山楂15g，红糖适量，鲜胡萝卜2个切成小块。水煎服，每天1剂，分数次服用，连服2～3天。外感寒邪者可用藿香5g，豆蔻6g，生姜2片，水煎沸后10分钟，取汁代茶饮，或加红糖调味服。湿热型用高粱米、白糖各适量，高粱米放锅内爆炒后，取6g与生薏米

30g、白头翁 15g 同煎取汁，加白糖调服。每天 1 剂，分 2～3 次服用，连服数天。脾虚可用炒米 50g，茯苓 12g，党参 6g，大枣 3 枚，红糖适量，加水煮粥服食，每天 1 剂，分次服用，连服 2～3 天。相关药物用量还需要根据儿童年龄、体重、状态等情况作适当增减。如果孩子还在哺乳期，可由母亲服用上述食疗。如果腹泻症状明显，可按中医辨证运用方药治疗。

（五）针灸调治

1. 体针　针刺可取足三里、中脘、天枢、脾俞、内庭、气海、曲池等穴位，实证用泻法，虚证用补法；灸法可取足三里、中脘、神阙等穴，用于脾气亏虚、脾肾阳虚腹泻。

2. 耳针　取脾、肾、胃、交感神经、三焦等耳穴，用王不留行籽或白芥子贴压。每 3 天换耳穴 1 次，两耳交替进行。

3. 艾灸　取足三里、中脘、神阙、天枢、脾俞、大肠俞等穴，施隔姜灸或艾条温和灸。一般小儿腹泻 2～3 次治疗，即可痊愈。腹泻严重时，配合西医、中药处理。

（六）推拿调治

1. 推拿　揉外劳宫，清板门，清大肠，摩腹，揉足三里，用于乳食内积证。推三关，摩腹，揉脐，灸龟尾，用于风寒束表证。推天河水，推上三关，揉小天心，揉内、外劳宫，清大肠，用于肠道湿热证。补脾经，补大肠经，揉足三里，摩腹，推上七节骨，用于脾气亏虚证。

2. 捏脊　患儿俯卧，医生（或家长）以两手拇指、食指顶住病儿的皮肤，自长强穴（尾骨部）沿脊柱两侧至大椎穴（平肩处）提拿皮肉，中间不要脱手，连捏 3～5 遍，每日 1 次。或沿脊柱两旁，由下而上连续地挟提肌肤，边捏边向前推进，自尾骶部开始，一直捏到项枕部为止（一般捏到大椎穴，也可延至风府穴）。重复 3～5 遍后，再按揉肾俞穴 2～3 次。一般每天或隔天捏脊 1 次，6 次为 1 个疗程。慢性疾病在 1 个疗程后可休息 1 周，再进行下一疗程。

（七）熏浴调治

药浴熏蒸可促进体内有害物质的排出，也可作为小儿腹泻的调治方法。取车前子 30g，苍术 15g，藿香 15g，茯苓 30g，黄连 15g，黄柏 12g，紫苏 10g，煎水 20 分钟，泡足及洗浴，有利湿清热健脾作用。使用药浴一定要注意水温，以免烫伤。患儿过小，皮肤有外伤者不宜采用熏浴法。

（八）其他调治

1. 按穴　重按揉长强、大椎，每日 1 次，连续 3 天为 1 个疗程。

2. 贴穴　取五倍子、小茴香、肉桂、丁香、胡椒、吴茱萸、木香各等份，焙干研末，每日 1～2g，调敷脐部，每日 1 次，用于小儿寒湿泻。取肉桂、苍术各等份，共研细末，用温水调成糊状，敷于神阙周围，每日换药 1 次，用于小儿脾虚泻。

3. 敷贴　胡椒 12g，艾叶 30g，透骨草 80g，鸡蛋清适量。将上药捣烂，用鸡蛋清调拌，敷于足心。

4. 洗足　白扁豆 100g、葛根 50g、车前草 150g。上药加水煎煮 20～30 分钟，将药液倒入盆内，稍温时，浸泡足部 30～60 分钟，药液温度保持在 30℃左右，冷则加热。每日 1 剂，每日浸洗 2～3 次。

第十四节　非酒精性脂肪性肝病

非酒精性脂肪性肝病（nonalcoholic fatty liver disease，NAFLD）是一种无过量饮酒史，以肝实质细胞脂肪变性为特征，与胰岛素抵抗和遗传易感密切相关的临床病理综合征。按病程和组织学改变，本病可分为单纯性脂肪肝、脂肪性肝炎和脂肪性肝硬化。NAFLD 的普通成人发病率为 20% ~ 30%，肥胖症患者中患病率可高达 60% ~ 90%。本病与代谢综合征密切相关，随着肥胖和代谢综合征的全球流行，本病发病增长迅速且呈低龄化发展趋势。中医药防治 NAFLD，无论是在缓解症状、复常肝功能，还是在调整血脂、逆转肝纤维化等方面，均有一定优势。中医学从症状、病因病机等方面命名，将 NAFLD 归属于"肝癖""胁痛""积聚""肥气"等范畴。

一、病因病机

《难经》对肥气的描述与本病有关，所谓"肝之积，名曰肥气"。本病的病因多为内伤因素，有禀赋不足、过食肥甘、劳逸失度、情志失调、久病体虚等。

1. 体质偏盛　素体食旺痰盛、肥胖之人，脾失健运，水谷不能运化成精微而反为痰浊，阻滞中焦气机，痰浊阻滞于肝，出现胁痛、胁下积块等病变。

2. 过食肥甘　明代李梴《医学入门》云："善食厚味者生痰。"过食肥甘厚味、辛辣刺激之品，损伤脾胃，致脾胃运化失常，湿浊内生，酝酿成痰，蕴而化热，阻滞气机，气滞血行不畅，导致气血、痰湿、热毒相互搏结，发于胁下则为本病。

3. 过逸少劳　《温热经纬》云："过逸则脾滞，脾气滞而少健运，则饮停湿聚矣。"长期喜卧好坐，过度安逸，则气血运行不畅，瘀阻于内；或致脾胃呆滞，运化失司，浊气不化，成为膏脂痰浊，结聚于肝胆而发病。

4. 郁怒伤肝　肝主疏泄，使气机条畅，促进脾胃的运化。肝失疏泄，则气机受阻，影响气血、津液的正常运行及脾胃的运化功能。《金匮翼·积聚统论》云："气滞成积也。凡忧思郁怒，久不得解者，多成此疾。"故抑郁、忧思导致肝气郁而不畅，或怒而不发，失于疏泄，气机失和则水饮内停，凝而成痰成脂，最终积于肝络发为本病。

5. 肾精亏虚　临床上本病好发于中老年人，这与其肾中精气渐虚有关。《素问·阴阳应象大论》言："年四十，而阴气自半也。"中老年人肾精、肾气亏虚，火不温土则脾失健运，散精之职失司，水谷精微不归正化，水不涵木则肝体失养，疏泄不及，气机不畅，津液代谢失司，液积、脂凝，聚集于肝脏则成脂肪肝。

本病的中医病机以肝体失用、脾肾亏虚为主。肝"体阴而用阳"，肝主疏泄是其主要的生理功能，有助于脾胃正常运化水谷精微及排泄体内代谢物。在病理情况下，肝体受损，肝用失常，则无法疏泄条达，使痰浊、瘀血等病理产物不能及时代谢并排出体外，最终蕴结于肝络发为本病。脾肾亏虚者，脾虚运化无力，肾虚气化不利，而致水湿停聚，痰浊内蕴，郁久生热化瘀，而致痰、热、瘀、浊、湿纠结，蕴结于肝络发为本病。

二、临床表现

绝大多数非酒精性脂肪性肝病患者无明显的特征性症状，往往在常规体检中发现肝功能异常，或在超声、CT 或 MRI 等检查时提示存在脂肪肝。根据中医学对脂肪肝患者的体质和证候规律的研究，NAFLD 一般可分为以下 5 种证型：

1.湿浊内停证 主症：右胁肋胀满。次症：形体肥胖，周身困重，倦怠乏力，胸闷脘痞，头晕恶心；舌质淡红，苔白腻，脉弦滑或沉、濡。

2.肝郁脾虚证 主症：右胁肋胀满，或走窜作痛，易因烦恼郁怒诱发。次症：面色青黄，腹胀，便溏，腹痛欲泻，倦怠乏力，胸胁胀闷，纳差，睡眠不安，善太息；舌质淡，或有齿痕，苔薄白腻，脉弦滑或弦细涩。

3.湿热蕴结证 主症：右胁肋胀痛。次症：面黄，恶心，呕吐，食后胃胀，或食欲不佳，口粘或口干口苦，目赤或目涩，睡眠多梦，小便黄赤，大便黏滞；舌质红，苔黄腻，脉濡数或滑数。

4.痰瘀互结证 主症：右胁下痞块或右胁肋刺痛。次症：纳呆，胸脘痞闷，面色晦暗，唇暗；舌质淡暗，或有瘀斑，苔白腻，脉弦滑或涩。

5.脾肾两虚证 主症：右胁下隐痛。次症：乏力，畏寒肢冷，腰膝酸软，夜尿频多，大便溏泄舌质淡嫩，苔白，脉弱。

非酒精性脂肪性肝病的未病状态：在有影像学的证据之前，往往可见腹型肥胖，腰臀比超标，疲乏感，运动后可以缓解疲乏，喜静少动，睡眠不足或晚睡，右胁胀闷不适，腹胀多气，大便黏滞不爽，小便黄浊，舌苔白腻等症状或体征。由于此病与代谢综合征密切相关，而且高发年龄段提前，凡是腹型肥胖者都应警惕脂肪肝的存在。

三、易发对象预测

（一）体质特征

非酒精性脂肪肝好发于痰湿质和气虚质的人群，其中又以痰湿质最多；痰湿质兼夹气虚质的患者更易出现身体质量指数升高及血脂与血清酶学检查的异常。此外，非酒精性脂肪肝患者的中医体质类型与中医证候密切相关。痰湿质、湿热质患者易患湿浊内停证、湿热蕴结证，气虚质患者易患肝郁脾虚证、脾肾两虚证。脂肪性肝炎多见中心性肥胖，即腹型肥胖，尤其亚洲人更为常见，从外形的观察较易推测脂肪肝的潜在发病。此外，10% ～ 20% 体形较瘦的人也可能患有非酒精性脂肪肝，临床上需要引起注意。建议使用肝脏瞬时弹性硬度检测（Fibroscan）作为常规检查方法进行评估。

（二）性格情志特征

中医学认为，长期的抑郁、忧思、暴怒等情志失调易使肝失疏泄，导致肝脾不调，气机不畅，水饮停聚，凝而成痰成脂，蕴结于肝络，发为本病。西医学研究表明，NAFLD 患者存在显著的性格和情绪异常，其抑郁、焦虑情绪的比例显著高于健康人群，非肥胖的 NAFLD 患者更容易出现 A 型性格，值得进一步探讨。

（三）年龄与性别特征

不同年龄组男女均可发病。过去，NAFLD 以中老年患者为主；随着现代生活方式的改变和临床检出率的提高，近年来 NAFLD 的发病呈低龄化趋势，45 岁以上和 45 以下的患者约各占一半。在不同年龄组中，男性的患病率普遍高于女性，大约为 2 ：1，但绝经后女性的患病率明显升高。年龄与病程和并发症相关。有群组研究显示，超过 50 岁患有糖尿病或肥胖的人中 66% 均患有中重度肝纤维化。

（四）生活方式与环境特征

非酒精性脂肪性肝病的发生与不良的生活方式密切相关。在饮食习惯上，NAFLD 患者普遍存在少摄食蔬菜、偏咸饮食、偏食油荤、进食过饱等现象。富含饱和脂肪酸和果糖的高热量膳食结构容易导致肥胖症的发生，而肥胖症患病率的迅速增长是本病多发、好发的危险因素之一。除此之外，吸烟、久坐少动、缺乏适度锻炼的生活方式也是 NAFLD 的危险因素。

（五）家族遗传特征

非酒精性脂肪性肝病被认为是有显著遗传易感性的多因素疾病，其遗传机制尚未明确。有研究表明，NAFLD 具有显著的家族聚集性和较高的遗传性，其遗传性与脂肪细胞因子相关基因、脂肪酸代谢相关基因、氧化应激相关基因的遗传突变密切相关。

（六）职业与工作习惯特征

非酒精性脂肪性肝病的发病率受身体质量指数（BMI）的直接影响，肥胖症患者更容易罹患本病。特别是在现代工作条件下，体力劳动比重下降，人们容易长期久坐少动，习惯过度安逸的工作环境，导致气血运行不畅，瘀阻于内，或致脾胃呆滞，运化失司，浊气不化，成为膏脂痰浊，结聚于肝胆而发病。城市居民高发于农村居民，脑力劳动者高发于体力劳动者。

（七）并发疾病特征

非酒精性脂肪性肝病的发病三部曲是：由肝功能正常或无组织学炎症的单纯性脂肪肝，发展为脂肪性肝炎，继而发展为肝纤维化和肝硬化。因此，肝硬化是其主要并发症，肝硬化阶段又可分为代偿期和失代偿期。合并症方面，非酒精性脂肪肝常常与肥胖、代谢综合征相伴而生，常见高血脂、高血糖、高血压等"三高"表现。值得注意的是，脂肪肝虽然有酒精性和非酒精性之分，对于既长期饮酒又过食肥甘者，二者实有重叠。在脂肪肝的基础上，肝脏解毒能力可能受损，对药物的耐受性下降，可能更易发生药物性肝损害。

四、中医治未病调治

本病的发生与患者平素过食肥甘、过逸少劳、郁怒伤肝等因素密切相关。非酒精性脂肪肝，究其实质是能量代谢的失衡，故治未病的重点是从控制饮食和加强运动两方面入手，这不仅能够减少发病概率，而且能够逆转病程。通过健康教育倡导良好的生活习惯，纠正不良生活方式，结合"节气养生"调护方法强化患者自我管理，因人而异地积极采取非药物疗法，从而使脂肪消于无形，使体形恢复正常，使肝体涵养、肝气条达。

（一）动静调治

《黄帝内经》云："阳化气，阴成形。"阳气正常运转，则阴气不易凝结成痰浊，产生多余的脂肪。"动以养形"，四肢为诸阳之末，运动是最好的调动阳气的方法，是防治 NAFLD 的有效手段。依据不同的体质情况，合理安排体育运动，以主动方式消耗体能，促进脂肪代谢，同时也需要注意避免因消耗过大而造成的弊端。体育运动尤其适用于肥胖性脂肪肝患者。中等量有氧运动和（或）阻抗训练均可降低肝脏脂肪含量。可每天坚持中等量有氧运动 30 分钟，每周 5 次；或者每天高强度有氧运动 20 分钟，每周 3 次，同时做 8 ～ 10 组阻抗训练，每周 2 次。适量运动，可以提升正气，防治外邪侵袭人体，达到"治未病"的目的。

（二）饮食调治

控制饮食，调整膳食结构，合理分配三餐，建立高蛋白、高维生素、高纤维素及低脂低糖的食谱，多吃蔬菜、水果，常饮淡茶；亦要限制能量摄入，忌肥腻、辛辣、甘甜等高热量饮食。肥胖者还要适当控制体重，减少腰围，避免不良的生活习惯，如不吃早餐、常吃夜宵等，以减少肝脏脂肪沉积。

（三）起居调治

减少体重和腰围是预防和治疗本病及其并发症最为重要的治疗措施。对于超重、肥胖，以及近期体重增加和"隐性肥胖"的 NAFLD 患者，建议通过健康饮食和加强锻炼的生活方式纠正不良行为。应改掉长期久坐、不喜运动锻炼的坏习惯，避免熬夜加班，保持充足的睡眠时间，养成良好的生活作息习惯。

（四）情志调治

保持心情舒畅，情绪稳定。长期的不良情绪，如抑郁、忧思、暴怒等，都容易损伤肝脾的正常功能而导致发病。所以在感到自身受到不良情绪影响时，应主动纾解负面情绪，可向亲近的人倾诉个人感受，积极解决情绪带来的困扰；或转移注意力，如外出旅行、培养多种兴趣爱好等，移情以调志，往往比起服药更加对症。

（五）药物调治

单味中药治疗 NAFLD 被证实确有其效。可适当选用具有疏肝解郁、健脾益气、消食和胃及活血化瘀散结等功效的单味中药，如丹参、山楂、决明子、柴胡、郁金、虎杖、大黄、荷叶、白术、党参等。还可辨证使用当飞利肝宁胶囊、化滞柔肝颗粒、血脂康胶囊等中成药。中医治未病注重分证论治。湿浊内停证，宜升清化浊、燥湿消积；肝郁脾虚证，宜疏肝健脾；湿热蕴结证，宜清利湿热；痰瘀互结证，宜化痰散结、活血化瘀；脾肾两虚证，宜双补脾肾、温阳化湿。

（六）针灸调治

1. 体针　取丰隆、足三里、三阴交、阳陵泉、内关、肝俞、关元、合谷、肾俞等穴，以 1.5 寸毫针刺入。穴位加减及补泻手法遵循证型变化和个体化治疗的原则。每次留针 30 分钟，每周 3 次，治疗 3～6 个月。针灸治法对于肥胖型患者的疗效更佳。

2. 穴位埋线　膈俞、肝俞、足三里、阳陵泉、丰隆选取长 0.5cm 的羊肠线，中脘、气海选取长 1cm 的羊肠线，用一次性针头和针芯将羊肠线垂直或斜向植入穴位。

第十五节　抑郁症

抑郁症是一种常见的慢性精神疾病，以显著而持久的心境低落为主要临床特征，且心境低落与其处境不相称，其症状主要表现为兴趣减少、思维迟缓、注意力和记忆力减退、自我否定、胃口变差、失眠等。本病属于中医学"郁证"范畴。

一、病因病机

抑郁症的发生，主要与情志失调等因素有关。

1. 愤懑恼怒，肝气郁滞　肝失条达，气机不畅，日久化火，形成火郁。津液运行不畅，凝聚成痰，则形成痰郁。郁火伤阴，可导致肝阴不足。

2. 忧愁思虑，脾失健运　"思则气结"，由于忧愁思虑，脾气郁结，或肝气郁结横逆犯脾，均可导致脾失健运，以致食积不消，形成食郁。脾不健运，水湿内停，则形成湿郁。湿聚成痰，则形成痰郁。脾为后天之本，脾失健运，气血生化乏源，最终导致心脾气血两虚。

3. 情志过极，心失所养　由于精神紧张、忧愁悲哀等精神因素，损伤心脾，使心失所养而发生一系列病变。

抑郁症的病机为气机郁滞导致肝失疏泄，脾失健运，心失所养，脏腑阴阳失调。病位主要在肝，可涉及心、脾、肾。初起以气滞为主，常兼血瘀、火郁、食郁、湿郁、痰郁等属实证。日久由实转虚，或见虚实夹杂。

西医学认为，抑郁症的发生受年龄、性别、遗传、生化、社会、心理承受力等因素影响。研究表明，抑郁症的发生可能与大脑突触间隙神经递质 5- 羟色胺（5-HT）和去甲肾上腺素（NE）的浓度下降有关。

二、临床表现

抑郁症表现为精神情绪异常，主要表现为精神上有心境低落、情绪不稳、思维迟缓、意志活动减退等，甚者出现严重失眠，做出厌世、自杀等过激行为；还有一些躯体表现，如疲乏、便秘、疼痛等。中医辨证分型表现如下：

1. 肝气郁结证　精神抑郁，情绪不宁，胸部满闷，胁肋胀痛，痛无定处，脘闷嗳气，不思饮食，大便不调；苔薄白，脉弦。

2. 气郁化火证　急躁易怒，胸胁胀满，口苦而干，或头痛、目赤、耳鸣，或嘈杂吞酸，大便秘结；舌红，苔黄，脉弦数。

3. 瘀血阻滞证　精神抑郁，性情急躁，头痛，失眠，健忘；或胸胁刺痛，或身体某部有发冷或发热感；舌质紫暗，或有瘀点、瘀斑，脉弦或涩。

4. 痰气郁结证　精神抑郁，胸部闷塞，胁肋胀痛，咽中如有阻物，咯吐不出，吞咽不下；苔白腻，脉弦滑。

5. 心阴亏虚证　心悸，健忘，失眠，多梦，五心烦热，盗汗，口咽干燥；舌红少津，脉细数。

6. 心脾两虚证　失眠，健忘，多思善疑，头晕神疲，心悸胆怯，纳差，面色不华；舌质淡，苔薄白，脉细。

7. 心神失养证　精神恍惚，心神不宁，多疑易惊，悲忧善哭，喜怒无常，或时时欠伸，或手舞足蹈、骂詈叫号等多种症状；舌质淡，脉弦。

抑郁症的未病状态即心理亚健康状态的体现，表现为情绪低落、抑郁，生活态度消极、悲观；也可表现为缺乏自信心，有空虚感、恐惧感；或者注意力不集中，记忆力下降，对周围事物缺少兴趣；或者精神应激反应相对亢奋，表现为烦躁、焦虑、易怒、易激惹；其他表现还有面色苍黄，或有黄褐斑，容易失眠，食欲不佳，大便不爽等。

三、易发对象预测

（一）体质特征

抑郁症主要见于气郁质人群，肝气郁结，急躁易怒，忧愁思虑，脾失健运，情志不畅，日久损及脏腑阴阳气血，导致抑郁症的发生。此外，性格内向、精神敏感的特禀质者，受遗传影响，发病率也较高。

（二）性格情志特征

精神心理因素是抑郁症的重要致病因素。平素神情焦虑、易于激动、精神压力大，或敏感多虑、烦闷不乐、悲观自责、性格内向而不稳定，或精神高度紧张、焦虑、强迫、冲动，或急躁恼怒、贪欲妄想、爱钻牛角尖等，都较易患上抑郁症。

（三）年龄与性别特征

青春期少年因叛逆、厌学、自我孤立而易于抑郁；孕产妇由于激素剧烈变化，加上初为人母，心态转换不适应，超半数人会出现反应性抑郁；更年期激素及内分泌代谢紊乱，亦会影响情绪，出现抑郁或焦躁；老人因退休、丧偶、独居等原因易感到孤独、失去生活目标而抑郁。女性因情感细腻丰富，所以比男性更易患抑郁症。

（四）生活方式与环境特征

饮食不节，过食肥腻、辛辣之品，进食高胆固醇、高脂肪的食物如肉类、动物内脏或动物油脂、蛋黄、奶油等；暴饮暴食；饮食偏嗜、营养不均衡，叶酸与维生素 B_{12} 摄入过少；爱吃快餐、加工食品和甜食，均可导致行动缓慢、思考迟钝、精神疲劳；喝酒过量易麻痹神经。以上均可诱发或加重本病。

不良的生活嗜好，如吸烟、饮酒，生活不规律，长期睡眠不足，经常熬夜，不善交友，人际关系紧张，喜欢阅读观看悲剧文学作品或影视等，过量饮浓茶和咖啡，都易患抑郁症。

社会环境因素对抑郁症的发病影响较大。社会动荡或对个体不利的社会因素，如经济困难，低收入家庭中的成员易患抑郁症。突发事件及持续性困境也可能诱发抑郁症，如离婚、丧偶、失恋、失业等。长期工作、生活在黑暗或日照不足的环境，也可成为抑郁症的发病原因。抑郁症的发病还与气候变化有关，冬季日照时间短、天气寒冷，影响内分泌变化而发病。

（五）家族遗传特征

抑郁症与家族病史密切相关，研究显示：如果父母其中有 1 人患有抑郁症，子女患病率为 25%；若双亲都是抑郁症患者，子女患病概率则高达 50% ～ 75%，故有抑郁家族史的人群患病概率高。婚姻状况不满意是发生抑郁症的重要危险因素。儿童期的不良经历，往往是构成成年期发生抑郁症的重要危险因素。

（六）职业与工作习惯特征

抑郁症与职业有密切关系。脑力劳动者发病率较高，如科研人员、IT 从业者、白领等工作压力大，生活作息不规律，缺乏与社会沟通的机会，医护人员和悲剧演员受工作环境影响，容易诱发抑郁症。

（七）并发疾病特征

受慢性重症疾病长期困扰的患者，除了身体的不适外心理也承受巨大的压力，会出现情绪低落、失眠、消极厌世，如中风偏瘫、帕金森症、阿尔兹海默病等症情顽固难愈，若得不到家人的支持与关怀，并发抑郁症的概率极高。甲状腺功能亢进会引起内分泌紊乱，即使是病情轻微的患者，也容易患上抑郁症。

四、中医治未病调治

抑郁症的治未病调治，应注重身心并调，生理上减少痰、气、瘀血等郁结的因素，心理上减少情志郁结的因素，并积极改善脏腑虚损状态，辨体、审因为本，辨症、对症为标。

（一）情志调治

精神刺激是引发抑郁症的直接原因，因此，尽可能消除精神刺激并加强心理免疫能力，增强对刺激的抵抗力，可降低抑郁症的发病率。若仅以精神表现为主且病症表现较轻，应及时看心理医生，或从亲人、朋友、同事中得到宽慰，通过语言暗示、诱导、情感转移，可控制发作，解除症状，常常能收到良好的效果。情志调治可以从以下方面进行：

1. 人际关系调治　要保持好的人际交往和社会关系，经常和家人、朋友来往，交流沟通，倾诉发泄不愉快的情绪，减少日常生活中的冲突，获得家人和朋友的支持。

2. 认知行为调治　认清消极的思维模式和行为，不要自责、自卑，用乐观、积极的思维模式和行为代替。

3. 心理动力学调治　学会自我反省，揭示和了解可导致抑郁症的情绪冲突，改变性格趋向。

（二）起居调治

改变生活方式和不良生活习惯，是调治抑郁症的基本要求。患者应注意劳逸结合，按时作息，不熬夜，适量增加户外运动，定期旅游；改变不良生活习惯，戒烟戒酒禁毒，少饮浓茶、咖啡。改变生活方式，转移精神压力，可饲养宠物。积极治疗各种慢性病，缓解疼痛。避免居住阴暗、狭小的环境，尽量居住在宽敞明亮、视野开阔的地方，室内添加绿色植物。

（三）饮食调治

良好的饮食习惯，合理膳食，能保持身心愉快，是调节身体功能的有效办法。抑郁症者宜食用香蕉、葡萄柚、樱桃、鳄梨、龙眼等水果，以及南瓜、菠菜、黄花菜（金针菜）、马铃薯、大蒜等蔬菜。此外，深海鱼、鸡肉、全麦面包、低脂牛奶、玉米、燕麦等均有改善心情、增强愉悦感的作用，对于抑郁症有良好的治疗作用。

（四）药物调治

抑郁症患者可服用疏肝解郁、养心安神的药食同源之品，如百合、远志、桑葚、莲子、茯苓、香附等，都是制作药膳的很好原料，可单味食用或烹饪加工成食品、菜肴。常用的药膳方如养心安神粥、远志枣仁粥、首乌桑葚粥、莲子百合粥等。亦可用玫瑰花茶、茉莉花茶、洛神花茶、百合菊花茶、绿茶等用沸水冲泡，代茶频饮，有稳定情绪、安神镇静、抗抑郁的功效。辨证治疗主要运用疏肝解郁、清肝泻火、行气化痰、滋养心肾、健脾养心等方药。

（五）针灸调治

针灸可调节神经、醒脑安神、疏肝理气，对调治抑郁症有较好的疗效。

1. 体针 取百会、神庭、神门、三阴交等穴，如果患者的情绪不稳或低沉郁闷，可加合谷、太冲；如果患者感到腹中有气上下窜动或腹胀，加气海、中脘、内关、璇玑以起到行气宽胸止胀的作用。

2. 耳针 取神门、交感、心、肝、胆、肾、皮质下、交感等耳穴，用短毫针针刺或用王不留行籽、白芥子贴压，以疏通经络、协调阴阳、调理脏腑。

（六）推拿调治

推拿也可作为一种调治抑郁症的方法，通过特殊的穴位按摩，进而达到调理气血、舒缓情志的目的。按揉中脘、气海、关元等穴位，可助气血生化，调理脾胃，改善抑郁症患者的食欲；按揉患者膀胱经，从肺俞至肾俞 5～10 分钟，可使其全身放松，消除紧张疲劳；按揉百会、四神聪、印堂、睛明等穴，使患者头部清醒，消除疲乏，缓解焦虑、抑郁的情绪；点按肺俞、心俞、肝俞、胆俞、三焦俞等穴位，调整脏腑功能，振奋人体阳气。

（七）气功调治

气功以意念调节为特色，可以通过存想而诱导入静，消除对自我的执着，达到恬惔虚无的境界，从而平静思绪和情绪，排除外在的心理、生理影响，使身心回到平衡态，从而使抑郁症得到自然的调节而趋于康复，是一种安全有效的方法。具体功法很多，如一种静念功法：处静室，闭目调息；取仰卧或侧卧位、平坐或靠坐姿势；轻松自然呼吸，深吸缓呼；排除杂念，意守丹田；意念从丹田处引气周循全身，可分段放松或整体放松，如此往复，感局部或全身松弛，纳气收功。

（八）动静调治

抑郁症调治要注意动静结合，通过轻缓的有氧运动来提高自身的情绪，感受到运动后带来的身心愉悦，到人多的地方，与他人一起运动，更能收获快乐，进而改善自身的抑郁状态，如广场舞、慢跑、快走、打球等。运动能增加人体协调性，改善心肺功能及提高摄氧，促使大脑大量分泌内啡肽，让人产生欢乐、愉快、满足的感觉，还可帮助排遣压力和忧郁。运动不能过量，宜动静结合，运动后要静养调摄，以恢复元气。

（九）娱乐调治

抑郁症发病与情志因素有关。长期精神紧张、心理压力大、忧郁焦虑易罹患本病。娱乐活动可陶冶性情、抒发健康的情感、消除神经紧张、调节神经内分泌功能，有利于抑郁症的调治。可参加的娱乐活动有音乐、歌咏、书法、绘画、看影视、看戏剧尤其是喜剧表演、看相声小品、跳舞、放风筝、游戏、下棋、游园等。娱乐调治要因人而异，根据患者不同的性格、爱好及病情轻重，选择合适的雅趣方式，达到轻松愉悦、解忧除烦的效果。

（十）其他调治

1. 刮痧 采用经络刮痧和穴位刮痧配合施术。刮痧部位：以全头、督脉、足太阳膀胱经为主，配以上肢、下肢内侧穴位。头面肩颈部：百会、四神聪、太阳、风府、风池、大椎、肩井；胸部：中府、膻中、期门、章门；背部：心俞、肝俞、胆俞、脾俞、肾俞；上肢：合谷、曲池、内关、神门；下肢：血海、足三里、三阴交、行间、太冲。力度以抑郁症患者能承受为限，有活血通络、安神定志之效。

2. 足疗　足部集中了重要穴位和反射区，抑郁症可用中药足浴。中药材主要选择温经通络、活血化瘀药，如苏木、降香、牛膝、桂枝、红花、松节、艾叶、莪术、乳香、没药等，水煎煮后足浴。通过足浴，有利于放松精神，促进血液循环。

3. 药枕　选择磁石、龙骨适量研粗末，加适量合欢花、菊花、决明子等制成药枕；或用合欢花、菊花、玫瑰花、茉莉花、制成香囊佩戴。有解郁安神、疏肝理气之效，可用于抑郁症的辅助调治。

4. 贴穴　用合欢花、远志、酸枣仁、松香、麝香、生姜等中药制成药饼，贴敷于心俞、肝俞、肾俞、三阴交等穴，以达到疏肝解郁、疏通经络安神定志的功效。

第十六节　恶性肿瘤

恶性肿瘤是指以不可控制的恶性细胞生长和扩散及组织浸润为特征，主要临床表现为身体出现实体肿块并逐渐增大、表面高低不平、质地坚硬，疼痛。发热时作，常伴有纳差、乏力，逐渐消瘦等全身症状。来源于上皮组织的恶性肿瘤称为"癌"；来源于间叶组织者称为"肉瘤"。常见的恶性肿瘤如肺癌、胃癌、肝癌等。恶性肿瘤属于中医学"积聚""癥瘕""岩证""失荣""肺积""噎膈""鼓胀""肿疡""乳岩""肾岩""肠覃""肉瘤"等范畴。

一、病因病机

恶性肿瘤的发生主要与正虚体衰、六淫邪毒、饮食失调、情志内伤、久病顽疾等多种因素有关。

1. 正虚体衰　人体正气亏虚是肿瘤发病的内在因素，也是其他各种致病因素导致肿瘤发生的基础条件。正虚体衰包括：先天不足，体质素虚；后天失养，摄生不当；年老体衰，正气耗伤。正气亏虚，阴阳失衡，痰瘀互结而致本病。

2. 六淫邪毒　外感六淫之邪，或大气污染如工业废气、石棉、煤焦烟雾、放射性物质等邪毒之气，从皮毛或从口鼻而入，稽留不去，脏腑受损，气血亏虚，正气不足，阴阳失调，致气滞、血瘀、痰凝、热毒等病变，久则结聚成块。

3. 饮食失调　饮食失宜、不洁，常食腐败霉变、腌制熏烤之品，损伤肠胃，蓄毒体内，累及脏腑；饮食偏嗜，营养失衡，过食肥甘厚味，或嗜好烟酒辛辣热烫之品，积湿生热，或嗜食生冷冰凉，克伐阳气；饮食不节，饥饱不匀，暴饮暴食，进食无规律，致胃难腐熟水谷，运化失职，或摄食过少，营养不足，气血生化乏源等。诸因皆可致脾胃损伤，健运失常，湿浊内生，蕴久化热，气机升降失司，痰湿、血瘀、浊毒内聚，而诱发本病。

4. 情志内伤　情志不遂，七情过激，气机郁结。忧思伤脾，脾失健运，聚湿生痰；郁怒伤肝，肝气郁结，气滞血瘀；精神紧张，情志不遂，脏腑气机逆乱，气血失调，功能失常。久则气、痰、瘀、浊凝结成块。

5. 久病顽疾　素有咳嗽、胃痛、胁痛、黄疸、腹痛等，失治误治，正气损伤，脏腑功能失调，气、痰、湿、浊、瘀等阻滞体内，聚而为瘤。

此外，先天禀赋特质，或特殊易感体质，是恶性肿瘤的高发人群。年龄越大，正气越亏，经络脏腑功能越弱，肿瘤的发病率就越高。

肺癌的发生与正气虚损和邪毒入侵关系较密切。在机体气血阴阳等物质匮乏的基础上，或因禀赋，或因六淫，或因饮食，或因邪毒，导致脏腑经络功能失调，肺之宣降失司，肺气郁滞不行，气滞则血瘀，毒瘀结聚，日久而成癌瘤。肺癌病位在肺，与脾、胃、肾密切相关。

胃癌主要与邪毒、情志、正虚、饮食等因素有关。由于内外多种因素相互影响，致胃失和降，脾胃运化无权，痰气交阻，瘀热内结，积聚成块而发病。胃癌病位在脾胃，与肝、肾密切相关。

肝癌主要因外感邪毒或食物毒素、酒食不节、情志郁怒、正气亏虚导致气郁脾虚湿阻，进一步湿热毒瘀互结，耗伤阴血，终致正衰邪实。肝癌病位在肝，与脾、胃、肾、胆密切相关。

总之，正气不足是恶性肿瘤发生的前提条件，邪气壅滞是恶性肿瘤发生的重要病机，阴阳失衡是恶性肿瘤发生的根本原因，情志内伤、饮食不当、外邪侵犯、顽疾是恶性肿瘤发生的重要因素。

西医学认为，导致细胞癌变的致病因子大体上分为：①物理因素，如 X 射线、电离辐射等；②化学因素，如烷化剂、多环芳香烃类化合物、氨基偶氮类、亚硝酸盐、黄曲霉毒素等；③生物因素，主要为病毒，如人类乳头状病毒、乙型肝炎病毒、EB 病毒等；④内在因素，包括遗传、免疫、内分泌等。恶性肿瘤是机体在各种致瘤因素的作用下，局部组织的细胞在基因水平上发生突变，导致异常增生与分化，进而破坏正常的组织与器官，影响其结构和功能，易发生出血、坏死、溃疡，继发感染、营养不良等。依据最新的全球癌症统计数据，全球 1800 万新增癌症病例及 960 万癌症死亡病例中，我国新增病例数占 380.4 万例、死亡病例数占 229.6 万例。换句话说，我国平均每分钟就有 7 个人诊断出癌症，平均每分钟近 5 人死于癌症。

二、临床表现

西医学认为，恶性肿瘤的早期大多没有典型的临床症状，而来源于不同器官的恶性肿瘤也可能会表现出不同的症状。但是，从中医学来看，许多恶性肿瘤都存在未病状态。以下重点从肺癌、胃癌和肝癌的临床表现和未病状态两个方面阐述。

恶性肿瘤的证型虽然复杂，但中医辨证总是从邪气与正气的辨识入手，常见分型如下：

1. 热毒蕴结证 局部肿块灼热疼痛或溃破流秽、出血，发热或五心烦热，口渴尿赤，便秘或便溏黏滞；舌红或绛，苔黄而干，脉数等。

2. 气滞血瘀证 胸胁胀满，走窜疼痛，急躁易怒，或痞块形成，刺痛拒按，或妇女月经有瘀血块，闭经；舌质紫黯或有瘀点，脉涩等。

3. 痰凝毒聚证 瘰疬丛生，皮核相连，并可相互融合成块，推之不移，坚硬如石，自觉疼痛；舌苔腻，脉弦滑等。

4. 正气亏虚证 面色萎黄或㿠白，神疲气短，畏寒怕冷，腰膝酸软，伴局部肿块疼痛；舌淡苔白，脉沉细无力等。

肺癌的未病状态可见反复咳嗽，或反复肺部感染，易呛咳，喜咳吐痰涎，痰中偶带血丝，胸闷或胸中隐痛，平时容易疲乏、气短，体力下降，形容干瘦，面色青黑。若 40 岁以上的男性，有长期吸烟史者，吸烟系数达 400 支 / 年时，近期有反复发作的呛咳或干咳持续数周，并经常规治疗仍反复不愈，或反复、间断的咯血痰，或出现不明原因的发热，则应高度怀疑肺癌的可能。CT、MRI、纤维支气管镜等检查有助于早期诊断与定位诊断，痰脱落细胞学检查及组织细胞学检查可明确诊断。肺癌确诊后，其常见临床表现为咳嗽、咯血、胸痛、发热、气促五大症状，其中阵发性刺激性咳嗽最为常见，以咯血为首发症状者约占35%，以发热为首发症状者约占21.2%，抗炎治疗往往效果不显著。

胃癌的未病状态可见消化功能差，或慢性胃炎，食后饱胀感，或胃部隐痛、灼痛，易嗳气，易反酸，或多痰涎，口苦、口淡或口酸，恶心、呕吐，食欲不佳，排便不规律，或便秘，或伴腹泻，小便黄浊，舌质红绛、光剥或瘀斑，舌苔浊厚腻，形体消瘦，思虑过度，饮食节律失常。胃癌患者往往有长期的慢性胃炎病史，故胃肠功能紊乱症状往往长期存在，反而容易导致误诊和延迟诊断。胃癌的临床表现，以上腹痛或上腹不适为最常见，约占84.8%；其次为消瘦，约占73.8%；食欲减退及呕吐也颇为常见，分别为58.5%和57.2%；其他表现还有黑便及上腹部肿块等。

肝癌的未病状态多可见于慢性病毒性肝炎患者，或长期饮酒者，或非酒精性脂肪肝病患者，或喜食花生等易被黄曲霉素污染的食物，特别是已诊断为肝硬化者，常见右上腹部不适感，或两胁不适，烦躁易怒，抑郁不畅，思虑过多，容易疲乏，纳食不喜油腻，睡眠多梦，大便烂，小便黄等。肝癌的临床表现以肝区疼痛最为常见，伴上腹部包块、黄疸、腹水、脾肿大、食欲缺乏、乏力、消瘦为特征。当患者出现明显的症状时，病情一般已属晚期，肿瘤已经较大，而黄疸、腹水、恶病质、锁骨上淋巴结肿大及其他远处转移灶的出现是肝功能衰竭或肿瘤转移的表现。

三、易发对象预测

（一）体质特征

气郁质、阴虚质、血瘀质人群易发恶性肿瘤。气郁质者表现为神情抑郁、情感脆弱、多愁善感、忧思焦虑，或急躁易怒、易于激动，因气机郁滞，聚痰生瘀所致；阴虚质者表现为形体消瘦、手足心热、心烦口干等，因阴液亏少，化火凝津生瘀所致；血瘀质者表现为面色晦滞、肤色晦暗、色素沉着、皮下瘀斑、舌质紫暗等，因血行不畅，瘀血内停所致。

（二）性格情志特征

性格特征与恶性肿瘤的发病有关。长期处于孤独、挫折、失望、压抑状态，如家庭的不幸事件、难以宣泄的悲哀、生活中的巨大精神刺激、生活不顺心、人际关系紧张、工作压力过大、事业失败、理想破灭等恶劣情绪往往是诱发恶性肿瘤的重要因素。

（三）年龄与性别特征

据我国权威机构统计，恶性肿瘤的发病率随年龄增加而逐渐上升，80岁达到发病峰值，之后发病率略有下降。其中30岁以前无论城市还是农村地区的恶性肿瘤发病率均相对较低，0～19岁男性恶性肿瘤发病率略高于女性，20～49岁女性发病率高于男性，50岁及以上男性发病率高于女性。男性发病首位为肺癌，每年新发病例约52万，其他高发恶性肿瘤依次为胃癌、肝癌、结直肠癌和食管癌等。女性发病首位为乳腺癌，每年发病约为30.4万，其他主要高发恶性肿瘤依次为肺癌、结直肠癌、甲状腺癌和胃癌等。

（四）生活方式与环境特征

据调查，膳食营养因素与癌症密切相关。常见的易致癌食物有腌制食品如咸菜等，烧烤食品如烤鸭、烤羊肉串等，烟熏食品如熏肉，油炸食品，霉变食品，以及含有亚硝胺等添加剂和二甲氨基偶氮苯等食用色素的食品等。长期食用这些食物的人，恶性肿瘤的发病率增高。饮食偏嗜，营养失衡，或营养不足，也易并发恶性肿瘤。研究表明，较少食用含 β 胡萝卜素的蔬菜水果，肺癌发生的危险性增高。食物热量过高、脂肪过高、纤维素过少，某些微量元素如硒浓度过低，长期缺碘或碘过多，也可诱发相关的恶性肿瘤。

研究表明，食用过多腌制肉类等亚硝酸盐含量较高的食物可能是胃癌的重要致病因素。不良的饮食习惯、酗酒及嗜食辛辣食物容易导致经久不愈的胃溃疡、慢性胃炎等，这些病变在胃癌的发病中起着重要作用。在我国，胃癌高居各种肿瘤之首，尤以西北地区和东南沿海的发病率较高，与当地居民的饮食习惯密切相关。肝癌的发生与黄曲霉素密切相关。黄曲霉素主要存在于霉变食物中，如霉变的花生和玉米等，或土榨花生油受到黄曲霉素的污染。部分地方有长期嚼服槟榔的习惯，是导致口腔癌高发的重要因素。

生活无规律、熬夜、饥饱无常、过度劳累、房事过度、缺乏锻炼等，均是诱发恶性肿瘤的因素。其他如吸烟，卷烟中含有多种致癌剂和促癌剂，除导致肺癌外还可导致口腔、咽、喉、食管、胰腺、膀胱等多种癌症。吸烟是肺癌死亡率增加的首要因素，吸烟量与肺癌之间存在明显的量 – 效关系；被动吸烟或环境吸烟也不可忽视。燃烧燃料和烹调过程中均可产生致癌物。饮酒与口腔癌、咽癌、喉癌、直肠癌有关；长期饮酒还可导致肝硬化继而有发展为肝癌的风险；长期饮酒易导致胃黏膜损伤及慢性胃炎，在胃癌发病中起着一定作用。

其他环境因素，如饮用水的污染，饮地面水（池塘水）恶性肿瘤发病率较饮井水高；饮用藻类毒素污染的水与肝癌的发生密切相关。

（五）家族遗传特征

仅少数的恶性肿瘤具有明显遗传性，已发现的一些遗传倾向比较显著的恶性肿瘤如结肠癌、皮肤癌、乳腺癌、卵巢癌及原发性肝癌等。遗传性最为特殊的是视网膜母细胞瘤。胃癌有明显的家族聚集倾向，家族发病率高于人群 2～3 倍。肝癌的家族聚集性与乙型肝炎病毒感染有关，也与遗传易感因素有关。

（六）职业与工作习惯特征

恶性肿瘤与职业密切相关，中国卫生健康委员会等政府机构早在 1987 年颁发的《职业病范围和职业病患者处理办法的规定》中规定了 8 种职业性肿瘤，分别是：石棉所致肺癌、间皮瘤；联苯胺所致膀胱癌；苯所致白血病；氯甲醚所致肺癌；砷所致肺癌、皮肤癌；氯乙烯所致肝血管肉瘤；焦炉工人肺癌；铬酸盐制造工人肺癌。美国 NIC 曾列出 12 种癌症高发职业及其相关靶器官：煤矿工与胃相关；化学工作者与肝、淋巴结相关；铸造作业者、金属矿工与肺有关；纤维作业者及报纸印刷工与口腔、咽喉有关；焦炭副产品操作工与肺、前列腺有关；橡胶工业生产过程、轮胎生产、轮胎干燥与膀胱、脑有关；家具工、制鞋（皮鞋）工与鼻腔、鼻窦、白血病有关；皮革工与膀胱有关。已被确认的致人类肺癌的职业因素包括石棉、砷、铬、镍、铍、煤焦油、芥子气、三氯甲醚、氯甲甲醚、烟草的加热产物，以及铀、镭等放射性物质衰变时产生的氡及氡子体，电离辐射和微波辐射等。这些因素可使肺癌发生危险性增加 3～30 倍。接触石棉者的肺癌、胸膜和腹膜间皮瘤的发病率明显增高，潜伏期可达 20 年或更久。此外，铀暴露和肺癌发生之间也有很密切的关系，特别是小细胞肺癌，吸烟可明显加重这一危险。

（七）并发疾病特征

常见的癌前病变易转化为恶性肿瘤，如发生在口腔、食管、子宫颈、外阴等处的黏膜白斑、子宫颈的不典型增生，乳腺囊性增生症，大肠腺瘤等腺瘤病，慢性萎缩性胃炎伴重度肠上皮化生、异形增生及巨大溃疡，胃息肉、胆囊息肉等，都有转化为恶性肿瘤的风险。微生物感染，部分病毒、细菌、真菌感染性疾病亦可诱发恶性肿瘤。如乙型肝炎病毒、血吸虫感染导致原发性肝细胞癌；EB 病毒可导致淋巴瘤、鼻咽癌；单纯性疱疹病毒Ⅱ型，可导致宫颈癌等；胃癌高发区的慢性胃炎患者胃液中，硝酸盐还原菌的检出率明显增高，并可检出多种有致癌或促癌作用的真菌；幽门螺杆菌感染也与胃癌有密切关系；结核病者患肺癌的危险性是正常人群的 10 倍。

（八）其他特征

长期使用一些特殊用药或特殊治疗也可导致恶性肿瘤的发生。国际癌症研究中心（CIRC）宣布的 30 种致癌物中包括已被确认的致癌药物，如二乙基己烯雌酚（DES）可导致阴道癌、子宫颈癌；黄曲霉素、雄激素、睾丸酮可导致肝细胞癌；偶合雌激素可导致子宫颈癌；砷剂可导致皮肤癌（鳞癌）；萘氮芥可导致膀胱癌；烷化剂类可导致急性非淋巴细胞性白血病；环磷酰胺可导致膀胱癌、白血病、乳腺癌；免疫抑制剂可导致组织细胞型淋巴瘤；放射性镭可导致骨肉瘤、鼻窦瘤等。

四、中医治未病调治

恶性肿瘤的治未病调治，应注重改进不良生活习惯，避免已知的致癌因素，同时须重视容易发展成为肿瘤的疾病和癌前病变的及时诊治，要身心并调，注意解除不良心理情绪对身体的影响，强调"正气在内、邪不可干""精神内守、病安从来"的治未病思维。针对恶性肿瘤的中医治未病原则为扶正祛邪。扶正主要从偏颇体质入手，纠正阴虚、气郁和血瘀体质状态；祛邪主要分清邪气的来源和性质，给邪以出路，或上散，或下消，不可简单地见症治症。"善治者治皮毛"，减少邪毒的留滞或潜在癌毒的形成。邪毒潜伏的内在原因是正气的衰弱或局部的不足，因此，必须扶正以祛邪，如温阳解表法、滋阴解表法，均是贯彻"治病必求于本"的思想。

（一）情志调治

恶性肿瘤患者的心理特点：未确诊前——焦虑反应；确诊之后——震惊、否认、愤怒、磋商、忧郁、接受；开始治疗——忧虑、害怕；效果不佳——恐惧、绝望。医师要帮助患者正确认识疾病，解除焦思、恐惧心理，保持愉悦的精神状态，树立战胜疾病的信心。加强医患沟通，建立良好的医患关系，密切观察患者的心理反应，给予相应的心理支持和疏导，促进患者间良好的情绪交流，争取家属亲友的密切配合，合理使用心理疗法。患者要精神乐观，淡泊名利，心胸豁达，提高自身修养，学会自我调节，掌握排除不良情绪的方式方法，避免长期或剧烈的恶性情志刺激，改变抑郁、焦虑的性格，多与人沟通交流，主动化解矛盾，不要对人对己过于苛刻。患者心理状态稳定，能正视和接受现实，对恶性肿瘤的预防、治疗和转归都有重大的意义。

（二）起居调治

精血不足、脏气亏虚、阴阳失调、外邪入侵，是恶性肿瘤发生的重要致病因素，所以保护精气、劳逸结合、养成良好的生活习惯对于恶性肿瘤的未病先防、既病防变、愈后防复都具有重要意义。平素生活有规律，注意劳逸结合，避免过分疲劳；注意保暖，避免受风寒；改变不良的生活习惯，按时作息，不劳累、熬夜。要根据四时气候变化，做好起居调治，如：春夏之季宜早起床，适度锻炼，使人阳气充沛；秋冬之季，应早卧晚起，预防外感。居住环境须保持安静、清洁、整齐、空气新鲜，居室内光线要充足，温度湿度要适宜。

（三）饮食调治

健康饮食对恶性肿瘤的调治十分重要。合理膳食，可增强患者体质，提高免疫功能，增强防癌抗癌能力。恶性肿瘤患者的饮食应多以新鲜清淡，富有营养、维生素及微量元素的水果、蔬菜为主，佐以新鲜的鱼类、瘦肉、禽肉、牛奶等。饮食要规律，要粗细搭配，容易消化，不暴食暴饮，禁酒，忌食腌腊、烟熏、霉变、烧烤、油炸、高脂、高盐、久储、粗硬食品等。

中医的"辨证施食"是调治肿瘤的一大特色，根据中医辨证，选用药食进行调治。如气血亏虚证，宜进食人参、黄芪、獐宝、大枣、冬虫夏草、枸杞子、乌鸡、甲鱼、猕猴桃等；阴血亏虚证，可进食西洋参、百合、石斛、麦冬、阿胶、银耳、梨汁、荸荠、桑椹、乌鸡、甲鱼、猪肝等；脾胃亏虚证，可进食如人参、黄芪、獐宝、山药、薏苡仁、生姜、橘皮、柚子、大枣等；气滞血瘀证，可进食如桃树脂、山楂、当归、藏红花、黑木耳、茄子、山慈菇等。

还可根据辨体质确立饮食宜忌。如阴虚质宜选用性平甘寒或甘凉滋润之品，如鸭、兔、甲鱼、乌龟、鸽子、水牛肉、瘦肉、奶类、蛋类、豆制品、菌菇类，蔬菜如百合、藕、茄子、菠菜、绿豆、丝瓜、苦瓜等；不宜进食属热性或辛辣食物，如羊肉、狗肉、公鸡、核桃、胡椒、荔枝、大蒜、辣椒等及煎炸、炙烤之品。阳虚质宜选用性平、甘温之品，如鸡肉、鹅肉、黄牛肉、羊肉、鲫鱼、瘦肉、蛋类、奶类、菌菇类，蔬果类如小米、魔芋、大蒜、韭菜、菠菜、龙眼、核桃、南瓜、苹果；不宜进食寒凉或腻滞之品，如鸭、甲鱼、糯米、蜂蜜、冰糖、梨等。

恶性肿瘤有时也有特殊的饮食禁忌。如肿瘤化疗中若使用奥沙利铂等药，应忌食生冷的食物、饮料，以及粗糙或肥腻厚味等不易消化的食物；食管癌、鼻咽癌在放疗时忌食辛辣或热性食物；食管癌手术后，多数患者因迷走神经被切断，消化功能难恢复，对油脂吸收差，宜少油易消化的饮食，少吃多餐，忌酒、辣椒、花椒、韭菜、葱、姜、蒜等辛辣之物，以免伤阴耗津等。

（四）药物调治

许多药食同源之品能增强机体免疫功能，又有助于抑制癌细胞的生长，如牡蛎、海蜇、海参、海龟、乌龟、甲鱼、茯苓、山药、猴头菇、香菇、蘑菇、桑葚、核桃、佛手等，可制作成药膳食用或烹饪加工成食品、菜肴。

恶性肿瘤的药膳方非常多，如灵芝煎水代茶饮、猴头菇草菇汤、猴头白花蛇舌草汤、薏苡山药枝莲汤、苡仁百合汤等。实际应用时应根据病位、病证不同，因病辨证选用。如肺癌肺阴亏损证可选用川贝雪梨煲猪肺、蜂房润肺粥、川贝糯米粥；肺肾两虚证可选用虫草炖鸭、人参胡桃肉汤、三七白及粥；脾肺气虚证可选用参苓陈皮粥、白鸭参术汤、核桃枝炖鸡蛋等。胃癌气滞血瘀证可选用向日葵粥、红糖鸭血饮、螃蟹山楂散；胃阴亏耗证可选用阿胶花生粥、猪肚槐玉粥；脾胃虚弱证可选用人参粥、蜂蜜矿泉饮、牛奶陈枣饮。肝癌肝郁脾虚证可选用合欢佛手猪肝汤、鸡肝粥、香橼浆；气滞血瘀证可选用鸡血藤煲鸡蛋、三七末藕汁炖鸡蛋、桃仁牛血羹；肝胆湿热证可选用滑石大麦粥、蛤蜊玉米须汤、茵陈大黄粥等。

恶性肿瘤的中医治未病调治，可以结合其偏颇体质倾向，如从纠正阴虚、气虚状态等入手，常用的中成药有贞芪扶正颗粒、扶正女贞素、固元颗粒、六味地黄丸、扶正化瘀胶囊、生脉胶囊、百令胶囊等；对于平素有热毒伏邪者，宜用六神丸、清热消炎宁、新癀片、八宝丹等；对于气滞血瘀者，宜用逍遥丸、血府逐瘀口服液、安络化纤丸、复方丹参滴丸、化癥回生口服液等；对于痰凝毒聚者，宜用香砂六君丸、人参保肺丸、通宣理肺丸等。还可以根据不同症候辨证运用方药治疗。

（五）针灸调治

针灸可提高机体免疫功能、抑癌消瘤，改善临床症状，减轻放疗、化疗副反应等。

1.体针 操作时强调辨证施针，注意补泻手法。气滞血瘀证选穴如足三里、阳陵泉、脾俞、太溪、三阴交、内关等理气活血，化瘀消积；痰湿凝聚证选穴如内关、足三里、脾俞、胃俞、中脘、三阴交、合谷、间使等化痰祛湿，软坚散结；热毒内炽证选穴如合谷、内关、足三里、阳陵泉、三阴交、百会、神阙（灸）等清热解毒，扶正祛邪；气血不足证选穴如足三里、内关、三阴交、阳陵泉等补养气血；脏腑亏虚证选穴如足三里、三阴交、脾俞、太溪、内关等温补脾肾，益气养血；气虚血瘀证选穴如内关、足三里、阳陵泉、三阴交等益气活血；阴虚火旺证选穴如太冲、合谷、三阴交、肺俞、足三里等滋阴清热；阳虚水泛证选穴如水分、气海、足三里、三阴交、脾俞、肾俞等健脾益气，温肾行水等。

2.耳针 可取神门、交感、皮质下及肿瘤所对应部位的耳穴反应区等穴，用短毫针针刺或用王不留行籽、白芥子贴压。

（六）推拿调治

推拿调治恶性肿瘤的方法很多，如循经推拿任督二脉、点穴按摩足太阳膀胱经上对应的相关脏腑的腧穴、局部病变部位按摩、足底及手部反射区按摩等。通过对经脉、腧穴推拿，可调节脏腑，疏通经络，调和气血，软坚散结，活血止痛，扶正祛邪，提高机体的免疫功能，抑制肿瘤细胞的生长。推拿调治无毒副作用，可作为恶性肿瘤的调治方法之一，尤其适用于肿瘤康复期。

（七）气功调治

气功也可调治恶性肿瘤，具体功法很多。"动静功"功法：练动功时要思想集中，精神内守，意念运气循环周身，配以舒展自如的动作；练静功时要宁心静神，恬惔虚无，意守丹田或转周天。每天练功按动→静→动的顺序反复进行数遍，并在练功之后，松静自然地站桩或静坐或散步，使真气充分敷布于全身。

恶性肿瘤有多种，且各有其特殊性，而人的体质也各不相同，所以要从各自的实际出发，选择适当的功法进行锻炼。

（八）动静调治

在药物治疗的同时加强日常锻炼，有助于固护、恢复正气。恶性肿瘤调治要注意动静结合，劳逸结合。适当的运动可以增强体质，提高免疫功能。运动以不疲劳为原则。恶性肿瘤患者往往正虚体弱，不宜做剧烈运动，以静养为主，配合在床上或室内放松活动，尽量做到动静有度，推荐常用的运动方式如散步、八段锦、太极拳、五禽戏等。

（九）娱乐调治

恶性肿瘤患者可通过一些娱乐活动，如音乐、书法、绘画、下棋、旅游等，消除紧张焦虑情绪，陶冶情操，调节神经内分泌和胃肠道功能，从而有助于恶性肿瘤的治疗和康复。

（十）熏浴调治

熏浴可扩张皮肤毛孔及毛细血管，加快和改善全身的血液循环，借助热力和药物的双重作用，使药物通过皮肤吸收，疏通经络，调和气血，扶正祛邪，活血化瘀，平衡阴阳，提高机体免疫力，促进机体正气的恢复。可选用具有芳香、温通的药物，如苏木、降香、乳香、没药、红花、凌霄花、桂枝、艾叶等煮水熏浴。这种熏浴调治，对于恶性肿瘤中的气滞血瘀、痰凝毒聚型患者较为适合。

（十一）其他调治

1. 刮痧 取任督二脉、足三里穴及恶性肿瘤所患脏腑的经脉所循部位，经酒精消毒后，用刮痧板由上往下刮动，用力适度，反复操作至皮肤出现紫红色皮下出血点为度。适用于各种恶性肿瘤的气滞血瘀证且体质尚实者。

2. 熨敷 用食盐或用含有辛温走窜药物如肉桂、细辛、麝香、生姜等中药制成的药袋适量炒热，趁热敷熨疼痛部位，可调治恶性肿瘤的疼痛；用芒硝制成的药袋加热熨敷水肿部位，可利水消肿，适用于恶性肿瘤引起的各种水肿、腹水等。

3. 拔罐 选择合适的罐口，选恶性肿瘤所患脏腑经脉所循部位的腧穴及关元、气海、足三里等强身穴，采用火罐、药罐等，对解除恶性肿瘤引起的并发症有效。

4. 贴穴 用吴茱萸、白芥子、甘遂、麻黄、细辛、延胡索、麝香、生姜等中药制成的药饼，贴敷于疼痛的阿是穴及关元、内关、足三里等穴，以达到温通经络、活血化瘀、理气止痛的功效。

第十七节　类风湿关节炎

类风湿关节炎是一种以关节病变为主的慢性全身自身免疫性疾病。主要临床表现为小关节滑膜炎症所致的关节肿痛，继而软骨破坏、关节间隙变窄，晚期因严重骨质破坏、吸收导致关节僵直、畸形、功能障碍。本病多反复发作，致残率较高，预后不良，目前还没有很好的根治方法。类风湿关节炎属于中医学"痹证"范畴，又称"顽痹""鹤膝风""历节风"等。

一、病因病机

类风湿关节炎的发病与外邪侵袭、痰浊内结、瘀血阻络和正气亏虚有关。主要因正气不足，腠理不密，卫外不固，外感风、寒、湿、热之邪，痹阻经络，气血不通，痰浊瘀血内阻，留注关节、筋脉而发病。

1. 外邪侵袭 风寒湿邪侵犯人体多是由外而内。由于久居寒冷，或触冒风雨，或劳累后感受寒湿之邪，都可使人体卫外功能减弱，风寒湿邪乘虚侵袭人体，注于经络，留于关节，使气血痹阻不通，而成此病。由于感邪偏盛的不同，临床表现有所不同。风气盛者，因风性善行数变，易使痛处游走不定；寒气盛者，因寒性凝滞，疼痛剧烈且痛处相对固定；湿气盛者，因湿气黏滞重着，留注关节，易使肌肤、关节麻木、重着，痛有定处。人体感受风湿邪气，或风寒湿痹郁久化热，流注关节而致关节局部红肿灼热，亦成此病。

2. 痰浊内结 痰浊是由水液输布障碍，水湿停滞，聚湿而成。外感湿邪，日久不除，湿聚成痰；饮食不节，脾失健运，或脾气衰弱，运化无力，水湿不行，聚湿成痰；瘀血阻滞，经脉不利，水液道路不顺畅，水湿停滞，聚湿成痰。痰浊留窜骨节经络，闭阻气血，而成此病。

3. 瘀血阻络　脉络痹阻是本病的重要病理环节，且类风湿关节炎病程漫长，反复发作，迁延难愈，日久则影响血行而见瘀血。如寒邪侵犯经脉，使经脉收引，血液运行缓慢，而致血瘀；热邪循经入血，热盛则伤津耗液，使血液黏稠壅滞，瘀塞经脉；久病耗伤正气，气虚则运血无力，阳虚经脉失温，血行滞涩，都可致瘀血产生。

4. 正气亏虚　正虚是导致本病的内在因素。机体正气不足时，外来风、寒、湿、热之邪才可乘虚侵袭肢体关节、肌肉，使经脉闭阻不通，从而发病。脾虚饮食失节，或因劳倦内伤，或外受寒湿之邪，都可致脾胃衰弱，运化失司，痰浊内生，湿浊为患而致病；或因先天禀赋不足，后天调治失当、房事不节而致肾精亏虚，则骨髓失充，筋骨失养，发为本病。

西医学目前对类风湿关节炎的成因仍未能了解清楚，但认为本病属于慢性炎症性疾病，是由自身免疫系统失调而攻击关节，导致关节滑膜炎，并逐渐出现关节软骨和骨破坏，最终导致关节畸形和功能丧失的疾病。流行病学研究发现，本病全球发病率为 0.5% ～ 1%，中国大陆地区的发病率为 0.42%。

二、临床表现

类风湿关节炎的中医辨证分型及其临床表现如下：

1. 风寒湿痹证　关节疼痛重着，或有肿胀，风邪偏盛者痛处游走不定，寒邪盛者关节冷痛，得温则缓；舌质淡，苔白腻或白滑，脉濡或滑或弦紧。

2. 湿热痹阻证　关节肿痛，触之灼热或有热感，口渴不欲饮，烦闷不安，或有发热；舌质红，苔黄腻，脉濡数或滑数。

3. 痰瘀痹阻证　关节肿痛日久不消，晨僵，关节屈伸不利，关节周围或皮下结节；舌质暗紫，苔白厚或厚腻，脉沉细涩或沉滑。

4. 肝肾不足证　关节肌肉疼痛，肿大或僵硬变形，屈伸不利，腰膝酸软无力，畏寒喜暖，临床常伴气血亏虚，可有乏力、心悸、头晕目眩、面色少华等；舌淡苔薄白，脉细弱。

本病的未病状态往往可见部分手指、脚趾关节、膝关节、腰部的轻微僵硬感或屈伸不利感，通常活动后可稍缓解。如果未能及时有效调治，则晨僵进一步加重，并出现关节肿痛甚至关节肿胀变形等。

三、易发对象预测

（一）体质特征

阳虚质、气虚质、痰湿质、湿热质和特禀质者易患类风湿关节炎。其中阳虚、气虚质者卫气不固，风寒湿邪易于乘虚侵袭人体，流注经络，留滞关节，令气血痹阻而成本病；痰湿质、湿热质者湿邪内盛，湿滞经络，或合风寒或合风热，痹阻关节而成本病；特禀质者禀受父母，先天失常，体质特异，肝肾不足，痰瘀内阻，易生本病。

（二）性格情志特征

类风湿关节炎是一种病因尚未明确的自身免疫性疾病，性格情志特异与本病的发病有着密切关系。有研究发现，精神质得分高、情绪稳定性差者，强烈的应激反应或可导致自身免疫功能的改变而致本病。

（三）年龄与性别特征

类风湿关节炎可以发生于任何年龄，以 20 ～ 50 岁最多。女性在经期产后，特别是绝经之后，由于肝肾亏虚，气血不足，更易感受外邪而发本病，女性与男性的发病率约为 4 ∶ 1。

（四）生活方式与环境特征

饮食不节，过食生冷，阳气受损，卫外不固而易于感邪；应酬众多，过食肥甘厚腻，导致湿热内生，流注关节；嗜食海鲜，因其富含异体小分子蛋白，容易诱发自身免疫反应。

生活不规律，长期睡眠不足或经常熬夜，缺少运动或运动不合适，皆可使正气不足而发病；怕热贪凉、汗出当风、衣着暴露易致寒湿入侵关节而发病。

另外，生活居住的外界环境条件对于类风湿关节炎的发病是个重要的外在因素。天气寒冷、居处潮湿都易诱发本病。

（五）家族遗传特征

类风湿关节炎不属于遗传性疾病，但具有一定的家族聚集性，遗传因素决定了类风湿关节炎的易感性。在类风湿关节炎患者家族中，类风湿关节炎的发病率比一般人群高 2 ～ 10 倍。在类风湿关节炎患者的近亲中，类风湿因子的阳性检出率比一般人群高 2 ～ 3 倍。另外，类风湿关节炎的发病也具有一定的种族差异，印第安人高于白种人，白种人高于亚洲黄种人。

（六）职业与工作习惯特征

不同职业的人群类风湿关节炎的发病率也不同，渔民、清洗工、涵道工、水产养殖者等经常在水湿环境工作的人群，以及从事野外、丛林、勘探等工作因常露宿受凉而易受寒湿入侵的人群，易发本病。

（七）并发疾病特征

与免疫系统相关的疾病，如荨麻疹、风湿病、系统性红斑狼疮等，易诱发本病，另外，慢性感染、恶性肿瘤术后及放化疗后，机体免疫能力下降，也易诱发本病。

类风湿关节炎虽然并不直接引起死亡，但病情易反复，治疗困难，常因治疗不及时或不力使病情得不到有效控制而致残废。病情严重之晚期患者可死于继发感染。其中血管炎是本病预后不佳的因素之一。

四、中医治未病调治

对类风湿关节炎的中医治未病，当以固护正气，防止风、寒、湿、热之邪侵袭关节为主。调摄以调理脾胃、祛痰化湿、温经通络为原则。同时，由于女性的患病率较男性高，要注意根据女性的生理病理特点，做好疏肝解郁、滋补肝肾、温阳补虚的调治工作。

（一）情志调治

要重视健康教育，使患者正确认识本病，了解本病的诱发因素、病理变化及预后转归，消除初患病时的紧张恐惧或慢性病患常见的麻痹心理，正确理解并配合调治。精神要减压、减负，放松工作、生活压力。尤其是女性，要避免精神紧张、恼怒、忧思、郁闷等，保持精神愉悦、情绪安定、乐观豁达的心理状态，对调治本病有益。

（二）起居调治

寒湿入侵是本病重要的诱发因素，所以首先要注意防范风寒湿邪。无论天热还是运动后汗出，切不可当风而立，更不可卧于风口或者让风扇直吹。冷气房内也不要贪凉将温度调得过低。居处或工作环境潮湿，也要经常开抽湿机、暖风机以避免水湿之气入侵。防邪的同时更要固本，要调整生活规律，做到起居作息有常，坚持合理的运动，并持之以恒，从而提高抗病能力。

（三）饮食调治

防治类风湿关节炎在饮食上宜选择清淡易消化的食物，忌油腻、辛辣及冰冻的食物。应避免高脂肪的食物如牛肉、羊肉、乳制品等，因其对关节有较强的刺激作用。海产品如海带、海参、海虾等也不宜多吃，因其尿酸含量较高，被人体吸收后，能在关节中形成尿酸盐结晶，加重关节症状。少吃甜食，因糖类易致过敏，可加重关节滑膜炎的发展，引起关节肿胀及疼痛加重。少喝酒、咖啡、浓茶等饮料，注意避免被动吸烟，因为这些都可以加剧关节炎症的恶化。一些食物及蔬果如薏苡仁、豆腐、扁豆、山药、芹菜、苦瓜、大枣、黑木耳等含有维生素、微量元素和纤维素，具有改善新陈代谢，减少脂肪的摄取，达到清热解毒、消炎止痛的作用，有助于缓解关节炎症状。鱼油中富含的 Omega-3 型脂肪酸是一种抗炎物质，能够抑制可破坏关节的白细胞介素的释放，促进关节炎症的消散，因此可以多吃富含 Omega-3 型脂肪酸的鱼类，如鲱鱼、鲤鱼、沙丁鱼、金枪鱼、鲑鱼、鲭鱼等。

（四）药物调治

1.药膳　常用药膳，可选用防风葱白粥、木瓜薏仁粥、桂枝粥、二活粥、薏仁绿豆汤、蕲蛇酒等，以通阳活络、祛湿止痛，适用于本病的未病状态使用。

2.药物治疗　常用方剂和中成药：风寒湿痹证，选用乌头汤、寒湿痹颗粒；湿热痹阻证，选用四妙丸、宣痹汤、湿热痹颗粒；痰瘀痹阻证，选用身痛逐瘀汤、瘀血痹颗粒、小活络丸；肝肾不足证，选用补肾祛寒治尪汤、益肾蠲痹丸、尪痹颗粒。

（五）针灸调治

针灸对类风湿关节炎的调治体现在针对局部的疏通经络，活血行气止痛，以及针对整体免疫功能的调节。

1.体针　主穴多用肝俞、肾俞、大杼、膈俞、阳陵泉、三阴交等，辅以关节局部取穴治疗。风寒湿痹者，或痰瘀痹阻而未化热者，可以用悬灸或温针灸的方法，缓解局部症状。

2.耳针　取脾、皮质下、肾上腺、交感等耳穴，双耳交替使用，用短毫针针刺或用王不留行籽、白芥子贴压。

（六）推拿调治

类风湿关节炎可以推拿按摩调治，常用穴位有膈俞、肝俞、脾俞、胃俞、肾俞、阳陵泉、足三里、悬钟等，以及病变关节局部穴位如曲池、外关、阳池、阳溪、合谷、后溪、血海、昆仑、解溪等。常用手法包括指揉法、捏脊法、拿法、捻法、摇法、擦法及关节运动法。

（七）气功调治

类风湿关节炎的气功调治方法众多，天津市中医药研究院专门编制了一套适合类风湿关节炎患者的健身功法——放松功。方法：卧式、坐式、立式均可，一般自然呼吸，亦可放松与呼吸结合，吸气时注意部位，呼气时念"松"字，采用"四线放松法"，依次放松：①第一条线（两侧）：头部两侧、两肩、两肘、两前臂、两腕、两手十指。意守中指端2～3分钟。②第二条线（前面）：面部、颈部、胸部、腹部、两大腿、两膝部、两小腿、两足背、两足十趾。意守大趾1～2分钟。③第三条线（后面）：后脑部、枕项部、背部、腰部、两大腿、腘窝部、两小腿、两足底。然后意守涌泉穴3～5分钟。④第四条线（中央）：百会、会阴。冲刷大脑，纵贯五脏六腑（体腔中轴），然后从会阴分两侧沿大腿长骨骨髓腔至涌泉。每次练功做2～3个循环。

（八）动静调治

类风湿关节炎是由于风、寒、湿、热之邪痹阻经络骨节所致关节疼痛、肿胀、僵硬甚至变形，动静调治能够疏通经络、行气活血。动包括全身运动和局部运动，前者包括太极拳、气功、慢跑、散步等，以增扶正气，提高抗病能力，同时结合局部的关节活动以舒筋活络、舒展关节，如屈伸各病变关节，捻捏、拔拉手指、足趾各关节等。平时患处关节应静养为宜，防止运动时损伤关节、筋膜，加重病情。

（九）雅趣调治

类风湿关节炎与情志因素有关，特别是患病后患者情绪紧张、焦虑，积极参加各种雅趣活动可以消除紧张情绪，有利于病症减轻。可参加的活动有音乐、歌咏、书法、影视欣赏、舞蹈、放风筝、游戏、下棋等。雅趣调治需因人而异，根据患者不同的性格、爱好及病情轻重，选择合适的雅趣方式，达到轻松愉悦、解忧除烦的效果。

（十）熏浴调治

类风湿关节炎的熏浴调治可以选用温经散寒、活血通络止痛的中药，如海桐皮、海风藤、苏木、降香、艾叶、五加皮、透骨草、伸筋草等煎汁成药液熏浴，同时可以配合适当的关节屈伸运动，利用热力和中药的双重作用，达到温经散寒、疏通经络、活血化瘀止痛的作用。

（十一）其他调治

1. 刮痧　在发病关节周围局部刮痧可以达到行气活血、通络止痛的目的，能够促进发病关节功能恢复正常。对背部督脉及膀胱经的刮痧有舒筋活络、补肾壮骨之功，同时还可以调节机体的免疫系统功能。

2. 熨敷　用芒硝或辛温善走窜的中药如细辛、麻黄、桂枝、苏木、油松节等制成药袋，适当炒热，趁热熨敷于患处关节部位，以达到温经散寒、活血消肿之功。尤其适于肿痛偏寒湿者。

3. 拔罐　关节部位不适宜拔罐，可选择关节附近肌肉丰厚处或背部督脉、膀胱经所循部位进行拔罐，以达到祛风除湿、行气活血、散寒止痛之功。

4. 贴穴　用雷公藤、独活、羌活、白芥子、麝香、麻黄、生姜等中药制成的药饼贴敷于关节附近穴位，并加用膈俞、肾俞、足三里、大杼、丰隆等穴，以达到疏通经络、活血化瘀、祛痰化湿、通利关节的功效。

5.其他　蜂疗、热疗、蜡疗、超声波疗法、中药离子导入疗法，都有一定的缓解关节疼痛和阵发性肌肉痉挛的作用。多种调治方法的综合效用，有助于维持及恢复患病关节的功能，同时能改善机体的免疫功能。

第十八节　骨质疏松症

骨质疏松症是一种骨量减少、骨微结构退化、骨脆性增加和易于骨折的全身性骨病。可发生在任何年龄，多见于绝经后女性和老年男性。本病属于中医学"骨痿"范畴。

一、病因病机

骨质疏松症的发生多与饮食失调、跌仆外伤、情志不畅及体质禀赋有关。

1.饮食失调　《灵枢·决气》曰："谷入气满，淖泽注于骨。"饮食不当，或久病体虚，脾胃受损，水谷失于受纳腐熟，生化乏源，骨失充养，发为骨痿。

2.跌仆外伤　跌仆外伤，长久卧床，气血失调，骨失血养，故为骨痿。

3.情志不畅　忧思伤脾，脾失健运，精微输布失常，骨骼失养；郁怒伤肝，肝失条达，肝不藏血，血不养筋；或乙癸同源，肝肾亏虚，精血耗竭，骨松不健。

4.体质禀赋　《中西汇通医经精义》曰："髓者，肾精所生，精足则髓足，髓在骨内，髓足则骨强。"若先天不足，或房劳不节，或年老体衰，肾精亏空，则骨枯髓减，发为骨痿。

此外，消渴、水肿等病经久不愈，损及脾肾，生化乏源，肾虚精亏，无以生髓，亦可致髓虚骨疏。

西医学认为，骨质疏松症包括原发性、继发性及特发性三类。原发性骨质疏松症是随年龄增长而出现的生理性退行性变，又可分为绝经后骨质疏松症（Ⅰ型）及老年骨质疏松症（Ⅱ型）两型；继发性骨质疏松症多由骨髓病变、内分泌疾病、药物、慢性疾病、营养异常等引起；特发性骨质疏松症多见于青少年，病因不详。

二、临床表现

骨质疏松症早期可无明显症状，出现腰背疼痛、身高缩短及呼吸功能下降等症状常为骨质疏松症的前兆。典型表现为疼痛、脆性骨折及脊柱变形，中医辨证分型及临床表现如下：

1.脉络瘀阻证　外伤或久病卧床，肢体腰背疼痛，痛有定处，拒按；舌质暗，或有瘀点、瘀斑，脉涩。

2.肾虚精亏证　腰背疼痛，胫膝酸软，眩晕耳鸣，轻微外力或不明显外力即出现骨折，弯腰驼背，身长缩短。伴见畏寒喜暖，舌淡胖，苔白，脉沉迟，多见于肾阳虚；手足心热，盗汗，舌红，苔少，脉细数，多见于肾阴虚。

3.脾胃虚弱证　四肢腰背疼痛，面色萎黄，肢倦神疲，少气懒言，纳呆便溏；舌淡，苔白，脉细弱。

4.禀赋不足证　青少年期以背、髋、足部隐痛开始，逐渐行走困难，多见膝关节、踝关节痛及下肢骨折。可致胸廓变形，影响心肺功能。成人期腰背疼痛多见，易发椎体压缩性骨折，病程日久则脊柱缩短。舌淡，苔白，脉弱。

骨质疏松症的未病状态可见骨密度轻微降低，多伴有肾气不充的表现，如腰背容易酸痛、运动后容易疲乏、身高轻微变短、牙齿松动、头发花白、妇女月经失调、月经量少、过早绝经等。

三、易发对象预测

（一）体质特征

易患骨质疏松症的体质有阳虚质、阴虚质、血瘀质和特禀质。畏寒，手足不温，舌淡胖嫩，脉沉迟者，多见于阳虚质；手足心热，口燥咽干，舌红少津，脉细数者，多见于阴虚质；有跌打损伤史，刺痛，痛有定处，面色晦暗，舌暗或有瘀点，脉涩者，多见于血瘀质；特禀质者是禀受父母，先天异常，骨质代谢不平衡，多有畸形。

（二）性格情志特征

情绪低落，或精神紧张，担忧焦虑，有抑郁倾向者，易患骨质疏松症。研究表明，精神抑郁可致骨吸收增强，骨密度降低，骨量减少。

（三）年龄与性别特征

骨质疏松症受年龄和性别的影响，年龄越大风险越大，多发生于绝经后老年女性及 65 岁以上的老年男性，男女比例大约 1：2，以女性居多。主要是由于女性绝经后卵巢功能衰竭，雌激素减少，破骨细胞活性增强，骨吸收相较于骨形成增加。特发性骨质疏松症主要见于 8～14 岁青少年，多数有家族遗传史，女性多于男性。

（四）生活方式与环境特征

喜食碳酸饮料、浓茶、咖啡等饮品，有过度饮酒史或长期吸烟史，导致钙、磷、维生素 D 及蛋白质摄入相对不足，骨量减少。

作息不规律，贪睡懒动，或户外运动少，机体退化，骨量减少。另外，环境污染，日光照晒不足，骨形成降低，易发生骨质疏松症。

（五）家族遗传特征

骨质疏松症与家族遗传有关，其发生与维生素 D 受体基因有密切关系。研究发现，骨质疏松症患者的子女及亲属更易患病。

（六）并发疾病特征

甲状腺、糖尿病、肾上腺等疾病能增加骨转换率，影响骨代谢平衡；骨髓瘤等骨髓病变会直接损伤骨质；慢性肝病可引起骨代谢紊乱，减少骨细胞合成，提高破骨细胞活性，致肝性骨病；治疗免疫疾病应用激素类药物，可增加骨丢失；慢性胃肠道疾病会影响钙等微量元素吸收，致骨质生成障碍；骨折时因长期卧床，骨吸收增加，从而恶性循环，加重骨质疏松症的发生。

四、中医治未病调治

1989 年 WHO 明确提出防治骨质疏松症的三大原则：补钙、运动疗法和饮食调节。骨质疏松症以填精益髓、强筋壮骨为治未病原则，以期减少发病风险，提高生活质量。骨质疏松症的治未病调治，重在培养良好的饮食起居与劳逸结合，在衰老过程中关注自身的骨质状态，并从饮食、药物、运动等方面调补肾气。

（一）情志调治

保持心情愉悦，不良情绪易诱发跌倒，心理压力过大也会影响骨质代谢。鼓励患者积极参加社交活动，多与他人沟通，积极适应环境变化，自我调节，心态乐观，避免出现抑郁倾向。

（二）饮食起居调治

注意营养均衡，保证钙盐、维生素、蛋白质的摄入。鸡蛋、牛奶、豆类、鱼类含有丰富的钙盐，搭配莴苣、西红柿、黄瓜等蔬菜食用，能减缓骨量流失。浓咖啡、碳酸饮料影响钙的吸收，应减少摄入。规律作息，充足睡眠，戒烟，避免酗酒。适当锻炼，增加户外活动，每周 2 次充足日照，促进维生素 D 合成，增加骨量。注意预防跌倒，出行选择防滑鞋具，携带手杖，在浴室等地面湿滑的场所安装扶手。

（三）药物调治

研究表明，蛇床子、淫羊藿、熟地、骨碎补、杜仲等中药能提高骨密度，减少骨吸收，对骨质疏松有防治作用。药膳推荐黑豆大骨汤、枸杞甲鱼汤、猪蹄豆腐汤及黄芪虾皮汤等。症状显著的患者，可采用辨证调治，脉络瘀阻证，用圣愈汤合补阳还五汤；肾虚精亏证，用河车大造丸；脾胃虚弱证，用参苓白术散合补中益气汤；禀赋不足证，用金匮肾气丸、补中益气汤。

（四）针灸调治

针刺、电针、温针、灸法等可刺激穴位，通畅经络，改善骨质疏松和缓解疼痛。常用穴位有肾俞、足三里、命门、三阴交、关元、太溪、犊鼻及血海等。

（五）传统功法调治

五禽戏、八段锦等传统功法，动中有静，平衡阴阳，强身健骨，有防治骨质疏松症的作用。其中，五禽戏之熊戏，沉缓柔韧，着重调节脊柱与腰部经脉，最为适宜。

（六）其他调治

捏脊疗法及中药熏蒸、外敷、蜡疗等，能够促进气血流通，强壮筋骨，可预防骨质疏松症。微创埋线疗法首选肾俞穴，每次 15～30 天，疗程 3～6 个月，适用于绝经后骨质疏松症。

第十九节 颈椎病

颈椎病又称颈椎综合征，是颈椎骨关节炎、增生性颈椎炎、颈神经根综合征、颈椎间盘脱出症的总称，是一种以退行性病理改变为基础的疾患，临床上常分为颈型、神经根型、脊髓型、椎动脉型、交感神经型、食管压迫型、混合型等类型。本病属于中医学"痹证""眩晕""头痛""项筋急""项肩痛"等范畴。

一、病因病机

颈椎病的发生主要与外邪侵袭、脾气虚弱、肝肾亏虚、外伤劳损等因素有关。

1. 外邪侵袭 正气虚弱，营卫不固，风寒湿邪乘虚侵袭颈项，致经络痹阻不通而痛。

2. 脾气虚弱　脾虚则气血生化不足，气虚则无力推动血行，血不能上荣于头部，则易眩晕。脾又为生痰之源，脾气虚弱则痰湿内生，壅阻于中则清阳不升，无以荣养清空之窍而致本病。

3. 肝肾亏虚　肝主筋藏血，肾主骨生髓，肝肾亏虚则筋脉骨髓失于精血的濡养，易致变性退化，再加上风寒湿邪侵袭或劳损、外伤的影响，而致颈项部气血运行不畅，脉络痹阻而致本病。

4. 外伤劳损　长期看手机、电脑、书籍令颈部姿势固定不移或长期颈部姿势不良，可引起颈项部肌肉过于紧张而致劳损，而颈部闪挫、落枕等亦可令气滞血瘀，闭阻络脉而成此病。

以上病因皆可致气血循行不畅，经脉闭阻不通。无论何种原因导致气血不能濡润颈项部筋骨肌肤，不能上荣于头目清窍则诸症生焉。

西医学认为，颈椎病主要由于颈椎长期劳损、骨质增生，或椎间盘脱出、韧带增厚，致使颈椎脊髓、神经根或椎动脉受压，出现一系列功能障碍的临床综合征，表现为椎节失稳、松动，髓核突出或脱出，骨刺形成，韧带肥厚和继发的椎管狭窄等，刺激或压迫了邻近的神经根、脊髓、椎动脉及颈部交感神经等组织，引起一系列症状和体征。

二、临床表现

颈椎病的临床表现主要有头、颈、背疼痛，上肢无力，手指发麻，下肢乏力，行走困难，头晕、恶心、呕吐，甚至视物模糊，心动过速及吞咽困难等。中医辨证分型及其临床表现如下：

1. 寒湿痹阻证　头痛或后枕部疼痛，颈项部有受凉的感觉，颈项僵硬，转侧不利，一侧或双侧肩臂及手指酸胀痛麻，或头痛牵涉至上背痛，肌肤冷湿，恶寒喜热，颈椎项韧带旁可触及软组织肿胀结节；舌淡红，苔薄白，脉细弦。

2. 痰浊内阻证　眩晕，视物旋转，头重如裹，胸脘满闷，胃纳呆滞，心烦欲呕，惊悸怵惕；舌苔白腻，脉滑或濡。

3. 风阳上扰证　颈项部不适伴头痛头晕头胀，耳鸣目眩，心烦易怒，失眠多梦，胸痛胸闷，肢体麻木，血压升高；舌红，脉弦。

4. 气滞血瘀证　因颈部外伤或损伤而发病，颈项部刺痛明显，痛有定处，头晕目眩，站立时更甚，面色苍白，视物模糊或视物目痛，肢体麻木，可伴心悸怔忡，胸胁胀闷，纳差；舌淡红或紫暗有瘀斑，脉弦或涩。

颈椎病的未病状态往往可见感冒、久坐、劳累时容易颈项肌肉僵硬，韧带失于柔韧，颈关节转动时有异响，范围可涉及双侧肩部肌肉和胸锁乳突肌等肌群，低头时易头晕，颈部周围肌肉疼痛，睡醒后肩颈部容易黏滞不爽，活动后可恢复正常。

三、易发对象预测

（一）体质特征

颈椎病本身就是常见病，多发病。随着电脑、手机等的普及，颈椎病更是成为现代病、都市病。不同体质的人群都有机会患颈椎病，其中又以阳虚质、阴虚质、痰湿质、血瘀质为多。阳虚质者因为阳气虚弱，颈肩部又常常暴露于外，风寒外邪易侵袭颈部而致气血上行不畅，导致头部清窍失养；阴虚质者常因肝肾亏虚，风阳上扰于清窍；痰湿质者因痰湿中阻，易致清阳不升；血瘀质者血行不畅，脉络闭阻而生诸症。

（二）性格情志特征

平素易焦虑、精神压力大，或高度紧张、抑郁忧虑、易于恐惧者，身体的耐受性较低，全身的肌张力较高，容易造成颈项部不适，进而导致颈椎病的发生。

（三）年龄与性别特征

颈椎病好发于中年，尤以 45 ～ 50 岁人居多。随着年龄的增长，颈椎病的发病率不断升高，50 岁左右的人群发病率约占 25%，60 ～ 70 岁的人群发病率占到约 50%，70 岁以上人群的发病率接近 100%；但近年来颈椎病的发病率呈现年轻化的趋势。在性别上，颈椎病的发病率差异不大，但在临床表现方面，女性多表现为头晕、头痛等症状，而男性多表现为手臂发麻等症状。

（四）生活方式与环境特征

不良的生活习惯，如长时间使颈椎处于单一姿势，伏案工作、低头看手机、玩游戏，睡眠的枕头过高、经常坐着睡觉等，都会使颈项部的肌肉、韧带长时间处于紧张甚至僵硬的状态，导致肌肉韧带疲劳劳损，颈椎的骨质增生，颈椎间盘的变性、突出、膨出等。不适当的体育运动也可加重颈椎负荷，加速颈椎退行性改变，产生或者加重颈椎病的症状。

此外，若居处环境潮湿，风寒湿邪易侵袭颈项部，导致气血循行不畅，也容易诱发或加重颈椎病的症状。

（五）家族遗传特征

颈椎病并非遗传性疾病，但潮湿的家庭生活环境和不良的共同生活习惯会令颈椎病易发。某些家族式的先天性疾病，如先天性颈椎裂、颈肋、椎管狭窄等会导致颈部血管和神经受压。

（六）职业与工作习惯特征

长期伏案工作的人如设计师、文字工作者、程序员等都容易得颈椎病；头颈部需要频繁活动的职业，如交警、反复抬头低头或侧头的仪表记录员等，颈部单向、频繁的活动会造成颈椎各部分的不均衡的劳损；司机经常的急刹车可以造成颈项部软组织的损伤；颈部训练受力过多的人，如足球运动员、橄榄球运动员、杂技演员等也易患颈椎病。

（七）并发疾病特征

某些疾病可能成为颈椎病的重要发病因素，如咽喉部的慢性炎症、龋齿、牙周炎、中耳炎等，炎症可以刺激颈部软组织或通过淋巴系统引起颈枕部软组织病变，可能与软组织慢性劳损所引起的炎症相互影响而加重病情；头颈部的外伤可以加重已经退变的颈椎及椎间盘而诱发颈椎病。

四、中医治未病调治

颈椎病的中医治未病调治以补益肝肾、温经通络、祛痰除湿、行气活血为原则，同时应当重视起居调治，重视坐姿及颈项、肩背部肌肉的活动锻炼。综合、全面的调治，方可有效改变颈椎病发病进程，恢复颈部健康。

（一）情志调治

颈椎病是慢性退行性病变，病程较长，病情容易反复，易对患者的身心造成压力，产生抑郁、焦虑、恐惧等不良情绪。要帮助患者了解颈椎病产生的原因、诱发和加重因素及预后转归，对患者因病产生的不良情绪进行积极疏导，避免不良情绪加重病情，为舒缓病情、治愈疾病创造有利条件。

（二）起居调治

1. 纠正坐姿　坐姿不正时间久了就会导致颈项部骨损筋伤、气血瘀滞而引发颈椎病，因此，保持正确、良好的坐姿非常重要。椅凳与桌面的相对高度要合适，坐姿端正，双目平视，颈、肩、腰部肌肉要放松。若操作电脑，则屏幕中心点应低于视平线，键盘、鼠标亦应放置合适，以双肩、颈项舒适为度。伏案工作 30 ～ 40 分钟应起身活动或放松颈肩部肌肉，切忌趴在桌上午睡。

2. 选好枕头　枕头高度一般以 8 ～ 15cm 为宜，平素喜仰卧者，其枕头中心按压后的高度应与自己握紧的拳头高度相当；平素喜侧卧者，其枕头中心按压后的高度应与自己一侧肩宽长度一致为宜。两边高中间低的枕头比较适合颈椎病患者，因其中间的凹陷部位可以用来在眠时固定颈部，维持颈椎的生理曲度，减少睡觉时头颈部的损伤。枕芯填充物以柔软透气为佳，亦可根据患者体质类型选用鸭绒、荞麦皮、蒲绒、决明子、木棉、茶叶等。

（三）饮食调治

颈椎病是由颈椎椎体骨质增生、骨质退化疏松引起，所以颈椎病患者在治疗期间，应以富含钙质、蛋白质和维生素 C、D、E 和 B 族维生素的饮食为主，如各种乳制品、芝麻、虾皮、板栗、绿叶蔬菜、海带、燕麦、鲑鱼、黄豆、豆腐等。阳虚体质者可以吃一些温经散寒、祛风通络之品，如葛根、樱桃、干姜等，忌生冷寒凉之物，如瓜果、雪糕之类；阴虚体质者可以多吃滋养阴血、补益肝肾的食物，如黑芝麻、黑豆、香菇、山药、枸杞等；痰湿体质者可以多吃健脾利湿化痰的食物，如薏苡仁、山药、芡实、紫菜、扁豆等；血瘀体质者可多选择能行气活血的食物，如山楂、洋葱、油菜等，亦可用蛇肉、当归、黄鳝、川芎等泡酒饮用。

（四）药物调治

1. 葛根煲猪脊骨　葛根 30g，猪脊骨 500g。葛根去皮切片，猪脊骨切段，放入锅内加适量清水煲汤，饮汤食肉。可以益气养阴、舒筋活络，适用于神经根型颈椎病。

2. 木瓜陈皮粥　木瓜、陈皮、丝瓜络、川贝母各 10g，粳米 50g。将原料洗净，川贝母切碎，木瓜、陈皮、丝瓜络先煎，去渣取汁，加入川贝母、粳米煮粥，至粳米熟烂时加冰糖适量即成。该粥可以化痰、除湿、通络，适用于痰浊内阻型颈椎病。

3. 当归天麻炖鱼头　当归、天麻适量，花鲢鱼头 1 个。材料洗净，生姜、葱适量，一并放入炖锅内，中小火炖半小时左右，加盐即成。饮汤吃肉，有平肝息风、活血通络的作用，适用于风阳上扰型颈椎病。

如果相关全身症状较明显，在采取上述方法调治的同时，还需要进行中医辨证方药调治。

（五）针灸调治

针灸颈项局部，可以起到通经活络、活血化瘀止痛的调节作用；针灸整体调节，可有祛风散寒、祛湿通络、平肝息风、健脾益气等作用。

1. 体针 取颈夹脊穴、风池、大椎、肩井、曲池、外关、后溪等穴。寒湿盛，可加列缺、阴陵泉、丰隆、足三里等穴；痰湿盛，可加内关、丰隆等穴；风阳上扰，可加阳陵泉、太冲、太溪等穴；气滞血瘀，可加血海、膈俞、三阴交等穴。

2. 耳针 取颈椎、枕、内分泌、交感、肾上腺、神门等耳穴，用短毫针针刺或用王不留行、白芥子贴压。

（六）推拿调治

推拿按摩可以通过㨰法、按法、揉法等多种手法，缓解颈项部肌群和颈肩部肌群的紧张、僵硬、痉挛，恢复颈椎正常生理活动，松解相应神经根及软组织粘连，是颈椎病较为有效的治疗方法。需要注意的是，脊髓型颈椎病一般禁止重力按摩和复位，否则轻则症状加重，重则导致截瘫。

（七）气功调治

调治颈椎病的气功主要有八段锦、五禽戏等。如八段锦，可以选取其中的第一、三、四、六、七、十一、十二式来练习。气功作为颈椎病的辅助康复治疗，主要是通过患者的意守、调息功能，促进大脑皮质更好地发挥对机体内部的主导调节作用，提升血液循环，使血液中的含氧量增加，帮助疏通颈项部局部的经络，缓解颈椎病带来的各种症状，增强、巩固治疗的效果。需要注意的是，气功调治同样需要因人而异，循序渐进。

（八）动静调治

颈椎病的症状基本缓解时，可以配合做医疗体操以促进症状的进一步改善甚至消除。症状急性发作期应注意局部休息，不宜增加过多的运动刺激。椎动脉型颈椎病患者颈部旋转运动要轻柔缓慢，速度、幅度都要控制，以防因颈部突然供血不足而发生晕厥继而摔倒。有比较明显或进行性脊髓受压症状时应严禁运动，特别是颈椎后仰运动应禁止。

1. 米字操 取坐位或立位，双手叉腰，上身挺直，尽量让颈部伸展，略收下颌，双肩放松，双臂下垂，肩膀略向后张开，缓慢向前屈颈低头，到最低位置保持 5 秒钟，缓慢放松颈部恢复原位，头部缓慢偏向左侧，让左耳尽量贴向左肩，到极限位置保持 5 秒钟，缓慢恢复至原位，头部缓慢偏向右侧，让右耳尽量贴向右肩，到极限位置保持 5 秒钟，缓慢恢复至原位，头部缓慢向左侧旋转，目光跟随尽量看向身体后方，然后头部缓慢恢复至原位，头部再向右侧旋转，目光跟随尽量看向身体后方，最后缓慢恢复原位。

2. 转肩运动 缓缓收缩双肩，然后慢慢放松，再上下耸肩、放松，缓慢左右转动双肩，也可同时用手拍打对侧肩背部。

注意事项：颈椎病做颈部操时，动作要缓慢，强度要适宜。如有不适，应立即停止；情况严重，须立即就医。

（九）雅趣调治

颈椎病患者可以根据其喜好选择娱乐项目和兴趣活动，如唱歌、跳舞、下棋、音乐欣赏、弹琴、放风筝等等。这些娱乐活动可以增加生活情趣，消除颈椎病引起的紧张、焦虑状态，放松颈肩部肌肉，改善颈椎病的症状。

（十）熏浴调治

颈椎病患者可以选用温泉泡浴，温热的泉水可以放松颈肩部肌肉，缓解肌肉痉挛，减轻颈部神经根肿胀及局部炎症，温泉水中对于人体健康有益的小分子物质可通过皮肤吸收进入人体，从而达到防治颈椎病的目的。如果无法进行温泉泡浴，简单的浴缸泡浴、温热的洗澡水同样也有一定的防治颈椎病的作用。需要注意的是，泡浴水温不宜过高，时间不宜太长，心脑血管疾患者更需谨慎。

（十一）其他调治

1. 刮痧　选择颈肩部位，刮痧范围可包括颈部、肩部，风池穴至肩井穴，双侧颈夹脊线，颈部督脉。采用经络刮痧和穴位刮痧配合施术，穴位可以选择局部穴位及阿是穴，远端可选列缺、足三里、丰隆、三阴交、悬钟等。

2. 拔罐　拔罐可以祛风除湿、散寒通络、活血止痛。可选穴位包括大杼、肩井、曲垣、天宗、膈俞等，也可采用走罐、药罐等方法。

3. 熨敷　选用温经散寒、舒筋活络、行气活血的中药，如川椒、透骨草、红花、羌活、鹿衔草、防风、木瓜等炒热，置于药袋中，趁热熨敷于颈、肩、背及上肢的疼痛、麻木等不适的部位，可改善各种颈椎病的症状，尤其是寒湿痹阻型和气滞血瘀型颈椎病。

4. 穴位敷贴　选用白芥子、乳香、没药、沉香、香附、苍术、川椒等辛温中药研末，以生姜汁调成药饼，敷贴于大椎、肩井、百劳等穴位或痛处，刺激穴位，利用中药和穴位的双重作用，达到温经通络、活血止痛的作用，缓解颈椎病的症状。每次敷贴的时间为 0.5 ～ 2 小时不等，以患者能耐受为度。皮肤过敏的患者不宜使用此法。若敷贴处生成水疱，应小心护理。

第二十节　前列腺增生症

前列腺增生症，常称作良性前列腺增生、前列腺肥大，是老年男性比较常见的疾病。前列腺腺体增大后，可阻塞尿道前列腺部及膀胱颈，使膀胱逐渐扩张，膀胱肌肉肥厚，之后输尿管亦可发生扩张，引起肾盂积水和肾功能减退，严重者可致尿毒症。本病属于中医学"癃闭""淋证"等范畴。

一、病因病机

前列腺增生症的发生，与年老体衰紧密相关，肾气虚弱是基础，湿热、痰浊、气滞、血瘀等是主要因素。

1. 年老肾虚　年老体弱，久病体虚，房劳过度，致肾阳不足，膀胱失于温煦，气化无力，而小便排出困难；年老肝肾阴虚，或久病及肾，热病暗耗真阴，致使肾阴不足，虚火上炎，无阴则阳无以化，亦可导致小便短涩不利。

2. 湿热蕴结　湿热之邪侵入人体，或脾虚生湿，湿聚生热，中焦湿热不解，下注膀胱，或肾热移于膀胱，膀胱气化不利，而致小便排出不畅。

3. 肝郁气滞　肝主疏泄，通调气机，情志不畅则肝气郁结，气滞则血瘀，日久则水道受阻，小便通而不爽甚至涓滴不出。

4. 肺热气壅　肺为水之上源，外感风寒，郁久化热，或外感风热，肺热壅滞，肃降失常，不能通调水道，下输膀胱，致上下焦均为热气闭阻，终致排尿困难。

5.脾虚气陷 暴饮暴食或饮食不节，致脾气虚弱，或久病中气受损，升降失司，清气不升，浊阴不降，而致小便不利。

前列腺增生症的病位在膀胱，与肺、三焦、肝、脾、肾等脏腑密切相关。肺热壅盛，致肺不能通调水道，下输膀胱；脾虚气陷，则不能升清降浊；肾阳不足，气化不利，肾阴不足，水府枯竭，均可导致癃闭。肝郁气滞，三焦气化不利，亦可发为本病。

西医学关于前列腺增生症的真正病因尚未得到定论，但普遍认为高龄和具有生理功能的睾丸是前列腺增生症发生的必备条件。现在一般认为其发病机制与双氢睾酮作用相关，因而产生各种抗雄激素疗法。前列腺增生症对男性的危害相当大，会影响男性的心血管系统、呼吸系统、血液系统、免疫系统等多系统，因此必须引起重视。

二、临床表现

前列腺增生症早期由于代偿，症状并不典型，后期可出现：①潴尿期症状，包括尿频、尿急、尿失禁、夜尿多等；②排尿期症状，主要包括排尿困难加重，排尿起始延缓，排尿时间延长，排尿射程不远，尿线细而无力，小便分叉，有排尿不尽的感觉，尿流中断及淋沥；③排尿后症状，主要包括尿不尽、尿潴留增多，或尿失禁，有的患者可突然发生急性尿潴留，还可以出现血尿、尿路感染、膀胱结石等症状。中医辨证分型及临床表现如下：

1.湿热下注证 尿少色黄赤，尿频涩痛，点滴不畅，甚至尿闭，小腹胀满，口苦口黏或口渴不欲饮，大便秘结；舌红，苔黄腻，脉滑数。

2.肺热壅盛证 小便不畅或点滴不通，兼见咽干口燥，胸闷，呼吸不利，咳嗽咯痰；舌红，苔薄黄，脉滑数。

3.肝郁气滞证 小便不通，或通而不爽，胸胁胀痛，情志抑郁，心烦易怒；舌红，苔薄黄，脉弦。

4.脾气虚弱证 小腹坠胀，时欲小便而不得出，或尿量少而不爽利，尿失禁或夜间遗尿，气短，语声低微，精神疲乏，少气懒言，食欲不振；舌淡，苔薄白，脉细弱。

5.气滞血瘀证 小便努责方出或点滴全无，或尿细如线，会阴、小腹胀痛，偶有血尿或血精；舌紫暗或有瘀斑，苔白或黄，脉细涩。

6.脾肾阳虚证 排尿无力，小便不通或点滴不爽，面色无华，神倦畏寒，腰膝酸软无力，畏寒肢冷；舌淡，苔白，脉沉迟细。

本病的未病状态往往可见小便控制力稍差，不易忍耐，忍耐时少腹胀满感较为明显，小便易沾染内裤，排尿动力不足，排便不畅，性生活时射精不爽或不畅，自慰后出现会阴部及少腹部牵扯样疼痛，少腹部坠胀、局部皮肤偏凉，容易有疲劳感，喜久坐而少动等。

三、易发对象预测

（一）体质特征

痰湿质和湿热质人群易患本病，与这两类体质人群体内湿气较盛有关。另外，一些气郁体质的年轻人，由于性格内向，性情抑郁，容易经常通过自慰和性生活来释放压力，也容易罹患本病。

（二）性格情志特征

精神情绪状态与前列腺增生症的发病有密切关系，年轻人尤其处于性活跃期的年轻男性，往往性情急躁，容易怨天尤人、精神紧张、焦躁忧虑或者内向抑郁，都可引起肝郁气滞、气血瘀滞而导致本病的发生。

（三）年龄特征

年轻人和中老年人更容易患本病。前者患病的原因主要与手淫过度、性生活过度导致的前列腺组织持久充血而增大有关；后者患病的原因是 45 岁以后前列腺就开始增大，同时也和体内雄性激素失调有关。

（四）生活方式与环境特征

1.久坐　前列腺位于膀胱下方，几乎是盆腔的最底部，是男性坐位时位置最低的实质性组织器官之一，前列腺增生为腺体组织增生，静脉侧支相对较少，加上前列腺位置低，导致前列腺静脉回流容易受阻，特别是当前列腺增生后外层组织受压而萎缩，形成的包膜进一步阻碍静脉回流而引起充血水肿，加重前列腺增生。

2.生活习惯　食物中的大葱、生蒜、辣椒、酒等辛辣刺激，经常食用会对前列腺和尿道产生刺激作用，引起前列腺血管扩张、水肿或导致前列腺的抗病力下降，并会导致前列腺寄居菌群大量生长繁殖而诱发急性前列腺炎，或是加重慢性前列腺炎的症状。吸烟也会导致患病机会大增，有调查显示：长期吸烟者在 40 岁后出现前列腺肥大和慢性前列腺炎的概率是不吸烟者的 5 倍。因为吸烟所产生的烟碱、焦油、亚硝胺类、一氧化碳等有害物质，可以直接毒害前列腺组织，还能干扰支配血管的神经功能，影响前列腺的血液循环，加重前列腺组织充血，导致前列腺增生。

3.憋尿　憋尿会造成膀胱过度充盈，使膀胱逼尿肌张力减弱，令排尿发生困难，容易诱发急性尿潴留，导致前列腺增生或者加重已有的症状。

4.环境因素　亚洲国家居民前列腺增生症的发病率要高于欧美国家人群。另有资料显示，对移居美国的中国和日本移民进行追踪调查，结果发现数代之后本病的发病率与当地美国人相当。

（五）家族遗传特征

前列腺增生症有一定的家族倾向性，同卵双生者较异卵双生者更易罹患本病。另有研究发现，前列腺增生症患者家族成员患前列腺增生症的概率，比没有患前列腺增生症的家族成员高 30%。

（六）职业与工作习惯特征

1.司机　司机尤其是长途汽车的司机，由于久坐加上缺乏运动，容易造成前列腺充血、肿胀、发炎，继而发生前列腺增生。

2.IT 职业　该职业由于长期久坐的工作模式造成前列腺增生，若是平素不注意运动锻炼，则气血运行更为不畅，更易发生前列腺增生。

3.经常熬夜者　经常熬夜者易伤阴伤阳，同时睡眠不足会影响身体的免疫系统功能，使前列腺容易受到细菌侵袭，另外若再加上吸烟、酗酒、久坐，则危害更大，更易患病。

（七）并发疾病特征

1.慢性前列腺炎　前列腺慢性炎症反复迁延不愈是引起前列腺增生的原因之一，因此慢性前列腺炎反复发作的患者是前列腺增生症的高危人群。其他男性泌尿系炎症如尿道炎、膀胱炎、精阜炎等，也易导致前列腺增生症的发生。

2. 代谢综合征 患有代谢综合征的前列腺增生症患者，前列腺体积增长速度明显高于无代谢综合征的患者，身体质量指数与前列腺体积也呈正相关，身体质量指数每升高 1kg/m²，前列腺的体积就增加 0.41mL，这可能与胰岛素样生长因子、性激素代谢、交感神经系统活性增加有关。

四、中医治未病调治

前列腺增生症的中医治未病调治以清热利湿、疏肝健脾、行气活血、温补肾阳为原则，同时应当重视起居调治，避免久坐，如能配合气功调治则效果更佳。

（一）情志调治

前列腺增生症患者有不同程度的排尿困难、夜尿增多，甚至尿床的症状，导致患者夜间睡眠质量差，白天精神疲倦，再加上尿急，尿后点滴不尽，患者畏惧出门，常年待在家中，不能或不敢出门，出门容易尿失禁。患者因为休息不好，活动受限，时常出现紧张恐惧、精神萎靡、情绪低落、性欲减退等，而这些情绪严重影响患者的生活质量，加重前列腺增生的症状。因此，患者本身要对前列腺增生有清楚的、科学的认识，而家属则要支持、理解其生活习惯上的改变，减少其负面情绪的产生。

（二）起居调治

1. 防寒保暖 受凉会引起膀胱周围相关肌肉组织受体激活，加重排尿阻力，引起患者排尿困难甚至出现尿潴留。因此防寒保暖非常重要。

2. 预防感染 日常生活中要防止泌尿系感染，多喝水，勤排尿。憋尿容易引起前列腺炎、膀胱炎、膀胱结石等。要注意生殖器卫生，有包茎者应及早实施包皮环切术。

3. 节制手淫及房事 过度的手淫和房事会导致前列腺经常过度充血，而完全禁止性生活也会因为前列腺液长期不能排出而影响前列腺的新陈代谢。

（三）饮食调治

前列腺增生症患者的饮食应以清淡为主，要多喝水，多吃蔬菜瓜果，如冬瓜、西瓜、黄瓜、西红柿、荠菜等，要多吃含锌丰富的食物，因其对于前列腺有很好的保健作用，如牛奶、南瓜子、带胚芽的谷物、豌豆、香菇、菠菜、胡萝卜等。另外，注意不能吃生冷、辛辣刺激的食物。酒及发物对于前列腺增生患者也有很大影响。发物会使前列腺充血而增加尿道不适症状，如羊肉、狗肉、猪头肉、韭菜等。酒类，特别是白酒，会使前列腺充血而导致小便更为不畅。

（四）药物调治

1. 利尿黄瓜汤 黄瓜 1 根，竹节草 10g。先用适量水煎竹节草，去渣取汁，再煮沸后加入黄瓜片，适量盐、香油，稍煮即成。适用于肾气不足、气滞血瘀、湿热下注型的前列腺增生症。

2. 冬瓜薏苡仁汤 冬瓜 350g，薏苡仁 50g。将冬瓜切成块，与薏苡仁煎汤，以适量白糖调味，以汤代茶饮。有利水除湿散结之功。

3. 鲜紫花地丁炒田螺 新鲜紫花地丁 60g，田螺肉 15～20 枚。二者用芝麻油炒熟后，加盐适量调味。每日 1 次。适用于小便频数、尿道灼痛、口干、便秘、会阴坠胀者。

症状明显者，还需运用方药辨证调制。

（五）针灸调治

1. 体针 取关元、中极、肾俞、足三里、阴陵泉、丰隆、三阴交、次髎、秩边等穴。每日1次，留针20～30分钟，可以改善小便不畅、小便频数等症状。

2. 艾灸 取关元、气海、中极、水道、肾俞、命门、足三里等穴。可用温和灸或温针灸，具温补脾肾之功，适用于脾肾阳虚型的前列腺增生症。

（六）推拿调治

前列腺按摩法 清洁直肠下段及肛门后即可进行按摩治疗。患者取侧卧位或胸膝位，医生用食指戴橡胶手套，涂医用润滑石蜡油，先轻柔按摩肛周而后缓缓伸入直肠内，摸到前列腺后，用食指的最末指节对着前列腺的直肠面，按从外向上→向内→向下的顺序按压，同时嘱患者做提肛动作，待前列腺液排到尿道口时，即让患者小便，以利积留于尿道中的炎性分泌物随尿液排出。前列腺按摩手法要轻柔，一周按摩1～2次。

（七）气功调治

辅助治疗前列腺增生症的气功方法主要有撮谷道，就是提肛运动。有规律地往上提收肛门，然后放松，接着再往上提，一提一松，反复进行，可采用立、卧、坐位进行，使用意念及内功将肛门上提至脐中，做肛门上收的动作，自然呼吸或吸气时提肛缩腹，呼气时将肛门放下，每日可练3～4次，每次20～40下，3个月为一疗程。此运动对于前列腺是一种温柔有效的按摩，可以促进前列腺的气血循行，预防和辅助治疗前列腺增生症。

（八）动静调治

久坐不动，就会造成前列腺充血，坐得时间越长充血就越严重，极易导致尿频、尿无力，甚至血尿。因此要避免久坐不动，每隔45分钟左右就要站立或走动10分钟，或撮谷道20次。骑自行车也易导致前列腺组织受压充血，摩擦肿胀，出现排尿困难，甚至尿潴留。因此不要长时间骑自行车，或者要选择具有保护前列腺功能的坐垫。

（九）熏浴调治

1. 熏蒸法 黄芩、连翘、蒲公英、大黄、赤芍、杜仲、木瓜、防风、秦艽各10g，黄柏15g，乳香、没药各6g，川乌、草乌各5g，甘草3g。上药共同放入标准型中药熏蒸汽控治疗器的高压锅内煎煮30分钟，患者取坐位，以药液蒸汽熏蒸会阴部位，温度控制在42℃左右，每次40分钟，每日1次，2周为1个疗程。

2. 坐浴 马齿苋25g，金银花、败酱草各20g，苦参、芒硝、生大黄、红花、菊花各15g，丝瓜络10g。上药水煎取药液置于盆内，待温度降至40℃左右，即让患者坐于盆内坐浴30分钟，每日早晚各1次，10日为1个疗程。

（十）其他调治

1. 熨敷 取青盐500g装入10cm×15cm布袋中，以普通微波炉中火档加热5～10分钟，取出后盐袋表面温度为60～75℃。患者卧位，以薄毛巾包裹盐袋置于神阙与关元穴之间，上覆以巾单，热敷15～20分钟。每4小时1次，每日3～4次。适用于前列腺增生尿潴留较严重者。

2. 贴穴 ①将三棱、莪术、制南星、肉桂、冰片按3：3：3：1：1的比例，研成细末，加入甘油调成膏状，制成约1.5cm×1.5cm×0.3cm的膏药，以胶布敷贴于曲骨、中极、关元、气海穴，每日1次，每次4～8小时，1周为1个疗程。②用公丁香、韭菜籽、当归、细辛、露蜂房、蛇床子等药等份研细末，混匀过筛后装入布袋内，敷于神阙、关元、气海、中极等穴，10～15日更换1个药袋，1个月为1个疗程。

第二十一节 多囊卵巢综合征

多囊卵巢综合征是青春期、育龄期女性常见的内分泌及代谢异常疾病，临床表现为月经不调、不孕、多毛、痤疮、黑棘皮征、肥胖、闭经等，远期并发症可见心血管疾病、糖尿病、子宫内膜癌等。本病属中医学"月经后期""不孕""闭经""癥瘕"等范畴。

一、病因病机

多囊卵巢综合征的病因病机涉及肝、脾、肾功能失调，并有瘀血、痰湿阻滞，其发生主要与肾虚、脾虚痰湿、气滞血瘀、肝郁化火有关。

1. 肾虚 先天肾气不足，天癸迟至，或房劳不节，损伤肾气，或素体虚弱，产育过多，精血匮乏，导致冲任失养，血海不足而致月经后期、闭经、不孕。

2. 脾虚痰湿 素体脾虚，或饮食肥甘厚腻，或忧思劳倦，致脾失健运，运化失司，湿聚成痰，或素体肥胖，壅塞脂膜，阻滞冲任，胞脉不通，致月经后期、闭经甚至不孕。

3. 气滞血瘀 情志不遂，肝气郁结，气滞致血运障碍，瘀阻冲任胞宫，血不得下，致闭经、不孕。

4. 肝郁化火 素性抑郁，或七情内伤，日久化火，热扰冲任或火热循经上扰，导致面部痤疮、不孕、月经不调。

西医学认为，多囊卵巢综合征的发病与遗传、环境、饮食、生活方式、精神心理、胰岛素抵抗、炎症等因素密切相关。饮食摄入量增加及营养过剩会加重多囊卵巢综合征的临床症状，且患者的身体质量指数（BMI）也比健康女性高。已有大量的研究证实，胰岛素抵抗（IR）是多囊卵巢综合征发生发展的重要因素之一，胰岛素水平过高可促使卵巢及肾上腺分泌过量雄激素，致患者高雄激素血症和卵泡发育障碍。多囊卵巢综合征患者的促炎细胞因子，如肿瘤坏死因子（TNF）、白细胞介素 –6（IL–6）等水平升高，提示多囊卵巢综合征可能是一种慢性低度炎症性疾病。

二、临床表现

多囊卵巢综合征多起病于青春期初潮后，月经异常、肥胖、糖耐量异常是发病的高危因素。研究发现，初潮后持续月经不规律者，18岁时有12%出现月经稀发，月经稀发者又有51%不能逆转，从而导致多囊卵巢综合征，对此应当予以高度重视。育龄期患者常因月经不调、不孕、多毛、痤疮就诊。中医辨证分型及临床表现如下：

1. 肾虚证 初潮迟至，月经周期紊乱，或月经延后，量少，色淡，质稀，甚至闭经，婚久不孕，腰膝酸软，头晕耳鸣，身疲肢倦；舌淡，苔薄白，脉沉细。

2. 脾虚痰湿证 经行后期，量少，甚则闭经，带下量多，或婚久不孕，形体肥胖，头晕胸闷，多毛，四肢倦怠，大便溏薄；舌体胖大，或有齿痕，苔厚腻，脉沉滑。

3. 气滞血瘀证 经行后期，淋沥不尽，量或多或少，色暗红，有血块，渐至闭经，或婚久不孕，伴乳房、小腹或胸胁胀痛；舌暗红，有瘀点瘀斑，脉沉涩。

4. 肝郁化火证 月经稀发或闭经，或月经紊乱，经前乳房胸胁胀痛，毛发浓密，面部痤疮，口咽干燥，便结溲赤；舌红，苔黄，脉沉弦或弦数。

多囊卵巢综合征的未病状态往往可见体型肥胖、体毛较多、痤疮频发、面色晦暗、胸闷气短、抑郁情绪、大便黏滞、腹泻常作、月经先后不定期，或月经数月不至，或月经出血不规则。

三、易发对象预测

（一）体质特征

多囊卵巢综合征常见体质为痰湿质、湿热质、气郁质及血瘀质。其中痰湿质表现为卵巢多囊样改变，形体肥胖，不孕，头晕胸闷，大便溏薄，舌体胖大，苔厚腻，脉沉滑，系痰湿凝聚，阻塞冲任所致；湿热质表现为面部痤疮，身重困倦，带下增多，舌苔黄腻，系湿热内蕴，冲任失调所致；气郁质表现为性情急躁，或忧郁寡欢，胸闷不舒，时欲太息，舌淡，脉弦，系气机不畅，冲任阻滞所致；血瘀质表现为面色晦暗，痛经，经色紫黑有块，舌质暗有瘀斑，脉细涩，系瘀阻冲任，血行不畅所致。

（二）性格情志特征

情志不畅，工作生活压力大，性格急躁、焦虑、抑郁、敏感，气血运行不畅，肾－天癸－冲任－胞宫轴功能失调，易患多囊卵巢综合征。

（三）年龄特征

多囊卵巢综合征是青春期及育龄期女性常见的内分泌失调性疾病。多起病于青春期，且发病年龄越来越年轻化，青春期多囊卵巢综合征的发病率呈上升趋势；在育龄期常因不孕而引起重视。

（四）生活方式与环境特征

《丹溪心法·子嗣》曰："肥盛妇人，禀受甚厚。恣于酒食，经水不调，不能成胎。"嗜食肥甘厚味，或暴饮暴食，或喜食辛辣食物，或饮食结构不合理，高糖高脂油炸食物为主，蔬菜水果偏少，皆可损伤脾胃，助湿生痰化热，壅阻冲任胞宫，致多囊卵巢综合征发病。

喜好烟酒、经常熬夜、缺少运动等不良的生活习惯，工作、学习、生活压力大造成焦虑、失眠及情绪不稳定，可致月经不调、闭经、肥胖、痤疮等多囊卵巢综合征相关症状。

工业发展造成环境污染，工、农业用品如工业原料、农用杀虫除草剂、汽车尾气、垃圾焚烧、医用及生活用塑料制品等是多囊卵巢综合征发病的重要因素；久居湿地，或阴雨连绵，则易感湿邪，湿邪困脾，脾失健运，痰湿内生，阻滞冲任胞宫；另外，环境改变引起焦虑、紧张、恐惧等，也可诱发多囊卵巢综合征。

（五）家族遗传特征

多囊卵巢综合征有高度的家族聚集性，其发病的可能原因之一为遗传因素。研究表明，与多囊卵巢综合征相关的候选基因，包括胰岛素受体基因、性激素结合蛋白基因、编码胆固醇侧链裂解酶的细胞色素基因等，但未找到特异基因，提示本病可能为多基因病。

（六）职业与工作习惯特征

工作压力大、工作环境紧张、久坐少动、社交应酬多、生活不规律的职业人群更易患多囊卵巢综合征。调查发现，长期精神紧张并处于应激状态，身体免疫功能降低，内分泌调节紊乱，会加快多囊卵巢综合征的发生和发展。

（七）并发疾病特征

多囊卵巢综合征的远期并发症要引起足够重视，如糖、脂代谢异常，心血管疾病，妊娠并发症，子宫内膜增生，子宫内膜癌及乳腺癌等。胰岛素抵抗（IR）是多囊卵巢综合征重要的内分泌特征，多囊卵巢综合征中约有 30% 非肥胖患者、75% 肥胖患者存在 IR。多囊卵巢综合征肥胖患者患 2 型糖尿病的风险为 7.5% ～ 10%。70% 的多囊卵巢综合征患者血脂异常，表现在血清总胆固醇、低密度脂蛋白、三酰甘油水平升高，高密度脂蛋白水平降低，过多的游离脂肪酸在肝脏内不断堆积，最终形成非酒精性脂肪肝。多囊卵巢综合征可引起的心血管疾病包括冠心病、心绞痛、中风等。研究发现，45 岁以上多囊卵巢综合征患者心血管疾病的发生率显著高于同龄健康女性。本病可使育龄女性子宫内膜容受性降低、卵细胞质量下降、妊娠率降低，流产率却增加；并且多囊卵巢综合征妊娠妇女患妊娠高血压疾病、妊娠期糖尿病、早产的风险，都较非多囊卵巢综合征妊娠妇女明显增加。多囊卵巢综合征患者患子宫内膜增生症和子宫内膜癌的风险更高，这除了与糖、脂代谢异常有关外，与长期无孕激素拮抗和高雄激素有关。

四、中医治未病调治

多囊卵巢综合征以调整生活方式、控制体重、改善内分泌环境、促进妊娠及预防远期并发症为调治原则。其治未病策略包括两个方面：一是未病先防，分期调治，青春期重在调经，育龄期以助孕为要；二是既病防变，积极预防远期并发症的发生。中医药通过补肾健脾疏肝，改善肾 – 天癸 – 冲任 – 胞宫轴的功能，以奏调经种子之效。

（一）情志调治

重视多囊卵巢综合征患者的健康教育，正确认识本病，不惧怕，积极配合，预防远期并发症。明确心理疏导、畅达情志、保持心态平和的重要性，用适当的方法宣泄不良情绪，避免精神紧张。

（二）起居调治

东汉王充《论衡·偶会》曰："作与日相应，息与夜相得。"作息应顺应自然规律，不熬夜，定时定量进餐，按规律而行，并持之以恒。加强锻炼，控制体重，研究表明体重下降 10kg，可减少胰岛素水平 40%，减少睾酮水平 3.5%。远离环境污染，选择空气清新、自然通风、安静之处居住，有利于缓解紧张情绪。劳逸结合，不偏不过，不仅能增强体质，还能振奋精神，有利于工作学习。

（三）饮食调治

做到膳食全面，搭配合理，饮食规律有节，戒除烟酒。宜食高植物蛋白类食物，如大豆类制品、赤小豆等，既可补充蛋白质，亦避免摄入过高能量，且利于消化；多吃蔬菜和水果，如绿豆芽、韭菜、黄瓜、山楂、苹果、香蕉等，含热量少，可避免因脂肪堆积而发胖；不宜食高热量食物，如糖果、巧克力、甜食等；不宜食高胆固醇、高脂肪、高糖的食物，如蛋黄、猪肝、羊肉、奶油等。

（四）体质偏颇调治

痰湿体质者生活环境要远离潮湿，居向阳之地，戒除肥甘厚味，以味淡性温平为主，坚持长期锻炼，汗出为宜；气郁体质者要保持积极乐观的生活态度，多食疏肝解郁的食物，如百合、玫瑰花等，少食酸收之品，宜动不宜静；湿热体质者不宜暴饮暴食、酗酒，少吃油腻食品及甜味品，宜食祛湿易消化食物，如绿豆、冬瓜、丝瓜、赤小豆、西瓜、绿茶、花茶等。

（五）药物调治

减重降脂对于多囊卵巢综合征的防治具有重要的临床意义。研究表明，荷叶、山楂均有良好的减肥降脂作用；饮用乌龙茶对预防肥胖有积极的意义，其富含维生素 B_1，是燃烧脂肪的必要物质。常用的药膳方有薏仁山药粥、木耳红糖山楂汤等。治疗上以滋肾补肾为主，根据不同证型分别采用补肾调经、健脾化痰除湿、行气活血、疏肝泻火等治法。左归丸、右归丸、苍附导痰丸、丹栀逍遥散等中药方剂可随证选用。

（六）针灸调治

1.体针　以任脉穴位、经外奇穴为主。选取关元、中极、卵巢穴、子宫穴、内关、三阴交等穴。痰湿者加阴陵泉、足三里；肝郁者加期门、行间；血瘀者加血海。平补平泻法。

2.耳针　取卵巢、神门、内分泌、皮质下、肝、脾、肾等耳穴，每次 3～5 穴，可针刺或用王不留行籽贴压，每周 1 次。

（七）推拿调治

推拿能起到通经络、畅气血、补元气、调脏腑的功能。如基于"下丹田学说"，选取相应的穴位施以推拿手法。分两个阶段：第一阶段推拿部位以"下丹田"区域为主，以补肾气化痰浊为目的；第二阶段推拿选取胸腹部脾胃经为主。此法有助于肾虚痰阻证多囊卵巢综合征的防治。

（八）动静调治

动静结合，运动适度。运动可以加速人体新陈代谢，有助于肥胖型多囊卵巢综合征妇女减肥，防止远期并发症的发生，还可以愉悦身心，但要注意运动不能超过自身的耐受限度，否则会因过劳而受损。适当运动时应和颜悦色，呼吸匀畅，自觉轻松自如。

（九）雅趣调治

多囊卵巢综合征的发生与女性压力大、情绪紧张关系密切，可通过培育高雅的情趣爱好以缓解、转移压力，借助富有雅趣的、轻松愉快的娱乐活动，达到舒畅情志、怡养心神、增强体质的目的。根据具体情况，可选择音乐、书画、瑜伽、垂钓、花鸟、品读、旅游等方式。

（十）熏浴调治

利用药物熏蒸后产生的蒸汽熏蒸全身或局部，具有活血化瘀、健脾和胃、安神助眠的功效。

用远志、夜交藤、龙骨、牡蛎、合欢花、枇杷叶等组方，可改善睡眠，舒缓情绪，缓解疲劳，有助于消除压力，缓解病情。但如有过敏发生，应立即停用，注意调节温度，防止烫伤。

（十一）其他调治

1. 刮痧　胸胁部刮痧可宽胸理气、疏肝解郁，缓解多囊卵巢综合征患者抑郁焦虑情绪；头部刮痧可改善头部血液循环，疏通全身阳气，有助于改善失眠、头痛等症状。

2. 拔罐　关元穴拔罐可以温通经络，固本培元，壮一身之元气。辨证取穴，可作为多囊卵巢综合征防治的辅助措施。

3. 穴位埋线　适用于肥胖型多囊卵巢综合征。选择中脘、天枢、气海、关元、足三里等穴，痰湿者加丰隆，血瘀者加血海。

4. 艾灸　以局部取穴为主，可选气海、关元、子宫穴、中脘、足三里等穴，艾箱灸或悬起灸治疗。既非炎症也非肿瘤的良性增生性疾病

第二十二节　乳腺增生症

乳腺增生症是发生于乳房组织的既非炎症也非肿瘤的慢性的良性增生性疾病。以乳腺导管上皮增生、囊肿形成、间质纤维结缔组织增生为特征，又称乳腺纤维囊性增生病。临床以单侧或双侧乳房胀痛、结块为主要特征。本病好发于中青年妇女，尤其是育龄妇女，是临床上最常见的乳腺疾病，占全部乳腺疾病的70%以上。乳腺增生症有一定的癌变倾向，尤其是有乳腺癌家族史者。本病属于中医学"乳癖"范畴。

一、病因病机

乳腺增生症的发生主要与情志不畅、劳倦内伤等内伤因素导致肝气不舒、肝肾不足、冲任不调密切相关。首先，肝郁气滞，乳络不通，不通则痛。郁久，则化热灼伤阴液，气滞血凝则生成有形之邪结于乳房。其次，肝气郁结，脾气亦伤，脾虚则化生气血无力，生湿生痰，痰成则气行愈加不利，痰气相互搏结，阻于乳络则为乳癖。最后，冲任二脉起于胞中，上连乳房。冲任之脉隶属肝肾，肝肾亏损，冲任失和，则乳房痰浊凝结，发为乳癖。

1. 情志不畅　由于长期忧思、焦虑、紧张等，情志不遂，郁久伤肝，或精神刺激、急躁恼怒，导致肝郁气滞，气滞则血瘀，经脉阻塞不通，不通则痛，故见乳房疼痛；若肝气郁而化火，灼津为痰，气滞、痰凝、血瘀交阻则可形成乳房肿块。

2. 劳倦内伤　由于工作压力大、熬夜、加班，长期体力透支，以及社会环境、生活习惯等诸多因素影响，导致劳倦过度，消耗元气，影响脾胃，损伤肝肾。脾胃虚弱，痰湿内结；肝肾不足，无以濡养冲任，冲任失调致使气血凝滞，经脉阻塞，而致乳房结块、疼痛，常伴月经不调。

本病病位涉及肝、肾、脾、胃，与冲任二经有关，肾精亏虚、冲任不调为本，肝郁气滞、血瘀痰凝为标。

西医学认为，本病的发生是由于女性内分泌障碍引起，主要是体内女性激素（如雌、孕激素）代谢障碍，乳腺组织不同程度增生导致乳腺正常结构紊乱，一方面体内雌激素代谢障碍，使乳腺实质增生过度和复旧不全；另一方面部分乳腺实质成分中雄激素受体的质或量异常，使乳房各部分的增生程度参差不齐。

二、临床表现

乳腺增生的发病年龄多在 25～45 岁。城市妇女的发病率高于农村妇女。社会经济地位高或受教育程度高、月经初潮年龄早、低经产状况、初次怀孕年龄大、未授乳和绝经迟的妇女为本病的高发人群。这类人群平时应多注意未病先防。

乳腺增生的主要自觉症状为乳房疼痛，两侧或一侧，可以全乳痛，也可以局限于某一处，一般以肿块处疼痛最明显。多为胀痛，有的表现为刺痛，或伴有牵涉痛，向胸胁部或肩背部放射，痛甚者不可触碰，行走或活动时也有明显乳痛，严重时影响工作和生活。初期乳房疼痛与月经周期相关，经前加重，经后减轻或消失，病情发展则月经前后均出现疼痛。疼痛可因情绪不佳而加重。乳腺增生的肿块可单侧或双侧，多位于乳房外上象限，呈片块、结节、条索、颗粒等各种形状，大小不一，边界不清，质地坚韧不硬，推之活动，常有触痛，月经前增大变硬，来潮后缩小变软。乳房疼痛和乳房肿块可同时出现，也可先后出现，或以乳痛为主，或以乳房肿块为主。少数患者可伴有乳头疼痛、瘙痒，乳头溢液。中医辨证分型及临床表现如下：

1. 肝郁痰凝证　多见于青壮年妇女。乳房胀痛、窜痛，乳房内肿块质韧，触痛明显，乳房肿痛随喜怒消长，伴有两胁胀痛，善郁易怒，失眠多梦，心烦口苦，亦可伴有月经不调；苔薄黄，脉弦滑。

2. 冲任失调证　乳房肿痛于月经前加重，经后减轻，伴有腰酸乏力，神疲倦怠，头晕耳鸣，月经失调，量少色淡，或闭经；舌质淡，苔白，脉沉细。

乳腺增生症的未病状态以既往月经期前后乳房胀痛者为多见，亦有无明显症状发作规律，或于心情不佳时胸胁满闷，伴有乳房不适，或接触时内有胀痛。

三、易发对象预测

（一）体质特征

气郁质、血瘀质、痰湿质的人群易患乳腺增生症。气郁质者主要表现为情志不畅，多愁善感，烦闷不乐，善太息，易出现情绪抑郁或急躁，胸胁痛闷，舌质淡红，苔薄白或薄黄，脉弦；血瘀质者主要表现为肤色晦暗，色素沉着，容易出现瘀斑，口唇暗淡，舌暗或有瘀点，脉涩；痰湿质者主要表现为嗜好肥甘厚腻，汗多而黏腻，头身困重，面部油腻，口黏而甜，痰多，喜睡懒动，舌胖大，苔白腻，脉滑。

（二）性格情志特征

性格多内向，情绪不稳定，敏感脆弱，易抑郁或急躁。精神易于紧张、焦虑、激动、烦躁。不良的情志变化都可诱发乳腺增生。

（三）年龄特征

26～40 岁的女性发病率最高，其次是 41～50 岁，再次是 21～25 岁，而 50 岁以上、21岁以下发病率下降。内分泌随年龄变化而有相应变化，因此乳腺增生病的发病率与年龄相关。

（四）生活方式与环境特征

饮食不节，暴饮暴食，导致肥胖；过食肥甘厚腻、生冷，易生痰湿；过食辛辣煎炸等刺激性食物，易生燥化火；摄入含有过量雌激素的食物如激素喂养的鸡、鸭等家禽，嗜好碳酸饮料、反式脂肪酸等诸多不健康的饮食习惯，而致脏腑功能失调，气血失和，易诱发本病。

生活作息不规律、经常熬夜、缺少充足的睡眠、生活经常处于紧张状态的女性，以及经常吸烟、大量饮酒者，容易发生乳腺增生症。这些生活习惯容易导致人体气血失和，乳络不畅，从而诱发本病。

居住环境恶劣，嘈杂、污染严重，易致心情不愉快而气血不调，诱发本病。

（五）职业与工作习惯特征

城市妇女乳腺增生症的发病率高于农村妇女，社会经济地位高的或受教育程度高的女性容易发生。学习、工作压力过大者，如学生、教师等长期用脑，易精神紧张，熬夜、作息没有规律，易气血失调；白领、文员、管理人员等长期久坐，生活、工作节奏快，缺乏必要锻炼；司机、记者等长期饮食不规律，饥饱失常，损伤脾胃。这些均易致本病。

（六）家族遗传特征

乳腺增生症有一定的癌变倾向，特别是有乳腺癌家族史者，患乳腺癌的概率会有所增加。

（七）并发疾病特征

1. 肥胖症 肥胖妇女血浆中的雌激素含量较高，易诱发乳腺增生症，故应控制体重。

2. 多囊卵巢综合征 乳腺增生症治疗不及时或长期情绪不畅，或饮食不慎，常伴发多囊卵综合征。

3. 乳腺癌 部分乳腺增生症患者日久失治可能出现恶变，应注意乳房包块性疾病之间的鉴别。乳腺癌好发于 40 ～ 60 岁女性，包块增大迅速，肿块多单一，形状不规则，质地坚硬，与周围组织容易发生粘连。

4. 子宫肌瘤 乳腺增生症患者如果长期肝郁气滞，疏泄不畅，易痰凝血瘀而致子宫肌瘤的伴发。

（八）其他特征

月经初潮早，月经紊乱，初次怀孕年龄大，未哺乳或绝经时间较晚，性生活不和谐，流产或怀孕次数多等，易致内分泌失调，可增加乳腺增生症的发病概率。另外，长期摄入含激素类的保健品或药物，如避孕药等，也易患乳腺增生症。

四、中医治未病调治

（一）情志调治

保持心情舒畅，情绪稳定，切忌忿怒、抑郁等情绪刺激。调节好工作与生活、家庭的关系，可以尝试语言倾诉、户外活动、听舒缓的音乐等方法调节不良情绪，注意心理疏导，培养乐观积极的态度。必要时，可寻求心理医生的帮助。

（二）起居调治

生活作息要有规律，多注意休息，保证充足的睡眠，尽可能避免熬夜，劳逸结合，有助于气血充养，冲任调和。选择美容、化妆品时，避免选用含有雌激素成分的产品。内衣，尤其是胸罩应选择适合的，不宜过紧、过小、过硬；不合适的内衣可影响乳房的血液运行，从而易诱发本病。平时应注意进行乳房自我检查：最佳检查时间是月经来潮的第 7 ～ 10 天，选择坐位或卧位。检查时，抬高一侧手臂，用另一侧手指检查，四指并拢，用手指掌面仔细轻揉地按扪乳房，切忌重按抓捏。检查顺序可按顺时针方向仔细绕圈按压，由外往内至乳头。仔细检查乳房每个部分，并特别注意乳房外上象限及腋窝处，检查是否有肿块或者硬结。在自我感觉不适或发现问题时，应及时就诊，以早期诊断、早期治疗。

（三）饮食调治

提倡健康饮食习惯，注意健康的饮食结构，尽量选择天然、新鲜、多样化的绿色有机食品。可多吃白菜、豆制品、鱼类、海带等。白菜中含有一种能帮助分解雌激素的化合物吲哚 –3– 甲醇；豆制品则含有大豆异黄酮；鱼类含有一种能够有效抑制癌细胞生长和增殖的不饱和脂肪酸；海带含有大量的碘，可促进卵巢滤泡黄体化，使雌激素水平降低，恢复卵巢的正常功能，纠正内分泌失调。这些均有益于预防乳腺增生、乳腺癌的发生。此外，多进食富含纤维素的蔬菜，可减少脂肪吸收，使脂肪合成减少，激素水平下降，有利于乳腺增生疾病的恢复。尽量不要食用激素喂养的禽畜水产、被污染的食物蔬果，节制咖啡、巧克力等，这类食物中含有大量的黄嘌呤，会促使乳腺增生；戒烟禁酒，忌辛辣、煎炸等刺激性的食物。

（四）药物调治

1. 药膳 可以选用理气活血、软坚散结之类的食材与药材搭配。如海带鳖甲猪肉汤具有滋阴潜阳、软坚散结的功效，适用于肝肾不足、乳络失养不通者；香附路路通蜜饮具有疏肝理气、开郁散结的功效，适用于肝郁气滞、乳络不通者；肉苁蓉归芍蜜饮具有补肾益血、疏肝理气的功效，适用于气滞血瘀、乳络不通者；青皮山楂粥具有理气消食化瘀的功效，适用于食阻气滞乳络不通者；玫瑰枸杞茶具有疏肝理气、养肝补血的功效，适用于肝血不足、肝气郁结者。

2. 药物调治 肝郁痰凝者，治当疏肝理气、化痰散结；冲任失调者，治当调补冲任、通经和血；若有结节，需配合软坚散结、消滞化瘀之法。常用中成药有金蓉颗粒、乳癖消、红金散结胶囊、乳宁丸、逍遥丸等。

（五）针灸调治

1. 体针 常用穴位有乳根、膺窗、膻中、屋翳、期门、内关。①肝郁气滞型：毫针常规消毒后，取膻中、屋翳向乳根方向斜刺，严格掌握角度和深度，防止刺伤内脏；其余穴位以直刺为主。②痰瘀互结型：以针刺泻法为主。配穴经前泻法，经后补法。③冲任失调型：针刺以平补平泻法为主。配穴经前泻法，经后补法。

2. 耳针 选取肝、乳腺、内分泌、神门、交感、垂体、卵巢等耳穴。耳郭常规消毒，选准穴位后，用短毫针针刺（或用王不留行籽贴压）。

3. 艾灸 以肿块四周及中央 5 个部位为主要灸点，配合灸足三里、阳陵泉、肝俞、太冲等穴，艾条温和灸 40 分钟以上。30 天为 1 个疗程，每个疗程间隔 5 ～ 7 天。

（六）推拿调治

1. 揉法 以双手食指自腋窝下托起胸大肌肌腱，以拇指腹配合食指由轻至重揉捻至肌腱及附近区域；揉胃经、肝经、脾经、肾经、任脉压痛点。

2. 点穴 点压屋翳、膻中、合谷、外关、太冲、三阴交、足三里等穴。点穴时用力适中，以透达为主，患者感到酸胀即可。

（七）婚育调治

1. 适龄婚育 调查显示，高龄未婚和初产年龄过大的妇女本病发病率高于适龄婚育的妇女。因此，女性应适龄结婚（最好 28 岁之前），生育年龄应避免过晚，以 35 周岁之前为佳。

2. 注意避孕 人工流产可引起内分泌失调，多次流产是导致乳腺增生的原因之一。胚胎绒毛分泌的雌激素和孕激素会刺激乳腺增生，若多次人流，增生的乳腺组织不易复旧，更难恢复原状而形成乳腺增生。所以要采取积极有效的避孕措施，防止意外妊娠。

3. 和谐性生活 正常、和谐、均衡、有规律的性生活，对乳腺功能有良好的调节作用，有助于减少乳腺增生症和乳腺癌的发生。长期缺乏性生活，容易诱发乳腺小叶增生和乳腺癌。若患有性功能障碍，如性欲低下、性高潮缺乏等疾病，需尽早积极诊治。

4. 母乳喂养 母乳是婴儿最天然、最理想的食物，并且可以减少女性乳腺肿瘤、卵巢肿瘤及缺铁性贫血等疾病的发生。哺乳能使乳腺充分发育，并在断奶后良好退化，不易出现增生。因此母乳喂养于子于母都是有利的，应提倡母乳喂养。

（八）其他调治

贴穴法 选取太冲（双）、期门（双）、气海、关元、乳房局部阿是穴，经后加三阴交。采用赤芍、冰片制成的药膏，清洁皮肤后，适量涂抹于所选穴位，揉按 1 分钟左右，每日 2 次，每次帖穴 4 ～ 6 小时。

第二十三节　围绝经期综合征

围绝经期综合征是指女性在绝经期前后，出现烘热汗出、烦躁易怒、潮热面红、失眠健忘、头晕目眩、耳鸣心悸、腰酸背痛、手足心热、情志不宁等，伴随月经紊乱或绝经有关的症状。本病属于中医学"经断前后诸证"范畴。

一、病因病机

本病的发生与妇女绝经前后的生理特点紧密相关，主要是肾之阴阳精气出现亏虚或失衡而发病。

1. 肾阴虚 女子七七，天癸欲竭，冲任亏虚，或肾阴素虚，精亏血少，或多产房劳，数脱于血，复加忧思不解，积念在心，营阴暗耗，久病及肾，肾阴耗损，冲任衰少，脏腑失养，遂发本病。

2. 肾阳虚 素体肾阳虚衰，或房事失节，损伤肾气；七七之年，肾气更虚，月经将绝，命门火衰，脏腑失于温煦，虚寒内盛，而现绝经前后诸证。

3. 肾阴阳两虚 肾藏元阴元阳，为水火之宅，一身阴阳之根本。久病及肾，阴损及阳或阳损及阴，脏腑失于濡养、温煦，冲任失调而发本病。

4. 心肾不交 心属火，居上焦，肾属水，居下焦，心火下降于肾使肾水不寒，肾水上济于心使心火不亢。绝经前后，肾水不能上济于心，心火独亢，出现心肾不交，热扰心神，遂致本病。

肾衰天癸竭为本病发病基础，肾阴阳失衡为病机关键。肾为先天之本，肾气盛衰决定天癸的至与竭。五脏之中，肾衰独早，肾阴阳失衡，常涉及其他脏腑；且"五脏相移，穷必及肾"，其他脏腑病变日久必累及肾，并常兼气郁、瘀血、痰湿等病机。

西医学认为，围绝经期综合征是由于卵巢、下丘脑和垂体功能退化，卵泡对卵泡刺激素（FSH）的敏感性下降，对促性腺激素（Gn）的抵抗性增加，因而表现出的一系列躯体及精神心理症状。其发病与年龄、遗传、卵泡刺激素、黄体生成素（LH）及其受体变异、酶缺陷、免疫、医源性损伤、病毒感染、反复多次流产等因素有关。

二、临床表现

月经周期改变是围绝经期综合征最早的临床表现，可伴见潮热汗出、耳鸣心悸、腰酸背痛、情志不宁等血管舒缩及精神神经症状，此种不稳定状态可历时1年，甚至5年或更长。绝经多年后可出现阴道干涩、带下量少、骨质疏松、代谢异常及心血管疾病等。中医辨证分型及临床表现如下：

1. 肾阴虚证　绝经前后，月经周期紊乱，量多少不定，色鲜红，五心烦热，失眠多梦，烘热汗出，头晕耳鸣，腰酸腿软，或皮肤瘙痒，或口燥咽干；舌红，苔少，脉细数。

2. 肾阳虚证　绝经前后，月经不调，或崩中漏下，量多，色淡质稀，头晕耳鸣，精神萎靡，面色晦暗，形寒肢冷，腰痛如折，腹冷阴坠，小便频数或失禁，带下量多；舌淡，苔白，脉沉细迟。

3. 肾阴阳俱虚证　绝经前后，月经周期紊乱，量少或多，烘热汗出，头晕耳鸣，健忘，乍寒乍热，腰背冷痛；舌淡，苔薄白，脉弱。

4. 心肾不交证　绝经前后，月经紊乱，量少，色鲜红，心烦失眠，心悸易惊，腰膝酸软，头晕健忘，甚至情志失常；舌红，苔薄白，脉细数。

围绝经期综合征的未病状态往往可见不耐寒热，易于汗出，遇事容易紧张、惊慌，情绪不易平复，近年来月经周期提前，经量较少；另有肾气衰弱、气血不足的迹象，如头发斑白、容易堕发，面色焦黄或萎黄，皮肤多有褐斑，甚至尺肤及小腿有肌肤甲错之象。

三、易发对象预测

（一）体质特征

偏颇体质和兼夹体质易发围绝经期综合征，气郁质、气郁夹阴虚质、阴虚质较易发病。忧郁脆弱，敏感多疑，烦闷不乐，胸胁胀满，乳房胀痛，伴善太息，多见于气郁质；手足心热，口干咽燥，口渴喜冷饮，大便干燥，舌红，少苔，多见于阴虚质；气郁夹阴虚质者表现为气郁与阴虚质症状兼见。

（二）性格情志特征

《备急千金要方》曰："女子嗜欲多于丈夫，感病倍于男子。"绝经前后，阴阳失衡，多脏受累。性格内向，情绪不稳定，性情急躁，犹豫多虑的围绝经期女性易于患病。

（三）年龄与性别特征

女子七七之年，肾气渐衰，天癸渐竭，为经断前后特殊生理时期，诸症丛生，故围绝经期综合征发病年龄多在 45 ～ 55 岁。但临床亦可见有手术、放射线、化疗，或有其他因素损害卵巢病史的患者，未达绝经年龄即现此征。

（四）生活方式与环境特征

围绝经期综合征的发病率与负性事件刺激、家庭关系、工作性质、居住环境、个性特征密切相关。研究显示，绝经前后生活中遭受重大负性事件刺激、工作紧张、家庭关系差，且居住在城市的妇女围绝经期综合征的发病率明显增高。

（五）家族遗传特征

围绝经期综合征的发生根源在于卵巢功能下降。早于 40 岁出现相关症状者，为卵巢早衰。目前研究认为，性染色体和常染色体的某些异常可能导致卵巢早衰而出现围绝经期症状，如 Terner 综合征、脆性 X 综合征、骨形态发生蛋白 15（BMP15）、FOXL2 等基因突变。对不同种族围绝经期女性的研究显示，高加索人以出现身心疾病为主，非洲人则较多出现血管症状，而日本妇女在围绝经期较少涉及躯体及情绪问题，提示围绝经期综合征的发生与遗传及社会心理因素密切相关。

（六）职业与工作习惯特征

退休、无业或自由职业者围绝经期综合征的发病率明显升高，就业压力和突然的生活改变会引起女性较大的精神负担。工作环境与性质、经济收入水平等与围绝经期综合征症状有一定关系。

（七）并发疾病特征

多种疾病可影响卵巢功能，如子宫内膜异位症、盆腔炎性疾病等，致卵巢功能下降，雌激素分泌减少，出现围绝经期综合征。另外，手术切除双侧卵巢、放射或药物损伤卵巢功能者，亦可见围绝经期综合征的相关症状。

围绝经期女性常并发脂质改变及骨丢失。高血脂易导致心、脑血管疾病，如高血压、冠心病、动脉粥样硬化；长期高血脂会导致脂肪肝，诱发胰腺炎等。骨丢失造成的低骨量是骨质疏松症的危险因素，并可致绝经后骨质疏松症。

四、中医治未病调治

宜通过辨体质、调饮食、畅情志、适寒温，对围绝经期综合征易患人群予以早期干预，总以平衡阴阳、综合调理为治未病原则。

（一）健康教育

开展绝经前后健康教育，使女性本人、其家庭及社会认识到：此期出现烦躁不安、失眠心悸、月经失调等变化，可通过心理调节和家庭及社会的关怀，使其适应，减少围绝经期女性的生活困扰。

（二）定期检查

绝经前后是心脑血管疾病和妇科肿瘤的高发年龄。绝经前后的妇女建议每半年至一年进行一次体格检查，包括妇科检查、宫颈刮片等常规检查项目。通过妇科检查，以便早期发现早期治疗子宫颈癌、卵巢癌等妇科疾病。

（三）情志调治

"恬惔虚无，真气从之。"摒除杂念，畅遂情志，神静淡泊，以使心神保持"清静"之态。围绝经期女性应避免独居，增加人际交往，在社会交往中相互沟通、相互学习，不断地完善自己，使身心愉悦，获得高层次的心理需求。

（四）节欲保精

精是人体生命活动包括神志活动的根本。历代养生家一致提倡节欲保养肾精，方能神气坚强，老而益壮，健康长寿。节欲并非禁欲或绝欲，是提示围绝经期女性应寡欲以保肾精，存精以养神。

（五）起居调治

选择空气清新、安静清幽之处居住，远离环境污染，室内采光通风良好。按时作息，避免熬夜晚睡，可以缓解围绝经期烦躁、疲劳、记忆力减退、反应迟钝等症状。

（六）饮食调治

饮食物可以滋养调理身体，延衰益寿，御邪防病。围绝经期女性应多食豆类制品、牛奶、新鲜蔬菜、水果等，少食油腻、肥甘厚味、辛辣等食物。肾阳虚者，宜食羊肉、牛肉、核桃仁、韭菜、干姜等温补阳气；肾阴虚者，宜食甲鱼、银耳、黑木耳、桑椹等滋阴生津；心肾不交者，宜食龙眼肉、猪心、莲子心等。生蚝、淡菜、鲍鱼、墨鱼等血肉有情之品可以通补奇经，助益冲任，平肝潜阳。食饮有节，五谷为养，五菜为充，五果为助，五畜为益，均衡膳食，因人因时因地制宜，有助于缓解围绝经期症状。

（七）药物调治

中药调治围绝经期综合征疗效确切，易于接受。

1. 药膳　可以选用小麦、大枣和甘草煲汤粥，养营敛汗，缓解潮热汗出症状；制首乌田七煲乌鸡汤，滋阴和阳，补气和血；柏子仁、酸枣仁、玫瑰花泡茶代饮，安神定志，疏肝解郁。

2. 药物治疗　肾阴虚者以六味地黄丸、知柏地黄丸、杞菊地黄丸等滋肾益阴；肾阳虚者以右归丸温肾壮阳，填精养血；肾阴阳俱虚者以二仙汤合二至丸加何首乌、龙骨、牡蛎阴阳双补；心肾不交者以天王补心丹滋阴补血，养心安神。有腰腿酸痛、骨质疏松者，应用杞菊地黄丸、龟鹿二仙膏等补肾滋阴、补益奇经的药物，以提高生活质量。排除禁忌证并能定期复查者，可以考虑激素替代治疗。

（八）针灸调治

针灸可调节神经、内分泌功能，使脏腑调、经络通、气血和，对围绝经期综合征有明确的防治作用。

1. 体针　肾阴虚者取肾俞、心俞、太冲、太溪、三阴交、委中、血海、风池、涌泉等穴；肾阳虚者取百会、大椎、肩井、肾俞、关元、气海等穴；心肾不交者取内关、行间、百会、肾俞、心俞、太溪、三阴交等穴。毫针刺，可灸，可用经皮电针刺激。

2. 耳针　取内分泌、卵巢、神门、交感、皮质下、心、脾等穴。可用耳穴埋针、压豆，每次选用4～5穴，每周2～3次。头痛头晕、记忆力下降，加内耳、肾上腺等耳穴；烦躁易怒、失眠或潮热汗出，加肝、肺、三焦等耳穴。

3. 艾灸　艾灸可以温通经脉，培补元气，健脾益胃，升举阳气。研究认为，艾灸可以调节免疫功能，改善新陈代谢，抗衰防老。肾气虚者取神阙、气海、关元穴；肾阳虚者取百会、膏肓穴；肾阴虚者取足三里、三阴交、血海穴；心肾不交者取涌泉穴。

（九）推拿调治

选取印堂、神庭、睛明、攒竹、太阳、角孙、头维、百会、风池穴及双侧合谷、神门、内关、三阴交、肝俞、肾俞、关元和照海穴。一指禅推法或揉法与掌跟或大鱼际揉法相结合。

（十）气功调治

八段锦是传统中医功法，难度低，易坚持，能缓和心境，锻炼肌肉、关节和韧带，适合围绝经期女性练习。

（十一）动静调治

坚持适当的体育锻炼，经常从事体育运动，能显著降低紧张感，并能消除失望沮丧情绪。但要避免过重的体力劳动，防止子宫脱垂。建议围绝经期女性经常有意识地进行凯格尔训练，改善盆底功能。

（十二）雅趣调治

书法、绘画、弈棋、养花、垂钓等雅趣，可以缓解围绝经期女性的苦闷、烦恼、忧愁、紧张、恐惧等不良情志，使精神振奋，寄托情怀，舒畅气机，怡养心神。

（十三）熏浴调治

温水浴能促使局部或全身皮肤的毛细血管扩张，加快血液循环，降低神经系统的兴奋性，产生镇静作用；还可降低肌张力，缓解肌肉疼痛和痉挛。以白及、白芷、白蒺藜、白矾煮水温浴，可防治皮肤干燥、瘙痒。肾阳虚者可以桂枝、干姜、附子、细辛温经通阳，散寒止痛，祛瘀通脉；睡眠障碍者可选远志、枇杷叶、龙骨、牡蛎、牛膝、夜交藤、合欢花来安神定志，调节改善睡眠。

（十四）其他调治

1. 刮痧　选取督脉，膀胱经的第1、2侧线，腹部任脉循行线和五脏背俞穴，气海、关元、子宫穴，经络刮痧和穴位刮痧配合施术。头痛头晕、失眠症状明显者，加百会 - 神庭穴区；心烦抑郁者，加足厥阴肝经太冲 - 行间穴区。

2. 拔罐　以背部为主，在大椎、厥阴俞、心俞、肝俞、脾俞、胃俞、肾俞穴交替留罐，并沿华佗夹脊、督脉走罐。可用于围绝经期综合征的辅助治疗。

3. 贴敷　穴位贴敷可选取三阴交、内关、气海、脾俞、关元、肾俞、肝俞等穴，药材可选择逍遥散、甘麦大枣汤或吴茱萸研磨成粉，温清水调制为糊状，无菌敷贴，胶布固定。该法具有健脾补肾、安神除烦之效。

第二十四节　白内障

白内障是指因各种原因如老化、遗传、局部营养障碍、免疫与代谢异常、外伤、中毒、辐射等引起晶状体代谢紊乱，导致晶状体蛋白质变性而发生混浊，此时光线被混浊晶状体阻扰而无法投射在视网膜上，导致视物模糊。本病属于中医学"圆翳内障""银内障"等范畴。

一、病因病机

中医学认为，本病是因年老体衰，或先天禀赋不足，或外伤、暴力等引起。肝开窍于目，目得血而能视，肝阴亏虚或血虚失养都可发为本病。

1.肝肾阴虚　年老体衰，精气不足，或因劳心过多，阴血耗散，或先天禀赋不足，则可导致肝血不足、肝阴亏损、肾精不足，晶珠失养而成内障。

2.脾胃气虚　年老体弱，再加上脾胃气虚，导致运化失司，气血生化匮乏，目失濡养而致本病；脾失健运，气机升降失常，清气不升浊气不降，亦致目睛失养而成本病。

3.气滞血瘀　长者皆少动多静，血运亦迟滞缓慢，久而形成瘀血，又因外伤、暴力，晶珠惊震，气滞血瘀，侵扰神水而渐致混浊变白；瘀血不去，新血不生，更令晶珠失荣而渐致本病。

二、临床表现

白内障的主要症状为视物模糊，可有怕光、看物体颜色较暗或呈黄色，甚至复视及视物变形等。中医辨证分型及临床表现如下：

1.肝肾阴虚证　晶珠混浊，视物昏花，双目干涩，眼前黑影，头晕耳鸣，心烦失眠，腰膝酸软，潮热盗汗；舌红苔白或少苔，脉细数。

2.脾胃气虚证　晶珠混浊，目暗无神，视物昏糊，不耐久视，精神不振，胸脘满闷，胃纳呆滞，头晕身重，大便溏泄；舌淡苔白，脉细。

3.气滞血瘀证　眼前黑影飘移不定，视力减退，同时可兼肝、脾、肾三脏虚损之表现；舌质暗红或紫暗，有瘀斑，脉弦或涩。

白内障的未病状态往往可见眼睛干涩，双目容易疲劳，视力下降，视物不清，不耐强光，或者有时出现眼前固定性黑点。

三、易发对象预测

（一）体质特征

阴虚质、气虚质、血瘀质人群易患白内障。

（二）性格情志特征

性格急躁容易恼怒，易于激动，则肝火上炎易伤阴，晶珠失养则易生白内障；性格内向，孤僻不合群，或者悲观、消极，易令气郁气滞，久之则令血行不畅而致血瘀，亦会增加患白内障的风险或是加重白内障的症状。

（三）年龄特征

年龄越大，患白内障的概率越高。我国 60 ～ 89 岁人群白内障发病率约为 80%，90 岁以上人群白内障发病率高达 90% 以上。

（四）生活方式与环境特征

过多的紫外线对于晶状体的损伤会加速白内障的形成，有研究表明，每天接触 1 小时的阳光使白内障的患病风险增加约 10%。眼睛中的维生素 C 含量约是血液中维生素 C 含量的 30 倍，维生素 C 还能减少光线和氧对晶状体的损害，维生素 C 摄入不足，易患白内障。另外，过量摄入盐也与白内障的发生有一定关系。长期睡眠不足，经常熬夜，长时间使用电脑、手机等发光屏幕，令眼睛过度疲劳，会加速晶状体变性、眼睛老化。此外，长期吸烟者的白内障发病率明显高于不吸烟者。

（五）家族遗传特征

先天性白内障多为遗传性疾病，多在出生前后即已存在，后天性白内障则不具遗传性。

（六）职业与工作习惯特征

不同职业的人患白内障的概率不同，接触紫外线、强光辐射、某些化学药品如三硝基甲苯等的职业者患病风险较高。例如长期在野外勘测如地质勘测工作者，长期在阳光下工作如农民、渔民、导游等，长期在高海拔地区工作者，还有炼钢厂工人、烧炉工、吹玻璃的工人等较易患上白内障，需要做好预防措施。

（七）并发疾病特征

某些疾病可能成为白内障的重要发病因素，如糖尿病等。

四、中医治未病调治

白内障的中医治未病，以重视护眼为主，以滋补肝肾、补脾益气、行气活血为原则，适当运用针灸、推拿及局部熏浴调治的方法也很有帮助。白内障是全球首位致盲性眼病，建议老年人每 3 ～ 6 个月做 1 次眼部健康检查。

（一）情志调治

要重视健康教育，使患者正确认识白内障，了解本病的病因、病理变化，正确理解并配合调治。平时避免精神紧张、发怒、忧思、郁闷等；要保持精神愉悦，情绪安定，乐观豁达的心理状态，对调治本病有益。

（二）起居调治

调整生活规律，建立并实施健康有规律的生活方式。做到起居作息有常，饮食定时定量，早睡早起不熬夜；改正不良生活习惯，戒烟戒酒。适当运动，尽量减少面对手机、电脑屏幕的时间。

（三）饮食调治

白内障患者的饮食调治要注意摄取足够的维生素 C 和 E。富含维生素 C 的食物如菠菜、洋葱、番茄、大白菜、四季豆、草莓、橘子、橙、柚子等，富含维生素 E 的食物如蔬菜、花生油、谷类、豆类、肝脏、蛋和乳制品等；多喝茶水，多吃富含锌、硒的食物，对预防白内障有帮助。

（四）药物调治

1. 药膳
（1）猪肝枸杞汤　猪肝 150g，鲜枸杞叶 100g。猪肝洗净切条，与枸杞叶共同煎煮，饮汤吃肝，每日 2 次。可清肝明目，辅助治疗白内障。
（2）枸杞龙眼汤　枸杞子 20g，龙眼肉 20 枚，水煎煮连续服用。枸杞富含胡萝卜素、维生素和钙、磷、铁等微量元素，龙眼肉富含维生素 C、维生素 B_2 和蛋白质，这些营养物质能益精养血、滋补明目。

2. 药物治疗　肝肾阴虚证，用杞菊地黄丸；脾胃气虚证，用四君子汤；气滞血瘀证，用除风益损汤；肝热上扰证，用石决明散。各证方药，随证加减。中成药根据不同证型可选用杞菊地黄丸、知柏地黄丸、石斛夜光丸等。

（五）针灸调治

1. 体针　取球后、睛明、承泣、合谷、足三里、肝俞、肾俞、脾俞、光明、太溪、太阳等穴。日针 1 次，留针 30 ～ 40 分钟。
2. 耳针　取眼、目 1、目 2、肝、肾、内分泌、交感、神门等耳穴。用短毫针针刺或用王不留行籽、白芥子贴压，3 ～ 5 天换对侧耳。

（六）推拿调治

自我按摩眼部的方法可用于预防白内障及白内障初起。方法如下：
1. 按揉睛明穴　拇、食二指伸直，其余三指屈曲，左右二拇指指腹置于左右睛明穴，按揉 100 ～ 200 次。
2. 按压鱼腰、攒竹穴　以双手拇指指间关节凸起部位按压鱼腰、攒竹穴，每穴 30 ～ 50 次。
3. 按揉四白、翳明穴　食指伸直，余四指屈曲，食指指腹按揉四白、翳明穴 100 ～ 200 次。
4. 揉拿风池穴　拇、食二指指腹对称、用力揉拿风池穴 30 ～ 50 次。
5. 按压合谷穴　双手拇指指尖交替按压合谷穴 100 ～ 200 次，以穴位局部酸胀为度。
6. 按揉光明穴　双手拇指指腹按揉光明穴 30 ～ 50 次，以穴位局部酸胀为度。

（七）雅趣调治

适宜的雅趣活动可消除神经紧张、减少负面情绪，令肝气条达舒畅，气血调和。适宜参加的雅趣活动有音乐、歌咏、毛笔书法、听相声、舞蹈、游戏、下棋等，选择时主要根据患者不同的性格、爱好、视力的好坏，选择合适的雅趣方式。

（八）熏浴调治

明目养阴洗眼方　霜桑叶、生地黄、夏枯草、甘菊各 9g，羚羊角 4.5g，薄荷 3g。上药水煎后先熏后洗，有疏风清肝、养阴明目的作用，对早期白内障有一定的预防和辅助治疗作用。

（九）其他调治

刮痧　先用刮痧板的棱角点按头面部睛明、攒竹、鱼腰及风池穴，然后刮背部的肝俞、肾俞，最后刮足三里。

第二十五节　荨麻疹

荨麻疹是由于皮肤、黏膜小血管反应性扩张和通透性增加而出现的一种暂时性、局限性水肿反应，是以骤起风团为主要表现的瘙痒性过敏性皮肤病。本病临床以皮肤出现瘙痒性风团，发无定处，骤起骤退，消退后不留任何痕迹为特点，一般皮损持续时间不超过 24 小时，但易反复发作。本病属于中医学"瘾疹""赤白游风"等范畴。

一、病因病机

《素问·四时逆刺从论》曰："少阴有余，病皮痹瘾疹。"首先以"少阴有余"作为本病的病因。后世医家对于瘾疹的认识多有发挥，涉及外感、内伤、情志、饮食、体质因素等方面，尤其是陈无择《三因极一病证方论·瘾疹证治》中提出"内则察其脏腑虚实，外则分其寒暑风湿，随证调之，无不愈"，明确指出瘾疹的病机内涉脏腑虚实，外有六淫邪气，内外因共同作用是瘾疹的根本病因。

1. 风寒束表　素体禀性不耐，卫外不固，风寒之邪乘虚外袭，卫气与之相争，卫强营弱，失于调和所致。《诸病源候论》曰："人皮肤虚，为风邪所折，则起瘾疹。热多则色赤，风多则色白，甚者痒痛，搔之则成疮……邪气客于皮肤，复逢风寒相折，则起风瘙瘾疹。"

2. 风热犯表　风热之邪外袭，客于肌表，致使营卫失调而发。《千金翼方》曰："风入肌肤则身体瘾疹筋急。"

3. 胃肠湿热　饮食不节，过食辛辣肥厚，或肠道寄生虫，使胃肠积热，复感风邪，致使营卫失和，内不得疏泄，外失于透达，郁于皮腠而发病。

4. 血虚风燥　情志内伤，月经、胎产失血，冲任失调，肝肾不足，阴血亏虚，生风化燥，阻于肌肤而发。《医宗金鉴》曰："发于肌肤，游走无定，起如云片，浮肿焮热，痛痒相兼，高累如粟……滞于血分者，则发赤色；滞在气分者，则发白色，故名赤白游风也。"

西医学认为，本病由各种内源性和外源性的复杂因素引起皮肤过敏所致。外源性原因多为一过性，如物理因素（摩擦、压力、冷、热、日光照射等）、食物（动物蛋白如鱼虾类、蛋类等）、药物、植入物等。内源性原因多为持续性，包括慢性隐匿性感染（细菌、真菌、病毒、寄生虫等感染）、维生素缺乏、精神紧张、自身免疫反应等。发病机制可分为变态反应和非变态反应。

二、临床表现

荨麻疹属于过敏性皮肤病，容易发生于过敏体质之人，有过敏史者应时时警惕，注意预防。接触过敏原后常突然发病，多先有皮肤瘙痒，随即出现大小不等、形状不一的风团，呈鲜红、苍白或正常肤色，边缘清楚，数目不定，可局限，可泛发全身，或稀疏散在，或密集成片，可融合成大片。发无定时，成批出现，时隐时现，风团持续数分钟至数小时迅速消退。急性者，发病急骤，但风团较快消退，也不复发；慢性者，反复发作，经久难愈，病程多在 1 个月以上。一般皮肤瘙痒症状较为明显，也有以风团为主而不甚瘙痒者。中医辨证分型及临床表现如下：

1. 风寒袭表证　多发于冬春季节，常冬发夏愈，或冬重夏轻，遇冷或冷风外吹而发，得暖则减，风团色淡白或皮色；苔薄白，脉浮紧。

2. 风热郁卫证　多发于夏秋季节，日晒发病，或遇热则发，得冷则缓，起病急，风团色红，身热面红，便秘溲黄；苔薄黄，脉浮数。

3. 胃肠湿热证　风团色红而痒，伴有恶心呕吐、腹胀、腹痛，大便溏泄，纳呆乏力；舌质淡红，舌苔黄腻，脉滑数。

4. 血虚风燥证　风团反复发作，迁延日久，午后或夜间加剧，伴心烦易怒，口干，手足心热；舌质红少津，舌苔薄，脉沉细。

5. 气血两虚证　风团反复发作，迁延数月或数年，劳累后发作或加剧，可伴有神疲乏力；舌质淡，苔薄白，脉濡或沉细。

本病的未病状态即慢性荨麻疹潜伏期、隐匿期，此阶段多无明显相关症状，少数患者在发病前可出现精神疲惫，皮肤轻微瘙痒，失眠、食欲不振、头痛、发热、感冒等症状。

三、易发对象预测

（一）体质特征

荨麻疹主要发生于特禀质人群，因素体禀性不能耐受某些物质而表现为过敏所致。中医认为禀性不耐之人，营卫虚弱，卫外不固，药物、外界寒冷刺激等因素致使机体营卫失调，邪气郁阻皮腠而致病。阳虚质、气虚质也是易患荨麻疹的体质类型。其中阳虚质者多见于女性，平素常表现为畏寒怕冷，手足不温，遇寒冷则荨麻疹发作或加重；气虚质者对外界环境适应能力差，不耐受风寒、暑湿之气，常表现为疲乏无力，精神不振，语音低弱，气短懒言，自汗，易患感冒，舌质淡红，舌边有齿痕，脉弱等。

（二）性格情志特征

紧张、焦虑、烦躁、抑郁、失眠、情绪波动，使乙酰胆碱释放增多或直接作用于肥大细胞，使之释放组胺、激肽而引起发病。中医学认为，情志内伤，伤及肝肾，肝肾不足，阴血亏虚，生风化燥，阻于肌肤而发病。部分患者在情绪紧张时疾病发作或加重。

（三）年龄与性别特征

荨麻疹患者主要集中在 20 ～ 60 岁这个区间内，青中年人群为荨麻疹多发人群。女性发病率通常高于男性，尤其在 41 ～ 60 岁年龄段女性发病率为男性发病率的 2 ～ 3 倍。这可能是由于女性在月经期、生育后免疫力低下及更年期体内激素分泌紊乱所致。

（四）生活方式与环境特征

导致荨麻疹的食物比较多，如鱼、虾、蟹、贝壳、蛋类、奶类等动物蛋白，坚果、花生、草莓、菠萝、番茄、芒果等易致敏食物，及大蒜、洋葱等辛味食物。中医学认为，饮食不节，过食肥甘、鱼腥海味、辛辣烤炙之品，致脾胃湿热内蕴，化热动风而发病；或因饮食不洁，湿热生虫，虫积伤脾，以致湿热内生，熏蒸肌肤，发为本病。

生活不规律，长期睡眠不足，经常熬夜，工作节奏快，时间紧迫，过度劳累，不良的生活嗜好如吸烟、饮酒等，可诱发或加重本病。

空气污染，冷、热、光的刺激，居住的生活环境潮湿阴暗，昆虫叮咬、动物咬伤，动物羽毛、动物皮屑，奇花异草如荨麻、杨树等，容易引发荨麻疹。中医学认为，风、寒、湿、热外邪客于肌肤，营卫失和而致病。

（五）家族遗传特征

荨麻疹的发生与家族遗传有关。患者的父母如果有过敏体质者，其后代有可能患荨麻疹，如寒冷性荨麻疹往往与家族遗传体质有关。

（六）感染与疾病特征

各种感染，如细菌、病毒、真菌、寄生虫等均可引起过敏而表现为荨麻疹。有的患者发病与幽门螺杆菌感染明显有关，如慢性胃炎等。蛔虫、钩虫、蛲虫等寄生虫感染也可能导致本病。全身性疾病患者，如患有甲状腺疾病、糖尿病、肾炎、风湿热、肥胖的人群容易发生本病。中医学认为，此类疾病的发生导致脏腑功能失调，通过经络，引起肌肤病变。

（七）药物特征

使用青霉素、四环素、氯霉素、链霉素、磺胺、安乃近、阿司匹林等多种抗生素，以及解热镇痛药、安眠镇静类药物可诱发荨麻疹，因药物过敏而皮肤出现风团疹块。

（八）其他特征

物理刺激，如摩擦、压力、振动等使乙酰胆碱释放增多或直接作用于肥大细胞，使之释放组胺、激肽而引起荨麻疹。

四、中医治未病调治

荨麻疹的治未病调治，应以体质改善为依归，并结合既往发作的寒热虚实属性和诱发因素，采取相应的对策预防其发生并避免复发。

（一）情志调治

荨麻疹特别是慢性荨麻疹的发作和加重，与人的情绪或心理应激有一定的关系。中医学认为，保持良好的心态，可以使人体气机调和，血脉流畅，正气充足，日久荨麻疹等疾病就会不药而愈。

（二）起居调治

荨麻疹最根本的保健措施是尽量避免接触各种过敏原。在花粉或者灰尘较多的季节、城市，要注意关闭窗户。注意环境的清洁卫生，家里的床单、被套、枕套、地毯、窗帘等要经常换洗暴晒，避免尘螨引起过敏。避免吸入油漆、杀虫剂、农药等。荨麻疹患者不宜接触及喂养宠物，因为动物的皮屑、唾液及尿中的蛋白质均易引起过敏。对于寒冷性荨麻疹，要注意防风寒，尤其冬天要保暖，夏天要少喝生冷饮料；对于热性荨麻疹，夏天要少运动，洗澡时水不要太热，防止烈日下暴晒等。

（三）饮食调治

避免食用容易引起过敏的食物，如海鲜虾蟹、牛羊肉、含咖啡因的饮料、巧克力、乳制品、蛋、燕麦、花生、草莓、香瓜、番茄、小麦，以及含有香草醛、苯甲醛、桉油醇、单钠麸氨酸盐等添加剂的食物。多吃含维生素 C 及维生素 A 的食物，如菠菜、大白菜、小白菜、白萝卜等。

注意食品的清洁卫生，预防寄生虫的滋生，必要时驱除肠道寄生虫。

（四）药物调治

1.药膳 可以采用益气固表汤（玉屏风散合桂枝汤加减），以调和营卫、益气固表，适用于风寒型荨麻疹；大蓟茶（鲜大蓟 100g），煎茶代饮，适用于风热型荨麻疹，或者荨麻疹遇热加重者；黑芝麻黄酒糊，适用于肝肾不足、气血虚弱型荨麻疹。

2.药物治疗 风寒袭表者，以疏风散寒药为主；风热郁卫者，以疏风清热药为主；胃肠湿热者，以清化湿热药为主；血虚风燥者，以养血润燥药为主。

（五）针灸调治

1.体针 荨麻疹发于上半身者，取曲池、内关穴；发于下半身者，取血海、足三里、三阴交穴学；发于全身者，配风市、风池、大椎、大肠俞等穴。除血虚风燥证外，其他证均用泻法。

2.耳针 取肺区、枕部、交感、肝区、脾区、肾上腺、皮质下等耳穴。针刺后留针 1 小时，每次选 2～3 穴。

（六）推拿调治

对于小儿荨麻疹患者可以进行推拿治疗。让患儿仰卧，医生用大拇指点揉膻中穴 1～5 分钟。按揉曲池、风池、足三里、血海穴，每穴操作 1 分钟。再让患儿俯卧，医生用单掌横擦肾俞至大肠俞的部位，以局部透热为度。也可让患儿取坐位，医生以掌按揉并推擦患儿颈项部，以透热为度。患儿坐位或俯卧，医生以一手扶住患儿前额，用另一手的大拇指及中指点揉双侧风池穴，使穴位局部和头侧部有酸胀感为度。掐、揉血海、三阴交穴各 2 分钟，并使酸胀感向上下扩散为最佳。患儿仰卧，医生以掌心对准肚脐，顺时针摩动 5 分钟。

（七）动静调治

如跑步、健身、游泳等户外体育运动锻炼，可以增强体质，提高免疫力，增强对过敏物质的适应能力，也可达到预防治疗的目的。但如果是运动性荨麻疹患者，则不建议进行运动锻炼。

（八）熏浴调治

取香樟木、蚕沙、艾叶、桃树叶、苍耳草、凌霄花、苦参、白鲜皮、地肤子、徐长卿、败酱草、紫苏各 30g，加水煎煮后趁热先熏后洗，每晚 1 次。

（九）其他调治

1.拔罐 选取大椎、肺俞、脾俞穴，留罐 5～10 分钟，亦可背部走罐。可加血海、曲池两个穴位先放血，再拔罐，疗效更佳。

2.放血 耳背静脉放血或者分别在双耳尖、双中指尖、双足趾尖常规消毒后，用三棱针刺之，挤出少许血液。

第二十六节 痔 疮

痔疮是最常见的肛门直肠疾病，是指肛门直肠部齿线上下处肛垫发生病理性肥大、移位，以及肛周皮下静脉团块、血栓形成及肛缘结缔组织增生形成的皮赘。根据痔疮发病部位的不同，临床上可分为内痔、外痔和混合痔。本病属于中医学"痔疮"范畴。

一、病因病机

《外科正宗》曰："夫痔者，乃素积湿热，过食炙煿，或因久坐而血脉不行……浊气瘀血流注肛门，俱能发痔。"痔疮的发病，多与长期便秘或泻痢及久坐有关，局部气血瘀滞，阻于魄门，结而不散，筋脉横解而生痔。

1.饮食厚味 因饮食不节，恣食肥甘厚腻、辛辣、酗酒等，以致燥热内生，下注大肠所致。

2.三焦火热 外痔多由于三焦火热，特别是胃肠燥热所致。刘完素《素问病机气宜保命集·痔疾论》指出，痔疮"当泻三焦，火热退……病自愈矣"。

3.魄门瘀阻 因久坐久立、负重远行，导致魄门局部气血瘀滞，开合不利。如大便干燥，排便时用力努挣，或泻痢日久，或临厕久蹲努责，或妇女妊娠等，以致血行不畅，瘀阻魄门，筋脉横解而生痔。或因剧烈运动、咳嗽等使肛门缘静脉破裂，血溢脉外，瘀结于皮下而成。

4.脏腑本虚 因脏腑本虚，长期便秘，气虚下陷，摄纳无权则痔核脱出。

西医学认为，痔是人体直肠末端黏膜下和肛管皮肤下静脉丛发生扩张和屈曲所形成的柔软静脉团。从痔的病因角度来说，痔的发病不仅仅局限于解剖学基础，还有其他因素可以诱发痔的形成，例如便秘及不良的排便方式、饮食习惯、妊娠及分娩等因素。

二、临床表现

内痔发生于肛管齿线以上，其症状特点是便血、痔核脱出、肛门不适感。外痔发生于肛管齿线以下，其症状特点是自觉肛门坠胀、疼痛、有异物感。混合痔是指内、外痔静脉丛曲张，相互沟通吻合，兼有内痔、外痔的双重症状。中医辨证分型及临床表现如下：

1.风伤肠络证 大便带血、滴血或喷射状出血，血色鲜红，或有肛门瘙痒；舌红，苔薄黄，脉数。

2.湿热下注证 便血色鲜，量较多，肛内肿物外脱，可自行回缩，肛门灼热，重坠不适；苔黄腻，脉弦数。

3.气滞血瘀证 肛内肿物脱出，甚或嵌顿，肛管紧缩，坠胀疼痛，甚则内有血栓形成，肛缘水肿，触痛明显；舌暗红，苔白或黄，脉弦细涩。

4.脾虚气陷证 肛门下坠感，内痔脱出需手托还纳，便血色鲜或淡，面色少华，神疲乏力，少气懒言，纳少便溏；舌淡嫩，苔薄白，脉弱。

5.阴虚肠燥证 五心烦热，大便秘结，形如羊粪，肛门灼热，下血色鲜红；舌红，苔薄黄，脉细数。

本病的未病状态即痔疮早期，可见长期排便不规律，排便时间较长，长期腹泻或便秘，多伴有口干、口苦、眼睛干涩、皮肤干燥、小便黄等症状。

三、易发对象预测

（一）体质特征

湿热质、气郁质、阴虚质、气虚质者易患痔疾，其中以湿热质者为主要人群。

（二）性格情志特征

高度紧张，精神压力大，或急躁恼怒，易于激动，可致气滞血瘀。肛门直肠气机阻滞，大便不畅则便秘，血流不畅则痔核形成。

（三）生活方式与环境特征

饮食不节，过食肥腻、辛辣、煎烤、油炸之品，摄入食物纤维不足，容易便秘。暴饮暴食，损伤脾胃或饮食酸腐，容易导致腹泻。长期处于便秘、泄泻状态，容易导致痔疾。

生活不规律，长期睡眠不足，经常熬夜，工作节奏快，时间紧迫，过度劳累，缺少运动或不合理运动，不良的生活嗜好，如吸烟、饮酒、夜宵、聚餐、临厕久蹲努责等，皆与痔疮发病息息相关。

（四）并发疾病特征

长期便秘或经常腹泻的患者易致脏腑功能失调，风燥湿热下迫，瘀阻魄门，瘀血浊气结滞不散，筋脉横解而生痔。多种疾病日久，气虚下陷，不能摄纳，则痔核脱出。

四、中医治未病调治

痔疮的治未病，应以调理脏腑，减少瘀血、内热为基本原则。外治法与内治法相结合，减少促进局部气血凝滞的因素。

（一）情志调治

放松心情，减轻生活、工作压力，避免精神紧张、恼怒、忧思、郁闷等情绪不良反应；保持精神愉悦、乐观豁达的心理状态。

（二）起居调治

调整生活节律，建立并坚持健康有规律的生活方式，做到起居作息有常。养成每天定时排便的良好习惯，改变不良排便习惯；保持肛门清洁卫生；避免久坐久立，坚持适当的体育锻炼；经常反复做提肛运动和缩肛运动，加强肛门部位的血液循环，既可以促进痔疮的痊愈，也可以防止痔疮的发生。

（三）饮食调治

改变饮食结构，每天多喝白开水，饮食宜清淡，定时定量，注意饮食清洁卫生。宜多选用新鲜蔬菜、水果、奶类、鱼类、豆类、瘦肉、海产品。最好选季节性的蔬菜（根菜类和叶菜类）、野菜、海藻、海带、裙带菜、茼蒿、芹菜、金针菜、木耳、香蕉、猕猴桃、蜂蜜、芝麻、麻油等，多吃玉米饼、糙米饭、薯类、粗麦面粉等高纤维食物；避免高盐、高脂、高糖食物，少吃肉类，少吃辛辣食物，控制酒精。

（四）药物调治

1. 药膳　常用药膳，如鲤鱼汤清热解毒、利尿消肿，茄子饮清热散血、消肿宽肠，红糖金针菜汤清利湿热、止血利尿；此外，黑木耳煮柿饼、桑葚粥、蚌肉汤、槐花茶均有效用。

2. 药物治疗　实证应清热化滞，凉血活血；虚证应益气滋阴，养血润燥。常用中成药，内服有补中益气丸、地榆槐角丸、痔宁胶囊、致康胶囊等，外用有马应龙麝香痔疮膏、肛泰软膏等。

（五）推拿调治

每日轻轻按摩臀部，以促进血液循环，预防痔疮的发生，促进痔疮痊愈。按摩长强穴可缓解痔疮、脱肛、便血、脱肛、腰骶部疼痛等。具体方法：患者俯卧，双脚稍稍分开，用手指揉、按压此穴，每次揉压 4 分钟，双手交替按摩。每日 2 次。

（六）熏浴调治

常用的药物有苦参、蛇床子、地肤子、黄柏、苍术、金银花、野菊花、石菖蒲、五倍子等。将药物煎煮后，趁热先用蒸汽熏蒸局部，待药液不烫时再浸泡或热敷局部。熏洗具有清热解毒、清热凉血、活血化瘀、软坚散结、收敛止血、消肿止痛、清洁肛门等作用。

【学习小结】

本章的学习内容，主要包括以下几个方面：①各科常见病的定义、基本临床分类、常见并发症、发病机制及其流行病学概况。②中医学对该病病因病机的基本认识和辨证论治思路，特别是从内外病因、病机传变和疾病全程的角度阐述疾病发生、发展的规律，为辨识未病状态奠定基础。③中医学和西医学对该病临床表现的认识，除常见的临床表现和主要辨证分型的描述外，特别描述其未病状态，着重于欲病状态和已病未变状态，为未病状态的早认识、早发现、早调治提供依据。④从体质、性格、年龄、性别、生活方式、环境、遗传、职业、并发症等角度认识易发对象的特征，有利于实现对易发人群的健康管理，从而达到预防疾病、延缓病程的治未病效果。⑤中医治未病的手段非常丰富，有必要因病施策。这些治未病手段既包括共性的未病防治策略，又包括特殊治未病策略、适宜技术和干预方法。

本章内容是将中医治未病思想和适宜技术应用于常见病的未病调治与慢病管理，通过中医治未病的干预，达到逆转或延缓病程，降低疾病相关合并症或并发症的发病风险，在控制病情的前提下减少西药用药的种类和剂量。中医治未病的策略与原则因病而异，主要与患者的体质、证候类型和所处的疾病阶段有关，充分体现中医思维方式，有利于从整体把握未病与疾病状态。中医治未病调治方法，着重于形神共养、动静相宜，推荐在治未病原则指导下采用饮食、运动、情志、针灸、熏浴、刮痧等非药物手段，以及冬病夏治、夏病冬治的时令未病调治策略。

【复习思考题】

1. 糖尿病前期的治未病调治原则是什么？有哪些非药物调治方法？

2. 反复呼吸道感染的患者有哪些体质特征？针对这类体质如何合理选择调治方案？

3. 如何早期发现肠易激综合征？其情志调治需要注意哪些方面？

4. 胃癌有哪些未病状态值得特别警惕？中医治未病可以从哪些方面入手？

5. 中医学如何认识前列腺增生症与衰老的关系？基于这种认识如何开展饮食调治？

6. 围绝经期的中医生理特点是什么？基于这种认识如何开展药物调治？

7. 痛风的易发对象有哪些类型？针对不同类型的易发对象如何进行治未病调治？

[1] 陈涤平.中医治未病学概论.北京：中国中医药出版社，2017.

[2] 王旭东.中医养生康复学.北京：中国中医药出版社，2004.

[3] 汪悦.中医内科学（英汉对照）.上海：上海中医药大学出版社，2002.

[4] 叶进.中医防治学总论.北京：中国协和医科大学出版社，2004.

[5] 严振国.正常人体解剖学实验指导.上海：上海科学技术出版社，2006.

[6] 傅世垣.中医康复学.上海：上海科学技术出版社，1992.

[7] 龚婕宁，宋为民.新编未病学.北京：人民卫生出版社，2005.

[8] 孙涛，何清湖.中医治未病.北京：中国中医药出版社，2016.

[9] 李小鹰.中华老年医学.北京：人民卫生出版社，2016.

[10] 郭清.健康管理学概论.北京：人民卫生出版社，2011.

[11] 高学敏.中药学.北京：中国中医药出版社，2007.

[12] 马烈光，蒋力生.中医养生学.北京：中国中医药出版社，2016.

[13] 施洪飞，方泓.中医食疗学.北京：中国中医药出版社，2016.

[14] 谢梦洲，朱天民.中医药膳学.北京：中国中医药出版社，2016.

[15] 梁繁荣，王华.针灸学.第4版.北京：中国中医药出版社，2017.

[16] 王永炎.中医内科学.北京：人民卫生出版社，2001.

[17] 邓伟吾.实用临床呼吸病学.北京：中国协和医科大学出版社，2004.

[18] 邵长荣.邵长荣实用中医肺病学.北京：中国中医药出版社，2009.

[19] 王琦.中医体质学.北京：人民卫生出版社，2009.

[20] 陈灏珠.实用内科学.北京：人民卫生出版社，2003.

[21] 熊大经，刘蓬.中医耳鼻咽喉科学.北京：中国中医药出版社，2012.

[22] 杨柳，徐武清.中医外科学.北京：科学出版社，2017.

[23] 陈德宇.中西医结合皮肤性病学.北京：中国中医药出版社，2012.

[24] 谈勇.中医妇科学.北京：中国中医药出版社，2016.

[25] 何裕民.现代中医肿瘤学.北京：中国协和医科大学出版社，2005.

[26] 马融.中医儿科学.北京：中国中医药出版社，2018.

[27] 王卫平，孙锟，常立文.儿科学.北京：人民卫生出版社，2018.

[28] 吴翠珍.医学营养学.北京：中国中医药出版社，2016.

[29] 王永炎，严世芸.实用中医内科学.上海：上海科学技术出版社，2010.

[30] 钟森，倪伟.西医内科学.北京：人民卫生出版社，2016.

全国中医药行业高等教育"十四五"规划教材
全国高等中医药院校规划教材（第十一版）

教材目录（第一批）

注：凡标☆号者为"核心示范教材"。

（一）中医学类专业

序号	书 名	主 编		主编所在单位	
1	中国医学史	郭宏伟	徐江雁	黑龙江中医药大学	河南中医药大学
2	医古文	王育林	李亚军	北京中医药大学	陕西中医药大学
3	大学语文	黄作阵		北京中医药大学	
4	中医基础理论☆	郑洪新	杨 柱	辽宁中医药大学	贵州中医药大学
5	中医诊断学☆	李灿东	方朝义	福建中医药大学	河北中医学院
6	中药学☆	钟赣生	杨柏灿	北京中医药大学	上海中医药大学
7	方剂学☆	李 冀	左铮云	黑龙江中医药大学	江西中医药大学
8	内经选读☆	翟双庆	黎敬波	北京中医药大学	广州中医药大学
9	伤寒论选读☆	王庆国	周春祥	北京中医药大学	南京中医药大学
10	金匮要略☆	范永升	姜德友	浙江中医药大学	黑龙江中医药大学
11	温病学☆	谷晓红	马 健	北京中医药大学	南京中医药大学
12	中医内科学☆	吴勉华	石 岩	南京中医药大学	辽宁中医药大学
13	中医外科学☆	陈红风		上海中医药大学	
14	中医妇科学☆	冯晓玲	张婷婷	黑龙江中医药大学	上海中医药大学
15	中医儿科学☆	赵 霞	李新民	南京中医药大学	天津中医药大学
16	中医骨伤科学☆	黄桂成	王拥军	南京中医药大学	上海中医药大学
17	中医眼科学	彭清华		湖南中医药大学	
18	中医耳鼻咽喉科学	刘 蓬		广州中医药大学	
19	中医急诊学☆	刘清泉	方邦江	首都医科大学	上海中医药大学
20	中医各家学说☆	尚 力	戴 铭	上海中医药大学	广西中医药大学
21	针灸学☆	梁繁荣	王 华	成都中医药大学	湖北中医药大学
22	推拿学☆	房 敏	王金贵	上海中医药大学	天津中医药大学
23	中医养生学	马烈光	章德林	成都中医药大学	江西中医药大学
24	中医药膳学	谢梦洲	朱天民	湖南中医药大学	成都中医药大学
25	中医食疗学	施洪飞	方 泓	南京中医药大学	上海中医药大学
26	中医气功学	章文春	魏玉龙	江西中医药大学	北京中医药大学
27	细胞生物学	赵宗江	高碧珍	北京中医药大学	福建中医药大学

序号	书名	主编		主编所在单位	
28	人体解剖学	邵水金		上海中医药大学	
29	组织学与胚胎学	周忠光	汪涛	黑龙江中医药大学	天津中医药大学
30	生物化学	唐炳华		北京中医药大学	
31	生理学	赵铁建	朱大诚	广西中医药大学	江西中医药大学
32	病理学	刘春英	高维娟	辽宁中医药大学	河北中医学院
33	免疫学基础与病原生物学	袁嘉丽	刘永琦	云南中医药大学	甘肃中医药大学
34	预防医学	史周华		山东中医药大学	
35	药理学	张硕峰	方晓艳	北京中医药大学	河南中医药大学
36	诊断学	詹华奎		成都中医药大学	
37	医学影像学	侯键	许茂盛	成都中医药大学	浙江中医药大学
38	内科学	潘涛	戴爱国	南京中医药大学	湖南中医药大学
39	外科学	谢建兴		广州中医药大学	
40	中西医文献检索	林丹红	孙玲	福建中医药大学	湖北中医药大学
41	中医疫病学	张伯礼	吕文亮	天津中医药大学	湖北中医药大学
42	中医文化学	张其成	臧守虎	北京中医药大学	山东中医药大学

（二）针灸推拿学专业

序号	书名	主编		主编所在单位	
43	局部解剖学	姜国华	李义凯	黑龙江中医药大学	南方医科大学
44	经络腧穴学☆	沈雪勇	刘存志	上海中医药大学	北京中医药大学
45	刺法灸法学☆	王富春	岳增辉	长春中医药大学	湖南中医药大学
46	针灸治疗学☆	高树中	冀来喜	山东中医药大学	山西中医药大学
47	各家针灸学说	高希言	王威	河南中医药大学	辽宁中医药大学
48	针灸医籍选读	常小荣	张建斌	湖南中医药大学	南京中医药大学
49	实验针灸学	郭义		天津中医药大学	
50	推拿手法学☆	周运峰		河南中医药大学	
51	推拿功法学☆	吕立江		浙江中医药大学	
52	推拿治疗学☆	井夫杰	杨永刚	山东中医药大学	长春中医药大学
53	小儿推拿学	刘明军	邰先桃	长春中医药大学	云南中医药大学

（三）中西医临床医学专业

序号	书名	主编		主编所在单位	
54	中外医学史	王振国	徐建云	山东中医药大学	南京中医药大学
55	中西医结合内科学	陈志强	杨文明	河北中医学院	安徽中医药大学
56	中西医结合外科学	何清湖		湖南中医药大学	
57	中西医结合妇产科学	杜惠兰		河北中医学院	
58	中西医结合儿科学	王雪峰	郑健	辽宁中医药大学	福建中医药大学
59	中西医结合骨伤科学	詹红生	刘军	上海中医药大学	广州中医药大学
60	中西医结合眼科学	段俊国	毕宏生	成都中医药大学	山东中医药大学
61	中西医结合耳鼻咽喉科学	张勤修	陈文勇	成都中医药大学	广州中医药大学
62	中西医结合口腔科学	谭劲		湖南中医药大学	

（四）中药学类专业

序号	书名	主编		主编所在单位	
63	中医学基础	陈晶	程海波	黑龙江中医药大学	南京中医药大学
64	高等数学	李秀昌	邵建华	长春中医药大学	上海中医药大学
65	中医药统计学	何雁		江西中医药大学	
66	物理学	章新友	侯俊玲	江西中医药大学	北京中医药大学
67	无机化学	杨怀霞	吴培云	河南中医药大学	安徽中医药大学
68	有机化学	林辉		广州中医药大学	
69	分析化学（上）（化学分析）	张凌		江西中医药大学	
70	分析化学（下）（仪器分析）	王淑美		广东药科大学	
71	物理化学	刘雄	王颖莉	甘肃中医药大学	山西中医药大学
72	临床中药学☆	周祯祥	唐德才	湖北中医药大学	南京中医药大学
73	方剂学	贾波	许二平	成都中医药大学	河南中医药大学
74	中药药剂学☆	杨明		江西中医药大学	
75	中药鉴定学☆	康廷国	闫永红	辽宁中医药大学	北京中医药大学
76	中药药理学☆	彭成		成都中医药大学	
77	中药拉丁语	李峰	马琳	山东中医药大学	天津中医药大学
78	药用植物学☆	刘春生	谷巍	北京中医药大学	南京中医药大学
79	中药炮制学☆	钟凌云		江西中医药大学	
80	中药分析学☆	梁生旺	张彤	广东药科大学	上海中医药大学
81	中药化学☆	匡海学	冯卫生	黑龙江中医药大学	河南中医药大学
82	中药制药工程原理与设备	周长征		山东中医药大学	
83	药事管理学☆	刘红宁		江西中医药大学	
84	本草典籍选读	彭代银	陈仁寿	安徽中医药大学	南京中医药大学
85	中药制药分离工程	朱卫丰		江西中医药大学	
86	中药制药设备与车间设计	李正		天津中医药大学	
87	药用植物栽培学	张永清		山东中医药大学	
88	中药资源学	马云桐		成都中医药大学	
89	中药产品与开发	孟宪生		辽宁中医药大学	
90	中药加工与炮制学	王秋红		广东药科大学	
91	人体形态学	武煜明	游言文	云南中医药大学	河南中医药大学
92	生理学基础	于远望		陕西中医药大学	
93	病理学基础	王谦		北京中医药大学	

（五）护理学专业

序号	书名	主编		主编所在单位	
94	中医护理学基础	徐桂华	胡慧	南京中医药大学	湖北中医药大学
95	护理学导论	穆欣	马小琴	黑龙江中医药大学	浙江中医药大学
96	护理学基础	杨巧菊		河南中医药大学	
97	护理专业英语	刘红霞	刘娅	北京中医药大学	湖北中医药大学
98	护理美学	余雨枫		成都中医药大学	
99	健康评估	阚丽君	张玉芳	黑龙江中医药大学	山东中医药大学

序号	书 名	主 编		主编所在单位	
100	护理心理学	郝玉芳		北京中医药大学	
101	护理伦理学	崔瑞兰		山东中医药大学	
102	内科护理学	陈 燕	孙志岭	湖南中医药大学	南京中医药大学
103	外科护理学	陆静波	蔡恩丽	上海中医药大学	云南中医药大学
104	妇产科护理学	冯 进	王丽芹	湖南中医药大学	黑龙江中医药大学
105	儿科护理学	肖洪玲	陈偶英	安徽中医药大学	湖南中医药大学
106	五官科护理学	喻京生		湖南中医药大学	
107	老年护理学	王 燕	高 静	天津中医药大学	成都中医药大学
108	急救护理学	吕 静	卢根娣	长春中医药大学	上海中医药大学
109	康复护理学	陈锦秀	汤继芹	福建中医药大学	山东中医药大学
110	社区护理学	沈翠珍	王诗源	浙江中医药大学	山东中医药大学
111	中医临床护理学	裘秀月	刘建军	浙江中医药大学	江西中医药大学
112	护理管理学	全小明	柏亚妹	广州中医药大学	南京中医药大学
113	医学营养学	聂 宏	李艳玲	黑龙江中医药大学	天津中医药大学

（六）公共课

序号	书 名	主 编		主编所在单位	
114	中医学概论	储全根	胡志希	安徽中医药大学	湖南中医药大学
115	传统体育	吴志坤	邵玉萍	上海中医药大学	湖北中医药大学
116	科研思路与方法	刘 涛	商洪才	南京中医药大学	北京中医药大学

（七）中医骨伤科学专业

序号	书 名	主 编		主编所在单位	
117	中医骨伤科学基础	李 楠	李 刚	福建中医药大学	山东中医药大学
118	骨伤解剖学	侯德才	姜国华	辽宁中医药大学	黑龙江中医药大学
119	骨伤影像学	栾金红	郭会利	黑龙江中医药大学	河南中医药大学洛阳平乐正骨学院
120	中医正骨学	冷向阳	马 勇	长春中医药大学	南京中医药大学
121	中医筋伤学	周红海	于 栋	广西中医药大学	北京中医药大学
122	中医骨病学	徐展望	郑福增	山东中医药大学	河南中医药大学
123	创伤急救学	毕荣修	李无阴	山东中医药大学	河南中医药大学洛阳平乐正骨学院
124	骨伤手术学	童培建	曾意荣	浙江中医药大学	广州中医药大学

（八）中医养生学专业

序号	书 名	主 编		主编所在单位	
125	中医养生文献学	蒋力生	王 平	江西中医药大学	湖北中医药大学
126	中医治未病学概论	陈涤平		南京中医药大学	